Liver Update® 2016 간질환의 모든것

이 책의 저작권은 움트가 소유합니다.
신저작권법에 의해 한국 내에서 보호를 받는
저작물이므로 무단전재와 복제를 금합니다.

인사말

안녕하십니까?

Liver Update는 2013년 1월에 처음 창간한 이래 매년 4회씩 발간하여 2015년 올해까지 3년동안 총 12호를 발행하였습니다. Liver Update는 간질환에 관심이 많은 대학 및 개원 의사 선생님들에게 간질환의 최신정보를 제공하고자 꾸준히 노력해 왔습니다. 매 권마다 간질환 전문 대학 교수님들이 정성껏 다양한 주제로 칼럼을 써 주셨는데, 이제는 그동안의 성과를 집대성하여 하나의 단행본으로 만들자는데 의견을 같이 하게 되었습니다.

그동안의 노력이 다시 한 번 단행본 "Liver Update 2016"으로 태어나게 되어 편집책임자로서 뿐만 아니라 독자의 한 사람으로서 무척 기쁘게 생각합니다. 3년간 발행되었던 내용들을 재취합하다 보니 일부 원고는 현재 흐름에 맞춰 부분적으로 수정하였고 일부 유사한 원고들은 통합하여 새로운 원고로 다시 태어나기도 하였습니다. 또한 최근에 새롭게 발표된 B형 및 C형 가이드라인까지 반영하여 단행본에서도 최신지견을 update하려는 노력을 게을리 하지 않았습니다.

바쁘신 일정에도 불구하고 간질환의 최신 정보를 더욱 정확하게 전달하기 위하여 기존 원고를 다시 검토하고 수정하는 수고를 아끼지 않으신 집필 교수님들께 심심한 감사의 말씀을 드립니다. 또한 보이지 않는 곳에서 Liver Update 발행을 물심양면 도와주시고 지지해주신 분들께도 감사드립니다.

그리고 무엇보다 Liver Update를 읽고, 함께 해주신 독자 선생님들께 감사드립니다. 여러분의 성원 덕분에 Liver Update가 계속 새로운 간질환 정보를 update 할 수 있었고, 또 이렇게 책으로 발행할 수 있게 되었다고 생각합니다. "Liver Update 2016" 단행본이 선생님들의 간질환 진단과 치료에 도움이 되는 진료실의 반려자가 되기를 바랍니다.

감사합니다.

> **리버업데이트 단행본 발간을 축하하며**

리버업데이트 편집책임위원
한국간재단 이사장
서 동 진

발간사

> **Liver Update 2016
> 간질환의 모든 것,**

2004년 새로이 움트는 세상의 주인이 되겠다는 생각으로 움트(UMT)를 창업했습니다. 제약과 의료시장에서 마케팅과 프로모션, 교육분야의 특화된 비즈니스를 하겠다는 생각으로 뛰어든 창업의 길 11년은 많은 일과 더불어 기쁨과 고통이 교차하는 시간이었습니다.

제약회사 영업사원으로 만난 훌륭하신 여러 의사선생님들과 지난 24년을 함께 하면서 얻은 인연이 소중하고 그 인연이 맺어준 결실 또한 여럿입니다. 그 중에서도 움트가 2007년부터 안과전문매거진 [아이피트_eyefit®]를 창간하고, 뒤이어 간전문매거진 [리버업데이트_Liver Update®]와 정형외과전문매거진 [조인오스_JoinOS™] 등을 꾸준하게 창간하여 여러 분야의 의사들에게 전달하고 있는 일이 가장 의미 있는 결실이 아닌가 싶습니다.

특히 서동진회장님을 비롯한 12분의 대한민국을 대표하는 간전문가 그룹이 함께하는 [리버업데이트_Liver Update®]는 간질환에 관심이 있는 의사라면 누구에게나 흥미로운 읽을거리를 제공해 왔으며, 그 내용이 충실하여 단행본으로 묶어서 발간하자는 의견이 있어 단행본 발간을 기획하였습니다.

단행본 발간을 위하여 지난 1년여간 함께 기획하고 지난 3년간의 자료들을 다시 짚어 중요한 원고들로 엄선하여 보완, 수정하는 수고를 아끼지 않고 참여해주신 20여분의 집필진과 탈고와 디자인 작업에 밤샘하는 수고를 아끼지 않은 움트 동료들 덕분에 단행본 발간을 마무리하게 되었습니다.

침묵의 장기, '간'의 질환으로 고통 받는 환자 수가 꾸준히 증가하고 있습니다. 최근 항바이러스제의 개발과 발전으로 B형 간염과 C형 간염은 더 이상 치료가 어려운 질환이 아니게 되었으며, 유병장수 할 수 있는 길로 접어들었습니다. 의료기술과 지식도 그에 발맞춰 발전을 해왔습니다. 인류의 역사를 통해서 보다 나은 삶을 위한 경험과 지식의 공유가 얼마나 중요한지 우리는 잘 알고 있습니다. [리버업데이트_Liver Update®]는 그 중요성을 인식하고 간질환 관련 경험과 지식을 공유하고 펼치는 장을 만들어 왔습니다.

또한 [리버업데이트_Liver Update®]는 유용한 간전문매거진이 되기 위해 변화를 거듭해 왔습니다. 특히 우리나라를 대표하는 대학과 수련병원의 간전문 교수님은 물론 개원가 선생님들과 함께 임상 현장의 경험과 지식을 전달하고자 그 노력을 아끼지 않았습니다. 앞으로도 [리버업데이트_Liver Update®]는 많은 분들이 찾아 읽는 간질환 전문매거진으로써 더 다양하고 풍부한 주제를 구상하고 다루고자 더 열심히 노력할 것입니다.

움트(UMT)는 이번 [리버업데이트_Liver Update®] 단행본 [Liver Update 2016 간질환의 모든 것] 발간을 계기로 새로운 꿈을 꾸고 있습니다. 2020년, 대한민국 의사라면 누구나 움트(UMT)에서 발행하는 의학전문매거진을 접할 수 있도록 하겠다는 꿈입니다.

그 꿈을 이루도록 하겠습니다.

그동안 [리버업데이트_Liver Update®] 단행본 [간질환의 모든 것 Liver Update 2016]의 발간을 위해 여러 차례의 모임과 많은 이메일 교환, 반복되는 수정과 교정, 감수 등의 불편을 마다하지 않고 함께 해주신 서동진회장님과 이관식교수님, 변관수교수님, 이명석교수님, 김연수교수님, 손주현교수님, 정숙향교수님, 배시현교수님, 최문석교수님, 임영석교수님, 임형준교수님, 안상훈교수님께 깊이 감사 드립니다.

또한 [리버업데이트_Liver Update®]창간부터 오늘까지 요청드린 칼럼을 흔쾌하게 수락하시고 함께 해주신 김경모교수님, 김경아교수님, 김도영교수님, 김범경교수님, 김선민교수님, 김성현교수님, 박준용교수님, 백순구교수님, 변재호교수님, 석창현교수님, 신동현교수님, 안지현교수님, 이종균교수님, 정영걸교수님, 정재윤교수님, 최진영교수님께도 깊이 감사 드립니다.

끝으로 안약을 넣어가며, 거듭된 교정작업을 묵묵히 수행해준 움트(UMT)의 차연정팀장과 정은이주임, 최선주씨, 돌배기 아이를 안고 재워가며 밤샘 편집디자인작업으로 예쁜 책을 만들어준 김준영대리를 포함한 움트(UMT)의 모든 임직원에게도 감사 인사를 드립니다.

이번에 발간된 [리버업데이트_Liver Update®] 단행본 [간질환의 모든 것 Liver Update 2016]을 시작으로 더 많은 임상현장의 경험과 의학지식을 공유할 수 있는 장을 만들 수 있기를 희망해봅니다.

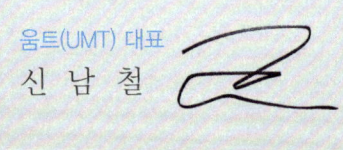

움트(UMT) 대표
신 남 철

Contents

Contents

- 7　인사말 _ 서동진
- 8　발간사 _ 신남철

Chapter 1 · 간질환의 진단

- 19　간기능 검사의 이해 _ 서동진
- 24　바이러스성 간염의 혈청학적 진단 _ 이명석
- 29　B형 간염의 새로운 혈청검사: HBsAg Quantitation _ 이관식
- 33　비바이러스성 간질환의 혈청학적 진단 _ 배시현
- 37　미만성 간질환의 초음파 진단 _ 김연수
- 42　비침습 간 섬유화 검사: 혈청 표지자와 간탄성도 elastography 검사 _ 손주현, 정재윤
- 51　간생검: 언제, 어떻게 시행하는가? _ 이관식

Chapter 2 · B형 간염

- 57　만성 B형 간염의 자연 경과: 무엇이 문제인가? _ 서동진
- 61　국내 B형 간염의 역학: 최근 어떻게 변하고 있는가? _ 정숙향
- 67　임신과 B형 간염 _ 손주현
- 73　B형 간염 비대상성 간경변증 환자에서 항바이러스 치료가 왜 중요한가? _ 이명석
- 75　만성 B형 간염의 치료: 언제, 어떻게 시작해야하나? _ 최문석
- 79　엔테카비어와 테노포비어: 진정한 승자는? _ 석창현, 임영석

	83	만성 B형 간염의 항바이러스 내성: 예방과 치료 _ 임형준, 박준용
	89	B형 간염의 치료: 어떻게 모니터링하고 언제 종료하나? _ 김연수

C형 간염
Chapter 3 03

95	C형 간염의 역학과 예방 _ 서동진
99	C형 간염 진단과 선별검사 _ 손주현, 김선민
107	만성 C형 간염: 인터페론+리바비린 병합 치료 _ 이명석
111	C형 간염의 경구 치료제 _ 김도영, 안상훈
115	최근 만성 C형 간염 치료의 패러다임 변화와 미래전망 _ 최문석

알코올 및 비알코올 지방간질환
Chapter 4 04

127	알코올 간질환의 역학 및 자연경과 _ 서동진
132	알코올 간질환의 진단 및 중등도 평가 _ 이관식
136	알코올 간질환을 악화시키는 요인은? _ 손주현, 이명석
143	알코올 간질환의 내과적 치료 _ 임형준
149	비알코올 지방간질환의 역학 및 자연경과 _ 변관수
152	비알코올 지방간질환의 진단 및 중증도 평가 _ 김연수
156	비알코올 지방간질환을 악화시키는 요인은? _ 안지현, 임영석
160	비알코올 지방간질환의 내과적 치료 _ 정숙향

Contents

Chapter 5 — 간경변증과 합병증

- 167 간경변증: 개요 _ 서동진
- 175 간경변증의 진단과 중증도 평가 _ 이명석
- 178 간경변증의 합병증: 개요 _ 이관식
- 181 간경변증에 수반된 간부전의 내과적 치료 _ 정숙향
- 185 간경변증에 동반된 복수와 자발성 세균성 복막염 _ 변관수
- 189 간신증후군 _ 최문석
- 193 위식도정맥류의 관리 _ 손주현, 김선민
- 201 문맥압 항진증으로 인한 식도정맥류 출혈 환자의 재출혈 예방 _ 백순구
- 205 간성뇌증 _ 배시현
- 211 간이식 _ 신동현

Chapter 6 — 간종양의 영상진단

- 219 간종양의 초음파 진단 _ 김연수
- 230 간종양의 영상진단: CT _ 변재호
- 237 간질환의 영상진단: MR _ 김성현
- 243 간질환 영상진단의 미래 _ 최진영

Chapter 7 — 간세포암(HCC)

- 251 만성 B형 간염 치료가 간암을 예방할 수 있나? _ 변관수
- 256 만성 C형 간염 치료가 간세포암 발생을 예방할 수 있는가? _ 임형준
- 260 간세포암의 감시검사와 다양한 진단검사 _ 김범경, 안상훈

266 간세포암 고주파 열치료술의 다양한 최신 기법 _ 최문석

271 간세포암종 치료의 최신 지견 _ 배시현

급성 간질환 08
Chapter 8

285 A형 간염의 역학과 예방 _ 이관식

289 국내 A형 간염의 임상적 특징과 임상경과 _ 변관수

294 급성 간염 증례 _ 김연수

296 약제 유인성 간염의 국내 현황 _ 정영걸, 임형준

300 약제 유인성 간염의 진단과 치료 _ 정숙향

희귀 간질환 09
Chapter 9

309 자가면역간염 _ 정숙향

315 원발성 담즙성 간경변증 _ 김경아

319 원발성 경화성 담관염 _ 이종균

324 중복 증후군: 증례와 단평 _ 손주현, 김선민

329 윌슨병 _ 김경모

Liver Update® Board Member

간질환의 진단

Chapter 1

간기능 검사의 이해

비에비스 나무병원 소화기내과 **서 동 진**

간기능을 평가하는 생화학적 검사들은 간질환을 발견하고 간질환의 종류와 심한 정도를 감별할 수 있을 뿐 아니라 치료반응을 평가하는데 유용하게 사용되고 있다.

간은 우리 몸안의 화학공장이라 부를 정도로 수많은 생화학적 기능을 수행하지만 일부 제한된 항목만이 혈액에서 검사가 가능하기 때문에 간기능 검사 중 어느 한가지 검사로만 간의 전체 상태를 진단할 수는 없다.

따라서 간질환 진단의 유용성을 높이기 위하여 여러 검사를 묶어 battery로 사용하는 것이 보편적이다. 흔히 포함되는 검사는 bilirubin, aminotransferase(AST, ALT), alkaline phosphatase, albumin 그리고 prothrombin time이다. 이들 중 한가지 이상의 항목이 비정상이거나 반복검사에서 계속 비정상으로 나타나는 경우 간질환이 있을 가능성이 높다. 이들 검사의 이상이 나타나는 패턴에 따라 간세포성과 담즙정체성 간질환을 감별할 수 있으며 간질환이 급성인지 만성인지 또는 간경변증이나 간부전 상태인지를 진단하는데 도움을 준다.

그러나 간기능 검사는 지방간이나 간경변증 같이 간질환이 있는데도

검사	정상범위	진단적 의미
Aminotranferase: Alanine (ALT) Aspartate (AST)	7-41 U/L 12-38 U/L	간세포 손상의 진단, 간질환 진행의 추적평가
Total bilirubin	0.3-1.3 mg/dL	황달의 진단, 간질환의 심한 정도
Alkaline phosphatase	35-130 U/L	담즙정체, 담도폐쇄, 간내 침윤
Serum albumin	3.5-5.0 g/dL	만성 간질환의 심한 정도
Prothrombin time	12-15s	간 합성 기능의 손상 정도

정상으로 나타날 수 있을 뿐만 아니라 간질환 없이 심장, 근육, 신장의 이상이나 세균감염 때에도 이상이 나타날 수 있다. 따라서 간기능 검사를 해석할 때는 환자의 증상, 과거력, 약물이나 음주력, 간염 바이러스 감염 여부, 비만 등 간질환의 위험인자 유무, 진찰 소견 뿐만 아니라 검사실적 오류까지도 고려해야 한다.

1. Aspartate aminotransferase(AST; 과거 GOT), Alanine aminotransferase(ALT; 과거 GPT)

AST는 간 뿐만 아니라 심장, 근육, 신장, 뇌, 적혈구에서도 발견되는데 반해 ALT는 주로 간에만 존재하기 때문에 간손상을 반영하는데 보다 예민한 지표가 된다. 이들 효소는 간세포막의 투과성이 증가되어 혈중에 흘러 나오게 되지만 간세포 괴사의 정도와는 상관이 없어서 급성 간질환 때 매우 수치가 높게 상승하더라도 예후를 반영하지는 못한다.

300U/L 이하의 경한 상승은 어떤 간질환에서도 볼 수 있는 비특이적 소견이지만 1000U/L 이상의 급격한 상승은 급성 바이러스성 간염, 쇼크나 심부전에 의한 허혈성 간손상, 독물 또는 약물에 의한 간염, 급성 담관염, 자가면역성 간염 때에 볼 수 있다.

대부분의 간질환(급만성 바이러스성 간염, 비알코올성 지방간)에서 ALT가 AST보다 더 많이 상승하여 AST/ALT 비가 1 미만이지만, 간경변증으로 진행하면 1 이상으로 변할 수 있다. 알코올성 간질환 때에는 AST는 300U/L 이상으로 증가하지는 않지만 AST/ALT 비가 2:1 이상으로 증가하는 것이 특징적이다.

AST는 심장 및 근육에도 포함되어 있으므로 간질환이 없더라도 심근경색증이나 과도한 운동 후에 생긴 근육손상 또는 rhabdomyolysis 환자에서 증가할 수 있으므로 판독에 주의를 요한다.

2. Bilirubin

다른 간기능의 이상 없이 bilirubin만이 상승하고 이중 간접 bilirubin이 80% 이상인 경우 bilirubin의 생성증가나 간세포내로의 운반 또는 간세포내 bilirubin의 포합(conjugation)이 감소되는데 기인한다. 간접 bilirubin의 상승은 간질환과는 거의 상관이 없으며 원인으로는 Gilbert's syndrome이 가장 흔하다. 이 때에 총 bilirubin 상승은 3mg/dl 미만이 보통이지만 스트레스나 피로, 알코올 과음, 금식 또는 다른 질환이 있을 때 더 오를 수 있다. 드물지만 간접 bilirubin의 상승은 용혈성 질환, portosystemic shunt 수술 후, 갑상선질환, Crigler-Najjar syndrome에서도 볼 수 있다.

직접 bilirubin의 상승은 거의 대부분 간이나 담도질환을 의미한다. 다른 간기능 검사의 이상이 함께 나타

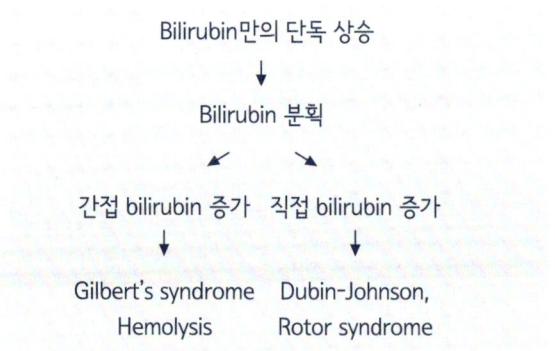

나면서 총 bilirubin이 상승하고 직접 bilirubin이 총 bilirubin의 50% 이상으로 증가하는 경우는 대부분 간실질 장애(간염, 간경변, 간부전, 담즙정체, 침윤성 질환)나 담도폐쇄에 기인한다. 직접 bilirubin의 상승은 간질환 외에 패혈증, 수술 후 합병증, 완전 정맥 영양 때에도 나타날 수 있고 유전질환으로는 Dubin-Johnson syndrome이나 Rotor syndrome을 들 수 있다. 간접 bilirubin 상승 질환과 달리 직접 bilirubin이 상승하면 소변에서 bilirubin이 검출된다.

총 bilirubin의 상승은 급만성 간질환, 간부전 환자에서 prothrombin time 연장과 함께 중요한 예후 인자가 된다. 바이러스성 간염, 알코올성 간염 및 약물 유발성 간염에서 bilirubin이 높이 상승할 수록 간손상이 심하고 예후가 나쁠 가능성이 많다. bilirubin은 말기 간질환 환자의 생존기간을 예측하고 간경변증의 수술 리스크를 산정하는 MELD(Model for End-Stage Liver Disease) score의 주요 항목으로도 쓰이고 있다.

3. Alkaline phophatase(ALP)

ALP는 간세포의 bile canalicular membrane, 뼈, 태반, 장, 신장 등에 분포하지만 정상인의 혈중 ALP 치는 주로 간과 뼈에서 생성된 isoenzyme으로 구성되어 있다. 간에 이상이 없더라도 ALP는 임신 중에는 태반에서 분비되어 혈중 농도가 높아지고 성장기의 청소년에서는 뼈의 왕성한 발육으로 정상 성인의 4-5배까지 상승할 수 있다.

간에서 유래한 ALP의 상승이 항상 담즙정체를 반영하는 것은 아니다. 실제로 3배 미만의 상승은 어떤 종류의 간질환에서도 볼 수 있다. 정상의 4배 이상의 상승은 주로 담즙정체성 간질환 때에 볼 수 있지만, 종양이나 granuloma 같은 침윤성 질환 그리고 빠른 뼈대사를 동반한 Paget's disease 같은 경우도 원인이 될 수 있다.

건강인에서 간기능 검사상 ALP만 상승되어 있는 경우 간에서 유래한 것인지 확인하기 위해서는 전기영동으로 ALP isoenzyme 측정도 가능하지만 임상에서 쉽게 할 수 있는 것은 5'-nucleotidase나 GGT를 측정해 보는 것이다. 이들 효소는 간에만 존재하므로 함께 상승되어 있다면 ALP 상승이 간에서 유래한 것으로 진단할 수 있다.

황달이나 aminotransferase의 상승 없이 간에서 유래한 ALP만이 상승하면 흔히 담즙정체의 초기 소견일 수 있지만 드물게는 종양이나 granuloma 같은 침윤성 질환도 고려해 보아야 한다. 외에도 ALP의 단독 상승은 Hodgkin's disease, 당뇨, 갑상선기능 항진증, 울혈성 심부전, amyloidosis, 그리고 염증성 장질환에서도 볼 수 있다. 신세포암 환자의 15%에서는 간이나 뼈에 전이가 없어도 ALP의 상승이 동반된다고 알려졌다(Stauffer's syndrome).

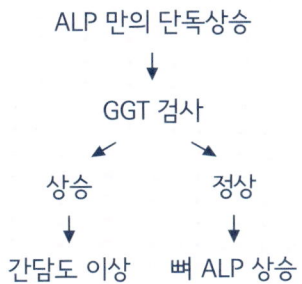

4. Gamma glutamyl transpeptidase(GGT)

GGT는 담도 epithelial cell의 endoplasmic reticulum에 존재한다. 따라서 ALP가 상승된 환자에서 GGT가 동반 상승되어 있으면 ALP 상승이 간담도 질환에 의한 것을 확진해 주는 검사로 사용할 수 있다. GGT가 뼈에는 존재하지 않으므로 ALP가 정상적으로 증가되어 있는 성장기 청소년이나 임산부에서는 정상이다.

또한 GGT만의 단독 상승은 주로 알코올의 과음 때 볼 수 있어서 알코올 간질환을 발견하는데 도움이 된다.

그러나 GGT는 간담도질환이나 알코올뿐만 아니라 만성 폐쇄성 폐질환, 당뇨, 갑상선기능 항진증, 류마치스 관절염 같은 질환때에도 상승할 수 있고 여러 약제(barbiturate, carbamazepine, cimetidine, furosemide, heparin, isotretinoin, methotrexate, oral contraceptives, phenytoin, valporate) 복용 시에도 상승할 수 있어서 간담도 질환의 진단에 특이성이 낮다고 할 수 있다.

다른 간기능의 이상 없이 GGT만 단독 상승된 경우는 알코올이나 약제의 복용력을 물어 봐야 하나 대개는 간질환이 원인일 가능성은 떨어진다.

5. Albumin

혈청 알부민은 전적으로 간세포에서 생성된다. 혈청 알부민의 반감기는 18-20일 정도로 길고 매일 4% 정도가 degrade된다. 이와 같이 turnover가 느린 때문에 알부민의 감소는 급성간질환(간염, 약물성 간손상, 및 폐쇄성 황달)에서는 보기 힘들고 진행된 간경변증 때에 심한 간손상에 따른 합성장애로 흔히 나타난다.

저알부민혈증은 간질환이 없더라도 protein-losing enteropathy, 신증후군, 화상 및 만성 감염 상태에서도 나타날 수 있다.

6. Prothrombin time(PT)

Factor VIII을 제외한 나머지 응고인자들은 오로지 간에서만 생성된다. 이들의 반감기는 대부분 1일 이내로 알부민보다 훨씬 짧아서 간의 합성기능의 급격한 변화를 감지하는데 아주 유용하므로 간질환의 경과를 평가하고 예후를 가늠하는 좋은 지표가 된다. PT는 factor II, V, VII, 그리고 X을 집약적으로 측정하는데 factor II, VII, IX 및 X의 합성에는 vitamin K가 필요하다.

PT의 연장은 급성 간염에서 간부전으로의 진행을 시사하고 간경변증에서 나쁜 예후를 반영한다. 급성 및 만성 간질환에서 PT가 5초 이상 이상 연장되어 있고 vitamin K정주로도 교정되지 않으면 예후가 불량함을 시사한다. PT는 간의 이상이 없더라도 영양실조, 폐쇄성황달이나 지방흡수 장애질환처럼 vitamin K 결핍을 유발하는 때에도 연장될 수 있고 warfarin 같은 항응고제 사용 중에도 연장될 수 있다.

간담도 질환에서 간기능 검사의 발현양상

간기능의 이상은 흔히 간세포손상형(hepatocellular; 주로 ALT 및 AST 상승), 담즙정체형(cholestatic; 주로 alkaline phosphatase, gamma-GTP 및 bilirubin 상승) 그리고 침윤형(infiltrative; 주로 ALP, GGT의 상승)으로 크게 나눌 수 있다.

	Hepatocellular	Cholestatic	Infiltrative
Bilirubin(total/direct)	N ~ ↑↑↑	N ~ ↑↑↑	N ~ ↑
Aminotransferases	↑↑ ~ ↑↑↑ AST<ALT Acute, often>500 IU Chronic, usually<300 IU (AST/ALT>2 in alcoholic hepatitis or cirrhosis)	N ~ ↑	N ~ ↑
Alkaline phosphatase	N ~ ↑ (<3X normal)	↑↑ ~ ↑↑↑ (often>4X normal)	↑↑ ~ ↑↑↑
Albumin	↓ in chronic	N unless chronic	N
Prothrombin time	N ~ ↑ (not correctable by vitamin K in severe disease)	N ~ ↑ (correctable by vitamin K)	N

N ; Normal

만성적인 간기능 검사 이상의 유형에 따른 진단 접근 방법

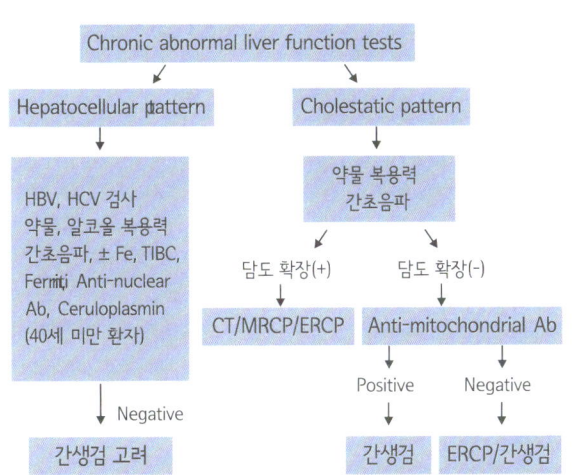

참고문헌

1. Harrison's Principles of internal Medicine, 19th ed. 2015.

2. Sherlock's Diseases of the Liver and Biliary System, 12th ed. 2011.

바이러스성 간염의 혈청학적 진단

한림의대 강남성심병원 소화기내과 **이 명 석**

간질환은 간염 바이러스, 알코올, 여러 약제 등 다양한 원인으로 생길 수 있지만 이중 가장 중요한 원인은 간염 바이러스이다. 간염 바이러스에는 A형, B형, C형, D형, E형 등이 있으며 그 외 드물지만 전신 감염증과 함께 간염을 동반하는 cytomegalovirus, Epstein-Barr virus, herpes simplex virus 등이 있다.

이 글에서는 급성 및 만성 간염을 일으키는 주된 간염 바이러스를 중심으로 혈청학적 진단에 대해 살펴보기로 한다.

1. A형 간염

근래 우리나라 급성 간염의 가장 흔한 원인으로 질병관리본부 통계에 따르면 2008년에 7,895예, 2009년에 14,966예로 폭발적인 증가를 보이다가 이후 예방접종과 매스컴을 통한 홍보 등으로 현저히 감소한 추세이다. 감염경로는 경구감염으로 보통 15-45일의 잠복기를 거쳐 인플루엔자와 유사한 전구증상을 보이다 오심과 구토, 황달 등 전형적인 간염 증상을 나타내게 된다. 진단은 간기능 검사에서 심한 ALT 상승, 빌리루빈 상승 및 프로트롬빈 시간 지연 등이 나타날 수 있으며 일반 혈액검사에서

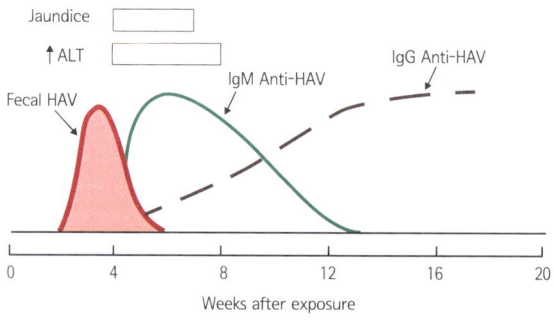

그림 1. Scheme of typical clinical and laboratory features of hepatitis A[1].

는 백혈구나 혈소판 감소를 보일 수 있다. 확진은 IgM anti-HAV 검출로 가능하며 IgM 항체는 감염 후 대략 3-6개월까지 검출된다(그림 1). 일부 초기 감염 환자에서는 전형적인 임상증상이 있음에도 IgM anti-HAV가 음성으로 검출되는 예도 있어 이 경우 1-2주 후에 재검을 하면 IgM anti-HAV검출이 가능하다. 만성으로의 이행은 없다.

2. B형 간염

(1) 급성 간염

2006년부터 2008년까지 770명 이상의 환자를 대상으로한 국내 보고에 의하면 급성 바이러스간염의 원인 중 4%로 이전에 비해 현저히 감소하였으며 B형 간염 백신 예방접종에 의한 결과로 생각된다. 감염경로는 혈액 및 체액을 통한 경구감염으로 잠복기는 평균 60-90일이며 대부분 무증상 또는 황달이 없는 간염으로 발생한다.

진단은 감염 1-12주(보통 8-12주)에 HBsAg 검출로 가능하다. HBsAg은 ALT의 상승 또는 임상증상이 나타나기 2-6주 전에 먼저 출현하며 황달과 임상증상이 있는 동안에도 계속 검출되며 6개월 이상 지속되는 경우는 만성으로의 이행을 의미한다. Anti-HBc는 HBsAg이 나타난 후 첫 1-2주에 검출되기 시작하여 anti-HBs가 검출되기 수주일 내지 수개월 전까지 검출된다(IgM→IgG anti-HBc). HBsAg의 소실과 anti-HBs 출현 사이의 기간인 window period에서는 HBsAg 검출 없이 anti-HBc(IgM 형태)검출만으로 진단이 가능하다(그림 2).

(2) 만성 간염

HBsAg 양성율은 B형 간염 백신 예방접종이 시행된 후 현저히 감소하는 추세로 2007년에 일반인을 대상으로 한 연구에 따르면 평균 3.7%로 보고되고 있다. 만성 B형 간염의 진행 및 치료 반응과 연관된 바이러스 인자는 HBV DNA 수치, 유전자형, precore 변이

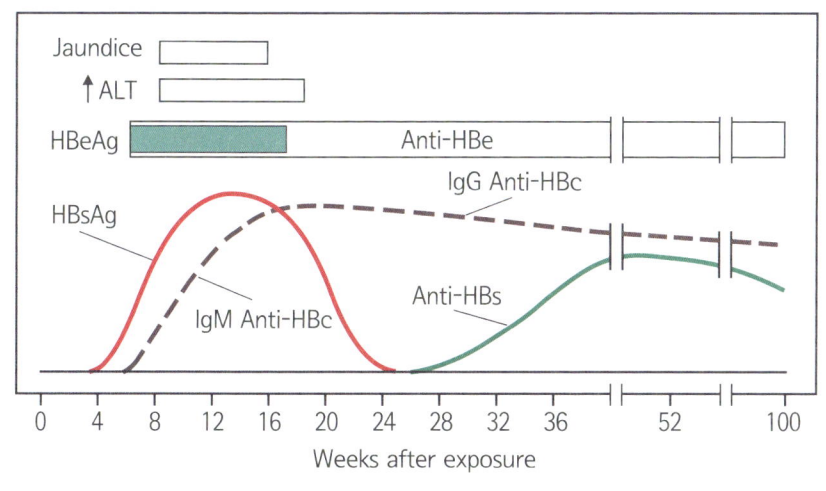

그림 2.
Scheme of typical clinical and laboratory features of acute hepatitis B[1].

종 등이며 숙주 인자로는 ALT치, 섬유화 정도 등으로 알려져 있다. 그 외 성별, 연령, 알코올 섭취, C형 간염의 중복감염 등이 B형 간염의 진행과 연관이 있다. 진단은 HBsAg이 6개월 이상 지속적으로 검출되며 HBeAg 유, 무에 따라 HBeAg 양성 또는 음성 만성 B형 간염으로 나뉜다. HBeAg 양성 만성 간염은 HBeAg 및 HBV DNA가 양성으로 검출되며 HBeAg 음성 만성 간염은 HBeAg은 음성이나(anti-HBe 양성) HBV DNA는 양성으로 검출된다. HBeAg 음성 만성 간염은 대부분이 precore 변이종 간염으로 알려져 있으며 진행된 상태에서 흔히 발견되고 항바이러스제 투여 중단시 재발이 흔하다.

3. C형 간염

(1) 급성 간염

국내 급성 간염의 약 3%를 차지한다. B형 간염과 마찬가지로 혈액 및 체액을 통한 경주감염이 주 감염경로이며 잠복기는 평균 50일(15-160일) 정도이다. 대부분 무증상이며 일부에서만 황달, 피로감, 오심 등 전형적인 급성 간염의 증상을 나타낸다. 진단은 anti-HCV검출로 가능하나 anti-HCV가 출현 전인 감염 초기에는 HCV RNA 검출로 가능하다(그림 3). 문제는 A형 및 B형 간염과 달리 급성기 감염을 반영하는 혈청학적 표지자가 없어 급성 간염의 진단이 쉽지 않다는 점이며 C형 간염 바이러스에 최근 노출이 의심되는 일이 있었고 혈청 ALT의 현저한 상승 및 다른 원인의 급성 간질환의 배제 등으로 추정 진단할 수 있다.

(2) 만성 간염

1995년부터 2000년까지 5,000명 이상을 대상으로 한 국내 보고에 따르면 40세 이상 성인의 anti-HCV 보유율은 1.29%이었고, 이후 2009년도에 20세 이상 건강검진자들을 대상으로 한 연구에 따르면 0.78%로, 연령이 증가할수록 항체 보유율도 높은 것으로 보고되고 있다.

진단은 C형 간염 바이러스 특이 항체인 anti-HCV 검출 및 HCV RNA 검출로서 확진이 가능하다. 현재

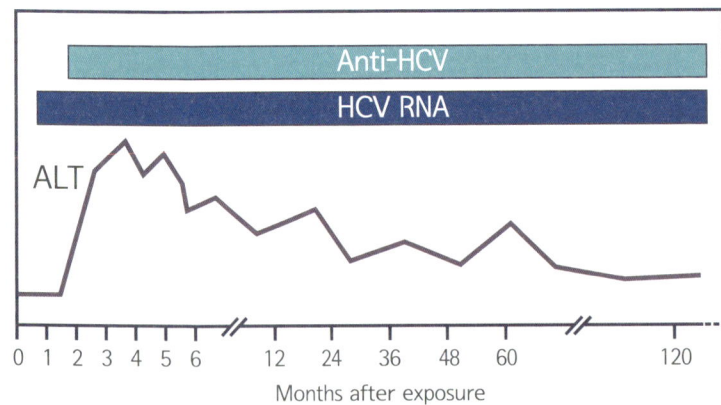

그림 3.
Scheme of typical laboratory features during acute hepatitis C progressing to chronicity[1].

사용되는 3세대 효소면역분석법 anti-HCV 검사는 진단 민감도와 특이도가 우수한 검사방법이나 현증 감염 환자에서 양성일 뿐 아니라 과거에 감염된 후 회복된 환자에서도 양성으로 나타나 위양성률이 높고, 반대로 급성 C형 간염, 면역억제 환자 등에서는 위음성률이 높아 진단에 제약이 있을 수 있다. 따라서 C형 간염의 선별검사로 anti-HCV 검사, 확진검사로 HCV RNA 검사를 시행한다.

4. D형 간염

D형 간염(HDV)은 HBV와 동시에 감염(coinfection or superinfection)되며 증식이나 발현을 위해 HBV의 보조적 기능을 필요로 하는 바이러스이다. 이러한 의존성 때문에 혈청 HBsAg의 존재가 필수적이나 국내에서는 거의 발견되고 있지 않다.

5. E형 간염

역학이나 바이러스 형태가 A형 간염과 유사하며 경구감염이 감염경로이다. 국내 보고에 따르면 급성 간염으로 추정된 예는 2002년을 시작으로 적게는 1예에서 많게는 60예까지 이미 총 100예를 넘고 있는데, 이 중 많은 수의 예들에서 A형 간염과 동시 감염으로 보고되고 있다. 또한 거의 대부분의 예에서 IgM anti-HEV 검사만으로 진단하였으며 IgG anti-HEV를 함께 검사한 일부 예에서는 IgG anti-HEV가 음성으로 검출되는 등 정확한 진단에 문제가 있음을 시사하고 있다. 현재 E형 간염 진단을 위한 혈청학적 검사는 다른 바이러스 간염의 혈청학적 진단법과 달리 그 정확도에 문제가 있어 IgM anti-HEV 검출뿐 아니라 혈청이나 분변에서의 HEV RNA의 검출, 합당한 IgG anti-HEV 반응 등을 종합적으로 평가하여 급성 E형 간염의 진단을 내리는 것이 필요할 것으로 판단된다 (그림 4). 과거에는 A형 간염과 마찬가지로 만성으로의 이행은 없는 것으로 알려졌으나 근래 연구결과에서는 일부 장기이식자 등에 국한되지만 면역억제 상태인 경우 E형 간염 바이러스가 혈중에서 장기간 검출되며 만성 간염이나 간경변증으로의 이행 등 드물지만 만성화의 보고가 있다. 표 1에 급성 및 만성 간염을 일으키

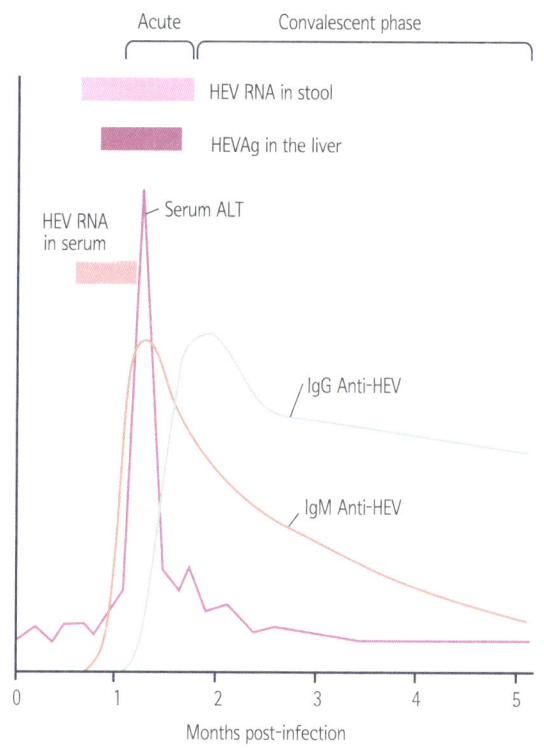

그림 4. Typical course of HEV infection[2].

는 간염 바이러스의 혈청학적 진단을 요약하였다.

표 1. 바이러스 간염의 혈청학적 진단[1].

Hepatitis Type	Antigen(s)	Antibodies	Serological Diagnosis
HAV	HAV	Anti-HAV	Acute: IgM anti-HAV Previous infection: IgG anti-HAV
HBV	HBsAg HBcAg HBeAg	Anti-HBs Anti-HBc Anti-HBe	Acute: HBsAg, IgM anti-HBc Chronic: HBsAg, IgG anti-HBc Markers of replication: HBeAg, HBV DNA
HCV	HCV C100-3 C33c C22-3 NS5	Anti-HCV	Acute: anti-HCV, HCV RNA Chronic: anti-HCV, HCV RNA
HDV	HBsAg HDV antigen	Anti-HBs Anti-HDV	Diagnosis: anti-HDV, HDV RNA --HBV/HDV coinfection : IgM anti-HBc, anti-HDV --HDV superinfection : IgG anti-HBc, anti-HDV
HEV	HEV antigen	Anti-HEV	Diagnosis: IgM/IgG anti-HEV (assays not routinely available); virus in stool, bile, hepatocyte cytoplasm

참고문헌

1. Dienstag JL. Acute viral hepatitis. In Harrison's principles of Internal Medicine, 18th edition. McGraw-Hill.

2. Aggarwal R and Krawczynski K. Hepatitis E. In Sleisenger and Fordtran's Gastrointestinal and liver disease, 10th edition. Elsevier Saunders.

3. Jeong SH, Jung YM, Kim JS et al. Acute viral hepatitis in Seongnam; a prospective, multicenter study. Korean J Hepatol 2009;15:S18.

4. Aggarwal R, Naik S. Epidemiology of hepatitis E : current status. J Gastroenterol Hepatol 2009;24:1484-1493.

5. Kamar N, Selves J, Mansuy J et al. Hepatitis E virus and chronic hepatitis in organ-transplant recipients. N Engl J Med 2008;358:811-817.

B형 간염의 새로운 혈청검사:
HBsAg Quantitation

연세의대 강남세브란스병원 소화기내과 이 관 식

최근 B형 간염 바이러스(HBV) 표면항원(HBsAg)의 정량검사가 가능해졌고, 이는 HBV와 숙주의 면역반응의 관계를 반영하므로 HBV DNA와 함께 HBV의 증식도를 잘 설명할 수 있는 수단으로 활용되고 있다. HBsAg은 간세포 핵 내의 covalently closed circular DNA(cccDNA)로부터 유래되는데, ① 표면에는 HBsAg, 내부에는 core protein과 DNA polymerase를 함유하고 있고 전염성이 있는 mature HBV virion(Dane particle)과 ② HBsAg만 있고 전염성이 없는 defective particle인 spherical and filamentous HBsAg이 있다. 일반적으로 HBV의 증식성을 측정하는데 이용하고 있는 HBV DNA는 Dane particle에서 유래하고, HBsAg은 원천적인 cccDNA에서 유래하는 두 가지(①과 ②)를 모두 의미하므로 HBV DNA와 HBsAg 정량검사는 만성 B형 간질환의 진행 가능성과 항바이러스제 치료에 대한 반응효과를 예측하는 데 도움이 될 수 있다.

1. HBsAg의 측정

현재 이용가능한 방법은 Architect HBsAg assay(Abbott Diagnostics)와 Elecsys HBsAg II quant assay(Roche Diagnostics)의 두 가지이다. 두 가지 방법 모두 자동 또는 수동으로 희석을 통해 정량을 하고 있고, WHO에서 권장하는 International Unit(IU/mL) 단위를 사용하고 있다.

2. 자연경과 중의 HBsAg

면역관용기에서 면역제거기로 진행할수록 HBV에 대한 숙주의 면역기능이 활성화하므로 HBsAg 치는 점차 감소한다. 면역관용기에서 HBsAg

치의 중앙값은 유럽에서는 5 log IU/mL, 아시아에서는 4.5 log IU/mL이라는 보고가 있고, 이는 HBV의 유전자형에 따른 차이라고 생각하고 있다. 일반적으로 면역관용기에서는 HBsAg 치가 5 log IU/mL 이상, HBV DNA 치가 8 log IU/mL 이상 및 간기능이 정상인 소견을 보이고 있다. 또한 면역제거기에서 HBsAg 치의 중앙값은 3.7-4.3 log IU/mL이라는 보고가 있다.

면역제거기에 HBsAg 치가 1 log 감소된 경우에서, 수년 후 HBeAg의 혈청전환이 유발될 수 있다는 보고가 있다. 또한 HBeAg 혈청전환 이후 1년 이내에 HBsAg 치가 1,000 IU/mL 이하로 감소한 경우에서, 6년 이내에 HBsAg의 음전을 기대할 수 있다는 보고도 있다. HBV DNA 치만으로는 비증식성 상태로 유지될지, 추후에 증식성 상태로 변화할지 판단하기가 쉽지 않은데, HBsAg 치가 1,000 IU/mL 미만이고, HBV DNA 치도 2,000 IU/mL 미만인 경우는 비증식성 상태로 유지될 확률이 높다는 보고가 있다. 따라서 HBsAg의 정량검사는 HBV DNA와 더불어 증식성 여부 및 추후 경과관찰에 유용한 검사로 인정받고 있다.

3. Pegylated Interferon(PegIFN) 투여 중의 HBsAg

PegIFN은 항바이러스 효과뿐 아니라, 숙주의 면역기능을 활성화하여 HBV에 감염된 간세포를 파괴하므로 간세포 내의 HBV DNA와 cccDNA를 모두 감소시키는 역할을 한다. 간세포 내의 HBV DNA와 cccDNA는 간생검으로써만 측정할 수 있어서 실제 임상적인 이용이 제한되어 있지만, HBsAg 정량수치도 이를 간접적으로 반영하므로 임상적으로 유용하다는 보고가 많다.

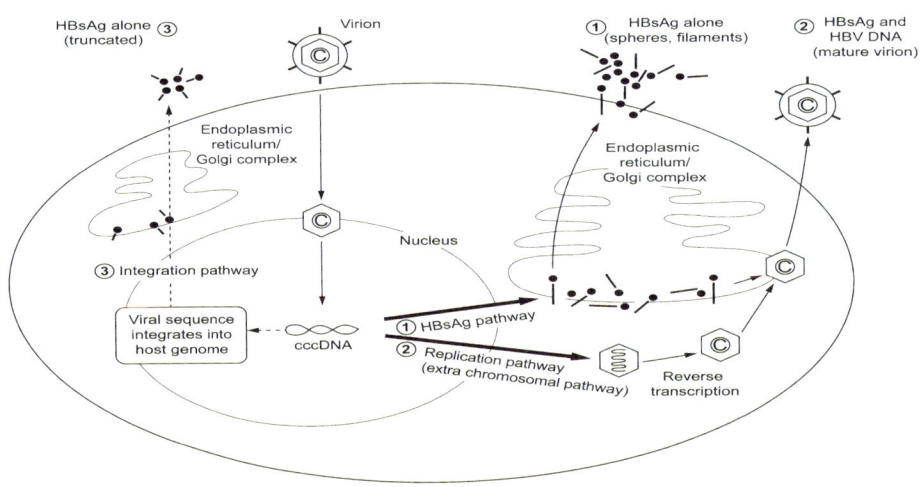

그림 1. B형 간염 바이러스 감염 중 HBsAg 생성의 경과. *J Hepatol 2010;52:508-513* 와 *Hepatology 2010;51:1933-1944*에서 인용

(1) HBeAg 양성

투여 전 HBsAg 치가 10,000 IU/mL 미만인 경우에 치료 효과가 높았다는 보고가 있고, 투여 후 12주 또는 24주에 HBsAg 치가 1,500 IU/mL 미만인 경우는 투여종료 후에 HBeAg 혈청전환과 HBV DNA 치가 2,000 IU/mL 미만으로 유지되는 경우가 대부분이지만, 이에 비해 HBsAg 치가 20,000 IU/mL 이상인 경우는 HBeAg 혈청전환이 거의 유발되지 않으므로 투여 중단을 고려할 수 있다는 보고도 있다. 또한 투여 후 6개월에 HBsAg 치가 300 IU/mL 이하이고 1 log 감소한 경우는 지속반응(sustained response)에 대한 positive predictive value(PPV)가 75%였다는 보고가 있다. 투여 후 12주에 HBsAg 치가 1,500 IU/mL 미만인 경우는 HBeAg 혈청전환에 대한 PPV가 33%였다는 보고와 HBeAg 혈청전환율이 75%라는 보고도 있다. 그러나 동양과 서양의 보고가 다른 경우도 많은데, 이는 HBV 유전자형의 차이라고 생각하고 있다.

(2) HBeAg 음성

HBeAg 음성인 경우는 HBeAg 양성인 경우에 비해 HBsAg 치가 상대적으로 낮으므로, 투여 전 HBsAg 치로써 치료 효과를 예측하기는 힘들다. 또한 투여 후에는 HBsAg의 절대치 보다는 투여 후 HBsAg 치의 감소폭 정도로 치료 효과를 예측한 보고가 많다. 즉 pegIFN 투여 후 12주, 24주에 HBsAg 치가 각각 0.5 log, 1 log 감소한 경우는 지속반응에 대한 PPV가 각각 89%, 92%였다는 보고가 있다. 또한 투여종료시 HBsAg 치가 10 IU/mL 미만인 경우의 52%에서 HBsAg의 혈청전환이 있었다는 보고가 있고, 투여 종료 시 HBsAg 치가 19 IU/mL 이상이거나 기저치와 비교하여 0.46 log 미만으로 감소한 경우는 재발이 많았다는 보고도 있다.

4. Nucleo(s)tide Analogue 투여 중의 HBsAg

경구 항바이러스제는 HBV가 증식하는 과정에서 필요한 polymerase activity를 주로 억제하므로 HBsAg 생성과는 동떨어진 기전으로 HBV의 증식을 억제한다. 따라서 경구 항바이러스제를 사용하는 경우에는 HBV DNA에 비해 HBsAg은 상대적으로 천천히 감소한다. 일반적으로 HBeAg 음성에 비해 HBeAg 양성에서 HBsAg 치의 감소가 더 뚜렷하다.

엔테카비어를 사용할 때 투여 전 ALT 치가 높은 경우에 HBsAg 치가 감소했다는 보고가 있는데, 이는 HBV에 대한 숙주의 면역기능이 활성화되어 있을 때 HBsAg 치가 감소한다는 의미이고 pegIFN 치료 시와 같은 개념이다. 투여 중 HBsAg 치가 1 log 이상 감소한 경우와 그렇지 않은 경우는 각각 80%, 30%의 혈청전환율을 보였다는 보고가 있다.

테노포비어 투여 경우, HBeAg 양성 환자에서 HBsAg이 소실된 경우와 그렇지 않은 경우를 비교하면 테노포비어 투여 후 24주에 HBsAg 치가 각각 2.41 log, 0.2 log 감소했다는 보고가 있다. 또한 텔비부딘 투여 후 1년 이내에 HBsAg이 1 log 이상 감소한 경우에 HBsAg 소실이 있었다는 보고도 있다.

5. Nucleo(s)tide Analogue 투여중단 후 지속반응 유지 가능성?

경구 항바이러스제의 경우, 투여중단 후 재발 가능성이 높으므로 HBV DNA 음성 및 HBeAg 혈청전환 후에도 연장투여를 권하고 있다. 미주, 유럽 및 아시아태평양 지역에서는 6개월-1년간의 연장 투여를 권장하고 있지만, 유전자 C형이 대부분인 국내의 B형 간염 치료 가이드라인에서는 1년 이상의 연장 투여를 권장하고 있을 뿐, 연장투여 기간을 정확히 명시하지 못하고 있다. 특히 HBeAg 음성 환자에서는 HBsAg이 음성이 될 때까지 장기간 투여를 권장하고 있다.

HBsAg 정량검사를 이용하여 투여중단 시기를 예측하기는 힘들고 아직 이와 관련한 연구도 충분치 않지만, 투여 104주에 HBsAg 치가 2 log IU/mL 미만이거나, 투여 중에 빠르게 1 log 이상 감소한 경우는 투여중단 후에도 지속반응이 유지되었다는 보고가 있다.

만성 B형 간염에서 HBV의 증식은 질환이 추후에 진행할 수 있는 가능성을 의미하므로 이에 대한 측정이 중요하고, 현재 혈청검사로 손쉽게 측정할 수 있는 HBeAg과 HBV DNA를 임상에서 주로 이용하고 있다. 그러나 이는 간세포 내에서 HBV가 증식하는 cccDNA를 의미하지는 못하므로 간생검으로써 확실히 해야 한다는 의견도 많다. 문제는 간생검에 대한 부담과 일반적인 방법으로는 측정할 수 없다는 제한점이 있다.

최근 HBsAg 정량이 가능해지고, HBsAg이 근본적인 cccDNA를 반영한다는 의미로 임상에서의 이용이 증가하고 있다. 아직은 특별한 과정이 필요하고, 번거로운 점이 있으며, 정성검사와 비교하여 수가를 더 받을 수 없다는 점 등으로 일반적으로 이용되지는 못하고 있다.

HBsAg 정량으로써 만성 B형 간염의 자연경과를 예측할 수 있고, 항바이러스제 투여에 대한 치료반응을 예측할 수 있다. 특히 항바이러스제 투여 중 HBsAg 치를 측정함으로써 투여를 지속할지, 중단할지, 아니면 다른 약제를 병합하여 투여할지 등을 고려할 수 있다. 또한 아직까지 정답이 없는 경구 항바이러스제의 투여종료 시점을 HBsAg 정량을 이용하여 설정할 수 있게 되기를 기대해 본다.

참고문헌

1. Janssen HLA, Sonneveld MJ, Brunetto MR. Quantification of serum hepatitis B surface antigen: is it useful for the management of chronic hepatitis B? Gut 2012;61:641-645.

2. Tseng TC, Kao JH. Clinical utility of quantitative HBsAg in natural history and nucleos(t)ide analogue treatment of chronic hepatitis B: new trick of old dog. J Gastroenterol published online: 24 Oct 2012.

3. Liaw YF. Clinical utility of hepatitis surface antigen quantitation in patients with chronic hepatitis B: Review. Hepatology 2011;53:2121-2129.

4. 조유경, 송병철. 만성 B형 간염 환자에서 항바이러스 치료 중 혈청 HBV DNA 및 HBsAg 정량의 새로운 이해. 대한소화기학회지 2011;57:144-149.

5. Heathcote EJ, Marcellin P, Buti M. etc. Three-year efficacy and safety of tenofovir disoproxil fumarate treatment for chronic hepatitis B. Gastroenterology 2011;140:132-143.

비바이러스성 간질환의 혈청학적 진단

가톨릭의대 서울성모병원 소화기내과 **배 시 현**

1. 약인성 간염 Drug-induced hepatitis

약인성 간염을 진단할 수 있는 표준 혈청학적 검사는 없다. 진단은 다른 원인들을 배제하는 혈청학적 검사가 매우 중요하므로 A, B, C, D, E형 간염에 관한 혈청학적 치료를 검사하고, 필요할 경우 CMV, EBV, HSV에 대한 항목도 함께 검사한다. 그 외에도 자가면역성 간염, 담도염의 가능성을 배제하기 위해서 anti-nuclear antibody, anti-smooth muscle antibody, anti-liver/kidney microsone type 1, anti-mitochondrial antibody 등의 검사를 시행한다. 호산구 증가 등 과민 반응은 약제 유발성 간염을 시사하지만, 이러한 임상 소견이 나타나지 않는 경우가 더 흔하여 반드시 필요한 혈청학적 검사는 아니다.

2. 자가면역성 간염 Autoimmune hepatitis

자가면역성 간염은 원인 미상의 지속적인 염증으로 고감마글로블린혈증, 자가면역항체 출현 등을 특징으로 한다. 중년의 여성이 혈청이 혈청 아미노전이효소의 증가와 만성 간질환의 증상을 보일 경우, 약제사용이나 음주를 배제해야 하고 A, B, C, D, E형 간염이나 윌슨병 등 다른 대사 질환도 배제해야 한다. 미국간장학회 진료지침에 의하면 진단은 혈청 아미노전달효소, 빌리루빈, 알칼라인 포스파타제, 감마글로블린과 면역글로블린 G(IgG) 증가, anti-nuclear antibody(ANA), anti-smooth muscle antibody(SMA), anti-liver/kidney microsone type 1(anti-LKM1), anti-soluble liver antigen/liver-pancreas(anti-SLA)

또는 anti-liver cytosol type 1(anti-LC1)의 존재 여부가 중요하다. 자가면역성 간염은 나타나는 자가항체 종류에 따라 제1형, 제2형, 제3형으로 분류 되며 아형에 따라 임상 상의 차이를 보일 수 있다. 제1형 자가면역성 간염은 혈청검사에서 ANA, ASMA가 대표적으로 나타나고, 제2형은 anti-LKM1과 anti-LC1, 그리고 제3형은 anti-SLA가 나타난다. 혈청검사 외에 간조직검사 등으로 자가면역간염의 진단 기준에 합당한 경우 진단 내리고, 분명하지 않을 경우에는 점수제 진단법을 이용하도록 권고한다.

3. 일차성 담즙성 간경변증 Primary biliary cirrhosis

일차성 담즙성 간경변증은 서서히 진행하는 자가면역성 간질환으로 문맥염의 염증과 담도손상을 특징으로 간 섬유화가 발생하고, 진단이 늦어질 경우 간경변증으로 진행할 수 있다. 진단을 위한 혈청학적 검사는 담즙정체를 나타내는 알칼라인 포스파타제, 아미노전달효소와 면역글로불린 M(IgM) 상승과 anti-mitochondrial antibody(AMA) 존재를 확인한다. 그 외에 간조직 검사를 시행하여 합당할 경우 진단할 수 있다.

4. 일차성 경화성 담관염 Primary sclerosing cholangitis

일차성 경화성 담관염은 자가면역성 간질환으로 peripheral anti-neutrophil cytoplasmic antibody (P-ANCA) 존재할 경우 진단한다.

표 1. 알코올 간염의 혈청학적 진단

Test	Comment
AST	Increased two sevenfold, <400 U/L, greater than ALT
ALT	Increased two sevenfold, <400 U/L
AST/ALT	Usually >1
GGTP	Not specific to alcohol, easily inducible, elevated in all forms of fatty liver
Bilirubin	May be markedly increased in alcoholic hepatitis despite modest elevation in alkaline phosphatase
PMN	If >5500/μl, predicts severe alcoholic hepatitis when discriminant function >32

5. 알코올 간질환 Alcoholic liver disease

알코올 간질환을 일으키는 만성 음주력을 판단할 수 있는 혈청검사로 아스파르테이트 아미노전달효소(aspartate aminotransferase, AST), 알라닌 아미노전달효소(alanine aminotransferase, ALT), gamma glutamyl transpeptidase(GGT), 평균적혈구용적(mean corpuscular volume, MCV) 등이 있는데 어느 한 가지 지표보다 여러 가지를 종합하는 것이 진단에 도움이 된다. 알코올 간질환에서 ALT 보다 AST의 상승이 더 두드러지고, AST/ALT 비율이 2 이상인 경우 알코올 간염을 생각할 수 있고, 3 이상이면 가능성이 아주 높다. GGT 상승은 음주량의 증가를 의미하고, 습관성 음주자의 약 75%에서 상승되기 때문에 술을 마시고 있는지, 금주를 하고 있는지 평가하는데 유용하다. MCV도 과음으로 상승할 수 있는데 하루 음주량이 60g 이상인 경우 MCV 상승을 종종 볼 수 있다. MCV 단독으로는 예민도가 낮고, GGT와 동반상승이 있거나, 치료 후 감소하는 경우 예민도가 높아진다. 그 외 간질환이 진행됨에 따라 혈청 알부민 감소, 고지혈증, 빌리루빈 상승, 프로트롬빈 시간 연장 및 혈소판 감소 소견을 보일 수 있다. 알코올 간질환의 예후를 예측하는데 도움이 되는 수치로 discriminant function을 이용하는데, 계산하는 공식은 discriminant function=4.6×[prothrombin time-control(sec)]+serum bilirubin(mg/dℓ)이다. Discriminant function＞32보다 높으면서 다형핵백혈구가 5,500/㎕인 경우, 심한 알코올 간염 상태를 예측할 수 있다.

6. 비알코올 지방간질환 Non-alcoholic fatty liver disease

비알코올 지방 간질환의 진단을 위한 확립된 선별검사는 없다. 일반적으로 혈청 AST, ALT 간기능 검사와 함께 다른 원인의 간질환을 배제하는 것이 중요하다. 따라서 바이러스성 간질환, 알코올 간질환, 자가면역성 간질환, 윌슨병 등을 배제하기 위해서, A, B, C형 간염 바이러스 검사, ANA, ASMA, anti LKM Ab, AMA, ceruloplasmin 검사 등으로 다른 질환을 배제한다. 비알코올 지방 간질환은 비만, 대사성 질환, 제2형 당뇨병 발생 등과 연관성을 보여 이와 연관된 혈청 검사를 시행하고, 간 내 지방 변화의 확인을 위한 복부 초음파를 시행한다.

7. 윌슨병 Wilson's diseaes

윌슨병은 상염색제 열성 유전을 보이는 희귀한 구리대상 이상 질환이다. 간세포로부터 구리배설 장애가 가장 중요한 대사장애로 간내 구리농도가 현저히 증가되면, 혈중 ceruloplasmin 농도는 감소되고 소변 구리 배설은 증가한다. 진단을 위해서는 혈청 ceruloplasmin 감소(≤20mg/dl), 24시간 소변구리 증가(≥100㎍/day)와 간내 구리농도 증가(≥250㎍/g, dry weight) 소견과 각막의 Descemet 층에 구리가 축적되어 슬릿-램프로 Kayser-Fleischer ring 관찰로 확진한다.

8. 혈색소증 Hemochromatosis

혈색소증은 유전성 질환으로 간비대, 피부색소침착, 당뇨병, 심장병, 관절염, 생식선저하증 등의 전형적인 혈색소증의 증상을 보인다.

진단을 위한 혈청학적으로, 철 운반 단백질인 혈청 transferrin 포화도가 50% 이상(정상 30%)이고 체내에 저장된 철의 양 지표인 ferritin ≥ 1000mg/L 이면 가능성이 있어 유전자 HFE 돌연변이(C282Y) 검사를 시행하여 확진한다.

9. amyloidosis, granulomas, lymphomas 등의 infiltrative disease는 조직 검사로 확진한다.

표 2. 비바이러스성 간질환의 혈청학적 진단 요약

약인성 간염	다른 원인들 배제 위해 HAV, HBV, HCV, HDV, HEV, CMV, EBV, HSV, ANA, ASMA, anti LKM Ab, AMA 검사
자가면역성 간염	aminotransferase, bilirubin, alkaline phosphatase, Ig G, ANA, ASMA, anti LKM Ab, anti-SLA, anti-LC1,
일차성 담즙성 간경변증	aminotransferase, alkaline phosphatase, Ig M AMA
일차성 경화성 담관염	P-ANCA
알코올 간질환	AST, ALT, GGT, bilirubin, prothrombin time, MCV
비알코올 지방간질환	AST, ALT, lipid profiles, FBS, Hba1c 다른 원인들 배제 위해 HAV, HBV, HCV, ANA, ASMA, anti LKM Ab, AMA 검사
윌슨병	ceruloplasmin, 24hr urinary copper, hepatic copper level
혈색소증	transferrin saturation, serum ferritin, genetic testing for HFE gene mutation

참고문헌

1. Dienstag JL. Acute viral hepatitis. In Harrison's principles of Internal Medicine, 18th edition. McGraw-Hill

미만성 간질환의 초음파 진단

가천의대 길병원 소화기내과 **김 연 수**

초음파는 간질환의 진단에 중요한 검사이다. 간암 등 국소 간질환(focal liver disease)의 진단에 초음파의 역할은 아무리 강조하여도 지나치지 않다. 미만성 간질환에서도 비침습적으로 간단히 시행할 수 있다는 장점이 있으며 생화학적, 혈청학적 검사 등과 더불어 진단에 중요한 역할을 담당하고 있다. 그러나 결과해석이 주관적이어서 검사자간의 차이(interobserver variation)와 동일 검사자내의 차이(intraobserver variation)를 보이는 제한점이 있다. 미만성 간질환에서는 간실질 에코, 간표면의 굴곡여부 그리고 비장종대 등 간주위 변화를 관찰하여야 한다. 지방간, 만성 간염과 간경변증의 초음파 진단에 대하여 알아 보고자 한다.

1. 지방간

정상 간실질 에코는 균질하면서 우측 신상의 피질에코와 같거나 약간 높다(그림 1). 지방간은 간세포내에 중성지방이 침착되어 발생하는데 간실질 에코는 전반적으로 증가하며 우측 신장에 비하여 밝게 관찰된다(bright liver). 지방간은 지방의 침착정도에 따라 대개 3단계로 분류하는데 경도의 지방간(mild fatty liver)의 경우 간실질 에코는 증가하지만 문맥 등 간내 혈관들과 횡경막은 선명하게 보이는 경우이다(그림 2). 중등도(moderate)의 지방간에서는 지방침착이 심하여 초음파 투과가 방해를 받아 심부(deep portion)에코가 감소하여 초음파상은 검게 관찰되고 문맥 등 주 혈관과 횡경막이 선명하게 보이지 않는다(blurring)(그림 3). 지방 침착이 더 심해져 문맥과 횡경막이 거의 보이지 않을 경우 심한 지방간(severe fatty liver)으로 분류한다(그림 4). 중등도 이상의 지방간의 진단에 초음파 검사는 유용하지만 경도의 지방간은 검사자간의 차이가 심하여 정확도가 떨어진다. 전체적으로 지방간에 있어서 초음파를 이용

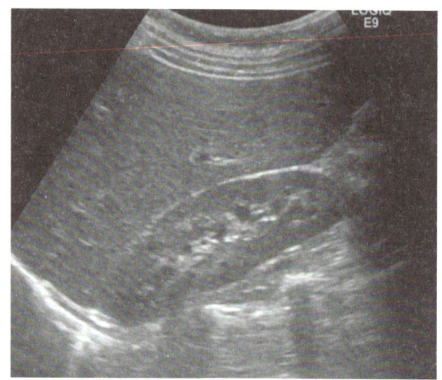

그림 1. 정상 간의 초음파상. 간실질 에코는 균질하고 우측신장 피질과 동일한 수준의 에코를 보이며 표면은 부드럽다.

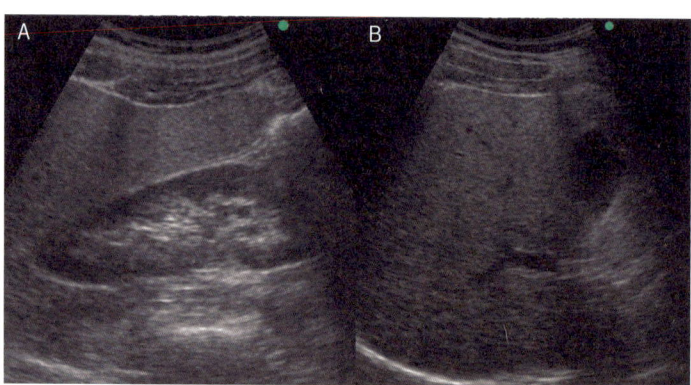

그림 2A, 2B. 경도의 지방간. 간실질 에코가 증가하여 우측 신장의 피질과 비교할때 밝게 보이나(그림 2A) 문맥 등 간내 혈관과 횡경막은 선명하게 관찰된다(그림 2B).

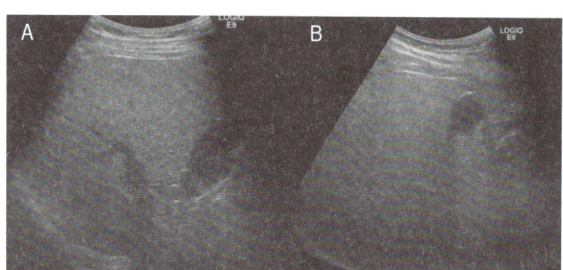

그림 3A, 3B. 중등도의 지방간. 간실질 에코가 증가하여 심부에코가 감소하며 문맥과 횡경막이 선명하게 보이지 않는다.

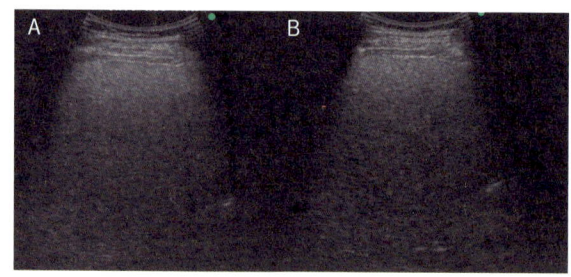

그림 4A, 4B. 심한 지방간. 심부에코의 심한 감소로 문맥과 횡경막이 거의 보이지 않는다.

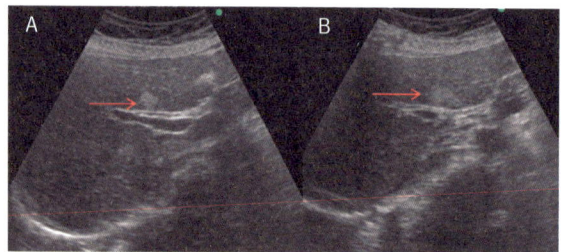

그림 5A, 5B. 국소 지방간. S4 문맥에 인접하여 고에코의 둥근 종양처럼 보이는 병변이 보이나(그림 5A) transducer의 각도를 돌리면 모양이 변한다(그림 5B).

한 검사자간의 일치도(interobserver aggrement)는 약 70%로 보고되고 있다. 또한 단순 지방간(simple steatosis)과 비알코올 지방간염(nonalcoholic steatohepatitis, NASH)을 초음파로 감별할 수 없다는 점에 유의하여야 한다.

중등도 이상의 지방간은 심부에코가 감소되어 검게 보이므로 심부에 존재하는 국소병변을 자칫 놓치기 쉬우므로 주의를 요한다. 또한 간내 지방 침착이 균질하지 않고 국소적으로 증가(focal fat-deposition)되거나 감소(focal fat-sparing zone)되면 마치 종양과 같은 국소병변이 존재하는 것처럼 보일 수 있다. 국소 지방병변은 S4문맥전방이나 담낭주변에 잘 생기며 trans-

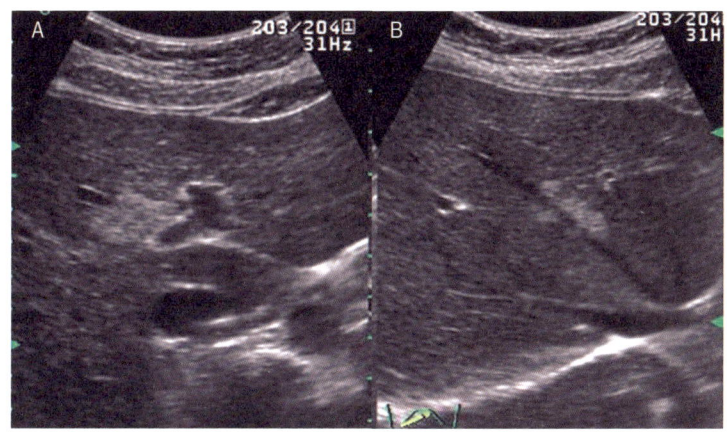

그림 6A, 6B. 국소 지방간. S4에 문맥에 인접하여 고에코 종양처럼 보이나(그림 6A) mass effect가 없어 내부에 혈관(middle hepatic vein)의 정상 주행이 관찰된다 (그림 6B).

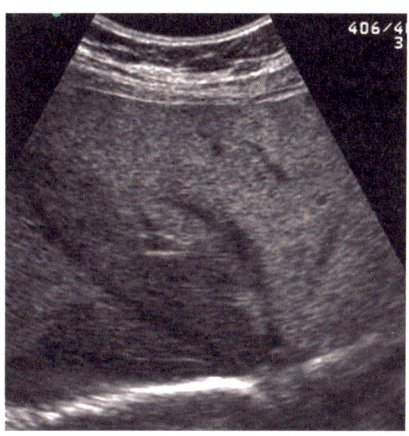

그림 7. Focal fat-sparing zone. Geographical margin을 보이는 fat-sparing zone.

ducer의 각도에 따라 모양이 바뀌는 경향을 보이고(그림 5) 종괴효과(mass effect)가 없어 내부에 정상 혈관의 주행이 관찰되기도 한다(그림 6). 또한 geographical margin을 보이며 segmental 혹은 lobar distribution을 보이는 경우도 많은데 이는 간내 혈액 공급의 차이에 기인할 것으로 추측되고 있다(그림 7).

2. 만성 간염

만성 간염의 병리학적 염증 정도는 다양하여 경증의 만성 간염에서는 초음파상 특이 소견을 보이지 않는다. 이 시기는 생화학적 검사나 간염 바이러스 표지자 검사를 참고하거나 조직검사가 진단에 도움이 된다. 만성 간염이 진행되면 간내 섬유화로 인하여 간실질 에코가 거칠어지고 조잡해지며(그림 8) 간변연이 둔화(blunting of liver angle)될 수 있다. 이러한 변화는 초기 단계의 간경변증에서도 보일 수 있는 소견이므로 해석에 주의를 요한다.

3. 간경변증

간경변증의 초음파 소견은 간표면의 굴곡(nodularity), 거칠고 조잡한 간실질 에코, 간내 결절, 전체적인 간모양의 변화(volume redistribution)가 보이며, 문맥압 항진증으로 우회혈관의 확장(collateral vessel dilatation), 복수, 비장종대, 문맥 직경 확장 등이 동반될 수 있다.

간표면의 굴곡은 초기 간경변증 환자에서는 발견이 어렵다. 또한 초음파 검사 시 복벽에서 발생하는

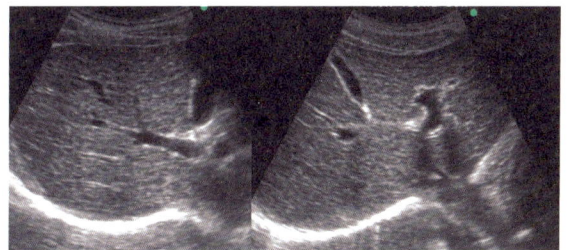

그림 8. 만성 간염. 거칠고 조잡한 간실질 에코를 보인다.

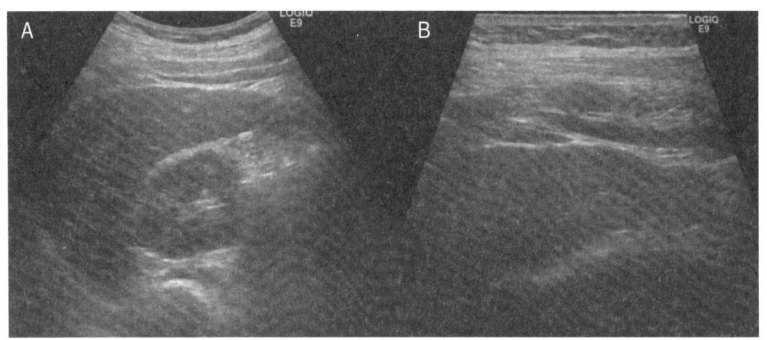

그림 9A, 9B. 간경변증의 간표면 굴곡. 초음파 주파수(frequency)를 4MHz(그림 9A)에서 9MHz(그림 9B)로 올리면 간표면의 굴곡을 잘 관찰할 수 있다.

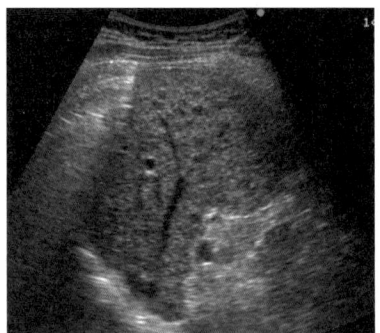

그림 10. 간경변증에서의 결절. 간실질에코가 증가되고 거칠게 보이며 다수의 저에코 결절들이 산재되어 있다.

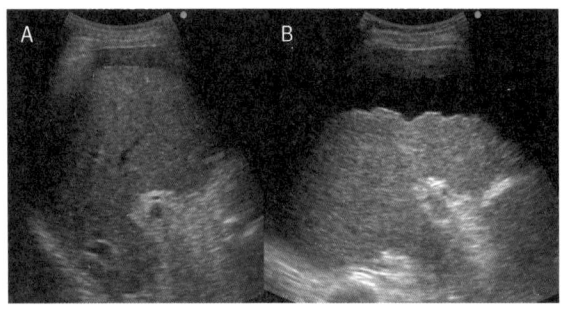

그림 11A, 11B. 알코올 간경변증. 간표면의 굴곡은 뚜렷치 않으며 소량의 복수를 동반한 알코올 간경변증(그림 11A). 심한 간표면의 굴곡과 다량의 복수가 있는 알코올 간경변증(그림 11B). 2예 모두 지방간으로 인하여 간실질 에코가 증가되어 있다.

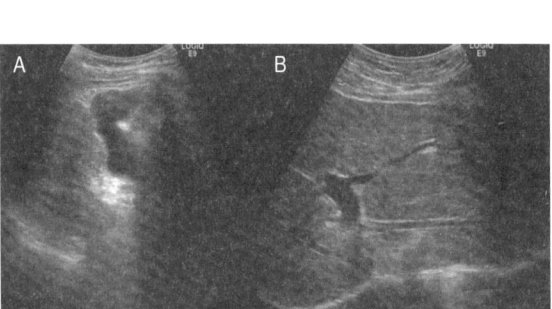

그림 12A, 12B. Volume redistribution을 보이는 간경변증. 간 우엽은 위축(그림 12A)되고 좌엽의 외측분절은 비대되어 있다(그림 12B).

reverberation artefact로 인하여 굴곡이 심하지 않은 환자의 진단은 어렵다. 이 경우 high frequency transducer를 이용하면 간표면을 보다 잘 관찰할 수 있다(그림 9). 한 보고에 의하면 100예의 만성 간질환 환자를 대상으로 하였을 때 7.5MHz transducer를 이용 시 간경변증 진단의 민감도와 특이도를 각각 90% 이상 올릴 수 있었다고 하였다. 간실질 에코는 섬유화로 인하여 거칠고 조잡하게 보이며 재생결절로 인한 다수의 저에코 결절들이 관찰된다(그림 10). 알코올 간경변증 환자에서는 간경변증으로 진행하였음에도 불구하고 음주를 지속하므로 간실질 에코가 증가된 경우가 흔하다(그림 11).

간경변증에서는 간의 일부는 위축되고 이를 보상하기 위하여 다른 부위가 비대(hypertrophy)되면서 간의 모양이 전체적으로 변형된다(volume redistribution). 위축이 잘되는 부위는 간 우엽과 S4이며 비대가 잘 일어나는 부위는 S1(미상엽)과 좌엽의 외측 분절(lateral segments)이다(그림 12). 이러한 변화를 간경변의 진단에 이용하는데 미상엽과 간우엽의 가로직경(transverse diameter)의 비율이 0.6

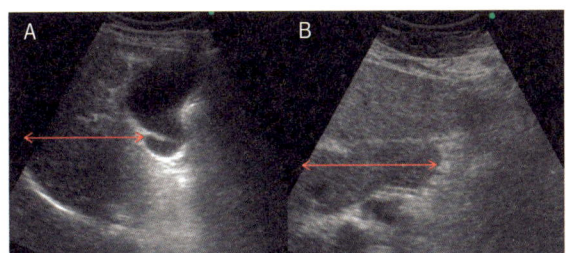

그림 13A, 13B. Volume redistribution을 보이는 간경변증. 간우엽은 위축(그림 13A)되고 미상엽은 비대(그림 13B)되어 미상엽/우엽 비는 0.6 이상이다.

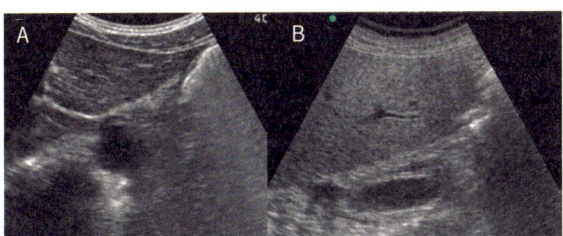

그림 14A, 14B. Liver angle의 blunting을 보이는 알코올 간경변증. 정상간(그림 14A)에 비하여 간실질 에코가 증가되고 좌분절 각도가 증가되어 있다(그림 14B).

이상으로 미상엽이 커지고 간우엽이 위축된 환자의 경우 간경변증 진단의 특이도는 91%였다고 보고되고 있다(그림 13). 또한 간 변연(hepatic angle)의 blunting이 흔히 관찰되는데 좌분절 외연의 각도는 30도 이하가 정상으로 알려져 있다(그림 14).

문맥압 항진증이 심해지면 주문맥 직경이 증가 되는데 문맥압 항진증 환자의 48%에서 1.3cm 이상으로 확장된다. 또한 우회혈관의 확장도 드물지 않게 관찰되며 간원삭(lig. teres)의 recanalization이 나타나는데 좌문맥 umbilical portio 에서 복벽을 향하는 혈관확장을 관찰할 수 있다(그림 15).

비장크기를 측정하는 다양한 방법이 있으나 일반적으로 가장 긴 종단경이 11cm 이상이거나 비장의 크기가 초음파 화면을 넘게 되면 비장종대로 간주할 수 있다.

참고문헌

1. Caturelli E, Pompili M, Bartolucci F, et al. Hemangioma-like lesions in chronic liver disease: Diagnostic evaluation in patients. Radiology 2001;220:337.
2. 최병인. 복부 초음파 진단학. 제3판. 일조각 2015.
3. 심찬섭. 복부 초음파 진단학. 제2판. 여문각 2000.

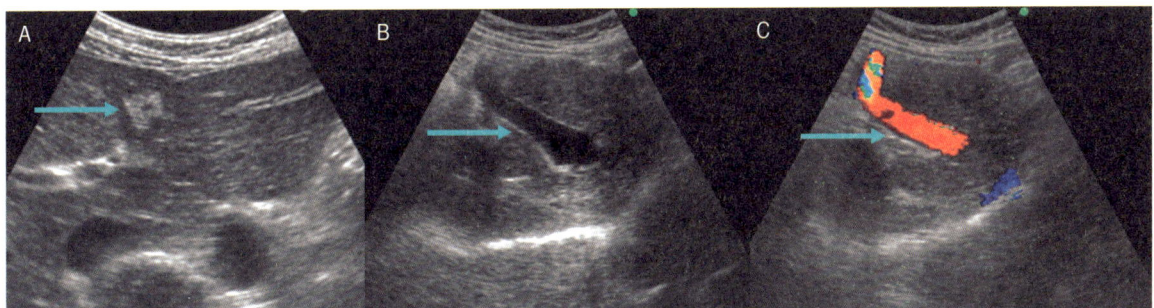

그림 15A, 15B, 15C. Ligamentum teres recanalization. 정상 lig teres(그림 15A, 화살표), 심한 문맥압 항진증시 좌문맥 umbilical portion에서 복벽을 향하는 혈관확장을 관찰할 수 있다(그림 15B, 15C, 화살표).

비침습 간 섬유화 검사:
혈청 표지자와 간탄성도 elastography 검사

한양의대 구리병원 소화기내과 **손 주 현, 정 재 윤**

만성 간질환에서 간세포 염증과 괴사가 지속되면 간 섬유화(liver fibrosis)가 발생하고, 이러한 간 섬유화가 진행되면 간경변증이 생겨 여러 합병증이 생기게 된다. 따라서 만성 간질환의 치료 결정과 치료 반응 평가 및 예후 평가에 있어서 간 섬유화의 측정은 매우 중요하다. 현재까지 간 섬유화의 평가에는 간생검이 표준 방법으로 알려져 있다. 그러나, 간생검은 비용이 크고, 침습적이어서 통증, 출혈 등을 포함한 합병증을 동반할 수 있고, 이로 인해 반복 또는 추적 검사가 어렵다. 또한, 충분한 조직 채취가 이루어지지 않은 경우 간 실질 전체를 대표하지 못하며, 관찰자 내와 관찰자 사이 변이 등의 제한이 있다. 이러한 단점들로 인해 간생검을 대신해 간 섬유화를 진단하는 여러 비침습적인 방법들이 연구되고 개발되고 있다. 이 글에서는 이러한 비침습적인 간 섬유화 검사법의 종류와 효용성 등에 대해 간략히 서술하고자 한다.

1. 비침습 간 섬유화 검사법의 종류

현재 널리 이용되고 있는 섬유화 평가를 위한 비침습적인 검사는 혈청 검사와 임상 소견 등의 생물학적 특성에 따른 측정 방법과 섬유화의 결과로 발생되는 조직의 탄성 변화 등의 물리학적 특성의 변화를 측정하는 간탄성도 검사로 크게 양분된다.

(1) 생물학적 방법: 혈청 표지자 검사

혈청 표지자 검사는 직접 및 간접 혈청 검사(direct and indirect markers)로 나누어 볼 수 있다. 직접 표지자 검사는 섬유조직의 발생과 증식 및 분해 과정의 결과로 만들어지는 생물학적 물질을 직접 측정하는 방법으로, 혈청 hyaluronic acid, type IV collagen, procollagen III aminoterminal peptide(PIIINP), laminin, tissue inhibitors of metalloproteinase(TIMP) 등이 대표적이다. 간접 표지자 검사는 섬유화 과정과 직접 관계가 없는 일반적인 혈액 검사, 예를 들면 CBC(특히 혈소판 수치), 혈청 transaminases(특히 AST/ALT ratio), 빌리루빈, 콜레스테롤 등을 이용하여 평가한다. 그리고 이런 직·간접 표지자를 다양하게 조합한 복합 표지자를 이용한 방법도 있다. 이런 복합 표지자 검사로는 APRI(AST to platelet ratio index), Fibrotest, Forns index, Fibrometer, Hepascore, ELF(European Liver Fibrosis) index 등 매우 다양하다.

이러한 혈청 표지자들 중 일부는 여러 간질환에서 섬유화 단계와 간경변을 예측하는데 있어 비교적 쉽게 적용할 수 있고, 저비용이면서, 정확도는 다소 부족하지만 높은 재현성을 보여 추적검사로 치료 반응을 평가하기에도 용이한 장점이 있다. 하지만 경미한 섬유화를 진단하는데 있어 충분한 정확도, 민감도와 특이도를 가지지 못하는 단점이 있다.

(2) 물리학적 방법: 간탄성도 검사(그림 1-3)

간탄성도 검사는 초음파와 자기공명(magnetic resonance, MR)을 이용한 방법으로 양분되며 초음파를 이용한 순간탄성도 검사(transient elastography, TE, FibroScan®)가 원형으로 현재 전세계적으로 가장 널리 이용되고 있다. 최근 음향복사력 임펄스 검사 (acoustic radiation force impulse imaging, ARFI),

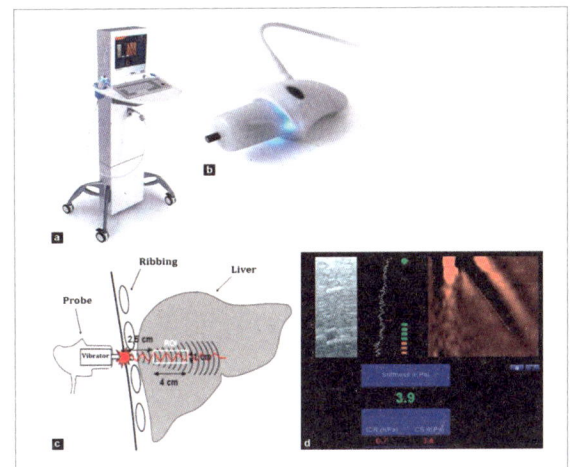

그림 1. Fibroscan®:
a: Fibroscan® instrument;
b: Fibroscan® probe;
c: diagram summarising the principle of a measurement;
d: example of result produced by the device.

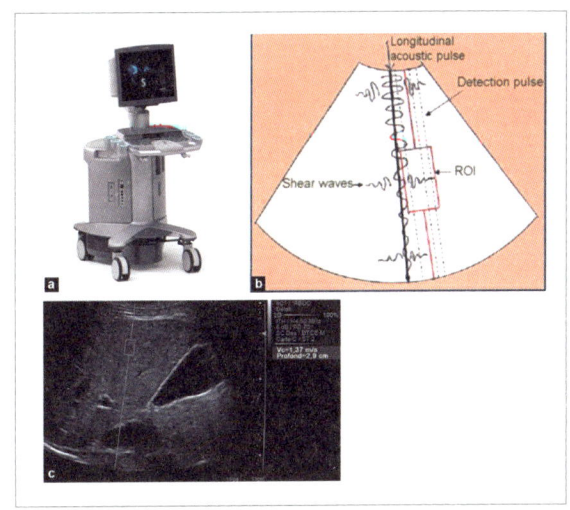

그림 2. ARFI:
a: ultrasound diagnostic imaging device onto which the ARFI® software has been implemented;
b: diagram summarizing the principle of a measurement with the "Virtual Touch Tissue Quantification Imaging" system;
c: example of result produced by the device.

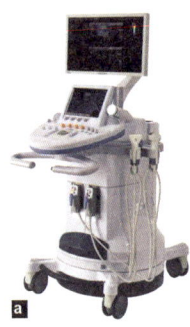
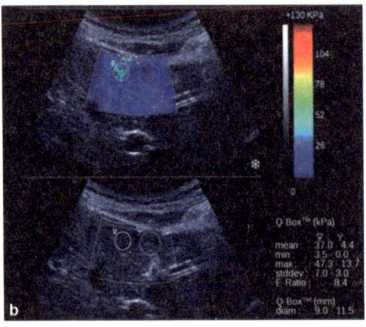

그림 3. Shear Wave elastography:
a: ultrasound diagnostic imaging device onto which Shear Wave elastography software has been implemented;
b: example of result provided by the instrument: color mapping and Q box.

전단파탄성측정법(Shear wave elastography, SWE) 등이 개발되어 연구와 임상에서 사용 중에 있으며, 자기공명탄성영상법(MR elastography, MRE)은 현재 주로 연구 목적으로 사용되고 있다.

1) Transient elastography(TE)

TE는 초음파 변환기를 통해 완만한 진폭과 낮은 주파수를 갖는 진동을 조직으로 보내면 조직 경직도에 따라 탄력 전단파(shear wave)의 전파속도가 다른 것을 이용해서 간 경직도(탄성도)를 측정한다. 조직이 더 딱딱할수록 탄력 전단파의 전파속도가 빠르다. TE 측정값은 2.5kPa에서 75kPa의 범위 내에 있게 되며, 정상 상한치는 약 5.5kPa이다. 원인 질환과 검사 기관에 따라 다소의 차이는 있으나, 만성 B형 간염의 경우 7.0kPa 이상이면 의미 있는 섬유화(Metavir F2 stage)의 가능성이 있고, 13kPa 이상이면 간경변을 비교적 정확히 진단할 수 있다. 더욱이 최근 연구 결과에 따르면 TE 측정값이 높을수록 추후 간세포암의 발생 위험성이 증가한다. 또한 TE는 문맥압(HVPG)의 정도와도 좋은 연관성을 보여 식도정맥류의 발생과 출혈 위험의 예측에 도움이 된다. 점차 복수와 같은 합병증 발생 위험을 예측하는 등 TE의 활용 범위가 확장되고 있다.

TE의 장점은 통증이 없고 비침습적이며, 쉽고 빠른 검사가 가능하며, 약 5분만에 즉시 결과를 얻을 수 있고, 재현성이 높으며, 타 장기의 영향이 없이 직접 간실질의 탄성도를 측정하고, 간생검보다 100배 이상 많은 간실질을 대표할 수 있다는 점이다. 하지만 결과의 해석에 있어 신뢰도를 유지하기 위해 다음의 조건을 만족하여야 하는데 10번 이상의 유효 검사, interquartile range(IQR) 값을 유효 검사 결과 중 중앙값으로 나눈 값(IQR/M)이 0.3을 넘으면 안되며, 측정 성공률이 60% 이상 되어야지 간탄성도 검사 결과를 신뢰할 수가 있다. 또한, 단점으로 비만하거나, 늑간 간격이 좁은 경우, 복수가 있는 경우 측정이 어려울 수 있다. 또한 간의 상당한 괴사염증(혈청 ALT 200U/L이상), 간 부종, 간 울혈, 담즙 정체 등이 있는 경우 간의 탄성도에 영향을 주어 실제 섬유화 보다 더 진행된 것으로 과장되어 측정될 수 있다. 따라서 이러한 여러 상황을 고려해 측정 시기를 정하거나 측정값을 종합적으로 해석해야 한다(그림 4).

2) 다른 영상 검사법

ARFI와 SWE는 TE와 달리 B-mode 초음파로 간의 영상을 실시간 보면서 원하는 곳의 탄성을 측정할 수 있고 해부학적인 정보를 바탕으로 탄성을 측정할 수 있는 장점이 있다.

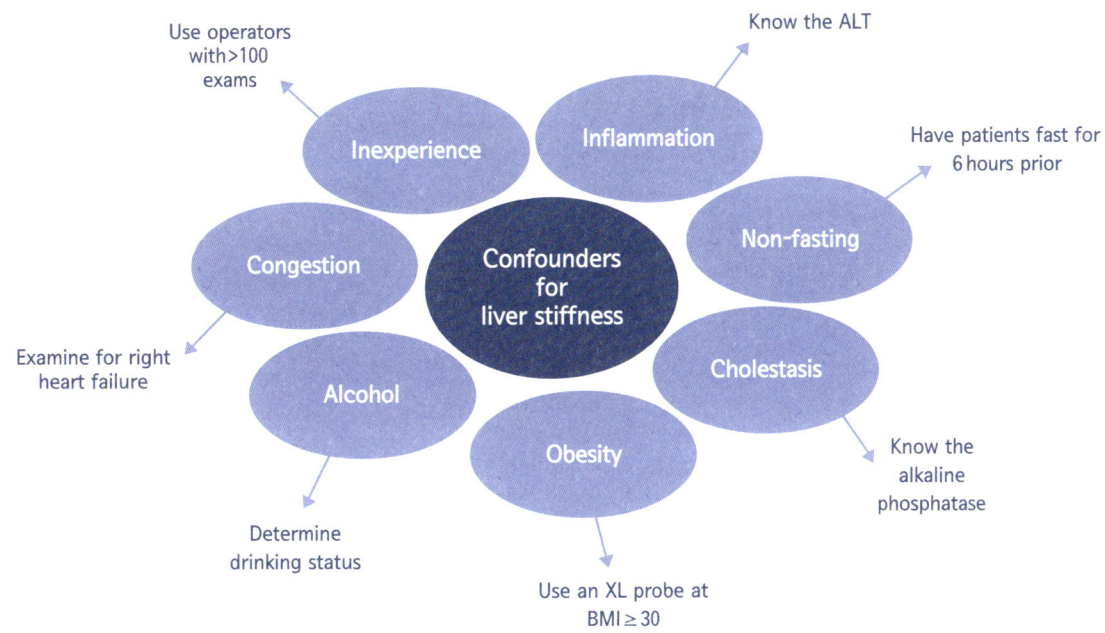

그림 4. Confounders of liver stiffness measurement with transient elastography. ALT, alanine transaminase; BMI, Body Mass Index.

ARFI는 초음파 탐촉자에서 생성된 초음파를 일정 부위에 집중시켜 그 초점부위에서 발생시킨 radiation force를 이용하여, 변위차(displacement)와 전단파를 모두 획득하는 기법이다. 측정 영역은 B-mode에서 보이는 5×10mm로, 측정 최대 깊이는 8cm까지이다. 원리는 탐촉자가 2.67MHz의 짧은 acoustic push pulse를 발생시키면 이에 수직으로 퍼져나가는 전단파(shear wave)가 발생되고, 다시 초음파로 이 전단파를 추적하여 전파 속도를 검사자의 관심영역에서 측정하게 되고 결과는 m/s 단위로 정량화된다. 주요 단점으로는 측정치가 매우 좁은 범위(0.5-4.4m/s)로 표현되기 때문에 섬유화의 단계별 절단 값(cutoff value)를 정하는데 제한이 있다.

SWE는 ARFI와 마찬가지로 초음파 탐촉자를 이용하여 집속파를 만들어 이로 인해 생긴 횡파인 전단파의 속도를 측정하여 간 경직도를 측정한다. 다른 점은 ARFI 탄성 측정법은 한곳에만 초음파를 집중시켜 전단파를 발생시키는 반면 SWE는 초음파의 종파진행방향으로 짧은 시간간격으로 5개의 초점에 음파를 연속적으로 집중시켜 크기가 큰 전단파를 발생시킨다. 이를 초당 4,000 프레임의 평면파(plane wave)를 이용한 급속영상(ultrafast imaging)으로 탐지하여 이차원적 탄성영상을 실시간으로 만드는 방식을 택하고 있다.

MRE는 자기공명의 한 기법으로 조직 탄성도를 영상으로 나타내고 정량적으로 측정할 수 있는 기법이다. MRE는 고비용과 일부 제한된 기관에서만 이용할 수 있다는 단점이 있으나, 간 전체를 객관적으로 검사할 수 있고 비만하거나 복수가 있는 환자에서 시행할 수 있는 장점이 있다. 아직까지는 임상에서 사용은 어렵고 주로 연구 목적으로 시행되고 있다.

2. 비침습 검사법의 간 섬유화, 간경변 진단 정확도

간생검으로 간 섬유화를 진단할 때 임상에서 이용하고 있는 각 단계별(예를 들어 Metavir 4 stages, Ishack 6 stages)로 세분해서 예측하는 것은 현실적으로 어렵다. 하지만 실제 임상에서 치료 방침을 정하고 예후를 예측하는데 중요한 단계인 의미 있는 섬유화(significant fibrosis: Metavir stage F2/4 or Ishak stage 3/6 이상)를 구분해 내는 것과 간경변증(Metavir stage F4, Ishak stage 5-6/6)을 진단하는 것은 매우 중요하다. 여기에서는 지면 관계로 앞서 소개한 비침습 방법들 중 널리 이용되고 있는 일부 방법에 제한해 섬유화와 간경변에 대한 진단 정확도를 요약해 서술하고자 한다. 덧붙여서 원인 질환에 따라 진단 정확도가 달라지는데, 주로 바이러스 간염에 대한 연구가 가장 많이 시행되어 있어 이 결과를 주로 소개하기로 한다.

(1) 혈청 표지자 검사의 진단 정확도

표 1에는 연구되어온 많은 혈청 표지자들의 의미 있는 섬유화와 간경변의 진단 수행능력(diagnostic performance)에 대한 연구 결과들이 요약되어 있다. 대략적으로 대부분의 AUROC(area under the ROC curve: 진단 정확도를 나타냄) 값이 0.8-0.9사이로 비교적 우수하나 0.9 이상의 정확도는 보이지 못하고 있다. 또한 특허로 이용에 제한되어 있거나 섬유화와 관계된 직접 표지자들로 구성된 검사법(예, Fibrotest, ELF)이 약간 더 우수한 듯 보이나 큰 차이는 없어 보인다. 또한 직접 혈청 표지자의 단독 검사들도 일차 의료기관에서 이용하기 쉽지 않아서 여기서 서술하지 않았다. 따라서 여기서는 가장 널리 연구되어온 Fibrotest와 이용하기 쉬운 APRI, FIB-4에 대해서만 간략히 소개한다.

Fibrotest에 대한 메타연구에서 만성 C형 간염에 의한 간경변증의 진단 정확도는 AUROC 값 0.89(진단 절단 값 0.75 이상일 때 민감도 56%, 특이도 81%; 진단 절단 값 0.66 이상일 때 민감도 77%, 특이도 82%)였다. 만성 B형 간염 환자 194명 대상으로 한 연구에서 간경변증의 진단 절단 값이 0.68 이상일 때 AUROC 값 0.87(민감도 80%, 특이도 84%)였다. 이처럼 Fibrotest는 상당히 우수한 진단능력을 보이지만 특허로 사용에 제한되어 있어 실제 임상에서는 많이 이용되지 못하고 있다.

이에 반해 APRI [(AST/upper limit of normal)/platelet count $[10^9/L] \times 100$]는 상대적으로 진단 정확도는 약간 부족하지만 어디서나 쉽게 측정할 수 있는 변수(AST, 혈소판 수)만을 이용하고 있어 섬유화를 평가하는데 매우 간단하고 저비용 평가 방법이다. 특히 웹사이트에서 APRI calculator를 통해 쉽게 계산할 수 있다. APRI의 진단 정확도를 보면 만성 C형 간염 환자를 대상으로 한 메타 연구에서 종합적인

Biomarkers	Year	Etiologies	Patients (n)	F≥2 (%)	F4 (%)	Cutoffs	AUROC	Se (%)	Sp (%)	CC (%)
FibroTest	2001	HCV	339	80		> 0.48	0.87	75	85	46
Forns Index	2002	HCV	476	26		< 4.2 > 6.9	0.81	30-94	51-95	45
APRI64	2003	HCV	270	50		≤ 0.5 > 1.5	0.80	41-91	47-95	44
						< 1.0 ≥ 2.0	0.89	57-89	75-93	72
					17					
FibroSpect II	2004	HCV	696	52		> 0.36	0.83	77	73	75
MP3	2004	HCV	194	45		< 0.3 > 0.4	0.82	35-65	85-96	NA
ELF	2004	Mixed	1021	40		0.102	0.78	87	51	NA
						NA	0.89	NA	NA	NA
					12					
FPI	2005	HCV	302	48		≤ 0.2 ≥ 0.8	0.77	42-85	48-98	40-49
Hepascore	2005	HCV	211	57		≥ 0.5	0.82	63	89	92
						> 0.84	0.89	71	89	NA
					16					
Fibrometer	2005	Mixed	598	56		NA	0.89	80	84	82
Lok Index	2005	HCV	1141		38	< 0.2 ≥ 0.5	0.81	40-98	53-99	52
GUCI	2005	HCV	179		12	> 0.1	0.85	80	70	NA
Hui Score	2005	HBV	235	25		≤ 0.15 > 0.5	0.79	37-88	50-88	49
Zeng Score	2005	HBV	372	58		< 3.0 > 8.7	0.77	40-98	28-90	35
ViraHep-C	2006	HCV	398	37		≤ 0.22 > 0.55	0.83	51-90	54-90	52
Fibroindex	2007	HCV	360	50		≤ 1.25 ≥ 2.25	0.83	30-40	97-97	35
FIB-4	2007	HCV	847		17	< 1.45 > 3.25	0.85	38-74	81-98	68
NFS	2007	NAFLD	733		30	<-1.455 >0.676	0.82	43-77	97-97	68
BARD Score	2008	NAFLD	669		38	≥ 2	0.81	-	-	NA
HALT-C Model	2008	HCV	512		38	<0.2 ≥ 0.5	0.81	47-88	45-92	48

Abbreviations: AUROC, area under ROC curve; CC, correctly classified: HBV, chronic hepatitis B; HCV, chronic hepatitis C; NA, not available; NAFLD, nonalcoholic fatty liver disease; Se, sensitivity; Sp, specificity; true, positive and negative.
[a]F3-F4 patients.

표 1. Diagnostic performance of serum biomarkers for significant fibrosis(F≥2) and cirrhosis(F4) in chronic liver diseases (adapted from Semin Liver Dis 2015;35:166-183)

AUROC 값은 의미 있는 섬유화에 대해 0.77, 진행된 섬유화(F3) 0.80, 간경변 0.83이었다. APRI 0.7 절단 값에서 의미 있는 섬유화에 대한 민감도 77%, 특이도 72%를 보였고, APRI＞1.0 적용 시 간경변을 진단하는데 민감도 76%, 특이도 72%였다. 또한, 만성 B형 간염 환자 178명을 대상으로 한 연구에서는 APRI＞1.0 적용 시 간경변을 진단하는데 AUROC 값 0.83(민감도 75.9%, 특이도 69.2%)으로 우수한 편이다. 반면에 알코올 간질환의 경우 한 연구에서 의미 있는 섬유화와 간경변을 진단하는데 다른 질환들에 비해 비교적 낮은 AUROC 값을 보여주어(각각 0.59, 0.67) 정확도가 부족하였다.

FIB-4 [age×AST)/(Platelet count×√ALT)] index 역시 임상에서 쉽게 적용할 수 있는 변수들(나이, AST, ALT, 혈소판)로 이루어진 방법이다. 역시 웹사이트에서 계산식에 입력하여 쉽게 계산할 수 있다. 만성 C형 간염 환자를 대상으로 한 연구에서 간경변을 진단하는데 AUROC 값 0.91로 정확한 편이었고, FIB-4＜1.45일 때 진행된 간섬유화를 90%에서 배제할 수 있으며(NPV) 민감도 74%였다. 다른 연구에서도 간경변을 진단하는데 FIB-4＞3.25 적용 시 AUROC 값 0.87(특이도 92%)로 비슷한 정확도를 보였다. 반면에 FIB-4를 비알코올 지방간질환에 적용하였을 때에는 약간 낮은 AUROC 값 0.82을 보였다.

(2) 간탄성도 검사의 진단 정확도
1) Transient elastography(TE)
표 2에는 TE의 의미있는 섬유화(F2)와 간경변(F4)의 진단 정확도에 대한 연구 결과들이 요약되어 있다. 이들 연구에서 원인 질환 별로 다소 차이가 있지만, 의미있는 섬유화의 예측 AUROC 값은 0.73-0.99 범위였고, 간경변 예측에는 AUROC 값이 0.87-0.99의 범위에 있었다. 전체적으로 의미 있는 섬유화의 예측 정확도 보다는 간경변에서의 정확도가 높았다. 다른 메타 분석에서도 의미 있는 간 섬유화와 간경변의 평균 AUROC 값은 각각 0.84, 0.94로 표 2의 결과와 유사하였으며, 역시 간경변의 진단에서 높은 정확도를 보였다.

각 질환별로 진단 수행능력을 보면, 가장 연구가 많이 된 만성 C형 간염의 경우 여러 연구에서 의미 있는 섬유화의 진단 절단 값은 6.8-7.6kPa, 간경변의 진단 절단 값은 11-13.6kPa를 보였고, 최근 메타연구에서 민감도와 특이도는 의미 있는 섬유화에서는 각각 78%, 79%, 간경변에서는 83%, 89%를 보였다. 만성 B형 간염에서 의미 있는 간섬유화와 간경변의 진단 절단 값은 여러 연구에서 각각 7kPa, 11kPa로 제시하고 있고 최근 메타분석에서 각 진단 절단 값의 AUROC 값은 각각 0.89, 0.92로 높은 정확도를 보여주었다. 비알코올 지방간질환의 경우는 앞에서 언급하였듯이 BMI가 30 이상인 경우 피하지방이 두꺼워 정확한 검사가 어렵다. 이런 단점을 보완하기 위해 최근 XL probe가 개발되어 사용되고 있는데 XL probe를 이용하여 비알코올 지방간질환자를 대상으로 한 연구에서 진행된 간섬유화(≥F3)와 간경변의 진단 절단 값이 각각 7.9kPa(민감도 91.1%, 특이도 75.3%), 10.3kPa(민감도 92%, 특이도 91%)를 보였다. 알코올 간질환에 대해서는 간경변을 진단하는데 다른 원인질환

Authors	Year	Etiologies	Patients	F≥2 (n)	F4 (%)	Cutoffs (kPa)	AUROC	Se (%)	Sp (%)
Castera et al	2005	HCV	183	74		7.1	0.83	67	89
					25	12.5	0.95	87	91
Ziol et al	2005	HCV	251	65		8.6	0.79	56	91
					19	14.6	0.87	86	96
Corpechot et al	2006	PBC-PSC	95	60		7.3	0.92	84	87
					16	17.3	0.96	93	95
Ganne-Carrie et al	2006	Mixed	775		15	14.6	0.95	79	95
Foucher et al	2007	Mixed	354		13	17.6	0.96	77	97
Fraquelli et al	2007	Mixed	200	50		7.9	0.86	72	84
					12	11.9	0.90	91	89
Coco et al	2007	HCV/HBV	228	62		8.3	0.93	85	91
					50	14.0	0.96	78	98
Arena et al	2008	HCV	150	56		7.8	0.91	83	82
					19	14.8	0.98	94	92
Yoneda et al	2008	NAFLD	97	50		6.6	0.86	88	74
					9	17.0	0.99	100	97
Nobili et al	2008	NAFLD	50	24		7.4	0.99	100	92
Nguyen-Khac et al	2008	ALD	103	75		7.8	0.91	80	91
					32	19.5	0.92	86	84
Nahon et al	2008	ALD	147		54	22.7	0.87	84	83
Marcellin et al	2009	HBV	173	50		7.2	0.81	70	83
					8	11.0	0.93	93	87
Chan et al	2009	HBV	161		25	12–13.4	0.93	98	75
Wong et al	2010	NAFLD	246	41		7.0	0.84	79	76
					10	10.3	0.95	92	88
Degos et al	2010	HCV/HBV	1307	57		5.2	0.75	90	32
		HCV-HIV			14	12.9	0.90	72	89
Petta et al	2011	NAFLD	169	47		7.25	0.79	69	70
Gaia et al	2011	NAFLD	72	46		7.0	0.80	76	80
					12.5	10.5	0.94	78	96
Zarski et al	2012	HCV	382	47		5.2	0.82	97	35
					14	12.9	0.93	77	90
Cardoso et al	2012	HBV	202	42		7.2	0.87	74	88
					8	11.0	0.93	75	90
Myers et al	2012	NAFLD	75	NA		7.8	0.86	84	79
					NA	22.3	0.88	80	91
Wong et al	2012	NAFLD	193	45		7.0	0.83	79	64
					13	10.3	0.89	81	83
Afdhal et al	2015	HCV/HBV	560	67		8.4	0.73	58	75
					14.8	12.8	0.90	76	85

Abbreviations: AUROC, area under ROC. curve; HBV. chronic hepatitis B; HCV, chronic hepatitis C; NA, not available; NAFLD, nonalcoholic fatty liver disease; Se, sensitivity; Sp, specificity
aValidation cohort

표 2. Diagnostic performance of transient elastography for significant fibrosis(F≥2) and cirrhosis(F4) in chronic liver diseases (adapted from Semin Liver Dis 2015;35:166-183)

들 보다 상대적으로 높은 진단 절단 값(22.7 kPa)으로 보다 낮은 AUROC 값 0.87(민감도 84%, 특이도 83%)을 보여주고 있다. 추가로 TE와 다른 혈청 표지자를 조합한 연구들이 이루어지고 있는데 단일 검사법보다 높은 진단 정확도를 보여 주고 있다.

2) 기타 영상 검사법

광범위한 연구가 진행되고 입증된 TE에 비해 다른 영상 기법에 대한 연구 자료는 아직 전체적으로 미흡하다. 최근 연구에서 ARFI는 TE와 비슷한 진단 정확도를 보였는데 한 메타 연구에서 의미 있는 간섬유화와 간경변증의 진단 절단 값을 각각 1.34m/s(민감도 79%, 특이도 85%), 1.80m/s(민감도 92%, 특이도 86%)를 보였다. SWE에 대한 몇몇 연구에서는 의미 있는 섬유화를 진단에 있어서 TE보다 높은 정확도를 보였다. 만성 C형 간염 환자를 대상으로 한 연구에서 간섬유화와 간경변증의 진단 절단 값을 각각 7.1kPa, 10.4kPa을 보였다. MRE와 간섬유화에 대해서도 여러 연구가 시행되고 있고 의미 있는 간섬유화 이상의 간섬유화에 대해 높은 진단 정확도를 보여 주고 있다. 특히, 만성 간질환 환자에서 MRE와 TE를 직접 비교한 한 연구에서 MRE가 TE에 비해 높은 진단 정확도를 보였다(MRE의 의미 있는 섬유화에 대한 정확도 AUROC 값은 0.994, 진행된 섬유화 0.985, 간경변 0.998 였고 이에 대비해서 TE의 정확도 AUROC 값은 각각 순서대로 0.837, 0.906, 0.930였다). 하지만 이러한 새로운 영상 검사법들에 대해서는 앞으로 추가적인 대규모 연구를 통해 검증이 필요하다.

간생검은 간 섬유화 진단의 기준 방법으로 인정되어 왔으나 여러 단점으로 인해 다른 비침습적 방법들에 대한 개발 요구가 있어 왔다. 지난 10여년간 비침습적 진단 방법의 비약적인 발전이 있었으며, 특히 TE는 비교적 저비용이면서도 받아들일 만한 우수한 진단 정확도를 보였다. 최근 대학 또는 3차 의료기관에서는 간 섬유화의 평가, 간질환의 예후 예측과 치료 효과 평가 등에서 앞서 소개한 비침습적 검사들을 이용한 연구와 임상에서의 실제 적용이 증가하고 있으나, 홍보와 정보 부족 등으로 아직 1, 2차 의료기관에서의 이용은 미흡한 것 같다. 향후 널리 더 많이 이용되어 만성 간질환 환자의 치료와 관리에 도움과 발전이 있길 기대한다.

참고문헌

1. Noninvasive assessment of liver fibrosis. Stella M. Martı́nez, Gonzalo Crespo, Miquel Navasa, and Xavier Forns. Hepatology. 2011;53:325-35.

2. Noninvasive Assessment of Liver Fibrosis. Castera L. Dig Dis. 2015;33:498-503.

3. Diagnosis of liver fibrosis: present and future. Patel K, Bedossa P, Castera L. Semin Liver Dis. 2015;35:166-83.

4. 간섬유화의 비침습적 진단: transient elastography (FibroScan®). 김승업. 대한간학회 제15차 추계 SINGLE TOPIC SYMPOSIUM.

5. 초음파 간 탄성영상의 최신 지견. 대한초음파의학회지 2011;30:239-244.

간생검: 언제, 어떻게 시행하는가?

연세의대 강남세브란스병원 소화기내과 **이 관 식**

간생검의 역사를 보면 1825년 Recamier가 echinococcus 감염 환자에서 배농한 적이 있었지만, 실제 간생검은 1880년 P. Ehrlich에 의해 처음으로 시도되었다. 이후 1938년 I. Silverman에 의해 한 단계 발전하였고, 1957년 G. Menghini에 의해 다시 한 단계 도약하였다. 1964년 H-F Wang 등이 간농양 환자에서 초음파 유도 하에 간생검을 시행하였고, 1972년 S.N. Rasmussen 등에 의해 초음파 유도 세침 간생검이 시행되었다. 간생검은 간질환의 확진을 위해 시행하는 진단 방법 중의 하나인데, 근래 영상검사 및 혈액검사 등이 발달함에 따라 시행이 감소하는 경향이 있다. 그러나 다른 방법으로 진단이 불확실하거나 간이식편 거부반응 등의 일부 간질환의 확진에는 아직도 유용한 검사 방법이다.

1. 적응증

모든 간질환이 해당될 수 있지만 간기능 이상의 원인이 확실치 않은 경우, 만성 간질환의 활성도, 섬유화 진행 정도 및 예후판정을 위해, 영상검사에서 발견한 간종괴의 감별진단을 위해, 악성종양의 병기결정을 위해 시행하는 것이 일반적이다.

구체적으로 예를 들면 만성 B형 또는 C형 바이러스 간염에서 항바이러스제 투여 여부를 결정하기 위하여 질환의 활성도 및 진행 정도의 확인을 위해 시행할 수 있고, 병역문제의 해결을 위해 시행하는 경우도 있다. 지방간 환자에서 간기능 이상의 정도가 심한 경우에는 비알코올성 지방간염 여부와 진행 정도의 확인을 위해 시행할 수 있다. 자가면역간염, 윌슨병 및 원발성 담즙성 간경변증은 혈액검사 등으로 진단할 수 있지만 확실치 않을 경우에 시행할 수 있다. 혈액검사, 간섬유화 스캔 및 초음파 검사 등으로 간섬유화 정도가 확실치 않은 경우에 시행할 수 있다. 독성 및 약인성 간염을 의심하지만 병력이 확실치 않은 경우에 시행할 수 있다. 이외에도 알코올성 간질환의 진행 정도를 확인하기 위해, 불명열의 원인을 알기 위해, 간이식편의 거부반응을 확인하기 위해, 결핵 등의 감염성 질환의 진단을 위해, 임파종 등의 전신 질환의 진단을 위해 시행할 수 있다. 이외에도 임상 연구 또는 기초연구를 위해 시행할 수도 있다.

간종괴가 있는 경우에 반드시 생검이 필요하지는 않지만 때로는 양성종양과 악성종양의 감별을 위해, 간세포암종과 담관세포암종의 감별을 위해, 만성 간질환이 있고 간농양이 있는 경우는 간세포암종 유무를 확인하기 위해, 영상검사로는 악성종양이 의심되지만 기저질환이 없고 암표지자도 정상인 경우는 확진을 위해, 다발성 종괴가 있는 경우는 전이암과 상피양 혈관내피종(epithelioid hemangioendothelioma)의 감별을 위해서 시행할 수 있다.

2. 금기증

출혈 경향이 있는 경우는 조심해야 한다. 일반적으로 prothrombin time이 3-4초 이상 지연되거나 혈소판이 60,000/mm^3 미만인 경우는 절대적인 금기증이다. 이외에도 echinococcal 감염이 의심되는 경우는 복강 내에 감염이 퍼질 가능성이 있으므로, 혈관종이 의심되는 경우 및 협조가 되지 않는 환자인 경우는 절대적인 금기증이다. 또한 복수가 있거나, 우측 늑막에 염증이 있는 경우 및 우측 횡격막 하방에 염증이 있는 경우는 상대적인 금기증이다. 이외에도 심장 및 호흡부전, 복막염 및 비대상 간경변증 경우도 금기증이고, 폐기종 또는 내장역위증(situs inversus viscerum) 등의 해부학적 이상이 있는 경우도 조심해야 한다.

3. 종류

(1) 경피적 생검, (2) 정맥을 통한 생검 및 (3) 외과적 쐐기생검 등으로 분류할 수 있다. 경피적 생검은 1) 이학적 검사중 타진(percussion)을 이용한 생검, 2) 초음파 또는 CT 유도하 생검 및 3) 복강경검사하 생검 등으로 다시 분류할 수 있고, 정맥을 통한 생검은 1) 경경정맥(transjugular vein) 생검과 2) 경대퇴정맥(transfemoral vein) 생검으로 다시 분류할 수 있으며 각각 장단점이 있다(표 1).

(1) 경피적 생검

가장 많이 시행하는 방법으로서 1) 간종괴가 있는 경우가 아니라면 타진을 이용한 생검이 가능하지만 환자의 안전과 생검의 정확성을 위해 초음파 유도하에 시행하는 경우가 많고, 근래에는 입원하지 않고 외래에서 시행하는 경우가 대부분이다. 2) 간종괴가 있는 경우는 당연히 초음파 유도하에 시행하고, 초음파검사로 잘 보이지 않는 경우는 CT 검사를 이용할 수 있다. 3) 복강경 검사하에 시행하는 경우는 간표면을 육안적으로 관찰할 수 있고, 정확한 생검을 할 수 있으며, 지혈이 용이하다는 장점이 있지만, 상대적으로 많은 시간과 비용이 드는 것이 문제다.

(2) 정맥을 통한 생검

출혈 경향, 복수, 심한 비만 및 심한 복강 내 유착 등이 있는 경우에 시행할 수 있다. 또한 경피적 생검에 실패한 경우, 간의 부피가 작은 경우 및 협조적이지 않은 환자에서 시행해 볼 수 있다. 문맥압을 측정하기 위한 간정맥 쐐기압과 간정맥 자유압을 잴 수 있다는 장점이 있으나, 시행과정이 상대적으로 번거롭고 얻을 수 있는 조직의 양이 상대적으로 적다는 문제가 있다. 대개는 경정맥을 통해 하대정맥과 간정맥을 거쳐 생검하는 경우가 많다.

(3) 외과적 쐐기생검

많은 양의 조직을 얻을 수 있으나 전신마취에 대한 부담이 있으므로 간생검 목적만으로 시행하는 경우는 거의 없고, 간절제술 또는 다른 목적의 수술이 필요한 경우에 더불어 시행하는 경우가 많다.

4. 합병증

간생검은 침습적 검사방법이므로 합병증이 발생할 수 있다. 따라서 생검 후 적어도 6-8시간의 관찰기간

표 1. 간생검법의 종류와 장단점[1]

간생검법의 종류	장 점	단 점
외과적 쐐기 생검	육안검사가 가능하고 많은 양의 조직을 채취할 수 있음	수술과 전신마취에 의한 부작용 및 경제적 부담이 있음
경피적 침생검	방법이 간단함	병변부위가 포함되지 않을 수 있고 출혈의 위험이 있음
└ 절단(cutting) 침 (Vim-Silverman)	흡입침보다 많은 양의 조직을 채취할 수 있음	흡입침보다 부작용이 많음
└ 흡입(suction) 침 (Menghini)	절단침보다 부작용이 적음	절단침보다 채취하는 조직의 양이 적음
복강경 검사하 침생검	육안검사와 함께 충분한 조직 채취가 가능하며, 출혈 시 쉽게 지혈시킬 수 있음	경피적 침생검에 비해 많은 시간과 경비가 소모됨
전산화 단층촬영 또는 초음파 검사하 세침흡인생검	병변부위에서 정확히 조직을 채취할 수 있음	채취된 조직의 양이 적어 종양 외에는 적용이 부적합함
정맥을 통한 생검 (Transvenous liver biopsy)	출혈성향이 있는 환자에서 안전한 방법임	채취되는 조직의 양이 적음

이 필요하고 대개는 외래에서 시행하고 있다. 감염문제 해결을 위해 1회용 생검침을 사용하는 경우가 대부분이고, 빠르고 정확한 생검을 위해 생검총(gun)을 사용하는 경우가 많다.

출혈이 가장 흔한 합병증이고 대개는 2시간 이내에 발생하며 그 이후에 발생하는 경우는 드물다. 절단침(cutting needle, Vim-Silverman)이 흡입침(suction needle, Menghini)보다 출혈 발생률이 더 높다. 10cc 이내의 소량 출혈 후 저절로 지혈되는 경우가 대부분이지만, 때로는 문맥이나 간정맥으로부터 출혈이 복강 내로 유발될 수 있고 늑간동맥으로부터 출혈이 흉강 내로 유발될 수도 있다. 정맥을 통한 생검 시에는 capsule의 천공으로 출혈될 수도 있다. 간내 혈종이 발생할 수 있고, 혈액이 담도를 따라 흘러내려서 담도 폐색을 유발할 수도 있다. 1990년 Mayo Clinic에서는 사망에 이른 출혈은 0.11%, 사망에 이르지 않은 출혈은 0.24%로 보고한 바가 있다. 출혈은 나이가 많을수록, 악성종양인 경우 및 생검 횟수가 많은 경우에 발생률이 높아진다고 하였다. 또 다른 보고에 의하면 사망률은 0.03-0.32%였다. 출혈이 심한 경우는 선택적 색전술을 시행하여 지혈하는 경우도 있다.

담즙성 복막염이 두 번째로 흔한 합병증이다. 대개는 확장된 담도로부터 생검 후 담즙이 복강 내로 유출되거나, 담낭의 위치가 일반적이지 않은 경우에 담낭을 천공시켜 유발할 수 있다.

이외에 5-15%에서 통증이 유발될 수 있는데, 횡격막에 자극을 주어 우측 어깨부위에 방사통이 발생할 수 있고, capsule 하부에 혈종이 발생하여 상복부 통증이 유발될 수도 있다. 또한 예민한 환자의 경우는 vasovagal reaction이 발생하여 맥박이 갑자기 느려지거나 혈압이 갑자기 낮아질 수도 있다. 주변에 있는 폐, 신장 및 대장을 천공시키는 경우도 있다. 특히 담관염이 있는 경우는 간농양 또는 일시적인 패혈증이 발생할 수도 있다.

참고문헌

1. 박찬일, 김호근, 이유복. 간질환의 병리. 고려의학 1992.

2. E Kuntz, H-D Kuntz. Liver biopsy and laparoscopy. Hepatology, Principles and Practice. Springer 2001.

3. D. Zakim, C Boyer. Liver biopsy. Hepatology, A textbook of liver disease. 6th edition.

4. S Sherlock. Needle biopsy of the liver. Diseases of the liver and biliary system. 12th edition.

5. DB McGill, J Rakela, AR Zinsmeister. A 21 year experience with major hemorrhage after percutaneous liver biopsy, Gastroenterology 99:1396, 1990.

B형 간염

Chapter 2

만성 B형 간염의 자연 경과: 무엇이 문제인가?

비에비스 나무병원 소화기내과   서 동 진

전 세계적으로 3억 5천만 정도가 B형 간염 바이러스(HBV)에 감염되어 있는데 그 중 3/4이 아시아 지역에 밀집되어 있다. 우리나라도 과거에는 HBV 감염률이 높았지만 B형 간염 백신의 보급으로 보유율이 많이 감소하여 2005년 국민영양조사에 의하면 10세 이상 남자의 4.8%, 여자 3.0%로 전체 인구의 3.7%가 감염되어 있는 실정이다. 그러나 아직도 우리나라 만성 간염, 간경변증 환자의 70%, 그리고 간세포암 환자의 65-75%가 HBsAg 양성이어서 HBV는 국민 건강에 심각한 영향을 주고 있는 실정이다.

만성 B형 간염은 20-30대의 젊은 남성에 많다. 만성 B형 간염에서 매년 1.5-2.5% 정도가 간경변증으로 진행한다. 성인 때 걸린 만성 B형 간염은 15-20%가 간경변증을 초래하지만 수직감염으로 걸린 사람들

그림 1. 만성 B형 간염의 진행

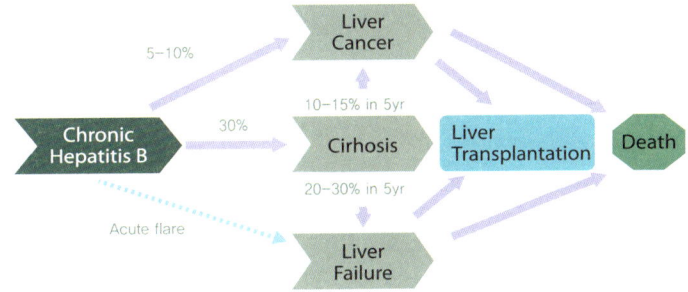

은 40% 정도로 월등히 높다. HBV 보유자는 간질환으로 사망할 위험도가 정상인보다 30-100배 높다. HBV가 계속 증식하는 경우, 즉 HBeAg 양성상태와 혈중 HBV DNA양이 많을수록 예후가 더 나쁘고 간경변증은 나이가 많아질수록 빈도가 증가한다. 간경변증이 되면 매년 6% 정도가 간부전 상태로 빠지고 복수나 부종, 식도정맥류 출혈, 감염 및 간성혼수를 경험하게 된다. HBsAg 양성 간경변증 환자에서 Child분류 A, B, C급의 5년 생존율은 각각 83, 79, 30%이다. 간경변증 환자는 매년 2.5-4% 정도가 간암으로 진행한다(그림 1).

만성적인 HBV 감염의 결말은 만성 간염을 거쳐 간경변증으로 진행하고 종국적으로 간부전 상태에 빠지거나 간암이 생겨 사망하는 것이다. 대만에서 11년에 걸친 대규모 역학조사에 의하면 높은 혈중 HBV DNA치와 HBeAg 양성이 간경변증 및 간암 발생의 주된 위험인자라고 알려졌다. 즉 만성 B형 간염의 경과 중 HBV DNA가 높게 유지되고 HBeAg 혈청전환이 지연될수록, 그리고 HBV의 재활성화가 많을수록 간질환의 진행이 빨라질 수 있는 것이다.

HBV의 유전자형도 간염의 진행과 유관하다고 알려져 있다. 8가지 유전자형 중 동양권에는 B형, C형이 주로 많은데 우리나라는 B형 간염의 99%정도가 유전자형 C이다. 유전자형 B에 비해 유전자형 C는 자연적인 HBeAg 혈청전환이 빨리 일어나지 않고 간경변증이나 간암으로의 진행이 더욱 빠르다고 알려져 있다. HBV의 core promotor영역의 유전자변이가 있는 경우 간염이 더욱 활성화되고 간암의 발생이 높아진다고 알려져 있다(표 1).

1. 만성 B형 간염의 병기

동양에 많은 수직감염에 기인한 만성 HBV 감염은 4가지 병기(病期)로 나눌 수 있다. 즉 면역 내성기(immune tolerance phase), 면역제거기(immune clearance phase: HBeAg 양성 만성 간염), 비활동성 보유자(Inactive HBV carrrier), 그리고 재활성화기(reactivation phase: HBeAg 음성 만성 간염)로 진행한다(그림 2).

(1) 면역 내성기

산모가 HBV 보유자이고 HBeAg 양성이면 80% 이상에서 출산하는 아이에게 감염시킬 수 있고 신생

Viral
persistent presence of HBeAg
Persistently high HBV DNA
HBV genotype C>B
Core promoter mutations*
Host
Male gender
Older age
Recurrent exacerbations
Persistently elevated ALT
Cirrhosis*
Diabetes*
Environment
Heavy drinking
Cigarette smoking*
Aflatoxin*
HCV, HDV, HIV

표 1. 간경변, 간암으로의 진행을 촉진하는 요인

아 때 감염되면 90% 이상이 만성 HBV 보유자가 된다. 수직감염된 어린이는 면역내성상태로 HBeAg 양성, 높은 HBV DNA치($>10^7$ IU/mL)를 유지하는 바이러스 증식상태에도 불구하고 간기능(ALT)이 정상인 무증상 HBV 보유자로 살게 된다. 어려서 감염되면 면역기능이 성숙하지 못하기 때문에 면역반응에 의하여 간염을 일으켜 HBV를 제거하지 못하고 함께 공존하기 때문이다.

(2) 면역제거기(HBeAg 양성 간염)

면역 내성기 상태의 바이러스 보유자들이 15-30세가 되면 AST, ALT치가 상승하면서 간염상태로 돌입하게 되는데 이 시기를 면역제거기라고 부른다. HBeAg 양성이며 HBV DNA가 높은 증식상태가 계속되면서 간조직 검사를 하면 만성 간염 소견이 나타나는 소위 "HBeAg 양성 간염"이 되는 것이다. 왜 오랫동안 염증 없이 증식기가 지속되다가 이 시기에 간염상태가 되는지에 대한 이유는 확실치 않다. 따라서 간기능이 정상인 HBeAg 양성 B형 간염 바이러스 보유자는 만성 간염의 발병여부를 알기 위하여 정기적인 검사가 필요하다. 일단 염증이 초래되면 낫지 않고 수년 동안 AST, ALT치가 반복적으로 상승하는 경과를 밟는 것이 보통이다. HBeAg이 사라질 때 일시적으로 ALT치가 급격히 상승하였다가 anti-HBe로 혈청전환되는 경우도 드물지 않다. 증식기 동안 간염이 심한 상태로 오래 지속되었다면 비증식기가 되더라도 간경변증이나 간암이 후유증으로 생길 수 있다. HBeAg 양성 만성 B형 간염 환자의 5-15%에서는 매년 HBeAg이 자연 소실된다. 이 시기에는 HBeAg 혈청전환을 빨리 유도하기 위하여 항바이러스제 치료가 적응이 된다.

(3) 비활동성 바이러스 보유기

HBeAg 양성 간염을 수년간 앓고 나면 HBeAg이 없어지고 anti-HBe가 나타나며(HBeAg 혈청전환) HBV DNA도 2,000 IU/mL 이하로 감소하며 ALT

그림 2. 만성 B형 간염의 병기

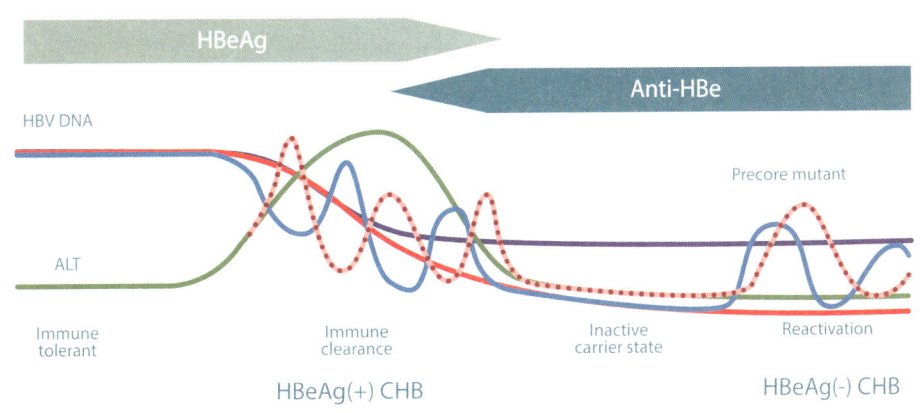

도 정상이 될 뿐 아니라 간조직 소견도 경미하거나 염증이 없는 "비활동성 HBV 보유자" 상태가 된다. 자연적으로나 또는 치료에 의해서 HBeAg이 소실하면 대개 간부전으로 진행할 가능성이 낮아지고 생존율이 좋아진다. 비활동성 보유자가 되면 일반적으로 간염이 진행하지 않기 때문에 만성 B형 간염 환자는 자연적으로나 치료에 의해 비활동성이 빨리 되는 것이 바람직하다. 그러나 비활동성 보유자가 되더라도 HBV가 재활성화 되거나 간암이 생길 위험성이 있으므로 환자는 정기적인 간염 검사 및 간암 스크리닝 검사가 필요하다.

(4) 재활성기(HBeAg 음성 간염)

비활동성 보유자라도 10-30% 정도에서는 다시 바이러스의 재활화가 나타나 HBV-DNA치가 상승하고(>2,000 IU/mL), ALT가 상승하는 "HBeAg 음성 만성 간염"이 발생한다. HBeAg을 생성하는 야생형(wild type) HBV가 소멸된 후 HBeAg을 생성하지 못하는 변이형(precore mutant)이 생겼기 때문이다. HBeAg 음성 만성 간염은 HBV DNA치가 HBeAg 양성 간염보다 낮은 편이지만 계속 ALT치의 상승이 반복되며 간질환이 진행하기 쉽기 때문에 항바이러스제의 치료가 필요하다. B형 간염의 자연경과 중 후반에 해당하므로 일반적으로 환자는 나이가 많고 간질환도 보다 진행되어 있는 경향이다. 또한 HBeAg 항원이 음성이 된 후라도 10-15%에서는 HBeAg이 다시 등장하고 간염이 진행할 수 있다. 심한 경우 재발이 전격성 간염처럼 심하게 나타나 사망하기도 한다. 만성 경과중 염증이 반복적으로 심하게 재발하는 예들은 간경변증으로 진행하고 종국적으로는 간부전 상태가 될 위험성이 높다.

만성 B형 간염은 평생 관리해야 한다. HBV 양성이라면 정기적인 검사로 간염의 병기를 잘 파악하여 적절한 조치를 해야 한다. 면역 내성기나 비활동 보유기에는 특별한 치료가 필요 없지만 HBeAg 양성 간염 그리고 HBeAg 음성 간염 상태라면 조기에 항바이러스제를 투여하여 병의 진행을 막는 노력이 필요하다. 또한 40대 후반의 만성 B형 간질환 환자들에서는 간암발생의 정기적인 스크리닝도 잊어서는 안된다.

국내 B형 간염의 역학:
최근 어떻게 변하고 있는가?

서울의대 분당서울대학교병원 소화기내과 **정 숙 향**

B형 간염 바이러스(hepatitis B virus, HBV) 감염은 매우 오랜 세월 우리나라에 만연한 병이었다. 2001년 경기도 양주에서 16세기 조선시대 5세 가량 소년의 미라(해평윤씨 미라 또는 단웅이 미라)가 발굴되었는데, 이 미라에서 세계에서 가장 오래된 HBV가 발견되었다. 이 소년은 HBV 뿐 아니라 회충, 편충 및 간흡충에도 감염되어 있었는데 사망원인은 광범위한 결핵감염으로 추정된다고 한다.

이 미라의 간조직에서 발견된 HBV의 유전자분석 결과 당시 소년에게 감염된 HBV 유전자형은 현재 우리나라에 유행하는 것과 동일한 HBV 유전자형 C형이었다. 또한 HBV 유전자 전체 염기서열분석을 시행하여 현재 유행하는 HBV 유전자와 비교분석 결과 아마도 3,000-100,000년 전에 HBV가 지구상에 나타났을 것으로 추정되었다.

우리나라는 전통적으로 B형 간염의 만연지역으로 수 세기 전부터 만성 간염, 간경변증 및 간세포암의 발생률이 매우 높았을 것이다. 치료약제는 말할 것도 없고 복수천자나 내시경지혈술이 가능하지 않았던 조선시대의 만성 B형 간질환 환자들은 어떤 인생을 살았고 또 어떤 모습으로 생의 마지막 순간을 맞이하였을까?

주산기 감염으로 가족 대부분이 간질환으로 사망하여 가문이 멸족되는 예도 빈번하였을 것이다. 이런 비참한 상황이 최소 500년 이상 지속되었을 것이다. 그러나 1965년에 Bloomberg 등에 의해 HBV가 발견되고 1981년에 성공적인 B형 간염 백신이 개발되면서 이 비극은 이제 곧 종말을 고하게 될 것으로 보인다. 이 글에서는 빠르게 변화하고 있는 최근 우리나라 B형 간염의 역학에 대해 서술하고자 한다.

1. 우리나라에서 B형 간염 백신의 개발과 적용 및 그 효과

B형 간염은 일찍부터 우리나라에서 퇴치해야 할 국민병으로 인식되어 왔다. 김정룡 선생을 비롯한 간학자들이 1983년에 미국, 프랑스에 이어 세계에서 3번째로 HBV에 감염된 환자의 혈장에서 생산된 B형 간염 백신을 국내 자체 개발하는 데 성공하였다. 이후 청소년과 소아, 임산부 등을 우선적으로 백신 접종 권고가 되었고, 1995년부터 우리나라에서 태어난 모든 신생아에게 B형 간염 예방접종이 필수접종으로 지정되었다. 2002년부터 질병관리본부에서 주도하는 주산기 감염예방사업이 시행되어, 임산부에서 B형 간염 선별검사를 시행하고 B형 간염 양성인 산모에서 태어난 아기가 예방접종 및 접종 후 항체검사를 받을 수 있도록 국가에서 비용을 지불하기 시작하였다. 이러한 선도적인 노력의 결과 1990년 이후에 태어난 신생아들의 98.9%가 B형 간염 백신을 접종 받고 있으며, 2010년 10-18세 청소년에서 B형 간염 보유자는 0.1%로 감소하여 백신 개발 30년의 획기적인 성과를 보여주고 있다.

B형 간염은 성인에서 감염되면 거의 모두 급성간염으로 그치고 1-5%에서만 만성 간염으로 이행하지만, 주산기 소아에서 감염될 경우 특히 어머니의 혈중 HBV 농도가 높을 경우 90%에서 만성 간염으로 이행한다. 우리나라에서 B형 간염의 주된 전염경로는 주산기 감염으로, 어머니가 B형 간염인 경우 자녀의 27.3%에서, 아버지가 B형 간염인 경우는 자녀의 4.8%에서 감염이 된다. 최근의 한 연구에서 B형 간염 예방접종이 주산기 감염을 현저히 감소시킴을 보여주었다. 즉, B형 간염 백신이 시판된 1983년 이전 국내 출생자 중에서는 부모 중 한 명이라도 B형 간염이 있으면 28.8%에서 HBV에 감염되었지만 1983년 이후 출생자에서는 같은 경우 9.2%만 감염되었다. 한편 1983년 이전 출생자에서는 양부모가 모두 HBsAg 음성인 경우에도 2.8%의 자녀가 HBV에 감염되었지만 1983년 이후 출생자들은 1.5%만이 HBV에 감염되어 백신접종 후 가족간 HBV 전염률이 감소함을 알 수 있었다. 그러나 1983년 이후 출생하였어도 어머니가 B형 간염인 경우는 그 자녀들의 HBV 감염률은 16.4%로 높아서 주산기 감염예방을 위한 노력이 지속되어야 하는 필요성을 제시한다. 우리나라에서는 현재 B형 간염 양성인 산모에서 태어난 아기에게 출생 즉시 B형 간염 백신과 더불어 면역글로불린(HBIG)을 투여하고, 또 혈중 바이러스 농도가 높은 임신부에서 항바이러스 약제를 임신 후반기에 투여함으로써 주산기 감염의 대부분을 예방할 수 있게 되었다.

2. B형 간염 표면 항원 양성률
HBV surface antigen, HBsAg

1998년부터 정부에서 시행하고 있는 국민건강영양조사에 HBsAg 검사가 포함되어 우리나라 인구의 대표성 있는 B형 간염 유병률이 보고되고 있다. 2007년 추계된 B형 간염 항원 양성자 수는 약 180만명이었는데, 10세 이상 인구의 HBsAg 양성률은 1998년 4.6%에서

2007년 3.7%로 감소하였고 특히 10-18세 소아에서는 2.2%에서 0.2%로 각각 현저히 감소하였다(그림 1). 2013년도 국민건강영양조사 자료에서는 10세 이상 인구의 유병률이 2.9%였고, 이를 연령별로 세분화하였을 때 10-18세는 0.4%, 19-29세는 1.2%, 30-39세는 4.1%, 40-49세는 3.9%, 50-59세는 5.1%, 60-69세는 2.8%, 그리고 70세 이상에서는 2.0%의 유병률을 보여주었다. 2009년에 전국 29개 병원에서 검진받은 만 20세 이상 검진자 290,212명을 대상으로 한 연구에서 지역별 분포를 보면 제주도, 광주 전남 및 부산 경남 지역의 유병률이 유의하게 높았다(그림 2A).

3. B형 간염 표면 항체 양성률
Hepatitis B surface antibody, anti-HBs

Anti-HBs 양성률은 1998년 국민영양조사결과 남성에서 57%, 여성에서 59%로 보고된 이후 최근까지 국가적 대표성 있는 자료가 없었다. 그러나 2009년에 전국 29개 병원에서 검진받은 만 20세 이상 검진자 290,212명을 대상으로 한 연구 결과, 대상자들의 연령 및 성별을 2009년 우리나라 인구에 표준화한 anti-HBs 양성률은 전국평균이 73.5%였고 남성에서 71.6%, 여성에서 75.4%로 여성에서 유의하게 높

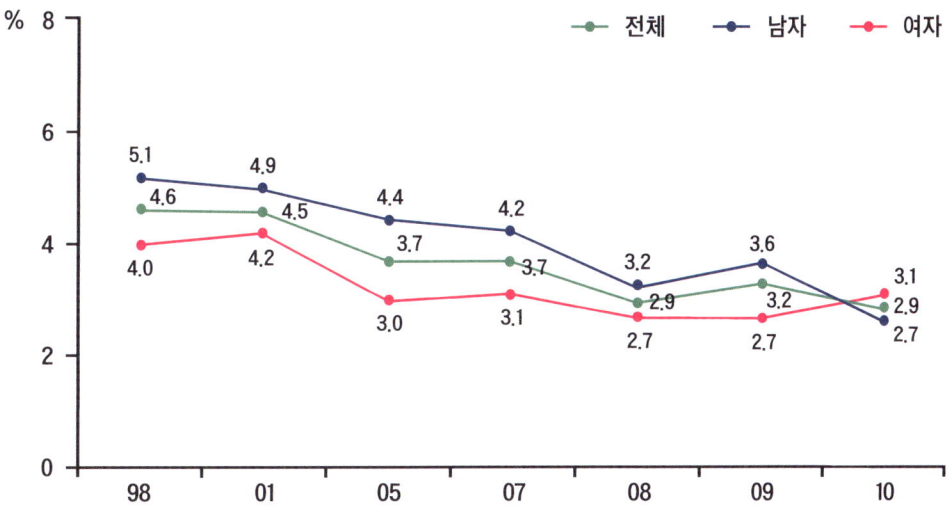

그림 1. 국민건강영양조사결과 B형 간염 표면 항원 양성률 추이(1998-2010)
우리나라 국민 만 10세 이상의 인구에서 2005년 추계인구로 연령표준화를 한 연도별 B형 간염 표면 항원 양성률을 보여주고 있다. 1998년에 4.6%였던 유병률은 서서히 감소하여 2010년에는 2.9%로 감소하였다. 남자의 유병률이 여성에서 보다 높으며 10-19세 소아인구가 포함되어 있어 성인에서의 유병률보다 낮다.

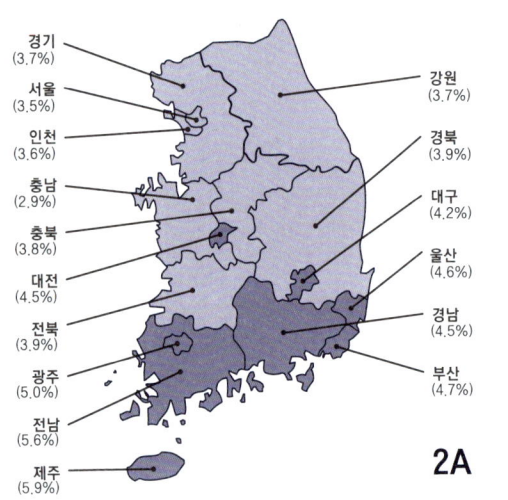
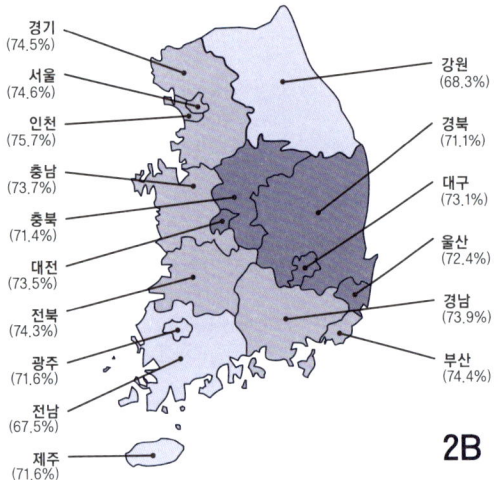

그림 2. 2009년 전국 29개 병원 만20세 이상 검진자 290,212명에서 연령 및 성별을 2009년 인구조사에 표준화한 B형 간염 표면 항원 유병률 및 표면항체 양성률의 전국적 분포

양성률의 전국적 분포

2A. 2009년 20세 이상 성인에서 B형 간염표면항원 유병률의 전국적 분포를 살펴보면 전국평균은 4.0%, 남성에서 4.5%, 여성에서 3.4%로 남성에서 유의하게 높았다. 지역적으로는 제주도, 광주·전남 및 부산·경남 지역의 유병률이 유의하게 높음을 보여준다.

2B. 2009년 20세 이상 성인에서 B형 간염표면항체 양성률의 전국적 분포를 살펴보면 전국평균은 73.5%, 남성에서 71.6%, 여성에서 75.4%로 여성에서 유의하게 높았다. 지역적으로는 광주·전남, 제주도 그리고 강원도 지역의 항체 양성률이 낮았다.

앉다. 지역별로는 광주전남, 제주 그리고 강원도 지역의 항체 양성률이 낮았다(그림2B). 소아 및 청소년의 항체 양성률을 살펴보면, 2007년 4-6세 소아에서 anti-HBs 양성률이 56%로 보고되었고, 다른 연구에서 2003-2005년 동안 1세 미만 anti-HBs 양성률은 79%, 1-3세에서 63%, 4-6세에서 52%, 7-12세에서 50%, 13-15세에서 63%, 그리고 16-18세에서 72%로 보고되었다.

4. HBsAg도 양성이고 anti-HBs도 동시에 양성인 경우의 빈도와 의미

간혹 HBsAg도 양성이고 anti-HBs도 양성인 경우가 있는데, 2009년 전국 29개 병원에서 검진받은 만 20세 이상 검진자 290,212명을 대상으로 한 연구에서 이들은 전체의 0.1%, HBsAg 양성인 사람들 중에서 2.9%를 차지하였다. 이런 경우 대부분 지속적인 바이러스 증식이 관찰되고 간 수치도 높으며, 면역억제상태에서 발견되는 경우가 많다고 보고되었다. 이런 현상은 HBV 유전체의 HBsAg 항원결정기에 변이가 생겨 anti-HBs에 중화되지 않는 HBsAg을 만들기 때문에 발생하는 것으로, 혈청 내에 anti-HBs가 존재하여도 방어항체로 기능하지 못한다. 따라서 HBsAg과 anti-HBs가 모두 양성인 경우 항체가 있더라도 실제로는 대부분 바이러스 증식이 있는 만성 간염 환자로 해석하여야 한다.

5. HBsAg 음성인 사람에서 HBV의 잠재감염률
occult infection rate

HBV에 감염되어 있지만 HBsAg은 발견되지 않고 HBV DNA만 양성인 상태를 HBV 잠재 감염이라고 한다. 2008년도 성인 검진군을 대상으로 한 연구에서 잠재 HBV 감염률은 0.7%였고 이들은 모두 간기능이 정상이었으며 절반 이상은 anti HBs 양성이었다. 그러나 만성 간질환 환자군에서는 HBsAg 음성인데도 약 30%에서 HBV 잠재감염이 발견된다. 특히 HBsAg 음성이며 anti-HBc 단독 양성인 경우에 약 50% 정도에서 HBV 잠재감염이 관찰된다는 보고가 있다. 따라서 일반 인구에서와 달리 만성 간질환 환자에서는 HBV 잠재감염이 간질환의 원인 또는 악화에 관여하는 인자가 될 수 있다. 또한 이들은 rituximab과 같은 면역억제 치료 시에 HBV 재활성화를 보일 수 있다.

6. HBV 유전자형   HBV genotype

HBV의 유전자형 분석은 역학연구 및 바이러스 진화연구에 중요하다. HBV는 유전체의 염기서열에 따라 8개의 유전자형과 26개의 유전자아형으로 구분된다. 전체 염기서열의 8% 이상 차이를 보이는 경우 유전자형 A-H로 분류하고, 그 중에서도 염기서열의 4% 이상 차이가 나면 유전자아형(subgenotype; A1-A5, B1-B5, C1-C5, D1-D4, E, F1-F4, G, H)으로 분류한다. 2001-2003년 동안 전국에서 수집한 B형 간염 환자의 검체를 분석한 결과, HBV 유전자형은 98%에서 유전자형 C로 밝혀졌으며 나머지 2%의 검체는 B형과 C형의 혼합형이었고 전체염기서열을 분석한 일부 검체에서 모두 유전자아형은 C2로 밝혀졌다. 외국의 경우 유전자형 B형:C형의 상대적 빈도가 중국은 41%:53%, 일본은 12%:85%, 대만은 53%:32%인 것에 비해 우리나라는 거의 100%가 C형이라는 점이 특이하다. 유전자형 C형 HBV감염자는 임상경과가 나쁘고 인터페론의 항바이러스치료 효과가 낮은 것으로 알려져 있다.

7. 급성 B형 간염

급성 B형 간염은 소아기본백신으로 HBV백신을 접종받은 세대가 20대의 성인기로 진입하면서 2005년 이후에는 드문 질환이 되었다. HBV는 성인 급성 바이러스 간염의 약 5%의 원인을 차지하고 주로 30-40대 중반 남성에서 호발하며, 백신을 맞지 않고 성인이 된 후에 성관계 등을 포함하는 수평적 전염으로 감염된 경우가 흔하다.

8. B형 간염에 의한 간질환의 사회적 비용

2005년 우리나라에서 B형 간염에 의한 간질환의 사회적 비용은 총 1조 9,370억원(직접비용 4,750억원, 간접비용 1조 4,630원을 포함)이었고 이는 우리나라 GDP의 0.24%, 연간 국가건강비용의 3.98%, 연간 국민보험급여 총액의 2.01%를 차지하였다. B형 간염에 관련되어 질환별로 지불된 비용을 살펴보면 만성 간염이 24%, 간경변증이 28%, 간암이 45%, 그리고 간이식이 4%를 차지하여 간경변증이나 간암의 발생을 적극적으로 예방해야 하는 사회비용적 근거를 보여주었다. 이 당시는 항바이러스 치료가 거의 시행되지 않던 시기임에 반해 현재의 광범위한 치료는 훨씬 증가된 직접의료비용을 차지할 것으로 추정된다.

최근 우리나라 10세 이상 인구의 HBsAg 유병률은 3%이고 anti-HBs 양성률은 75% 정도이다. 거의 모든 HBV감염 환자에서 유전자형 C형 HBV가 검출되고 있으며, HBsAg와 anti-HBs가 공히 양성인 환자들이 HBsAg 양성자의 약 3%를 차지한다. 호남과 제주지역이 유의하게 높은 HBsAg 유병률과 낮은 anti-HBs 양성률을 보이는데 이런 지역적 차이에 대한 추후 연구가 필요하다. 일반 인구에서 HBV 잠재감염률은 1% 미만으로 드물지만 HBsAg 음성인 만성 간질환 환자의 20-30% 이상에서 잠재감염이 발견되어 그 병인론적 역할에 대한 연구가 필요하다.

성공적인 소아백신 접종사업과 아울러 효과적인 항바이러스 약제의 광범위한 사용으로 우리나라에서 간경변증 및 간암으로 진행하는 환자들은 점점 줄어들 것이며, 향후 30년 후에는 진료실에서 B형 간염 환자를 보는 일이 지금처럼 흔치 않을 것이다. 그러나 북한의 B형 간염 유병률은 여전히 높다고 알려져 있으므로, 만약 남북통일이 된다면 진료실에서 또다시 많은 B형 간염 환자들을 만나게 될 것이며 B형 간염 통제에 새로운 국가 전략이 필요할 것이다.

참고문헌

1. Bar-Gal GK, Kim MJ, Klein A, et al. Tracing hepatitis B virus to the 16th century in a Korean mummy. Hepatology 2012 May 21(Epub ahead of print).

2. Park NH, Chung YH, Lee HS. Impacts of vaccination on hepatitis B viral infections in Korea over a 25-year period. Intervirology 2010;53:20-28.

3. Lee BS, Cho YK, Jeong SH, et al. A nationwide seroprevalence of hepatitis B virus in 2009, Korea. presented in 18th annual meeting of the Korean Association for the study of the Liver.

4. Song EY, Yun YM, Park MH, et al. Prevalence of occult hepatitis B virus infection in a general adult population in Korea. Intervirology 2009;52:57-62.

5. Yang BM, Kim DJ, Byun KS, et al. The Societal burden of HBV-related disease: South Korea. Dig Dis Sci 2010;55:784-793.

임신과 B형 간염

한양의대 구리병원 소화기내과 **손 주 현**

임신과 B형 간염에 대한 논제는 임상 시험이나 대규모 전향 연구가 이루어지기 어렵기 때문에 아직 결론 낼 수 없는 부분이 많으면서도 실제 임상에서 자주 마주치게 되는 중요한 문제이다. 여기에선 짧은 지면관계로 연구 결과와 근거 자료들을 제시하는 것은 지양하고 아주 핵심적인 것만 간추려 실제 임상에서 환자를 볼 때 조금이나마 도움을 주고자 한다. 또한 B형 간염 치료 약제에 대해 임신과 관련한 안정성은 미국 FDA에서 기형유발 가능성에 따라 약제를 분류한 5개(A, B, C, D 및 X)의 카테고리로 정리한 표 1을 참조하고 여기에선 개별적인 약제 설명은 생략한다.

1. 임신이 만성 B형 간염의 경과에 영향을 주는가?

임신기간 동안 산모에서는 태아에 대한 거부반응을 억제하는 쪽으로 다양한 생리적 호르몬 변화와 면역체계의 변화가 나타난다. 즉 임신 중에는 부신 피질호르몬(corticosteroid)의 생리적 증가가 나타나며, T-helper cell (Th)1-Th2 균형이 Th2로 기울어 regulatory T cell이 증가된다. 이런 변화들로 임신기간 중 HBV에 대한 면역내성은 증가하고 면역제거 반응은 감소하여, 결국 혈청 HBV DNA의 증가와 ALT 수치의 감소로 나타난다. 반면에 출산 후에는 면역반응이 정상적으로 회복되어 HBV의 면역제거 반응의 증가와 더불어 ALT의 상승을 예상할 수 있다. 따라서 출산 후에는 일부 산모에서 나타날 수 있는 B형 간염의 급성 악화 또는 HBeAg 혈청전환 등의 변화를 주의 깊게 관찰하는 것이 필요하다.

요약하면, 임신 중에는 HBV에 대한 면역내성의 증가, 즉 면역제거 반응의 감소로 인해 혈청 HBV DNA의 증가와 ALT의 감소가 예측되며, 반대로 출산 후에는 회복된 면역기능으로 일부 산모에서 B형 간염의 급성 악화가 발생할 수 있다.

2. 만성 B형 간염이 임신에 영향을 주는가?

연구 결과에 따라 차이가 있으나 일반적으로 만성 HBV 감염 자체는 임신에 큰 영향을 주지 않는다. 즉 B형 간염으로 산모와 태아의 이환률, 사망률, 태아 기형 발생률 등이 증가하지 않는다. 그러나 임신 전 진행된 간질환이 있는 경우 산모와 태아 모두에서 이환율(임신성 당뇨병, 분만 전 출혈, 절박 조기분만 등)과 사망률이 증가한다. 특히 임신부가 이미 간경변증으로 진행된 경우에는 심각한 문제가 발생할 수 있다. 물론 현저히 진행된 간경변 환자는 대부분에서 시상하부-뇌하수체 기능장애로 무월경과 불임인 경우가 많지만 대상성 간경변 환자들은 상당한 경우 임신이 가능하다. 하지만 이 경우에도 약 50%에서 산모와 태아에게 문제가 발생하고 사산율이 증가한다. 특히 임신 중기나 후기 또는 분만 중 발생할 수 있는 식도정맥류 출혈은 가장 위험하며, 이외에도 간부전, 황달, 비장동맥류파열 등이 일어날 수 있다. 따라서 이미 식도정맥류가 있는 여성이 임신을 계획한다면 임신 전 이에 대한 내시경적 치료 등이 선행되어야 한다. 그리고 임신 중 급성 정맥류 출혈이 발생한 경우 vasopressin, terlipressin 투여가 금기이기 때문에 내시경적 지혈술로 치료해야 하며, 큰 정맥류가 있는 환자를 제외하고는 가급적 복부 수술을 피하기 위하여 질식 분만이 선호된다. 다행히 실제 임상에서 만나게 되는 일반적인 임신 연령의 젊은 여성에서는 진행된 간질환이 드물고, 면역 내성기이거나 경도의 만성 간염 상태로 임신에 큰 영향이 없을 것으로 생각된다. 다만 출산 나이가 상당히 늦어지거나 일찍 간염이 진행되어 상당히 진행된 간질환을 가진 산모의 경우도 종종 마주치게 되므로 임신 계획 시 만성 B형 간염의 진행 정도를 파악하여 환자에게 조언해 줄 수 있어야 하겠다.

요약하면 HBV 보유 자체가 임신에 큰 영향을 주기보다는 임신 전 간질환의 중증도에 의해 임신에 영향을 줄 수 있다.

3. 임신과 관련하여 B형 간염의 치료는?

(1) 임신을 계획 중인 여성에서의 만성 B형 간염 치료는?

아직 치료를 시작하지 않았고 임신을 계획 중인 경우 우선적으로 일반적인 B형 간염의 치료 원칙에 준하여 치료 대상이 되는지를 판단한다. 특히 이 연령의 여성 HBV 보유자는 면역내성기(혈액내 HBV DNA 역가가 높고 HBeAg 양성이며 혈청 ALT가 정상)의 가능성이 높고 이때는 당연히 치료 없이 추적관찰만 한다. 만약 치료 대상(혈액 내 HBV DNA 역가가 높고 혈청 ALT가 정상치의 2배 이상)으로 판단되면 언제부터 치료해야 할지 결정해야 하는데, 문제는 아직 임신을 계획하는 여성에서 만성 B형 간염의 합의된 치료 지침은 없고, 현재 이용 가능한 항바이러스 약제들이 모두 임신 중 투여 약제의 안정성에 대한 FDA pregnancy category가 B 또는 C로 분류되어 있는 점이다(표 1). 따라서 환자에게 임신 과정 중 일어날 수 있는 여러 상황을 자세히 설명한 후 개별화하여 치료를 시작해야 한다.

이렇게 개별적인 치료를 계획할 때 B형 간염의 중증도와 HBV DNA의 혈중 역가(농도)가 판단에 중요한 지표가 될 수 있다. 첫째, HBV DNA 역가가 낮고 (HBeAg 양성군<10^5, 음성군<10^4copies/ml) 의미 있는 간섬유화가 없다면(Metavir fibrosis stage F0-F1) 태아에 치료약제의 노출을 피하기 위해 출산 이후로 치료를 연기하는 것이 바람직하고, 반드시 임신 기간 중 간염의 급성 악화가 발생하는지 모니터링하고, 임신 후기(third trimester)에 HBV DNA 역가를 재측정한다. 이때 HBV DNA 혈중 역가가 높게 상승(>10^7copies/ml)되는 경우 FDA category B인 약물을 사용하여 치료를 시작하는 것이 바람직하고 출산 이후에는 일반적인 표준치료를 적용한다. 둘째, HBV DNA 역가가 높거나(HBeAg 양성군>10^5, 음성

표 1. Oral antiviral drugs for chronic hepatitis B and their use in pregnancy[5]

Drug	FDA pregnancy category*	Experience in pregnant HBV mothers	Risk of birth defects	Remarks
Lamivudine	C	Two meta-analyses that included >15 randomized controlled trials(RCTs)	No	Recommended
Telbivudine	B	Two RCTs	No	Recommended
Tenofovir	B	No studies	No	May be recommended
Entecavir	C	No studies	In animal studies	Not recommended
Adefovir	C	No studies	In animal studies	Not recommended

FDA, Food and Drug Administration;
* Category B: Animal reproduction studies have failed to demonstrate a risk to the fetus and there are no adequate and well-controlled studies in pregnant women, or animal studies have shown an adverse effect, but adequate and well-controlled studies in pregnant women have failed to demonstrate a risk to the fetus in any trimester.
Category C: Animal reproduction studies have shown an adverse effect on the fetus and there are no adequate and well-controlled studies in humans, but potential benefits may warrant use of the drug in pregnant women despite potential risks.

군>10^4copies/ml) 간경변증은 아니지만 의미 있는 간섬유화(F2-F3)가 있는 경우에는 임신 이전에 일단 치료를 시작하고 간기능이 호전을 보이며 일정기간(적어도 6개월 이상) 치료반응이 유지된다면, 환자가 원할 경우 계획된 임신 이전에 치료를 중단해 볼 수 있다. 물론 치료 중단 이후와 임신 중에는 간염의 급성 악화에 대한 면밀한 추적관찰이 필요하며, 급성 악화를 보이면 즉시 Category B 약물로 치료를 재개한다. 셋째, 간경변증으로 진행된 경우 임신 이전부터 치료를 바로 시작하여 임신기간 중과 출산 이후까지 치료를 지속하고, 특히 임신기간 중에는 category B인 약물을 사용한다. 이러한 개별화 전략에서 문제는 실제 임상에서 간조직 검사가 모두 이루어지지 않기 때문에 간섬유화 정도를 판단하기 어려운 점인데, 최근 광범위하게 연구되고 있는 초음파를 이용한 간탄력도 검사(Fibroscan 또는 ultrasonic elastography) 등을 이용할 수 있지 않을까 생각한다.

(2) 만성 B형 간염으로 이미 치료 중에 임신되었을 때 조치는?

이미 항바이러스 약제로 치료하는 중에 임신이 이루어진 경우에 임신 중에 약물 투여를 지속할지 여부는 역시 합의된 치료지침이 없으며 개별화해서 판단해야 한다. 중요한 판단 기준은 치료에 의한 이로운 효과(간질환에 의해 발생할 수 있는 임신 합병증의 감소, 산모의 간염 진행 위험의 감소, 신생아로의 전염 가능성의 감소 등)와 해로운 효과(치료 약제에 노출됨으로써 태아에게 생길 수 있는 부작용, 비용, 약제 내성의 발생 가능성 등) 사이에 어느 쪽으로 기울기가 큰지를 판단하여야 할 것이다. 물론 현실적으로 이러한 의학적인 판단 외에 산모인 환자의 의견이 매우 중요하지만, 산모에게 정확한 정보를 주어 올바른 결정을 하도록 유도해야 한다. 따라서, 가임 초기에 임신되었음을 인지한 경우 간염의 중증도가 심각하지 않다면 일단 치료를 중단하고, 임신 기간 중 계속 HBV DNA와 간기능을 추적관찰하며 임신 후기 또는 출산 후 치료를 재개한다. 만약 임신 전 치료 시작 당시 상당히 진행된 간염 또는 간경변이 있었거나 심각한 급성 악화의 병력이 있고 치료 중단시 간염의 진행이 우려될 때에는 임신 중에 치료 중단을 하지 말아야 하며, 이미 투약 중인 약물이 category C라면 B인 약물로 교체 투여가 권장된다.

(3) 임신 중에 B형 간염이 처음 진단되었을 때 치료 여부는?

앞서 기술한대로 임신 중 치료의 장점과 단점의 기울기를 평가하여야 하는데, HBV DNA의 혈청 역가와 간질환의 중증도 및 임신의 시기(trimester)와 환자의 치료 의지 등을 종합하여 치료 여부를 결정한다. 임신 초기에는 심각한 간질환이 아니면 치료를 연기한다. 간질환이 빠른 진행을 보이거나, 간염의 급성 악화, 또는 간부전이 있을 경우 바로 category B 항바이러스 약제로 치료를 시작한다. 임신 중기 또는 후기에 진단된 경우에는 앞서 기술한 임신을 계획하고 있는 B형 간염의 치료 원칙에 준하여 치료를 결정할 수 있을 것으로 생각한다. 즉 HBV DNA 역가가 높거나 의미 있는 간섬유화가 있을 경우 치료 시작을 출산 이후로 연기할 필요가 없으며 특히 임신 후기라면 바로 치료를 시작한다. HBV DNA 역가가 낮거나 간염이 경미한 경우 치료는 출산 이후로 연기한다.

4. 기타 임신과 관련된 논제

(1) 수직감염의 예방 목적으로 임신 중 항바이러스 약제 투여가 필요한가?

산모의 HBV 혈중역가가 매우 높은 경우(HBV DNA>10^7copies/mL) 신생아에게 표준적인 능동 및 수동 면역예방을 해도 약 5-10%에서 수직감염이 일어날 수 있다. 이 문제에 대해 최근 연구결과에 따르면 대략 출산 예정일보다 8주 전 항바이러스제(라미부딘, 텔비부딘, 테노포비어 등) 투여로 산모의 바이러스 양을 현저히 줄임으로써 이러한 5-10%정도의 면역예방 실패율을 거의 0%까지 감소시켜 수직감염을 예방할 수 있다. 그러나 단순히 산모의 B형 간염 상태를 고려하지 않고 수직감염을 예방하기 위해

표 2. Summarized issues, findings and suggestions about chronic hepatitis B(CHB) in pregnancy

Issues about effects	Findings and suggestions
Effect of pregnancy on CHB	Increased HBV immune tolerance; Decreased HBV immune elimination; Increased HBV DNA level and decreased ALT
Effect of CHB on pregnancy	Mostly no effect, esp. in the early stage of CHB; In cases of advanced liver disease like cirrhosis, increased fetal and maternal morbidity and mortality
Issues about treatment#*	
Before but expecting pregnancy**	Start to treat or wait-and-see according to the disease stage using category B antiviral drugs
1st trimester	Wait-and-see, esp. in the earlier stage of CHB
2nd trimester	Treat or wait-and-see according to the disease stage using category B antiviral drugs
3rd trimester	Treat if the patient has HBeAg positive or negative CHB with increased ALT, esp. with high viremia
After delivery	Closely observe the flare of hepatitis at least for 6 months or treat if not breast-feeding

\# my personal view; it should be decided with patients after a full explanation in detail
* do not treat patients with immunotolerant phase of chronic HBV infection with normal ALT
** for example, treat patients with HBV-related cirrhosis before and during the pregnancy

투약 시 보험적응이 안 되는 실제적인 문제뿐 아니라 약제내성 발생 가능성, 모유수유에 대한 안정성, 약물 중단 후 간염의 급성악화의 위험성 등의 문제와, 임신 시기 중 언제부터 투약을 시작할지, 또한 출산 후 언제 투약을 중단할 지 아직 결정되어 있지 않다. 따라서 현 시점에서 이 문제에 대한 진료지침이 마련될 때까지는 이런 목적으로 투약하는 것은 보류해야 하겠다. 다만 산모가 이미 진행된 간염으로 치료가 필요한 상태라면 산모의 간염 진행을 억제하고 신생아 전염을 차단하기 위해서라도 적어도 임신 후기에는 치료를 시작할 수 있다.

(2) HBV 감염 여성에서 모유 수유는?

HBsAg 양성 산모에서 출생한 신생아가 표준 예방접종을 받았다면 모유 수유와 분유 수유의 경우 수직 감염은 각각 0%와 3%로 두 군 간 차이는 없다. 따라서 표준 예방접종을 받은 경우에서 엄마가 항바이러스제 투약 중이 아니라면 모유 수유를 금지할 필요는 없다. 다만 엄마가 현재 항바이러스제를 복용 중이라면 항바이러스제의 모유를 통한 분비 여부와 그 안정성에 대해 연구되어 있지 않아 모유 수유를 제한하고 있다. 그러나 출산 후 투약이 계속 필요한 엄마가 모유 수유를 원하는 경우가 많아 이에 대한 추가 연구가 반드시 필요하다.

끝으로 위에서 설명한 내용을 요약하여 표 2에 정리하여 보았으나, 이는 여러 가지 자료를 종합하였지만 어디까지나 개인적인 의견이며 환자에 따라 개별화된 맞춤 치료가 필요함을 재강조해 둔다.

참고문헌

1. Yogeswaran K, Fung SK. Chronic hepatitis B in pregnancy: unique challenges and opportunities. Korean J Hepatol 2011;17:1-8.

2. Pol S, Corouge M, Fontaine H. Hepatitis B virus infection and pregnancy. Clin Res Hepatol Gastroenterol 2011;35(10):618-22.

3. Borgia G, Carleo MA, Gaeta GB, Gentile I. Hepatitis B in pregnancy. World J Gastroenterol 2012;18(34):4677-83.

4. Han GG, Xu CL, Zhao W, Yang YF. Management of chronic hepatitis B in pregnancy. World J Gastroenterol 2012;18(33):4517-4521.

5. Kumar A. Hepatitis B virus infection and pregnancy: a practical approach. Indian J Gastroenterol 2012;31(2):43–54.

B형 간염 비대상성 간경변증 환자에서 항바이러스 치료가 왜 중요한가?

한림의대 강남성심병원 소화기내과 **이 명 석**

간경변증은 광범위한 간세포 괴사가 장기간 진행된 결과 섬유화가 초래되고 정상적인 간 구조의 파괴, 재생 결절로 인한 간기능 장애 및 간문맥압 증가로 인한 합병증 등 만성 간질환의 최종 단계이다. 만성 B형 및 C형 간염, 과도한 알코올 섭취 등이 가장 흔한 원인이며 알코올 간질환이 대부분인 구미와 달리 우리나라에서는 만성 B형 간염이 가장 흔한 원인으로 알려져 있다. 임상적으로 대상성(compensated) 및 비대상성(decompensated)으로 나뉘며 비대상성 간경변증이란 복수, 황달, 간성뇌증 및 정맥류출혈 등의 간경변증 합병증의 병력이나 임상 증거가 있는 간경변증을 말한다. 간경변증의 중증도를 가장 보편적으로 평가하는 Child-Pugh 분류상(표 1) B등급 이상(7점 이상)이 해당되며 대개 전문적인 간 센터에서의 치료를 요하며 간이식이 필요할 수 있다.

표 1. Child-Pugh 분류(A등급:5-6점, B등급; 7-9점, C등급;10-15점)

	점수		
	1	2	3
혈청 빌리루빈 (mg/dl)	<2.0	2.0-3.0	>3.0
혈청 알부민 (g/dl)	>3.5	2.8-3.5	<2.8
프로트롬빈 시간 연장(초)	1-4	4-6	>6
복수	없다	경증-중등도 (이뇨제에 반응)	중증 (이뇨제에 불응)
간성뇌증	없다	1-2등급	3-4등급

항바이러스제 치료는 대한간학회를 비롯한 대부분의 외국간학회 치료가이드라인에서 대상성 간경변증 환자에서는 AST/ALT와 관계없이 혈청 HBV DNA가 2,000 IU/ml 이상인 경우 치료를 시작하도록 권고하고 있으며, 비대상성 간경변증 환자에서는 혈청 HBV DNA가 검출되는 경우 AST/ALT에 관계없이 치료를 시작하도록 권고하고 있다. 주사제인 인테페론 및 페그인터페론은 적은 용량에서도 패혈증 및 간부전 등 심각한 부작용이 나타날 수 있으므로 금기이며 라미부딘 등과 같은 경구용 항바이러스제를 투여한다. 근래 시판되어 치료에 사용되는 대부분의 경구용 항바이러스제들은 이전 라미부딘의 단점을 개선하여 내성에 강한 높은 유전자 장벽과 강력한 바이러스 억제효과를 나타내어 장기간 투여가 가능해짐에 따라 지속적이고 효과적인 바이러스 억제가 가능하게 되었다.

비대상성 간경변증 환자를 대상으로 경구용 항바이러스제 투여 성적을 간략히 요약하면 라미부딘 치료를 6개월 이상 받은 경우 간기능의 안정 또는 호전과 더불어 간이식 필요성 감소나 이식까지의 기간 연장이 보고된 바 있으며, 그 외 텔비부딘, 아데포비어, 엔테카비어 및 테노포비어를 투여한 여러 임상연구에서도 지속적인 바이러스억제, Child-Pugh 점수의 호전, 무이식 1년 생존율의 증가 등이 입증되어 비대상성 간경변증 환자에서 경구용 항바이러스제 치료는 안전하고 효과적임이 보고되고 있다.

치료 기간은 대한간학회를 비롯한 대부분의 외국간학회 치료가이드라인에서 대상성 간경변증인 경우 만성 B형 간염의 치료 종료 권고안을 준용하도록 권고하고 있으며 비대상성 간경변증 환자에서는 간이식을 고려하면서 장기간의 치료를 권고하고 있다.

결론적으로 비대상성 간경변증 환자는 신속하고 적극적인 치료가 필요하며 HBV DNA가 PCR 검사상 양성인 경우 항바이러스 효과가 우수하고 내성 발현율이 적은 약제를 투여하여 간경변의 진행을 늦추고 간부전 등 합병증을 예방함으로 환자들의 삶의 질 개선 및 생존 기간을 연장하는 것이 치료의 주목표이며, 실제 간이식이 필요한 환자에게서 급박한 간이식을 지연시키거나 간이식이 필요하지 않게 유지 시킬 수 있도록 노력하는 것이 중요하다. 그러나 일부 환자에서는 항바이러스제 투여에도 불구하고 심각하게 저하된 간기능이 회복되지 못하고 간부전으로 진행되는 경우가 있으며 이러한 경우에는 간이식을 고려해야 한다.

참고문헌

1. 2011 대한간학회 만성 B형 간염 진료가이드라인.
2. Lok AS, McMahon BJ. Chronic hepatitis B: update 2009. Hepatology 2009.
3. EASL Clinical Practice Guidelines: management of chronic hepatitis B. J Hepatol 2009.
4. Liaw YF, Leung N, Kao JH, et al. Asia-Pacific consensus statement on the management of chronic hepatitis B: a 2008 update. Hepatol Int 2008.
5. Choi MS, Yoo BC. Management of Chronic Hepatotis B with Nucleoside or Nucleotide Analogues: A review of current guidelines. Gut and Liver 2010.

만성 B형 간염의 치료:
언제, 어떻게 시작해야하나?

성균관의대 삼성서울병원 소화기내과 **최 문 석**

최근 다양한 항바이러스제들의 등장에 힘입어 만성 B형 간염의 진료는 가장 빠르게 발전하고 있는 의학 분야 중 하나라고 할 수 있다. 이에 따라 다수의 간질환 관련 학회에서 만성 B형 간염의 진료 가이드라인을 제시한 바 있으며, 그 개정안들을 속속 발표하고 있다. 이 글에서는 2011년과 2015년에 개정된 대한간학회 만성 B형 간염 진료 가이드라인 내용을 중심으로 '만성 B형 간염의 치료를 언제, 어떻게 시작해야 하나'라는 주제에 대하여 알아보고자 하였다.

1. 만성 B형 간염

최근 만성 B형 간염의 치료 패러다임은 장기적인 바이러스 억제를 통해 환자의 질병 진행을 억제하여 생존율을 향상시키고 합병증을 감소시키는 것이다. 현재 사용 가능한 약물로는 B형 간염 바이러스(hepatitis B virus: HBV) 감염을 근치시키기 어려우며, 경구 약물의 경우 장기간의 치료를 필요로 하는 경우가 대부분이다. 따라서, 치료를 시작하기에 앞서 환자의 연령, 간질환의 진행 정도, 치료에 대한 예상 반응, 그리고 부작용 등을 충분히 고려하여야 한다.

바이러스의 활동성적 증식과 더불어 진행된 염증과 섬유화를 보이는 만성 B형 간염 환자가 항바이러스 치료의 적절한 치료 대상이다. 대부분의 초기 가이드라인들에서는 간경변증을 동반하지 않은 만성 간염환자의 경우 혈청 HBV DNA가 20,000 IU/mL (10^5 copies/mL) 이상이고 혈청 ALT가 정상 상한치의 두 배가 넘는 경우를 치료 적응증으로 제시하였다. 하지만, 이러한 기준은 임의로 선정된 것이며, 최근 여러 가이드라인들에서는 항바이러스 치료의 적응증이 되는 혈청 HBV DNA와 ALT의 기준치가 점차 낮아져 가고 있는 경향이다. 더 낮은 혈청 HBV DNA ($300-10^5$ copies/mL)를 보이는 환자 중 상당수가, 특히 HBeAg 음성 간염 혹은 간경변증을 가진 환자 중 다수가 간질환의 진행을 보이며 항바이러스 치료를 필요로 한다. 또한, 혈청 ALT가 경하게 상승하거나 심지어는 정상 범위이긴 하나 높은 수치를 보이는 경우에도 간경변증과 간세포암종 발생의 위험이 증가하는 것으로 보고되고 있다.

만성 B형 간염에서 조직 검사는 치료의 절대 기준을 충족하지는 못하지만 위중한 질환으로의 진행 가능성이 있는 환자에서 치료 시행 여부를 판단하는데 유용하다. 간조직 검사를 시행할지를 결정할 때에는 환자의 연령, 혈청 HBV DNA, 혈청 ALT, 혹은 간세포암종의 가족력 여부 등을 고려해야 한다.

현재 B형 간염의 치료에 사용중인 대표적인 항바이러스제로는 인터페론 알파, 페그인터페론 알파, 라미부딘, 아데포비어, 텔비부딘, 클레부딘, 엔테카비어, 테노포비어 등이 있다. 이 중 어떠한 약제를 우선적으로 선택할지를 결정하기 위하여는, 약물의 효과, 안전성, 내성의 위험도, 비용과 함께 환자 및 의사의 선호도, 임신 계획 여부(여성의 경우) 등을 종합적으로 고려해야 한다. 인터페론보다는 사용이 편리한 페그인터페론을 선호한다. 라미부딘과 텔비부딘은 장기 치료 시 내성 발생률이 높은 관계로, 단기간의 치료가 계획된 경우를 제외하고는 선호되지 않는다. 아데포비어는 다른 경구용 항바이러스제에 비하여 항바이러스 작용이 약하고 1년 이상 사용시 내성 발생이 증가하는 경향이 있다. 클레부딘은 효과와 안전성에 관한 장기간 추적 관찰 데이터가 부족하다. 엔테카비어와 테노포비어는 강력한 항바이러스 효과와 낮은 내성 발현율을 보이는 상당히 안전한 약물로 알려져 있다. 초치료로 두 가지 이상의 약물을 병합 사용하는 치료의 효과가 단독 치료에 비하여 명백히 우수하다는 보고는 아직 없다.

따라서, 만성 B형 간염의 초치료 약물로는 페그인터페론, 엔테카비어, 테노포비어 중 하나를 단독으로 사용하는 것을 우선적으로 고려한다.

권고 사항

면역관용기

HBeAg 양성이며 지속적으로 정상 ALT치를 보이는 면역관용기는 치료 대상이 되지 않는다(B1).

HBeAg 양성 만성 B형 간염

1. 혈청 HBV DNA ≥20,000 IU/mL인 경우, AST 혹은 ALT가 정상 상한치의 2배 이상이거나 간생검에서 중등도 이상의 염증괴사 소견 혹은 문맥주변부 섬유화 이상의 단계를 보이면 치료를 권장한다(A1). 자연적 HBeAg 혈청전환 가능성이 있으므로 3-6개월 경과 관찰 후 치료 여부를 고려할 수 있다(B2). 그러나, 황달, 프로트롬빈 시간의 연장, 간성 혼수, 복수 등 간부전이 발생하거나 우려되는 경우에는 즉각적인 치료를 고려한다(B1).

2. 혈청 HBV DNA ≥20,000 IU/mL이고 AST 혹은 ALT가 정상 상한치의 1-2배 사이인 경우, 추적 관찰하거나 간생검을 시행하여 중등도 이상의 염증괴사 소견 혹은 문맥주변부 섬유화 이상의 단계를 보이면 치료를 권장한다(A1).

3. 초치료 약제로는 테노포비어, 엔테카비어, 페그인터페론 알파 중 하나의 사용을 권장한다(A1).

HBeAg 음성 만성 B형 간염

1. 혈청 HBV DNA ≥2,000 IU/mL인 경우, AST 혹은 ALT가 정상 상한치의 2배 이상 이거나 간생검에서 중등도 이상의 염증괴사 소견 혹은 문맥주변부 섬유화 이상의 단계를 보이면 치료를 권장한다(A1).

2. 혈청 HBV DNA ≥2,000 IU/mL이고 AST 혹은 ALT가 정상 상한치의 2배 미만인 경우, 추적 관찰하거나 간생검을 시행하여 중등도 이상의 염증괴사 소견 혹은 문맥주변부 섬유화 이상의 단계를 보이면 치료를 권장한다(A1).

3. 초치료 약제로는 테노포비어, 엔테카비어, 페그인터페론 알파 중 하나의 사용을 권장한다(A1).

2. 대상성 간경변증

진행된 간섬유화 혹은 간경변증을 가진 만성 B형 간염 환자에서 장기간 경구 항바이러스제 치료를 통한 바이러스 증식 억제는 간 내 염증뿐 아니라 간 섬유화를 호전시키며 비대상성 간경변증과 간세포암의 발생을 감소시키는 것으로 알려졌다. 간경변증이 있는 환자는 AST/ALT가 높지 않은 경우가 흔하고 정상인 경우도 많으므로, AST/ALT가 상승된 경우만을 항바이러스 치료의 기준으로 삼는 것은 적절치 않다.

간경변증 환자에서 경구용 항바이러스 치료제를 이용한 치료는 일반적으로 장기간의 치료기간이 요구된다. 미국과 유럽 가이드라인에서는 항바이러스 효과가 좋고 내성발현율이 낮은 엔테카비어 또는 테노포비어를 초치료 약제로 사용할 것을 권장하고 있다. 또한, 내성발현의 유전자 장벽이 낮은 라미부딘이나 텔비부딘이 초치료 약제로 선택되는 경우에는 내성 바이러스 발현 억제를 위해 아데포비어 또는 테노포비어와 병합요법으로 사용할 것을 권장하고 있지만, 초치료 환자에서 병합요법의 이득에 대한 연구 결과는 아직 충분하지 않다.

3. 비대상성 간경변증

비대상성 간경변증 환자는 간경변증의 합병증에 대한 적절한 대처가 가능한 기관에서 치료받는 것이 좋으며 간이식의 대상이 되므로 간이식을 고려한다. 비대상성 간경변증 환자는 적은 용량의 인터페론 사용시에도 세균 감염 또는 간부전 등 중한 부작용이 나타날 수 있으므로 인터페론 제재의 투여는 금기이다. 비대상성 간경변증 환자에서 라미부딘 치료를 6개월 이상

받은 경우 간기능의 안정 또는 호전과 더불어 간이식 필요성 감소나 이식까지의 기간 연장이 보고되었다.

비대상성 간경변증 환자는 신속하고 적극적인 치료가 요구되므로 HBV DNA가 PCR 검사상 양성인 경우 경구용 항바이러스제 치료를 권장한다. 치료약제의 선택은 항바이러스 효과가 우수하고 내성 발현율이 적은 약제를 선택하는 것이 권장된다. 항바이러스제를 투여하더라도 환자의 임상적인 회복에는 3-6개월 정도 시간이 필요하며 일부 환자에서는 항바이러스제 투여에도 불구하고 심각하게 저하된 간기능이 회복되지 못하고 간부전으로 진행되는 경우가 있으며 이러한 경우에는 간이식이 필요하다. 간이식을 하는 경우 이식 전후 항바이러스제 치료가 이식 후 간염의 재발 위험을 줄여준다.

권고사항

대상성 간경변증

1. 혈청 HBV DNA ≥2,000 IU/mL인 경우, AST/ALT와 관계없이 치료를 권장한다(A1).
2. 혈청 HBV DNA <2,000 IU/mL이라도 PCR 검사 양성인 경우, AST/ALT와 관계없이 치료를 고려할 수 있다(C1).
3. 경구용 항바이러스제 치료를 권장하며, 테노포비어, 엔테카비어 중 하나의 사용을 우선적으로 권장한다(A1).
4. 간기능이 좋은 경우에는 간기능 악화와 약물 부작용 등에 주의하며 신중하게 페그인터페론 알파 사용을 고려할 수 있다(B2).

비대상성 간경변증

1. 혈청 HBV DNA가 PCR검사 양성인 경우, AST/ALT에 관계없이 신속히 경구용 항바이러스제 치료를 한다(B1).
2. 경구용 항바이러스제 치료를 권장하며, 테노포비어, 엔테카비어 중 하나의 사용을 우선적으로 권장한다(A1).
3. 페그인터페론 알파 치료는 간부전 위험성 때문에 금기이다(A1).
4. 간이식을 고려한다(B1).

참고문헌

1. *2015 대한간학회 만성 B형 간염 진료 가이드라인. 2015년 대한간학회 추계학술대회 발표.*
2. *2011 대한간학회 만성 B형 간염 진료 가이드라인. www.kasl.org*
3. *Chen CJ, Yang HI, Su J, Jen CL, You SL, Lu SN, Huang GT, et al. Risk of hepatocellular carcinoma across a biological gradient of serum hepatitis B virus DNA level. JAMA 2006;295:65-73.*
4. *Choi MS, Yoo BC. Management of chronic hepatitis B with nucleoside or nucleotide analogues: a review of current guidelines. Gut Liver 2010;4:15-24.*
5. *Iloeje UH, Yang HI, Su J, Jen CL, You SL, Chen CJ. Predicting cirrhosis risk based on the level of circulating hepatitis B viral load. Gastroenterology 2006;130:678-686.*
6. *Chu CJ, Hussain M, Lok AS. Quantitative serum HBV DNA levels during different stages of chronic hepatitis B infection. Hepatology 2002;36:1408-1415.*

엔테카비어와 테노포비어: 진정한 승자는?

광명성애병원 소화기내과 **석 창 현** 울산의대 서울아산병원 소화기내과 **임 영 석**

B형 간염은 1991년 신생아 예방접종, 1995년 국가 예방접종 사업이 시작된 후 그 유병률이 감소하는 추세이나 2005년 국민건강영양조사 결과에 따르면 B형 간염 표면 항원 양성률 남자 4.8%, 여자 3.0%로 아직 전체 인구의 3.7%가 감염되어 있다. 간세포암종 환자의 약 70%가 만성 B형 간염 감염과 관련되어 있음을 고려하면 B형 간염이 국민 건강에 미치는 영향은 여전히 크다.

만성 B형 간염 치료의 목표는 B형 간염 바이러스의 증식을 억제하여 간내 염증을 완화시키고, 반복적인 염증으로 인한 섬유화를 예방하여 간경변증으로의 진행을 막음으로써 간부전과 간세포암종의 발생을 예방하는데 있다. 만성 B형 간염의 치료에는 인터페론과 경구 항바이러스제를 이용하는데, 경구 항바이러스제가 더 널리 쓰이고 있다. 현재 여러 종류의 경구 항바이러스제가 임상에서 사용되고 있는데, 그 치료 효과의 판단에는 혈청 간효소 수치와 B형 간염 바이러스 DNA 수치, e항원 음전 여부 등을 이용한다. 경구 항바이러스제를 선택할 때는 바이러스 증식 억제 효과, 장기간 사용 시 내성 발생 빈도, 안전성, 가격 등을 종합적으로 고려하여야 한다. 여러 항바이러스제들 중 전 세계적으로 가장 많이 사용되는 약제는 엔테카비어(상품명: 바라크루드)와 테노포비어(상품명: 비리어드)인데, 이 두 약제들이 바이러스 증식 억제 효능과 내성발생 빈도, 그리고 안전성 측면에서 다른 약제들보다 가장 우수하기 때문이다.

엔테카비어는 2007년부터 국내에서 이용 가능하게 되었으며, 현재 가장 널리 처방되고 있다. 테노포비어는 10여년 이전부터 AIDS 환자들의 치료를 위해 널리 이용되었는데, B형 간염 바이러스의 증식을 억제하는데도 탁월한 효과를 보임이 수 년 전에 검증되어 2009년부터 미국과 유럽 등지에서 처방이 시작되었으며, 2012년 12월부터 국내 처방도 가능하게 되었다.

현재 대한간학회 및 여러 국제 간학회들의 B형 간염 진료 지침에서는 만성 B형 간염 초치료를 위한 일차 치료 약제로 엔테카비어, 테노포비어, 페그인터페론을 권고하고 있다(표 1). 여기에서는 이들 중 경구 복용 제제인 엔테카비어와 테노포비어를 비교해 보고자 한다.

표 1. 만성 B형 간염 치료 권고 사항

가이드라인	일차 치료 약제
대한간학회	테노포비어, 엔테카비어, 페그인터페론
미국간학회	테노포비어, 엔테카비어, 페그인터페론
유럽간학회	테노포비어, 엔테카비어, 페그인터페론
아시아 태평양 간학회	테노포비어, 엔테카비어, 페그인터페론

1. 치료 효과

엔테카비어의 치료 효과에 대한 임상연구를 보면 투약 5년째에 94%에서 B형 간염 바이러스 DNA가 검출이 되지 않았으며, 80%에서 간효소 수치가 정상화되었다. 또 다른 연구에서는 48주 투여 결과 72%의 환자에서 간조직 염증 및 섬유화의 호전을 보인 바 있으며 이후 투여를 지속하였을 때 좀 더 많은 환자에서 호전을 보였다. 엔테카비어는 그 이전에 사용되었던 라미부딘(상품명: 제픽스)이나 아데포비어(상품명: 헵세라) 등과 비교하여 우월한 치료 효과를 보인 바 있다. 이러한 엔테카비어의 치료 효과는 e항원 양성 및 음성 환자에서 모두 좋은 결과를 보였으며, 간경변자에서도 좋은 결과를 보였다.

테노포비어의 경우 국내 임상에서 장기간 사용된 경험이 없어 외국에서 시행한 연구를 참고하면, 투약 5년째 B형 간염 바이러스 DNA 음전율은 96–99%로 나타났으며, 실제 임상에서 사용한 결과 투약 48주째에 90% 이상의 DNA 음전율을 보였다. 특기할 점은 테노포비어의 경우 이전 다른 종류의 경구 항바이러스제를 복용하였을 때도 초치료로 사용한 환자와 거의 유사한 치료 효과를 보여 다른 경구 항바이러스제 치료에 실패한 경우에도 좋은 효과를 기대할 수 있다. 2014년에 국내에서 12개월간의 치료 효과에 대한 결과가 발표된 바 있으며 12개월 후 85%에서 완전 바이러스반응에 도달하여 외국의 연구결과와 큰 차이가 없음을 알 수 있었다.

이상의 결과들을 종합하면, 이전에 다른 약제에 실패한 적이 없는 환자의 초치료 약제로서는 엔테카비어 및 테노포비어 모두 우수한 효능을 나타내며, 두 약제 간에 의미 있는 효능의 차이는 없는 것으로 보인다.

2. 약제 내성의 발생

만성 B형 간염 치료는 단기간에 환자 체내 모든 바이러스를 박멸하기가 매우 어렵기 때문에 수년 혹은 수십 년간의 장기간 치료가 불가피하다. 약제 내성이 발생하면, 이전에 성취된 모든 좋은 효과들은 상쇄되어 간 질환이 진행하게 된다. 뿐만 아니라, 이후에 구조요법으로 사용되는 다른 약제들의 효과도 현저히 감소시킬 수 있다. 따라서 장기간의 치료 중에 약제 내성 돌연변이 바이러스의 발생 가능성은 약제의 선택에 있어서 매우 중요한 기준이 된다. 약제 내성 발생 가능성은 환자가 이전에 라미부딘 등의 약제에 대한 내성 돌연변이를 가지고 있었는지에 의해 크게 달라질 수 있다. 이전에 다른 약제에 노출된 적이 없는 환자들에서 초치료로 사용할 경우, 엔테카비어의 6년 누적 내성 발생률은 1.2%로 보고되었다. 테노포비어는 6년간 치료 결과에서 약제 내성이 전혀 발견되지 않았다.

이상의 결과들을 종합할 때, 이전에 다른 약제를 사용한 적이 없는 환자에게 초치료로서 엔테카비어 혹은 테노포비어를 장기간 사용할 경우 내성 발생 위험은 극히 낮으며, 역시 두 약제 간에 차이가 없는 것으로 보인다.

3. 약제 내성 환자의 치료

이전에 라미부딘에 대한 내성 돌연변이 바이러스가 발생한 환자에서 엔테카비어를 2년간 사용할 경우 불과 34%의 환자들만이 B형 간염 바이러스 DNA를 검출한도 이하로 감소되었으며, 5년간 치료하였을 때 엔테카비어에 대한 추가 내성이 51%의 환자에서 발생하였다. 즉, 라미부딘 내성 환자의 경우 엔테카비어 단독치료는 별로 효과가 없었으며 추가 내성이 빈번하게 발생하였다. 반면에, 테노포비어는 여러 연구들에서 라미부딘 내성 환자에서도 초치료로 사용한 경우와 비슷한 치료 효과가 보고되어 있다. 테노포비어는 소규모 연구들에서 엔테카비어나 아데포비어 내성이 있는 환자들에서도 추가 내성 발생 위험 없이 안전하고 효과적으로 사용할 수 있는 것으로 알려지고 있다. 그러나 아데포비어 내성이 있으면서 혈청 바이러스의 역가가 매우 높은 경우는 테노포비어 단독 치료의 효과가 다소 낮아질 수 있어서 주의가 요망된다. 하지만 어떠한 경우에도 테노포비어에 대한 추가 내성은 아직 전 세계적으로 발생 보고가 없다.

이상의 결과를 종합하면, 이전에 약제 내성이 발생한 적이 있는 환자들에서는 테노포비어가 엔테카비어에 비해 확실한 우위에 있다고 볼 수 있다.

4. 약제 부작용

엔테카비어는 약제 부작용으로 인해 투약을 중단해야 할 정도의 심한 부작용은 드물다. 간기능 상실이 심한 비대상성 간경변 환자에서 엔테카비어 투여 후 젖산 혈증 발생이 보고된 바 있어 치료 전 간기능이 매우 나쁜 환자에서는 주의할 것을 권고하고 있다. 엔테카비어 도입 초기에 우려되었던 악성종양 발생 가능성은 6년간의 장기간 관찰 결과 문제가 되지 않는 것으로 보인다.

테노포비어 또한 치료 중단에 이르게 하는 심한 부작용은 거의 없었다. HIV 감염 환자에서 보고되었던 급성 신부전 위험은 만성 B형 간염 치료에서는 보고된 바 없으며 6년간의 장기간 치료 결과 신기능 감소는 문제 되지 않는 것으로 밝혀졌다. 최근 국내에서 테노포비어와 연관된 세뇨관 질환과 이에 병발한 신증후군 증례가 보고된 바 있으나 극히 드문 경우로 보인다. 테노포비어의 장기간 사용에 의한 골밀도 감소 우려도 초기에 있었으나 역시 문제 되지 않는 것으로 밝혀졌다.

　이상의 결과를 종합하면, 두 약제 모두 장기간 안전하게 사용할 수 있는 것으로 보인다.

5. 가임기 여성의 치료

　임신을 계획 중인 경우 치료 기간이 정해져 있는 페그인터페론 치료가 선호되나 페그인터페론은 임신 기간 중에는 사용하면 안 된다. 임신 기간 중 치료를 시작해야 하는 경우에는 임산부 투여 안전성 등급 B(동물 실험에서는 기형이 발생하지 않았으나 인체에서는 안전성의 확인이 필요한 상태)에 해당하는 테노포비어를 사용할 것이 추천된다. 엔테카비어는 임산부 투여 안전성 등급 C(동물 실험에서 약제로 인한 기형이 발생한 경우)에 속해 있어 임산부에게는 투여할 수 없다.

이제까지의 여러 연구 결과를 보면 이전 항바이러스제 복용력이 없는 만성 B형 간염 환자의 경우 엔테카비어와 테노포비어는 거의 유사하게 높은 효능과 내성 장벽 및 안전성을 보였으므로 어느 약제든 안전하게 사용할 수 있을 것으로 생각된다. 그러나 이전에 다른 항바이러스제에 대해서 내성이 발생한 적이 있는 환자들에서는 엔테카비어보다 테노포비어가 훨씬 우수한 효과를 보였다. 이전에 라미부딘 등의 다른 약제를 사용하였으나 약제 내성이 발생했었는지 알 수 없는 경우에도 테노포비어를 우선적으로 추천할 수 있을 것이다. 가임기 여성이나 임신 중에 만성 B형 간염의 치료가 필요한 경우 역시 임산부 투여 안정성 등급이 보다 높은 테노포비어가 우선적으로 추천된다.

만성 B형 간염의 항바이러스 내성: 예방과 치료

고려의대 안산병원 소화기내과 **임 형 준**　연세의대 세브란스병원 소화기내과 **박 준 용**

만성 B형 간염의 항바이러스 치료 시 성패를 가르는 중요한 요인의 하나가 내성의 발생이다. 항바이러스 내성이 발생할 경우 억제되었던 바이러스의 증식이 다시 활성화되고 이에 따라 정상화되었던 간기능 검사치도 재상승을 보일 수 있으며 심한 경우 임상적인 증세를 동반한 간기능 부전이 발생할 수도 있다. 뿐만 아니라 이차적인 내성 발생의 위험이 있어, 한번 내성이 발생한 환자의 경우 다약제 내성으로 진행할 수 있는 위험이 발생한다. 이 글에서는 만성 B형 간염 치료 시 발생할 수 있는 약제 내성의 예방 및 치료와 관련한 제반 사항들을 살펴보고자 한다.

1. 항바이러스 내성의 발생

항바이러스 내성에 영향을 미치는 요인은 약제 요인, 바이러스 요인, 그리고 환자 요인으로 나누어 생각할 수 있다. 약제 요인으로 약제의 바이러스 증식억제능(potency)과 유전자 장벽(genetic barrier)의 수준이 가장 크게 작용한다. 즉, 약제의 항바이러스 효과가 클수록 내성 발생의 위험이 낮다. 또한 유전자 장벽이란 해당 내성이 발생하는데 필요한 바이러스의 유전자 변이의 수로 정의하는데, 변이가 바이러스 유전자의 여러 위치에서 발생하여야만 약제에 내성을 획득할 수 있는 경우는 유전자 장벽이 높아 내성 발생 위험도가 떨어지게 된다. 바이러스 요인으로 치료 전 바이러스 증식 수준이 높을수록, 해당 약제에 대한 내성 변이 바이러스의 겹저항성(fold resistance)이 높을수록 내성의 위험도는 증가한다. 환자 요인으로는 약제의 투여 기간이 길수록, 약제의 순응도가 낮은 경우, 과거 항바이러스 치료의 기왕력이 있는 경우 내성 발생의 위험도가 증가하게 된다.

2. 항바이러스 내성의 예방

내성 발생을 예방하는 첫걸음은 약제의 선택에서 시작된다. 만성 B형 간염의 치료에 사용되는 약제는 크게 주사제인 인터페론 제제와 경구 항바이러스제로 구분된다. 경구용 항바이러스제, 즉 핵산유사체 중에는 테노포비어와 엔테카비어가 바이러스 증식억제능(antiviral potency)이 우수하고 유전자 장벽이 높아 내성의 발생 위험성이 낮으므로 초치료로 우선 권고되고 있다. 페그인터페론은 주 1회 투여하는 인터페론 제제로 주사제라는 단점에도 불구하고 치료기간이 비교적 명확하고 내성의 발생 위험에서 안전하다는 장점이 있어 젊은 환자에서 고려할 수 있다.

이미 유전자 장벽이 낮은 약제를 투여하는 중인 환자라면 치료 반응에 따라 치료 방법을 수정하는 것도 내성 예방에 좋은 방법이다. 아래는 경구 약제로 항바이러스 치료를 처음 시작하였을 때의 바이러스 반응에 따른 분류이다.

일차 무반응 primary non response
6개월 치료 후 HBV DNA가 2 log IU/mL 미만으로 감소 하는 경우

부분 바이러스 반응 partial virologic response
HBV DNA가 2 log IU/mL 이상 감소하였으나 real-time PCR로 HBV DNA가 검출되는 경우

완전 바이러스 반응 complete virologic response
real-time PCR로 HBV DNA가 검출되지 않는 경우

일차 무반응의 경우 해당 약제에 대한 내성이 없다면 내성 장벽이 더 높은 약제로 전환한다. 내성이 발생한 경우라면 내성에 대한 대처 지침에 따른다. 부분 바이러스반응의 경우는 우선적으로 환자의 약제 순응도를 면밀히 확인하여 약제를 불규칙하게 복용함으로써 나타난 현상이 아닌지를 확인하여야 한다. 만일 항바이러스제로 6개월 이상 치료한 환자에서, 약제 순응도가 좋았음에도 부분 바이러스반응이 관찰된 경우라면, 치료 중인 약제의 내성 발생에 대한 장벽 정도에 따라 치료 방침을 결정한다. 즉, 내성에 대한 장벽이 낮은 약제(라미부딘, 텔비부딘, 클레부딘, 아데포비어 등)를 사용하고 있는 경우에는 약제내성 검사를 시행한 후 내성이 없으면 내성장벽이 더 높은 약제(엔테카비어 혹은 테노포비어)로 전환한다. 내성장벽이 높은 약제를 사용하고 있었던 경우에는 부분 반응 여부를 치료 개시 12개월째에 판단하며 부분 반응 시 해당 약제를 지속 사용하면서 모니터를 하거나, 내성장벽이 높은 다른 약제로 교체할 수 있다.

3. 항바이러스 내성의 진단

내성이 발생 시 임상적으로 나타나는 첫 번째 소견은 바이러스 돌파현상(virologic breakthrough)으로, 약제 투여 후 감소되었던 바이러스의 증식이 다시 1 log IU/mL 이상 상승하는 것이다. 이는 정상화 되었던 간기능 검사치가 다시 상한선 이상 상승하는 생화학 돌파현상(biochemical breakthrough) 및 임상적 악화로 이어질 수 있다. 따라서 약제를 규칙적으로 잘 복용하였는데도 불구하고 바이러스 돌파현상이 관찰되었다면 항

바이러스 내성 검사를 실시하여 유전자 내성(genotypic resistance) 여부를 신속히 확인하여야 한다.

4. 항바이러스 내성 치료의 원칙

항바이러스 내성의 치료 시 교차 내성이 있지 않은 nucleoside 유사체(라미부딘, 텔비부딘, 클레부딘, 엔테카비어)와 nucleotide 유사체(아데포비어, 테노포비어) 한 가지씩을 선택하여 병합치료 하는 것은 이차 내성을 방지할 수 있는 기본적인 방법이다. 그러나 최근 비교적 짧은 기간이긴 하지만 테노포비어의 단독 요법이 아데포비어 내성 및 엔테카비어 내성 등의 다약제 내성에서도 병합 치료만큼 효과적이라고 보고 되면서 여러 내성에서 테노포비어 단독 치료도 고려할 수 있게 되었다. 표 1은 내성 검사에서 흔히 발견되는 B형 간염 바이러스의 변이 종류와 각 약제에 대한 변이 바이러스의 겹저항성(fold resistance)의 수준, 교차 내성 등을 나타낸다. 여기서 겹저항성은 내성이 없는 야생형 바이러스를 억제하는데 필요한 약제의 농도에 대해 변이가 발생한 바이러스를 같은 수준으로 억제하는데 필요한 약물 농도의 비로 표시한다. 즉 변이 바이러스의 겹저항성이 높다는 것은 해당 약제를 아주 높은 농도로 투여하여야 증식을 억제할 수 있다는 의미이다.

표 1. 내성 변이의 종류와 약제에 따른 겹저항성 수준 및 교차 내성

HBV 변이	라미부딘	클레부딘	텔비부딘	엔테카비어	아데포비어	테노포비어
rtM204I	H	H	H	I	L	L
rtL180M+rtM204V	H	H	H	I	L	L
rtA181T/V	I	H	I	L	H	L
rtN236T	L	L	L	L	H	I
rtL180M+rtM204V± rtI169T±rtM250V	H	H	H	H	L	L
rtL180M+rtM204V± rtT184G±rtS202I/G	H	H	H	H	L	L
rtA194T	H	NA	I	L	H	H

H (High level resistance, fold resistance >30), I (Intermediate level resistance, fold resistance 3-30), L (Low level resistance, fold resistance <3), NA (not available) [2011년 대한간학회 만성 B형 간염 진료가이드라인에서 인용함]

5. 약제별 내성 치료

라미부딘 내성: 2015년도에 개정된 대한간학회 만성 B형 간염 진료가이드라인에서는 라미부딘 내성 치료 방법을 다음과 같이 제시하였다.

라미부딘 내성 치료 권고 사항

1. 테노포비어 단독 치료 또는 테노포비어와 뉴클레오시드 유사체의 병합 치료를 권장한다(A1).

2. 테노포비어를 사용할 수 없는 경우에는 아데포비어와 뉴클레오시드 유사체의 병합 치료를 고려한다(B1).

3. 대상성 간기능을 가진 환자에서는 라미부딘을 중단하고 페그인터페론 알파 투여를 고려할 수 있다(B2).

---

rtL180M±rtM204V 혹은 rtM204I는 대표적인 라미부딘 내성 변이이다.

라미부딘 내성의 치료로 아데포비어나 테노포비어와 같은 nucleotide 유사체 계열의 약물이 치료의 근간이다. 특히 야생형 B형 간염 바이러스(HBV)와 라미부딘 내성 HBV에서 모두 아데포비어보다 더 강력한 바이러스 억제력을 보이는 테노포비어의 단독 또는 추가 병합 치료가 현재로서는 가장 효과적인 치료 선택이다. 서양의 코호트 연구에서 라미부딘 내성을 지닌 환자 중 15개월 이상 아데포비어를 투약하였음에도 불구하고 부분반응을 보이는 환자를 대상으로 테노포비어 투여 후 치료 반응을 평가하였을 때, 3.5개월 내에 95%의 환자에서 PCR 검사상 HBV DNA가 검출되지 않았다. 또 다른 연구에서도 평균 23개월까지 추적 관찰하였을 때, 라미부딘 내성 환자에서 테노포비어 단독 치료로 100% 치료반응이 있음을 확인하였다. 최근 미국 소화기학회지(Gastroenterology)에 보고된 바에 따르면 테노포비어 단독 요법으로도 라미부딘 내성 환자 치료 시에 우수한 치료 효과를 보였다. 이는 라미부딘 내성 환자를 대상으로 테노포비어 단독요법 치료군과 테노포비어/엠트리시타빈 병합요법 치료군과의 전향적 3상 비교 연구로, 2년 치료 후 완전 바이러스 반응에 대한 ITT 분석상 테노포비어 단독요법 치료군에서 89.4%와 테노포비어/엠트리시타빈 병합요법 치료군에서 86.3%의 성적을 보여 통계학적 차이가 없음을 보고하였다. 또한, 2년간의 치료 중 테노포비어에 대한 내성 바이러스는 두 군 모두에서 전혀 발견되지 않았다. 이는 라미부딘 내성 환자에서 nucleoside 약제와 테노포비어 병용 구제요법 뿐만 아니라 테노포비어 단독요법만으로도 충분한 항바이러스 효과를 보일 수 있음을 증명한 것이다. 물론 만성 B형 간염 치료에 있어 완전 바이러스 반응을 달성하였다고 하더라도 돌파 현상 등 재발 가능성이 있기 때문에 상기치료에 대한 결과는 추후 확인해야 할 것이다.

클레부딘, 텔비부딘 내성
라미부딘 내성 발생시 치료 방법에 준한다.

아데포비어 내성
국내에서는 라미부딘 내성이 먼저 선행되고 이후에 구조 요법으로 아데포비어를 사용되다가 rtA181T/V 또는

rtN236T 등의 내성이 추가로 발생한 경우가 흔하다. 현재 국내의 가이드라인에서는 다음과 같이 권고하고 있다.

아데포비어 내성 치료 권고 사항

라미부딘에 내성을 보여 아데포비어를 사용했던 경우

1. 테노포비어 단독 치료 또는 테노포비어와 엔테카비어의 병합 치료를 고려한다(B1).

2. 테노포비어와 뉴클레오시드 유사체(엔테카비어 이외)의 병합 치료를 고려할 수 있다(B2).

3. 테노포비어를 사용할 수 없는 경우에는 아데포비어와 엔테카비어 병합 치료를 고려할 수 있다(B2).

테노포비어는 실험실 연구 결과 아데포비어 내성 변이에 약간의 감수성 저하가 있어 교차 내성을 보일 가능성이 제기 되었다. 또한, 아데포비어에 불충분한 치료 반응이거나 바이러스 돌파현상을 보이는 환자에서 테노포비어 단독 치료는 충분한 치료 효과를 갖지만, 아데포비어 내성 환자에서는 테노포비어 단독치료만으로는 불충분한 바이러스 반응을 보여 엠트리시타빈 병합 치료 후에야 바이러스 감소가 있었음을 보고한 연구 결과가 있었다. 하지만 다른 연구에서는 아데포비어(±라미부딘)에 불충분 반응을 보이는 105명의 환자를 대상으로 테노포비어 단독 사용 그룹과 테노포비어/엠트리시타빈 복합 사용 그룹 모두 81%로 동등한 바이러스 억제 효과를 보고하였으며 초치료로 테노포비어 단독 사용을 하다가 복합 요법으로 변경하였을 때와 초기에 복합 요법을 사용하였을 때 두 군간의 차이가 없음을 보고하였다. 최근 국내에서 수행된 다기관 무작위 배정 연구에서 아데포비어 내성 치료 시 테노포비어 단독은 테노포비어/엔테카비어 병합 치료와 효과의 차이가 없었다. 추후 장기간의 자료가 필요하긴 하겠으나 테노포비어 단독 치료도 아데포비어 내성 치료로 고려할 수 있을 것으로 생각된다.

엔테카비어 내성

rtM204V+rtL180M 등의 라미부딘 내성 변이가 있고 여기에 rtT184, rtS202, rtM250 등의 위치에 추가 변이가 출현함으로써 엔테카비어에 내성이 발생하게 된다. 이러한 변이에 대하여 실험실적으로 항바이러스 효과가 입증된 약제는 아데포비어와 테노포비어이므로 이들 약제를 병합하는 것이 타당하겠다. 그러나 최근 엔테카비어 내성 환자에서 테노포비어 단독 치료가 테노포비어와 엔테카비어를 병합한 치료와 효과 면에서 차이가 없음이 보고되어 테노포비어 단독 치료도 고려할 수 있겠다.

엔테카비어 내성 치료 권고 사항

1. 테노포비어 단독 또는 테노포비어와 엔테카비어 병합 치료를 고려한다(B1).

2. 테노포비어를 사용할 수 없는 경우에는 아데포비어와 엔테카비어 병합 치료를 고려할 수 있다(B2).

테노포비어 내성

테노포비어는 현재 임상 추적결과 아직 내성의 예

는 없었다. A194T 변이는 테노포비어에 대한 약제 감수성을 감소시킨다고 알려져 있으나 이에 대해서는 추가적인 연구와 추적 관찰이 필요하다. A194T 변이에 대한 실험실 연구 결과를 바탕으로 할 때 엔테카비어를 추가하는 것이 타당할 것으로 판단되며 여러 약제에 대한 내성이 동시에 발견되는 다약제 내성의 경우도 결국은 테노포비어와 엔테카비어 병합이 가장 바람직할 것으로 생각된다.

다약제 내성

다약제 내성은 두 가지 이상의 서로 다른 계열의 약제에 내성을 보이는 경우를 말한다. 권장되는 치료는 다음과 같다.

다약 내성 치료 권고 사항

1. 테노포비어 단독 또는 테노포비어와 엔테카비어병합 치료를 고려한다(B1).
2. 테노포비어를 사용할 수 없는 경우에는 아데포비어와 엔테카비어 병합 치료를 고려할 수 있다 (B2).

항바이러스 내성은 적절한 약제의 선택을 통해 예방 가능할 것으로 판단되며 내성이 의심되는 경우 즉각 항바이러스 내성 변이 검사를 통한 확진 후 조기에 구조 치료를 개시하여 임상적인 악화를 예방하여야 하겠다.

여러 내성에 효과를 보이는 강력한 항바이러스제인 테노포비어가 국내 출시된 지 수년이 경과되었다. 테노포비어 출시 이전에는 추가적인 내성 발생을 막기 위해 연속적인 단일약제처방을 피하고 교차 내성을 고려하여 nucleoside 약제 한 가지와 nucleotide 약제를 병합 치료할 것을 권장하였다. 그러나 이는 과거의 자료에서 보았던 바와 같이 아데포비어의 낮은 효능과 기존 내성 환자에 대한 엔테카비어의 낮은 내성 장벽에 기인한 측면이 있다. 하지만, 만성 B형 간염 치료가 현재로서는 장기간의 투약이 불가피한 점을 고려하였을 때, 테노포비어 단독 구제 요법으로 치료 반응이 있을 것으로 예측되는 환자에서는 굳이 병용 구제요법을 고집할 필요는 없을 것이다. 추후 이러한 치료 반응에 대한 예측 인자와 항바이러스제 약물을 장기간 투여함으로 발생할 수 있는 부작용 측면, B형 간염 바이러스 억제에 대한 비용 대비 효과적인 측면 등의 다양한 분석이 반드시 필요하겠다.

참고문헌

1. Korean Association for the Study of the Liver. KASL Clinical Practice Guidelines: Management of chronic hepatitis B. Clin Mol Hepatol. 2012;18:109-162.

2. European Association for the Study of the Liver. EASL Clinical Practice Guidelines: management of chronic hepatitis B virus infection. J Hepatol. 2012;57:167-185.

3. Lok AS, McMahon BJ. Chronic hepatitis B: update 2009. Hepatology 2009;50:661-662.

4. 대한간학회. 2015 만성 B형 간염 진료 가이드라인

5. Yim HJ, Hwang SG. Options for the management of antiviral resistance during hepatitis B therapy: reflections on battles over a decade. Clin Mol Hepatol. 2013;19:195-209.

B형 간염의 치료: 어떻게 모니터링하고 언제 종료하나?

가천의대 길병원 소화기내과 **김 연 수**

1. 치료 모니터링

(1) 항바이러스 치료 전 모니터링

만성 B형 간염으로 진단되면 치료 시작 전까지 정기적으로 HBeAg, anti-HBe, HBV DNA 농도, ALT 등을 정기적으로 검사한다. 우리나라는 대부분 유전자형이 C형이므로 치료 전에 유전자형 검사를 시행할 필요는 없다.

권고사항

1. 만성 B형 간염(HBeAg 양성 또는 음성)
    (1) AST/ALT가 정상인 경우는 치료의 대상이 되지 않으므로 간기능 검사 및 real-time PCR법에 의한 혈청 HBV DNA를 2-6개월, HBeAg과 anti-HBe를 6-12개월 간격으로 검사하면서 적절한 항바이러스 치료 시점을 잡도록 하여야 한다(C1).
    (2) AST/ALT가 비정상인 경우에는 간기능 검사를 1-3개월 간격, HBeAg, anti-HBe와 real-time PCR법에 의한 HBV DNA를 2-6개월 간격으로 검사하면서 치료 대상이 되는지 여부를 관찰한다(C1).

2. 대상 간경변증
    간기능 검사를 2-6개월 간격, HBeAg, anti-HBe와 real-time PCR법에 의한 HBV DNA를 2-6개월 간격으로 검사할 것을 고려한다(C1).

> **3. 비대상 간경변증**
>
> 비대상 환자는 대상 환자에 비하여 간기능 악화 시 간부전증의 발생 가능성이 증가하므로 간기능 검사를 1-3개월 간격, HBeAg, anti-HBe와 real-time PCR법에 의한 HBV DNA는 2-6개월 간격으로 검사할 것을 고려한다(C1).

3%에서 신기능 이상이 관찰되었으며 비대상 간경변에서는 신독성의 위험이 더욱 증가(48주 투여 시 24%에서 발생)한다. 반면 테노포비어의 경우 5년간 투여 후 신기능 장애는 1%로 보고되어 아데포비어에 비하여 신독성의 위험성이 낮다. 테노포비어는 드물게 골밀도 감소를 초래할 수 있다고 보고되고 있다. 클레부딘과 텔비부딘을 장기투여 중인 환자는 근병증(myopathy)의 발생 가능성을 고려하여 CK(creatinine kinase) 등 정기적인 검사가 필요하다.

(2) 항바이러스 치료 중 모니터링

1) 경구용 항바이러스제

순응도에 문제없이 6개월 이상 경구용 항바이러스제를 투여하였으나 혈청 HBV DNA가 2 $\log_{10}$IU/mL 이상 감소하지 않은 경우 일차 무반응(primary nonresponder)으로 간주하고 약제를 변경하거나 추가할 것을 고려하여야 한다. HBV DNA는 1 내지 3개월 간격으로 검사하며 바이러스 반응이 나타나면 3 내지 6개월 간격으로 검사한다.

치료 중 HBV DNA 농도의 변화는 내성 발생의 예측에 중요한 지표로 이용되고 있다. 즉 항바이러스 치료 24주 후 HBV DNA가 음전되면 내성발생의 가능성이 낮다(라미부딘, 아데포비어, 텔비부딘). 항바이러스 치료 중 바이러스 돌파가 나타나면 순응도를 확인하여야 하고 약물에 대한 내성검사를 실시하여야 한다.

아데포비어나 테노포비어를 투여 중인 환자에서는 정기적인 신기능 검사가 필요하다. 아데포비어의 경우 대상 간질환 환자에서는 4 내지 5년간 투여 시 약

2) 페그 인터페론 알파 pegylated interferon alpha

페그 인터페론 알파 치료를 하는 경우 골수 기능 억제 효과가 있으므로 CBC와 ALT를 매월 검사하여야 한다. 혈청 HBV DNA는 3 내지 6개월 후 초치료반응을 보기 위해 시행하여야 한다. 페그 인터페론 알파 치료로 동반될 수 있는 합병증은 방문 시 매번 모니터링 하여야 한다.

HBeAg 양성 만성 B형 간염: HBeAg과 anti-HBe을 치료시작 6개월, 12개월 그리고 치료종료 6개월 후 검사한다. HBeAg의 혈청전환, HBV DNA 소실(<2,000 IU/mL) 그리고 ALT 정상화를 최적의 치료반응으로 간주한다. 치료 12주에 HBV DNA가 20,000 IU/mL 이하로 감소한 경우 HBeAg 혈청 전환율은 약 50%로 보고되고 있다. HBeAg이 혈청 전환되고 HBV DNA가 소실된 환자에서는 HBsAg의 소실을 기대할 수 있으므로 6개월 간격으로 HBsAg 검사를 시행한다. HBsAg 정량검사가 치료반응 예측에 도움을 줄 수 있다. 치료 3개월 후 HBV DNA가

1 $\log_{10}$ 이하로 감소하는 primary nonresponder는 치료를 중단하고 경구용 항바이러스제로 대체한다.

HBeAg 음성 만성 B형 간염: HBeAg 양성 환자와 동일하게 모니터링한다. HBV DNA가 검출되지 않으면 HBsAg 을 6개월 간격으로 검사한다.

─ 권고사항 ─

1. 경구용 항바이러스제 투여 중에는 간기능 검사 및 real-time PCR법에 의한 혈청 HBV DNA를 1-3개월 간격으로 검사하고 HBeAg, anti-HBe는 3-6개월 간격으로 검사할 것을 권장한다(C1).

2. 페그 인터페론 치료 중에는 CBC와 간기능 검사를 매월 시행하여야 한다. real-time PCR법에 의한 혈청 HBV DNA를 1-3개월 간격으로 검사하고 HBeAg, anti-HBe는 치료시작 후 6개월, 1년, 그리고 치료종료 6개월 후 측정하는 것을 권장한다(C1).

3. 완전 바이러스반응(complete virologic response)이 확인된 후에는 3 내지 6개월 후 HBV DNA를 검사하고 HBeAg이 소실되면 2 내지 3개월 후 재확인할 것을 권장한다.

4. 경구용 항바이러스제 치료 중에 바이러스 돌파가 발생하면 환자의 약물 순응도를 확인하여야 한다. 순응도에 문제가 없다면 약제 내성 검사를 시행하고 적절한 구제요법을 고려하여야 한다(A1).

5. 투여 중인 약물의 부작용에 대한 모니터링이 필요하다(A1).

(3) 항바이러스 치료 후 모니터링

항바이러스 치료 후에는 간염의 재발 및 급성 악화 가능성에 대비하여 정기적인 검사가 필요하다.

─ 권고사항 ─

1. 치료종료 후 1년간은 간기능 검사, real-time PCR법에 의한 혈청 HBV DNA 검사를 1-3개월 간격으로 하고 HBeAg, anti-HBe는 3-6개월 간격으로 검사할 것을 고려한다. 1년이 경과한 후에는 간기능 검사, real-time PCR법에 의한 혈청 HBV DNA 검사를 3-6개월 간격으로 시행하여 재발 추적 관찰을 한다(C1).

2. 간세포암종의 조기발견을 위해 복부 초음파 검사와 혈청 알파 태아단백을 정기적으로 시행한다(A1).

2. 치료 종료

페그 인터페론 알파의 장점 중 하나는 치료기간이 정해져 있다는 점이다. 대한간학회 가이드라인은 HBeAg 양성 여부에 관계없이 48주 시행할 것을 권장하고 있다.

경구용 항바이러스제를 언제 종료하여야 할지는 논란의 대상이다. HBeAg 양성인 만성 간염에서는 HBV DNA 음전이 나타나고 HBeAg의 소실 또는 혈청전환이 나타난 후 최소한 12개월 이상 유지치료를 권장하고 있다. 미국 간학회나 유럽 간학회 치료 가이드라인에서 권고하는 유지치료 기간은 적어도 6 내지 12개월로 대한간학회 가이드라인에 비하여 기간이 짧은데, 서양인에서는 이 정도의 유지치료로도 치료반응의 지속성(durability)이 80%의 환자에서 유지되기 때문이다. 치료 중 HBeAg의 혈청전환이 일어나지 않는 환자는 장기간 지속투여하여야 한다.

한편 HBeAg 음성 만성 간염의 경우 치료종료 시 재발이 흔하여 HBsAg이 소실될 때까지 사용할 것을 권장하고 있다. 아시아 태평양 간학회의 가이드라인에 의하면 real-time PCR법으로 혈청 HBV DNA가 6개월 이상 간격으로 3회 이상 검출되지 않으면 약물투여를 중단할 수 있다고 제시하고 있다.

간경변증의 경우는 재발로 인한 간기능 악화 시 비대상에 빠질 가능성이 있으므로 장기간 치료가 권고되고 있다. 2007년의 가이드라인에서는 대상 간경변증인 경우 만성 간염과 동일하며 비대상 환자에서는 평생투여를 제시하였고 2011년 가이드라인에서도 장기간 치료를 권장하고 있다.

권고사항

1. HBeAg 양성 만성 B형 간염
    (1) 페그 인터페론 알파는 48주 투여한다(A1).
    (2) 경구용 항바이러스제는 HBV DNA 음전 및 HBeAg의 소실 혹은 혈청전환이 일어나면 최소 12개월 이상 유지치료를 권장한다(A1).

2. HBeAg 음성 만성 B형 간염
    (1) 페그 인터페론 알파는 적어도 48주 투여한다(B1).
    (2) 경구용 항바이러스제의 경우 투여기간은 정해지지 않았으며 HBsAg의 소실을 보일 때까지 사용을 권고한다(A1).

3. 간경변증의 경우 장기간 치료를 권고한다(B1).

참고문헌

1. Korean Association for the Study of the Liver. KASL practice guideline for chronic hepatitis B. 2011.

2. Lok ASF, McMahon BJ. AASLD practice guidelines. Chronic hepatitis B: Update 2009.

3. European Association for the Study of the Liver. EASL clinical practice guideline: Management of chronic hepatitis B. J Hepatol 2009;50:227-242.

4. Liaw YF, Leung N, Kao JH, Piratvisuth T, Gane E, Han KH, et al. Asian-Pacific consensus statement on the management of chronic hepatitis B: 2008 update. Hepatol Int 2008;2:263-283.

C형 간염

Chapter 3

C형 간염의 역학과 예방

비에비스 나무병원 소화기내과 　서 동 진

C형 간염 바이러스(HCV)는 B형 간염 바이러스(HBV)와 마찬가지로 혈액을 통한 경주감염으로 걸리게 된다. 국내에서는 B형 간염이 워낙 많아 그동안 C형 간염의 중요성이 간과된 면이 적지 않은데 HCV는 HBV처럼 만성 간질환의 중요한 원인이다. 급성 C형 간염 환자의 50-80%는 만성 간염으로 진행하게 되며 만성 간염 환자는 약 20년에 걸쳐 2-42%는 간경변증이 되고 간경변증이 되면 매년 1-4%에서 간암이 생긴다(그림 1). 국내 간암의 11%는 C형 간염에 기인하고 있는 실정이다. 반면 B형과 달리 C형은 항바이러스제 치료에 의하여 완치 될 가능성이 높은 간염이다. HCV는 6개의 유전자형이 있는데 세계적으로 지형에 따라 다양한 분포를 보인다. 1, 2, 3형이 광범위하게 분포되어 있고 4, 5, 6형은 일부 지역에 국한되어 있다. 우리나라는 1b형이 45-59%로 가장 흔하고 2a형이 26-51%로 두 가지 유전자형이 대부분이다.

그림 1. 만성 C형 간염의 자연경과

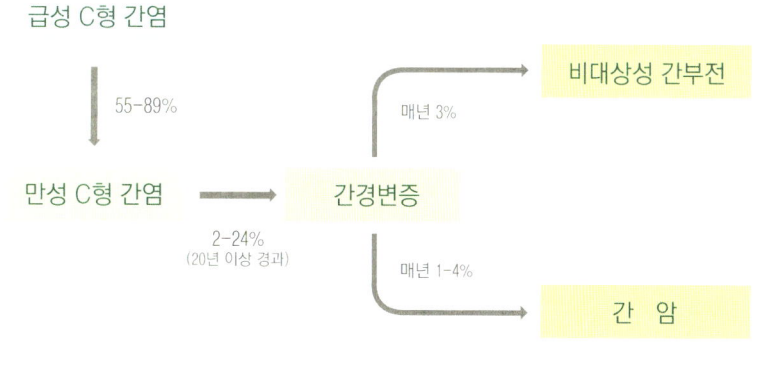

1. 국내의 C형 간염 감염현황

일반인

국내에서는 1991년 5월부터 수혈혈액에 대한 anti-HCV 검사가 선별검사로 사용되기 시작했다. 1995년부터 2000년까지 건강검진자를 대상으로 한 국내 다기관 보고에서 40세 이상 성인의 1.29%가 anti-HCV 양성이어서 전체인구 중 약 193,000명 정도가 감염된 것으로 추산하였다. 2009년 20세 이상 건강검진자 29만여 명을 대상으로 한 국내 다기관 연구에서는 anti-HCV 양성률이 0.78%로 나타났다. Anti-HCV 양성률은 남자(0.75%)보다 여자(0.83%)에서 더 높았고 연령이 높을수록 증가하여 60세 이상에서 가장 높았다(20대; 0.34%, 30대; 0.41%, 40대; 0.60%, 50대; 0.80%, 60대; 1.53%, 70세 이상; 2.31%)(그림 2). 또한 지역별 항체 양성률도 차이를 보여 전남이 2.07%로 가장 높았고 다음으로 부산이 1.53%이었다(그림 3).

그림 2. 연령별, 성별 anti-HCV 양성률

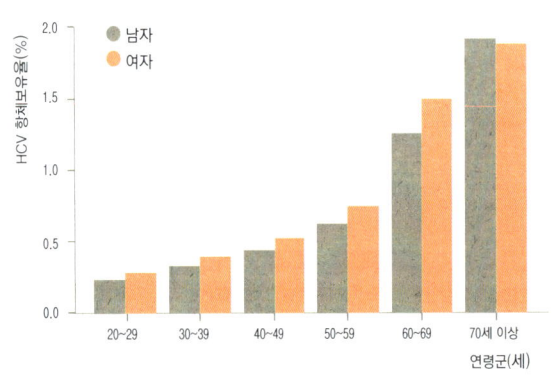

그림 3. 지역별 anti-HCV 양성률

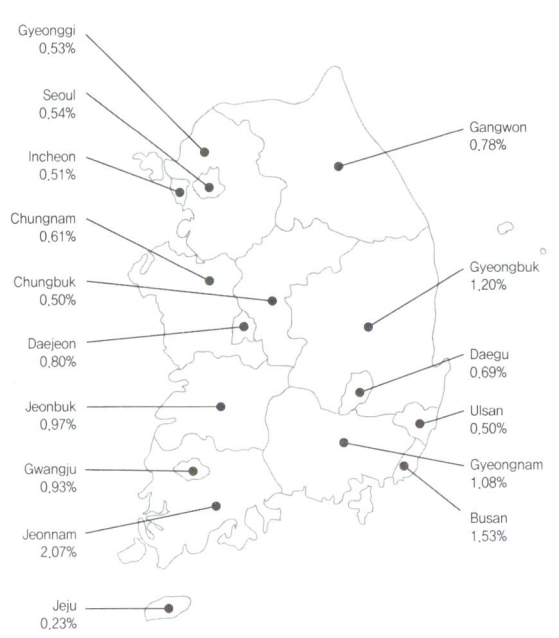

고위험군

정맥주사 약물 남용자에서는 anti-HCV 양성률이 48.4-79.2%로 매우 높다. 2005-2006년에 107명을 대상으로 한 국내보고에 따르면 정맥주사 약물 남용자의 57%가 HCV RNA 양성인 C형 간염 환자로 확인되었다. 혈액투석환자(5.9-14.7%), HIV 감염자(5.0-6.3%) 혈우병 환자(20.0%), 한센병 환자(67.7%)들도 anti-HCV 양성률이 높아 고위험군이라 할 수 있다. 과거에 혈액 공여자에 대한 anti-HCV 선별검사가 시행되기 전 즉 1990년 이전에 수혈이나 장기이식을 받은 사람들도 anti-HCV 검사를 받아 보는 것이 좋겠다.

2. HCV의 전염경로

HCV의 전염경로는 HCV에 오염된 혈액이나 혈액제제의 수혈을 비롯하여 HCV 양성 공여자로부터의 장기이식, 정맥주사 약물남용, 오염된 주사기나 바늘, 침에 찔리는 경우, HCV 감염자와의 성접촉, HCV 감염 산모로부터의 수직감염 등을 들 수 있다.

예전에는 매혈 혈액의 수혈을 통해 감염되는 경우가 많았으나 1991년부터 헌혈 혈액에 anti-HCV 선별검사가 보편화되면서 현재는 수혈에 의한 HCV 감염은 극히 드물어졌다. 서양에서는 정맥주사 약물 남용자의 50-90%가 HCV에 감염되어 있어 가장 중요한 전염경로로 알려졌다. 한편 HCV 유병률이 높은 개발도상국들에서는 오염된 주사기의 재사용이나 약병이나 주사용 백을 여러 번 사용하는 비위생적인 주사행위가 문제가 된다. 국내에서는 20년 전 남해 미조면에서 비의료인의 불법 시술로 인해 지역 주민의 20%가 HCV에 걸린 것이 보고된 바 있다. 이집트에서는 기생충 치료를 위한 주사를 놨는데 주사가 오염되어 전 국민의 30%가 C형 간염에 걸린 것이 보고되었다.

외에도 소독이 제대로 안 된 수술기구, 내시경 검사, 치과기구들도 감염경로가 될 수 있다. 일반인들에서는 소독이 제대로 되지 않은 귓불천자(피어싱), 문신 또는 침술도 문제가 된다. 성접촉도 감염경로가 될 수 있으나 정상적인 부부간의 성관계는 문제가 안되고 난잡한 성행위, 즉 성행위 상대방이 다수이거나 남성간의 성행위, 항문성교 등에서는 HCV 감염 위험성이 높아진다. 수직감염은 B형 간염에 비해 월등히 낮은데 HCV 감염 산모로부터 신생아로의 수직감염률은 1-6.2%로 보고되었다. 모유 수유를 통한 수직감염은 매우 낮다.

2007-2011년 사이에 1,173명의 국내 HCV 환자군의 다기관 대조비교 연구결과 정맥주사 약물남용, 주삿바늘에 찔린 것, 1995년 전 수혈, 문신, 나이가 우리나라 HCV 감염의 주요한 감염요인으로 보고되었다.

3. 예방

HCV 백신은 아직 개발되어 있지 못하므로 예방은 HCV의 감염경로를 잘 알고 피하도록 교육하고 관리하는 것이라 할 수 있다. 이 글에서는 대한간학회에서 2013년에 제정한 C형 간염 진료 가이드라인에서 제시한 예방권고 사항을 소개하는 것으로 대신하고자 한다.

1. HCV에 감염된 사람이 혈액, 장기, 조직, 정액 등을 공여하지 않도록 한다. HCV에 감염된 사람은 칫솔, 구강위생용품, 면도기, 손톱깎이 및 피부에 상처를 줄 수 있는 도구를 개별 사용하고 출혈이 있는 상처는 다른 사람에게 혈액 노출이 되지 않게 관리하도록 교육한다.

2. 정맥주사 약물 남용자에게는 이를 중단하도록 권한다. 이들에게 HCV 감염경로에 대해 교육하고 HCV 감염여부를 정기적으로 검사하도록 한다.

3. 의료행위 및 문신, 피어싱, 침술을 포함한 침습적 시술을 시행할 경우 일회용 또는 적절히 소독된 재료를 사용하고 도구들에 대한 적절한 세척과 소독이 필요하다.

4. HCV에 감염된 사람이 한 명의 상대방과 지속적인 성관계를 가지고 있는 경우에는 HCV가 성행위를 통해 전염될 가능성이 낮으므로 C형 간염이 있다는 이유만으로 성행위 방식을 바꾸는 것은 추천되지 않는다. 그러나 성행위 상대방이 다수인 경우에는 HCV 감염을 예방하기 위해 콘돔을 사용할 것을 권한다

5. 임산부의 산전 진찰동안 HCV 감염의 위험인자가 발견되거나 C형 간염이 의심되면 HCV 항체검사를 시행하여야 한다. HCV에 감염되었다고 해서 임신이나 모유 수유를 제한하거나 제왕절개와 같은 특정한 출산 방법을 선택하도록 권유하지는 않는다.

참고문헌

1. 대한간학회. *2013 대한간학회 C형 간염 진료 가이드라인. 2013.*

2. *Kim DY, Kim IH, Jeong SH, Cho YK, Lee JH, Jin YJ, et al. A nationwide seroepidemiology of hepatitis C virus infection in South Korea. Liver Int 2013;33:586-594.*

C형 간염 진단과 선별검사

한양의대 구리병원 소화기내과 **손 주 현, 김 선 민**

C형 간염은 우리나라에서 급·만성 간염과 간경변 및 간세포암의 중요 원인 중 하나이고 전 세계적으로도 2.8%의 HCV 항체 유병률을 보이는 비교적 흔한 질환이다. 특히 C형 간염 바이러스(HCV)에 감염된 환자의 50-80%가 만성 간염으로 이행되며 일단 만성화가 되면 자연회복이 드물고 지속적으로 간손상을 유발하여 간경변과 간세포암을 일으킬 수 있기 때문에 실제 임상에서도 매우 중요한 질환이다. 그럼에도 불구하고 대부분 환자에서 증상이 없어 검사하지 않으면 간과되기 쉬우며, 결국 증상이 발현되는 간경변증 내지 간암이 진행될 때까지 모르게 되고, 치료 시기를 놓치는 경우가 많으며, 더욱이 일선에서 진료하는 의사들조차 인지하지 못하는 경우가 있어, 적절한 시점에서의 선별검사와 진단은 매우 중요하다. 이번 글에서는 2013 대한간학회 C형 간염 진료 가이드라인 중 HCV 진단 검사와 선별 검사에 대한 내용을 주로 요약해 소개하고자 한다.

1. C형 간염 진단

HCV의 감염 경로를 파악하기 위해 자세한 병력 청취와 함께 HCV 감염 여부를 확인하기 위해서는 HCV 혈청 검사 및 HCV RNA 검사가 필요하다. 또한 간질환의 중증도 평가, 치료 여부의 결정, 치료 반응의 예측 등을 위해 일반 혈액 검사와 생화학적 검사 및 복부 초음파 등의 영상 검사를 해야 하고, 기타 간생검(조직검사) 또는 간 섬유화 평가를 위한 비침습 검사를 고려해야 한다. 항바이러스 치료 시작 전에는 반드시 HCV 유전자형 검사를 시행해야 한다.

(1) HCV 혈청 검사
1) HCV 항체 검사

혈장이나 혈청에서 HCV 항체를 검출하는 것은 HCV 감염의 고위험군에 대한 선별검사, 그리고 급성 및 만성 C형 간염의 진단을 위한 일차 검사이다. 면역 기능이 정상인 환자에서 HCV의 core, NS3, NS4, NS5 재조합 항원을 사용하여 HCV 항체를 검출하는 3세대 효소면역분석법(enzyme immunoassay, EIA)은 가장 흔히 사용되는 방법으로 민감도와 특이도가 각각 97.2-99.0%와 99.8-100%이다. 최근에는 EIA보다 항원, 항체 반응을 더 민감하게 검출할 수 있는 증강 화학발광 면역분석법(enhanced chemiluminescent immunoassay, CLIA)이나 전기화학발광 면역분석법(electrochemiluminescence immunoassay, ECLIA)의 사용이 증가하고 있고 특별한 장비 없이 타액이나 천자침 채혈을 이용하여 20분 이내에 신속하게 HCV 항체 유무를 진단할 수 있는 현장검사(point-of-care test)도 있다.

EIA를 이용한 HCV 항체의 검출은 앞에서 언급한 바와 같이 민감도와 특이도가 매우 높은 것으로 알려져 있으나 장기 이식 수혜자, HIV 감염, 무감마글로불린혈증과 같은 심한 면역억제환자, 혈액투석 환자 등에서와 급성 C형 간염의 초기에는 위음성으로 나타날 수 있고 자가 면역 질환이 동반된 환자나 C형 간염의 유병율이 낮은 지역에서는 위양성으로 나타날 수 있다. HCV에 감염 후 평균 8-9주가 지나면 HCV 항체가 양성으로 검출되기 시작하며 97% 이상에서 6개월 이내에 HCV 항체가 양전된다. 그러나 HCV 항체는 중화항체가 아니라서 HCV에서 회복되어도 지속적으로 혈청검사에서 검출이 되기 때문에 HCV 항체 양성 여부만으로는 현재 감염과 과거 감염에서의 자연 회복을 감별하지 못하며 HCV RNA 검사로 구분한다.

최근에는 앞서 언급한 현장검사로서 HCV의 신속 항체 검사가 새롭게 도입되었다. 이는 혈청, 혈장은 물론 천자침 채혈과 구강점막의 타액 등을 이용해서 HCV의 항체를 검출하는 것으로 20분 안에 결과 확인이 가능하며 민감도와 특이도가 각각 98.1-99.9%, 99.6-99.9%에 이르는 검사이다. 기존의 EIA와 비교해서 진단적 가치가 떨어지지 않으면서 신속, 간편한 장점이 있어서 점차 사용이 증가되고 있다.

2) 면역탁본법 recombinant immunoblot assay, RIBA

RIBA는 4개의 HCV 특이 항원이 코팅된 니트로 셀룰로스띠를 이용하여 혈청 내 HCV 특이 항체를 검출하는 것으로 특이도가 높기 때문에 HCV 항체가 양성으로 나온 환자에서 EIA의 결과를 확인하기 위한 보조적인 검사로 개발되었다. 그러나 RIBA는 민감도가 낮으며, 최근에는 거의 대부분의 병원에서 HCV RNA 검사가 널리 사용되고 있어서 HCV 진단과 치료에 있어서 RIBA의 역할은 사라져 가고 있다.

(2) 바이러스 검사
1) HCV RNA 검사

분자학적으로 HCV RNA를 검사하는 방법은 크

게 정성검사와 정량검사로 구분된다. 과거에는 정성검사가 정량검사보다 민감해서 진단을 위해서는 정성검사(검출한계 50/mL)를 사용하고 치료 시작과 추적 관찰을 위해서 정량검사를 사용하였다. 그러나 최근에 실시간 중합효소 연쇄반응법(real time PCR)과 transcription-mediated amplification(TMA)이 도입되면서 HCV RNA에 대한 정량검사의 민감도가 10-15 IU/ml까지 측정할 수 있을 정도로 매우 우수해져서 진단 및 치료 반응의 평가를 위해서 HCV RNA의 정량검사가 주로 사용되고 있다. 그 외에 1997년부터 WHO에서 혈청 HCV RNA의 단위를 바이러스 copies 수가 아닌 IU을 사용하도록 권고하고 있고, 같은 IU 단위를 사용하더라도 다른 시약으로 검사하면 결과에 차이가 생기므로 치료 반응을 정확히 확인하기 위해서는 치료 전과 치료 후에 가능하면 같은 시약을 사용하여 검사하는 것이 좋다.

HCV에 감염된 후 1-3주가 경과하면 혈중에서 HCV RNA가 검출되기 시작하며 이후 급속히 증가하여 정점지속(plateau)을 이룬다. 이때 간세포 손상이 진행하면서 4-12주에 걸쳐서 ALT가 상승하며, ALT가 최고로 상승한 후에 HCV RNA와 ALT가 같이 감소하기 시작한다. 그리고 만성 간염으로 진행하면 HCV RNA는 대개 일정한 수준을 유지하게 된다. 혈중 HCV RNA의 양은 간의 염증이나 섬유화의 정도와 유의한 관계는 없으며, 항바이러스 치료를 하지 않은 상태에서는 시간이 경과하여도 대개 큰 변화는 없다.

2) HCV 유전자형(genotype) 검사

HCV 유전자형은 치료 약제의 종류, 용량과 치료 기간을 결정하고 치료 반응을 예측함에 있어서 가장 중요한 인자이므로 항바이러스 치료에 앞서서 반드시 검사해야 한다. HCV 바이러스는 1에서 6까지 6개의 유전자형이 있으며 한 유전자형에서 다시 Ia, Ib 와 같은 아형이 존재한다. 이 중에서 일반적으로 genotype 1-3가 흔한 유전자형이고 4-6은 드문 유전자형이다. 드물게 혼합 유전자형이 확인될 수도 있다. 유전자형과 아형을 분석하는 방법은 직접 염기서열 분석법, 역교잡법, 제한 절편질량다형성분석법 등이 있으며 이러한 검사방법을 사용하면 유전자형을 잘못 분석할 가능성이 3% 미만이지만, 유전자 아형을 잘못 동정할 가능성은 10-25%로 높은 편이다. 따라서 최근 개발된 경구용 항바이러스제인 DAA(direct acting antiviral agent)의 투여 시에는 유전자아형의 확인이 필요한데 이때 문제가 될 수 있다. 또한, 5% 미만의 경우에서 유전자형의 분석이 되지 않는 경우가 있는데 이는 바이러스 레벨이 낮은 경우, PCR 증폭 과정에서 문제가 생긴 경우, 그리고 HCV 핵산의 다양성이 심한 경우 등이 있다.

(3) C형 간염 항체 검사의 해석

급성 또는 만성 C형 간염의 진단을 위해서는 우선적으로 HCV 항체와 HCV RNA를 확인해야 한다. 일반적으로 HCV 항체와 HCV RNA가 모두 양성으로 나오면 급성 C형 간염 또는 만성 C형 간염을 고려할 수 있는데 이때에 간염 증상의 유무, 황달의 여부와 이전

ALT 상승의 병력 등의 확인을 통해 급성인지 만성인지를 감별할 수 있다. 그 외에 HCV 항체가 양성이나 HCV RNA가 음성인 경우는 과거의 HCV 감염 또는 급성 C형 간염에서 혈중 바이러스 레벨이 낮은 경우가 될 수 있고 HCV 항체가 음성이나 HCV RNA가 양성인 경우는 급성 C형 간염의 초기로 항체가 생성되지 않은 경우와 면역저하자에서 HCV 항체가 위음성으로 나온 상황을 고려할 수 있다(표 1).

(4) 우발적 노출 시 진단

보건 의료 종사자가 우발적으로 HCV 감염 혈액에 노출될 경우 HCV 감염률은 외국에서는 1.8%, 국내에서는 0.92%로 보고 되었다. HCV 감염 혈액에 노출될 경우 즉시 HCV 항체와 혈청 ALT를 검사하며 HCV 항체가 음성이더라도 HCV 감염의 조기 진단을 위해 4-6주 후에 HCV RNA를 확인해야 한다. 초기 검사에서 모두 음성이 나오더라도 노출 4-6개월 뒤에 HCV 항체와 혈청 ALT를 추적 검사해야 하고 HCV

표 1. Interpretation of HCV assays

Anti-HCV	HCV RNA	Interpretation	Further evaluation
Positive	Positive	Acute hepatitis C Chronic hepatitis C	임상 양상으로 급,만성 구분
Positive	Negative	Resolution of HCV infection Acute HCV infection during period of low-level viremia False positive anti-HCV test False negative HCV RNA test	Recheck anti-HCV & HCV RNA, 3-6 months later
Negative	Positive	Early acute HCV infection Chronic HCV infection in setting of immunosuppressed state False positive HCV RNA test	Recheck anti-HCV & HCV RNA, 3-6 months later

항체가 양성으로 나오면 확진을 위한 HCV RNA 검사가 필요하다.

2. 선별검사

C형 간염의 고위험군은 정맥주사 약물 남용자, 혈액투석 환자, HIV 감염자, 혈우병 환자, 한센병 환자 등이다. 따라서 선별검사는 이러한 고위험군을 비롯해서 1992년 이전에 수혈이나 장기이식을 받은 경우, C형 간염 산모에서 태어난 아이, HCV 양성인 혈액에 오염된 주삿바늘에 찔리거나 점막이 노출된 보건의료 종사자 등에서 하도록 권고된다(표 2). 그러나 C형 간염 항체 선별검사는 국가에 따라서 비용 대비 효과 면에서 차이가 있고 국가 별로 보건의료 체계와 역학적 특성에 차이가 있기 때문에 우리나라 실정에 맞는 선별검사의 전략이 필요하다.

3. 간질환 중증도 평가

(1) 간생검(조직검사)

만성 C형 간염 환자에서 간생검을 시행하는 이유는 주로 세가지가 거론된다. 첫째 치료의 필요성 여부를

표 2.

Recommended persons for HCV infection screening
1) Persons who are suspected of having acute or chronic HCV infection
2) Persons who have received blood/blood products transfusions or organ transplants prior to screening program
3) Persons who have ever injected illicit drugs
4) Persons who have ever been on hemodialysis
5) Persons with HIV infection
6) Persons with hemophilia
7) Persons who have current sexual contact with HCV-infected persons
8) Children born to mothers infected with HCV
9) Health care providers after a needle stick injury or mucosal exposure to HCV positive blood

표 3. Comparing of Scoring Systems for Histological Stage

Stage	Metavir	Ishak	Korean Study Group for the Pathology of Digestive Diseases
0	No fibrosis	No fibrosis	No fibrosis(F0)
1	Periportal fibrotic expansion	Fibrous expansion of some portal areas with or without short fibrous septa	Portal fibrosis(F1)
2	Periportal septae 1(septum)	Fibrous expansion of most portal areas with or without short fibrous septa	Periportal fibrosis(F2)
3	Porto-central septae	Fibrous expansion of most portal areas with occasional portal to portal bridging	Septal fibrosis(F3)
4	Cirrhosis	Fibrous expansion of most portal areas with marked bridging (portal to portal and portal to central)	Cirrhosis(F4)
5		Marked bridging (portal to portal and portal to central) with occasional nodules (incomplete cirrhosis)	
6		Cirrhosis	

결정하기 위해서 두 번째로 간손상의 정도에 대한 정보를 얻기 위해서이며, 마지막으로 간세포암과 정맥류의 선별검사가 필요한 진행된 간섬유화나 간경변증을 적절한 시점에 진단할 수 있기 때문이다. 조직검사를 하면 grade와 stage에 따라 각각 간 손상내지 염증의 정도(necroinflammatory activity=grade)와 간섬유화 내지 경변증의 정도(fibrosis and cirrhosis=stage)를 확인할 수 있다. 간 조직 소견을 평가하는 점수 체계는 여러 가지가 존재하는데 그 중에서 가장 흔히 사용되는 것은 Metavir와 Ishak 점수 체계이고(표 3) 그 외에 사용되는 것으로 Batt's-Ludwig, IASL 점수 체계가 있다. 한편 우리나라에서는 이런 점수체제들을 취합하여 대한병리학회 소화기병리연구회에서 제안한 등급체계가 있으며, 이 등급체계에 따르면 치료의 비용, 부작용과 질병의 진행 정도를 고려하여 periportal fibrosis(F2) 이상의 섬유화가 존재할 때 치료를 시작하고, F2 미만의 섬유화가 존재하면 현재의 표준 치료를 연기할 수 있으며 4-5년 간격을 두고

추적 간생검을 시행해서 치료 시작 여부를 추후 결정할 수 있다.

(2) 비침습 간 섬유화 검사

간생검은 간질환의 진행 정도를 평가함에 있어서 표준방법으로 인정받고 있지만 침습적 방법으로서 고비용과 통증, 출혈 등의 합병증의 위험이 있고, 적절하지 못한 조직 채취가 될 가능성이 있으며 경험 많은 조직병리 의사가 있어야 해석이 가능하다는 단점이 있다. 그래서 간 섬유화의 진행 정도를 평가하기 위한 다양한 비침습적 검사법들이 제시되고 있으며, 크게 혈액 검사를 이용한 생물학적 방법과 영상 검사를 이용한 간 경직도(stiffness) 또는 탄성도 검사(elastography)인 물리학적 방법으로 구분된다. 생물학적 검사로는 단순 혈액검사로 구성된 aspartate aminotransferase-platelet ratio index(APRI), AST/ALT ratio(AAR)가 대표적이며, 다양한 특정 혈청 표지자를 이용하는 FibroTest, Hepascore, FibroMeter, hyaluronic acid, tissue inhibitor of matrix metalloproteinase-1, FibroSpect II, 그리고 Enhanced Liver Fibrosis test 등이 있다.

그러나 이러한 검사들은 명백한 간경변증과 경미한 초기 섬유화의 감별에는 도움이 되지만 중등도의 섬유화를 구별하는데 어려움이 있다. 만성 C형 간염 환자에서 APRI가 1.5를 초과하면 Ishak 점수 3 이상의 의미있는 섬유화를 예측하는 AUROC 값은 0.80으로 비교적 우수한 정확도를 보이며 APRI가 2를 초과하면 간경변증을 예측할 수 있는 AUROC 값은 0.89로 정확도가 더 높다. 최근에 물리학적 측정방법으로서 초음파를 이용한 저주파의 탄성파로 간의 탄성도를 측정하는 것이 새롭게 각광을 받고 있다. 만성 C형 간염의 경우 F2 이상의 의미 있는 섬유화를 판정하는 cutoff 값은 7.1-8.8kPa에서 AUROC가 0.79-0.83으로 비교적 우수한 정확도를 보였으며, 간경변증에 대해서는 cutoff 값이 12.5-14.6kPa에서 AUROC가 0.95-0.97로 매우 정확하였다.

하지만 이런 초음파 탄성도 검사도 심한 복부 비만이나 지방간, 복수, 황달(bilirubin>7mg), 급성 간염이 동반된 경우 정확도가 떨어진다는 단점이 있어서 아직까지는 간 조직검사를 대체하지 못하고 있다.

2013 대한간학회 C형 간염 진료 가이드라인 권고사항

1. 급성 또는 만성 간염이 의심되면 HCV 감염 여부 확인을 위해 HCV 혈청 항체 검사를 검사한다(A2).

2. HCV 항체 양성자에서는 혈중 HCV RNA를 검사하여 확진한다(A1).

3. HCV 항체는 음성이어도 급성 C형 간염이 의심되거나 면역억제상태에서 원인 미상의 간질환이 있으면 혈중 HCV RNA를 검사한다(B1).

4. 항바이러스 치료 전에는 HCV RNA 정량검사와 유전자형 검사를 시행한다(A1).

5. HCV 감염 혈액이나 체액에 노출된 경우 즉시 HCV 항체와 혈청 ALT를 검사하며, 항체가 음성이면 조기 진단을 위해 4–6주에 HCV RNA 검사를 시행하고, 초기 검사에서 모두 음성이더라도 노출 후 4–6개월에 HCV 항체와 ALT 추적검사를 한다(B2).

6. 항바이러스 치료 전에 간질환 중증도를 평가한다(B1).

7. 항바이러스 치료 시작 시기 결정과 예후 판정을 위해 간생검을 시행할 수 있고(B2), 비침습적 간섬유화 검사를 사용할 수 있다(C2).

참고문헌

1. 2013 대한간학회 C형 간염 진료 가이드라인.

2. European Association for the Study of the Liver. EASL Clinical Practice Guidelines: management of hepatitis C virus infection. J Hepatol 2011;55:245–264.

3. Ghany MG, Strader DB, Thomas DL, Seeff LB. Diagnosis, management, and treatment of hepatitis C: an update. Hepatology 2009;49:1335-1374.

4. Wai CT, Greenson JK, Fontana RJ, Kalbfleisch JD, Marrero JA, Conjeevaram HS, et al. A simple noninvasive index can predict both significant fibrosis and cirrhosis in patients with chronic hepatitis C. Hepatology 2003;38:518-526.

5. Castera L, Forns X, Alberti A. Non-invasive evaluation of liver fibrosis using transient elastography. J Hepatol 2008;48:835-847.

6. Ziol M, Handra-Luca A, Kettaneh A, Christidis C, Mal F, Kazemi F, et al. Noninvasive assessment of liver fibrosis by measurement of stiffness in patients with chronic hepatitis C. Hepatology 2005;41:48-54.

만성 C형 간염: 인터페론+리바비린 병합 치료

한림의대 강남성심병원 소화기내과 **이 명 석**

만성 C형 간염 치료의 목표는 HCV를 박멸하여 HCV 감염으로 인한 간경변증의 합병증과 간세포암의 발생을 막고 궁극적으로 이로 인한 사망을 예방하는 것이다. 단기 치료 목표는 치료 종료 24주에 검출 한계 50 IU/mL 이하의 예민한 검사법으로 혈중 HCV RNA가 검출되지 않는 상태인 지속바이러스반응(SVR)에 도달하는 것이다. 일단 SVR에 도달하면 거의 모든 환자에서 혈중 HCV가 지속적으로 검출되지 않아 SVR은 실질적 HCV 박멸로 간주된다. 치료대상은 페그인터페론 알파와 리바비린 병합요법 시 심각한 부작용이 예상되는 절대적 금기(표 1)가 없는 한 누구나 치료의 대상이 될 수 있다. 근래 강력한 항바이러스 효과와 상대적으로 짧은 투여기간 및 적은 부작용 등으로 알려진 DAA(Direct acting antiviral agents)의 치료 성적이 다수 보고되고 있다. 본 호에서는 페그인터페론 알파와 리바비린 병합요법에 대해 2013 대한간학회 C형 간염 진료 가이드라인을 인용하여 간략히 정리하기로 한다.

> **권고사항**
>
> 1. 치료 경험이 없는 유전자형 1형 또는 4형 만성 C형 간염의 항바이러스 치료(그림 1)
>
> (1) 페그인터페론 알파와 리바비린을 병합하여 48주간 투여한다(A1).
>
> 페그인터페론 알파-2a는 체중에 관계없이 180μg을 주 1회 피하주사하고, 리바비린은 75kg이하이면 1,000mg, 75kg을 초과하면 1,200mg을 매

일 경구 투여한다. 페그인터페론 알파-2b는 1.5 μg/kg로 주 1회 피하주사하고, 리바비린은 체중이 65kg 미만은 800mg, 65-85kg은 1,000mg, 85-105kg은 1,200mg, 105kg을 초과하면 1,400mg을 경구 투여한다(A1).

(2) 유전자형 1형은 치료 4주째 RVR이 있고 치료 전 HCV RNA 농도가 400,000 IU/mL 미만이며 치료실패 예측인자(진행된 간섬유화 또는 간경변증, 비만이나 인슐린 저항성 등)가 없는 경우 24주간의 단축치료를 고려한다(B1).

(3) 유전자형 4형은 RVR이 있으면 치료 전 바이러스 농도에 상관없이 24주간 치료를 고려할 수 있다(B2).

(4) 치료 12주째 EVR이 없으면 치료를 중지한다(A1). cEVR이 있으면 48주간 치료한다(A1). pEVR인 경우는 치료 24주째 HCV RNA 검사를 하여 음전되지 않으면 치료를 중지하고(A1), 음전되면 72주로 연장 치료를 고려할 수 있다(B2).

2. 치료 경험이 있는 유전자형 1형 또는 4형 만성 C형 간염의 항바이러스 치료

(1) 이전에 인터페론 알파 단독, 인터페론 알파와 리바비린 병합요법, 또는 페그인터페론 알파 단독으로 치료한 경험이 있는 환자에서 재발했거나 치료 무반응인 경우 페그인터페론 알파와 리바비린 병합요법으로 재치료를 고려할 수 있다(B2).

(2) 이전에 페그인터페론 알파와 리바비린 병합요법으로 치료하였으나 치료에 실패한 경우에는 동

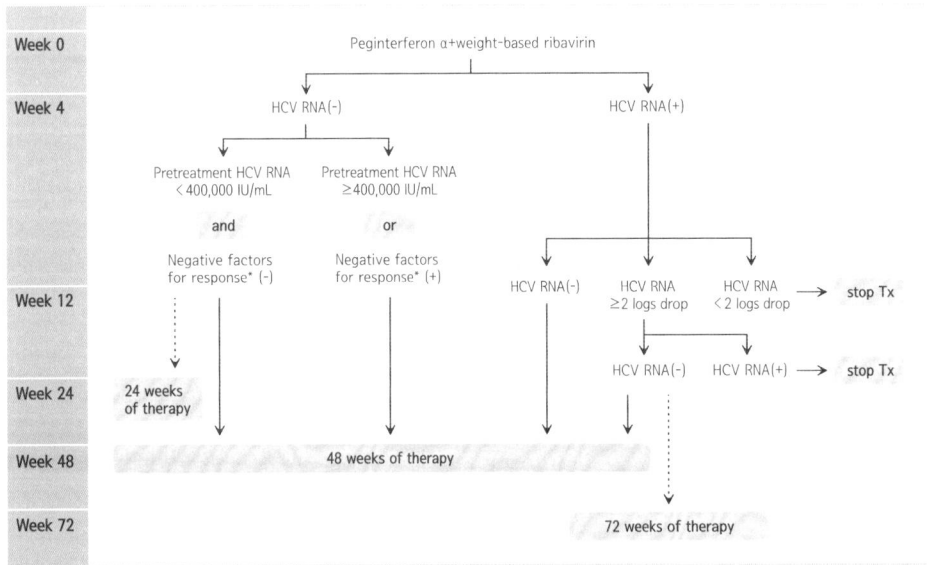

그림 1.
Treatment algorithm for patients with genotype 1 chronic HCV infection. This algorithm applies to genotype 4 at a B2 grade of evidence. The dotted lines indicated weaker strength of recommendation compared with the solid lines.

*Negative factors for response include advanced liver fibrosis or cirrhosis, obesity, insulin resistance.

일한 약제로 재치료하는 것은 권장되지 않는다 (A2).

(3) 페그인터페론 알파와 리바비린 병합요법으로 치료 실패한 경우 저용량 페그인터페론 알파 유지 요법은 권장되지 않는다(A1).

(A1). 리바비린은 체중에 관계없이 800mg을 매일 경구 투여한다(A2).

(3) 치료 4주째 RVR이 있고 다른 치료 실패 예측 인자가 없는 경우에는 치료 기간을 16주로 단축하는 것을 고려할 수 있다(B2). 단, 치료 기간을 단축하는 경우에는 24주 치료에 비해 재발률이 높음에 주의한다 (A2).

권고사항

1. 치료 경험이 없는 유전자형 2, 3형 만성 C형 간염의 항바이러스 치료(그림2)

(1) 페그인터페론 알파와 리바비린을 24주간 투여한다(A1).

(2) 페그인터페론 알파-2a는 180μg을, 페그인터페론 알파-2b는 1.5μg/kg을 주 1회 피하 주사한다

2. 치료 경험이 있는 유전자형 2, 3형 만성 C형 간염의 항바이러스 치료

(1) 이전에 인터페론 알파 단독, 인터페론 알파와 리바비린 병합요법, 또는 페그인터페론 알파 단독으로 치료했으나 재발, 또는 치료 무반응인 경우 페그인터페론 알파와 리바비린 병합요법으로 재치료 할 수 있다(B2).

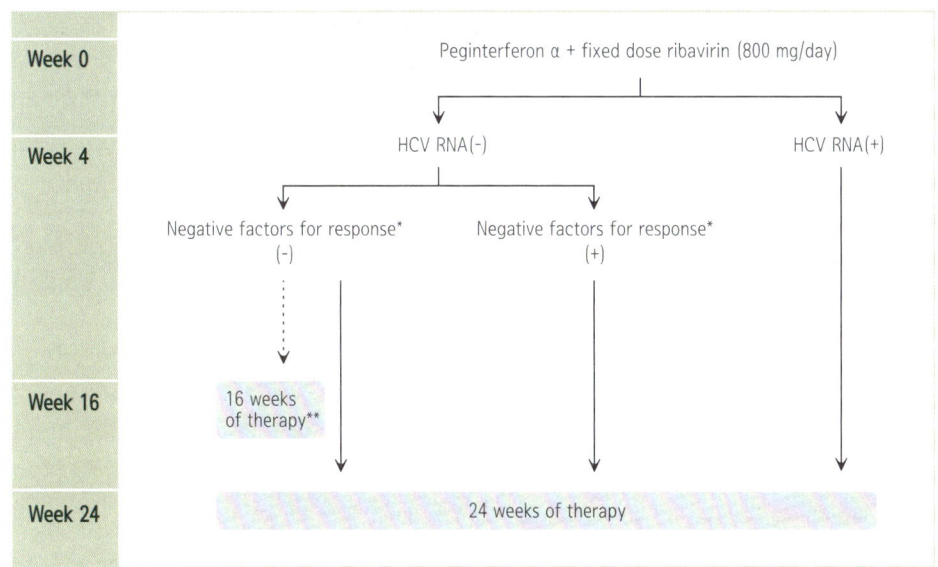

그림 2. Treatment algorithm for patients with genotype2, 3 chronic HCV infection. The dotted lines indicate weaker strength of recommendation compared with the solid lines.

*Negative factors for response may include advanced fibrosis, cirrhosis and others. **The shortened therapy may result in higher relapse rate.

(2) 이전에 페그인터페론 알파와 리바비린 병합요법으로 치료하였으나 무반응이었던 경우 동일한 약제로 재치료하는 것은 권장하지 않는다(B2).

그 외 유전자형 6형 환자는 대부분 동남아와 중국의 남부, 홍콩, 마카오 등에 국한되어 있고 우리나라 만성 C형 간염 환자의 약 1%를 차지하고 있다.

표1.

Contraindications to the treatment with peginterferon-alpha and ribavirin

Uncontrolled psychiatric illness or depression

Uncontrolled autoimmune disease

Transplantation of solitary organ except liver

Untreated thyroid illness

Pregnancy or unwilling to comply with adequate contraception

Severe concurrent medical illness such as poorly controlled hypertension, heart failure, significant coronary heart disease, poorly controlled diabetes mellitus, and chronic obstructive pulmonary disease

Age ≤ 2years

Hypersensitivity to peginterferon-alpha or ribavirin

권고사항

1. 치료 경험이 없는 유전자형 6형 만성 C형 간염의 항바이러스 치료

(1) 페그인터페론 알파와 리바비린을 24주간 투여한다(A1).

(2) 페그인터페론 알파-2a는 체중에 관계없이 180µg을, 페그인터페론 알파-2b는 1.5µg/kg을 주 1회 피하 주사한다(A1). 리바비린은 페그인터페론 알파-2a와 함께 투여할 경우에는 환자의 체중이 75kg 이하이면 리바비린 1,000mg, 75kg 이상이면 1,200mg을 매일 경구 투여하며, 페그인터페론 알파-2b와 함께 투여할 경우에는 체중 65kg 미만은 800mg, 65-85kg은 1,000mg, 85-105kg은 1,200mg, 그리고 105kg을 초과하면 1,400mg을 경구 투여한다(B2).

참고문헌

1. 2013 대한간학회 C형 간염 진료 가이드라인.

2. European Association for the Study of the Liver. EASL Clinical Practice Guidelines: management of hepatitis C virus infection. J Hepatol 2011;55:245-264.

3. Park. SH, Park CK, Lee JW, et al. Efficacy and tolerability of peginterferon alpha plus ribavirin in the routine daily treatment of chronic hepatitis C patients in Korea: a multi-center, retrospective observational study. Gut Liver 2012;6:98-106.

4. Ghany MG, Strader DB, Thomas DL, Seeff LB. Diagnosis, management, and treatment of hepatitis C: an update. Hepatology 2009;49:1335-1374.

C형 간염의 경구 치료제

연세의대 세브란스병원 소화기내과 **김 도 영, 안 상 훈**

C형 간염의 박멸을 위한 전면전이 시작되었다고 해도 과언이 아니다. 현장에서 환자를 진료하는 의사들은 진료 시간이 짧아졌다. 이전 인터페론으로 치료하던 때 주사의 부작용으로 각종 증상을 호소하던 환자들의 불편함이 없어져 의사들도 편해졌다. 물론, 유전자 2, 3형은 아직도 인터페론으로 치료하는 경우가 있으나 최소한 유전자 1b형의 만성 C형 간염 환자들은, 이전 인터페론에 실패한 경우라도, 경구 치료제의 효능을 경험하고 있는 중이다. 2015년 8월 1일부터 daclatasvir와 asunaprevir의 처방이 시작된 후로 달라진 진료실 풍경의 한 단면이다. 뒤이어 나올 다른 경구 치료제에 대한 기대도 매우 높다(약가가 문제겠지만). 우리나라에서는 유전자 1형 중에서도 1b가 거의 대부분이기 때문에 이 글에서는 현재 사용 가능한 1b의 경구 치료제인 daclatasvir(NS5A inhibitor)와 asunaprevir(NS3 protease inhibitor) 병합치료의 임상 시험 결과를 요약하고자 한다.

1. 유전자 1b형을 대상으로 한 daclatasvir+asunaprevir의 3상, 다국적 임상 결과

HALLMARK-DUAL로 불리는 3상 연구에 18개 국가, 116개 기관이 참여하였고 한국인 환자들도 포함되었다. 이 연구에는 일본 임상시험과 다르게 초치료를 받는 환자들이 포함되었고 이전 페그인터페론/리바리빈 치료에 무반응이었던 환자들, 인터페론 치료에 적합하지 않은 환자들, 인터페론 치료의 부작용으로 중단한 환자들도 포함되었다.

초치료를 받는 환자들 총 307명은 2:1로 시험약과 위약으로 배정하여 205명은 daclatasvir+asunaprevir 치료를 24주간 받았고, 102명은 위약을 24주간 받은 후에 다른 프로그램에 등록되어 daclatasvir+asunaprevir 치료를 받았다. 이전 치료에 무반응이었거나(205명) 인터페론 치료에 부적합/치료 중단 환자군(235명)에서는 대조군을 두지 않고 시험약을 투여하였다.

초치료군에서 치료 종료 12주에 평가한 SVR은 90%(95% CI, 85-94)였고, 이전 치료에 무반응군에서는 82%(95% CI, 77-87), 인터페론에 부적합/치료 중단군에서는 82%(95% CI, 77-87)이었다. 무반응, 인터페론 부적합/치료 중단군의 SVR(각 82%)이 일본에서의 연구 결과(각 80.5%, 87.4%)와 유사하게 나타났다. 중대한 이상 반응은 각각 12명(6%), 11명(5%), 16명(7%)에서 나타나 치료군 사이에 차이가 없는 것을 알 수 있다. 치료를 중단해야 하는 이상 반응은 주로 가역적인 트랜스아미나제 상승 때문이었는데, 각 군에서 6명(3%), 2명(1%), 2명(1%) 관찰되었다. 두통, 피로감, 설사, 오심, 무기력 등이 트랜스아미나제 상승 이외의 이상 반응으로 보고되었다.

치료 전에 NS5A 내성 관련 변이를 갖고 있는 환자들이 있었는데 빈도는 각각 L31(27명), Y93(48명)이었고 이들 중 3명은 NS3 내성 관련 변이인 D168도 갖고 있었다. 이들 중 SVR은 29명(39%)에서 관찰되었고, 반면에 이런 변이를 갖고 있지 않은 521명 중 478명에서 SVR이 달성되었다.

종합하면, 다국적 3상 임상시험의 결과는 일본에서 시행된 연구 결과와 유사한 치료 성공률과 이상 반응을 보여 주었고, 소수의 환자에서 NS5A 내성 관련 변이의 존재 또는 출현으로 인한 치료 실패가 가능함을 역시 보여주었다.

2. 간경변증 환자에서의 daclatasvir+asunaprevir 치료 성적

전술한 바와 같이, 진행된 간 섬유화가 있거나 간경변증이 있는 C형 간염의 치료는 임상의들에게 큰 도전이 되어 왔다. HALLMARK-DUAL 임상시험 결과를 통해 간경변증 환자에서의 daclatasvir+asunaprevir 치료 결과를 분석할 수 있었는데, 먼저 전체 환자에서의 SVR은 간경변증 84%, 비간경변증 85%로 동일하였다. 초치료 환자들만을 대상으로 할 때, 간경변증에서 91%, 비간경변증에서 91%로 역시 동일하였고, 인터페론 무반응인 환자에서도 각각 87%, 80%였다. 인터페론에 부적합/치료 중단 환자에서 간경변증은 81%, 비간경변증은 84%로, 종합하면 치료 대상에 무관하게 간경변증과 비간경변증의 daclatasvir+asunaprevir 치료 결과를 동일하다는 것을 알 수 있겠다. 혈소판 수에 따라 SVR을 비교할 때에도, 전체 환자에서 혈소판 90,000/µl 이상인 환자들의 SVR이 86%이었고, 90,000/µl 미만인 환자들의 SVR은 비슷하게 71%였다. 일본 연구와 유사하게 간경변증과 비간경변증 환자들을 연령, 성별, 인종, HCV RNA 양, IL28B 유전자형에 따라 세부 분석했을 때 군 사이에 차이가 없었다. 혈액학적 또는 임상 증세로 표현되는 이상 반응의 빈도에서도 간경변증과 비간경변증 사이에 차이가 없었다.

따라서 다양한 환자군에서(간경변증 여부에 관계 없이, 초치료이든 이전 치료 실패이든, 고령이든 젊든, 바이러스 양이 많든 적든) daclatasvir+asunaprevir 2제 요법의 24주 치료는 좋은 치료 대안의 하나라고 할 수 있겠다.

3. 5개 임상시험의 통합 분석을 통해 본 치료 전 NS5A L31 혹은 Y93H 변이와 daclatasvir+asunaprevir 병합요법 치료 효과와의 관련성

고령과 간경변 유무는 아시아 내 만성 C형 간염 환자들에게 흔히 관찰되고 낮은 치료 성적과 연관되어 있다. 또한 daclatasvir와 연계되어 있는 치료 전 내성 관련다형성(resistance-associated polymorphisms, RAPs)의 존재는 daclatasvir+asunaprevir 병합요법의 치료 성적에 영향을 주는 것으로 알려져 있다. 따라서 본 연구에서는 고령, 간경변, NS5A RAPs인 28, 30, 31, 93번째 코돈 정보를 포함하고 있는 한국, 대만, 일본 그리고 서방국가의 5개 daclatasvir+asunaprevir 병합요법 임상시험 결과들을 통합 분석하였다.

총 988명의 환자가 치료 전 RAP 분석에 포함되었으며, 979명의 환자가 SVR_{12} 분석에 포함되었다. 치료 무경험자, 페그인터페론+리바비린 병합요법 경험자 및 해당 요법 불내약성 혹은 부적합 환자들을 포함하며, HCV 유전자형 1b형에 NS5A baseline sequence에 대한 정보가 있고 daclatasvir 60mg QD+asunaprevir 200mg BID 혹은 100mg BID 요법을 투여 받은 환자들만 포함하였으며, 환자들은 국적별로 한국/대만, 일본, 비아시아인으로 분류되었다. SVR_{12}는 혈중 HCV RNA<25 IU/mL로 정의되었다.

치료 성적에 영향을 미치는 것으로 알려져 있는 치료 전 NS5A L31 혹은 Y93H 코돈의 변이는 비아시아인보다 아시아인에서 더 흔히 발견되었으며, 아시아인에서도 일본인에서 가장 높은 빈도를 가지고 있는 것으로 밝혀졌다(18.4%, 69/374). 한국 및 대만 환자에 있어서는 그 빈도가 12.8%(16/125)로 일본인보다는 적게 관찰되었다.

Daclatasvir+asunaprevir 병합치료를 받은 전체 환자에서 치료 전 NS5A L31 혹은 Y93H 코돈의 변이가 있는 경우, SVR_{12}은 39%(55/141)였던 반면, 변이가 없는 경우는 93.9%(787/838)가 SVR_{12}에 도달했다.

한국과 대만 환자에서도 치료 전 NS5A L31 혹은 Y93H 변이가 없는 경우 높은 치료 효과를 보였다(SVR_{12}: 91.7%, 99/108). 환자군별로 세분화했을 때 특히 치료 무경험군에서 제일 높은 치료 효과를 기대할 수 있었다(SVR_{12}: 97.1%, 34/35). 과거 치료 무반응군은 SVR_{12} 88.9%(32/36), 인터페

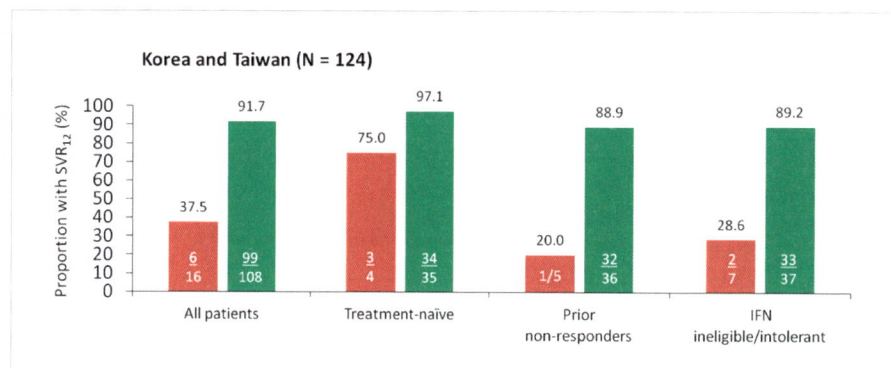

그림 1.

SVR$_{12}$ by prior treatment status and presence of baseline RAPs

(Red bars, With L31F/I/M/V and/or Y93H; Green bars, Without L31F/I/M/V or Y93H)

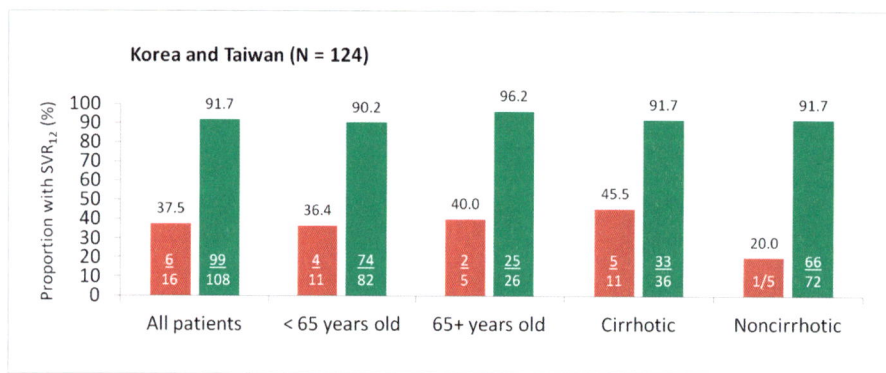

그림 2.

SVR$_{12}$ by age, cirrhosis status and presence of baseline RAPs

(Red bars, With L31F/I/M/V and/or Y93H; Green bars, Without L31F/I/M/V or Y93H)

론 기반 치료가 부적격하거나 불내약성을 가진 환자군은 SVR$_{12}$ 89.2%(33/37)를 보였다. 연령을 65세 기준으로 구분 시, NS5A RAPs 없는 65세 미만과 이상의 환자군에서 SVR$_{12}$는 각각 90.2%(74/82), 96.2%(25/26)였다. 간경변이 있거나 없는 환자군에서 SVR$_{12}$는 모두 91.7%(Cirrhotics - 33/36, Noncirrhotic - 66/72)를 보여 간경변 유무와 상관없이 높은 치료 효과를 보였다.

참고문헌

1. Manns M, Pol S, Jacobson IM, et al. All-oral daclatasvir plus asunaprevir for hepatitis C virus genotype 1b: a multinational, phase 3, multicohort study. Lancet 2014;384:1597-1605.

2. McPhee F et al., The 24th Conference of APASL 2015, Istanbul, Turkey. Poster 1549.

3. Kim do Y, Ahn SH, Han KH. Emerging therapies for hepatitis C. Gut Liver 2014;8:471-479.

최근 만성 C형 간염 치료의 패러다임 변화와 미래전망

성균관의대 삼성서울병원 소화기내과 **최 문 석**

C형 간염 치료에 있어 기존의 인터페론 알파(conventional interferon-α) 주 3회 단독 주사 요법의 지속바이러스 반응(Sustained Virological Response; SVR)은 6-19%에 불과하였다. 인터페론 주사제와 리바비린 경구약의 병합요법 도입으로 SVR은 35-43%로 향상되었고, 현재 우리나라 C형 간염의 표준 치료로 자리잡고 있는 페그인터페론 알파와 리바비린 병합요법은 유전자형 1형의 경우 SVR 42-60%, 유전자형 2형의 경우 SVR 76-90%의 효과를 보이고 있다(그림 1).

이후로도, 페그인터페론/리바비린 병용요법의 불편함과 부작용, 제한된 효과를 극복하고자 하는 노력이 끊임 없이 이루어져 왔다. 즉, 치료 반응에 따른 요법(response-guided therapy; RGT), 새로운 경구 약물(Direct

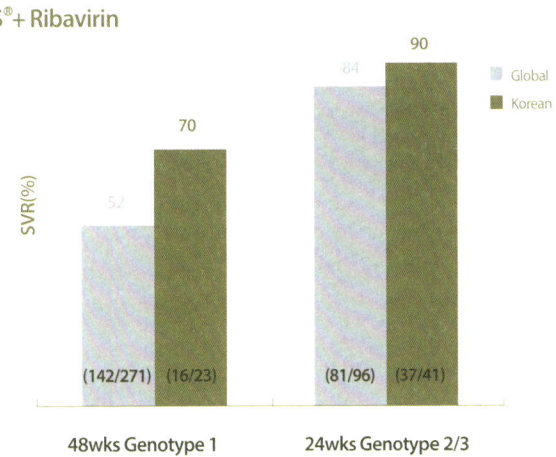

그림 1. 페그인터페론/리바비린 병합요법의 초치료 성적

Acting Agent; DAA)과 기존 페그인터페론/리바비린의 3제 병합 요법, 페그인터페론이 포함되어 있지 않은 경구 약물간의 병합 요법(interferon-free regimen, 인터페론 비의존 요법) 등의 성공적 도입에 기인하여, 만성 C형 간염 치료는 눈부신 발전을 보이고 있는 의학 분야의 하나가 되었다.

이렇듯 빠르게 변화하고 있는 C형 간염 치료의 패러다임을 시기 적절히 반영하고 있는 C형 간염 진료 가이드라인의 변천을 살펴보면 C형 간염 치료의 미래를 전망할 수 있을 것이다. 이를 위해 2009년[1]과 2011년[2] 미국간학회(the American Association of the Study of the Liver Diseases; AASLD) C형 간염 진료 가이드라인, 2013년 대한간학회 C형 간염 진료 가이드라인[3], 2014년 미국간학회-미국감염병학회(the Infectious Disease Society of America; IDSA)의 C형 간염 Guidance[4] 중 치료에 관한 핵심적인 내용 위주로 살펴 보고자 한다.

1. 최근 만성 C형 간염 치료 패러다임의 변화

(1) 2009년 미국간학회 가이드라인[1]

2009년 미국간학회 C형 간염 진료 가이드라인에서는 페그인터페론 알파와 리바비린의 병합요법을 표준 치료로 제시하였다. 페그인터페론 알파는 주 1회 주사로 기존 인터페론의 잦은 주사로 인한 불편함을 경감시키면서도 유효 혈중 농도를 장기간 유지할 수 있어 오히려 더 높은 SVR을 장점을 보인다. 다만, 인터페론 주사 자체의 고유한 부작용을 피할 수는 없고, 역시 고유의 부작용이 있는 리바비린과 병합하여야 하는 단점이 있다. 특히 유전자형 1형인 경우에는 장기간 투여에도 불구하고 절반 가까운 환자에서 SVR을 얻을 수 없는 문제로 인하여, 치료 반응에 따라 치료를 중단하거나 치료 기간을 연장 혹은 단축하는 RGT를 제시하였다.

1) 유전자형 1형 또는 4형

- 페그인터페론 알파와 리바비린을 병합하여 48주간 투여한다.
- 조기 바이러스반응(치료 12주째에 혈청 HCV RNA가 2log 이상 감소)이 없는 경우에는 치료를 중단한다.
- 완전 조기 바이러스반응(치료 12주째에 HCV RNA가 미검출)이 없는 경우에는 24주에 재검하여 HCV RNA가 양성이면 치료를 중단한다.
- 지연 바이러스소실(HCV RNA 검사가 12주에서 24주 사이에 음전)을 보이는 경우에는 치료를 72주까지 연장한다.

2) 유전자형 2형 또는 3형

- 페그인터페론 알파/리바비린을 24주간 투여한다.

(2) 2011년 미국간학회 가이드라인[(2)] (유전자형 1형)

2011년 미국간학회 C형 간염 진료 가이드라인에는 유전자형 1형 만성 C형 간염의 최적의 치료로 새로운 경구 약물인 boceprevir 혹은 telaprevir와 페그인터페론/리바비린의 3제 병용요법을 제시하였다. boceprevir 혹은 telaprevir가 포함된 3제 병용요법은 치료 경험이 없는 환자, 과거 페그인터페론/리바비린 병합요법 후 재발한 환자, 페그인터페론/리바비린 병합요법에 무반응자에서 각각 63-75%, 69-88%, 29-33%의 SVR을 보였는데, 이는 페그인터페론/리바비린 병합요법보다 초치료의 경우 25-30%, 재치료의 경우 25-60%의 추가적인 치료 성적 향상을 보인 것이다(표 1).

하지만 boceprevir 혹은 telaprevir가 포함된 3제 병용요법은 기존의 치료보다 더 부작용이 많았다. boceprevir는 이상미각, 빈혈, 호중구감소증 등이 흔하게 나타났고, telaprevir는 피부 발진, 빈혈, 항문직장증상 등이 흔히 나타났다. 또한 두 약물 모두 하루 세 번 복용해야 하는 불편함과 고비용의 문제가 있다.

1) Boceprevir 포함 3제 병용요법

- 페그인터페론 알파/리바비린을 4주간 투여(lead-in) 후 boceprevir+페그인터페론 알파/리바비린을 24-44주 투여한다. boceprevir는 800mg을 하루 세 번 식사와 함께 복용한다.
- 간경변증이 없는 경우 치료 8주째와 24주째 HCV RNA가 검출되지 않으면 총 28주 치료를 고려하며, 간경변증이 있는 경우 48주간 치료한다.
- 치료 12주째 혹은 24주째에 HCV RNA 치가 100 IU/mL 이상이면 치료를 중단한다.

2) Telaprevir 포함 3제 병용요법

- Telaprevir+페그인터페론 알파/리바비린을 12주간 투여 후 페그인터페론 알파/리바비린을 12-36주간 투여한다. telaprevir는 750mg을 하루 세 번 식사와 함께 복용한다.
- 간경변증이 없는 경우 치료 4주째와 12주째에 HCV RNA가 검출되지 않으면 24주 치료 고려하며, 간경변증이 있는 경우 48주간 치료한다.
- 치료 4주 혹은 12주에 혈청 HCV RNA가 1,000 IU/mL 이상이거나 치료 24주에 HCV RNA가 검출되면 치료를 중단한다.

표 1. Teleprevir 혹은 Boceprevir 기반 3제 병합요법의 초치료 성적(유전자형 1형)

Response	PROVE1 (24wk)	PROVE2 (24wk)	SPRINT-1 (28wk)	SPRINT-1 (48wk)	SOC (48wk)
PVR	81%	69%	39%	39%	10-15%
SVR	61%	68%	56%	75%	41-48%

PROVE1: TPV+Peg-2a/RBVx12wk, then Peg / RBVx12wk if RVR(24w)
PROVE2: TPV+Peg-2a/RBVx12wk, then Peg / RBVx12wk if RVR(24w)
SPRINT-1: Boceprevir+Peg-2b/RBV for 28wk or 48wk with a 4-wk lead-in period of Peg-2b/RBV

(3) 2013 대한간학회 가이드라인[3]

2013년 개정된 대한간학회 C형 간염 진료 가이드라인에서는 페그인터페론/리바비린 병합요법을 표준치료로 유지하면서, 치료 반응에 따른 요법인 RGT 개념을 추가하였고, 아직 국내에서 시판되지는 않았지만 boceprevir 혹은 telaprevir와 페그인터페론 알파/리바비린의 3제 병합요법을 유전자형 1형 및 4형인 경우에 권장된다고 하였다. 추후 더 효과적인 새로운 Direct Acting Agent(DAA) 치료에 대한 연구결과에 따라 우리나라 환자들에서도 이러한 약제들을 포함한 치료법을 적용하는 것이 바람직하다고 하였다.

1) 유전자형 1형 또는 4형
- 페그인터페론 알파/리바비린을 48주간 투여한다.
- 환자 특성, 치료 전 HCV RNA 농도, 치료 반응에 따라 치료 중단, 24주 단축치료 혹은 72주 연장치료를 고려한다.
- 페그인터페론 알파/리바비린과 boceprevir 혹은 telaprevir의 3제 요법을 권장한다.

2) 유전자형 2형 또는 3형
- 페그인터페론 알파/리바비린을 24주간 투여한다.
- 치료실패예측 인자 여부, 치료 반응에 따라 16주 단축치료 고려 가능하다.

3) 유전자형 6형
- 페그인터페론 알파/리바비린을 24주간 투여한다.

(4) 2014년 미국간학회 -미국감염병학회 guidance[4]

2014년 미국간학회와 미국감염병학회는 the International Antiviral Society-USA와 협동으로, 전문가집단이 근거중심으로 만든 C형 간염 진료에 대한 권고안들을 신속히 입안하고 전파할 수 있도록 웹에 기반한 프로세스를 개발하고 "C형 간염 검사, 관리 및 치료를 위한 권고; Recommendations for Testing, Managing, and Treating Hepatitis C"라는 C형 간염 guidance를 발표하였다(http://www.hcvguidelines.org/). 이는 의료진들에게 C형 간염 치료에 이미 승인되었거나 수년 내에 승인이 기대되는 새로운 DAA들에 대한 정보를 때맞춰 제공하여, C형 간염 환자에게 최선의 치료를 하는데 도움이 되도록 하기 위함이라고 하였다. 이 Guidance에서는 sofosbuvir와 리바비린 병합요법, sofosbuvir+simeprevir 리바비린 병합 요법 등 인터페론을 포함하지 않은 경구약물 병합요법(인터페론 비의존 요법), 그리고 sofosbuvir+페그인터페론/리바비린 병합 요법이 기존 치료법을 대체하여 추천되고 있으며, 권장 치료 기간도 상당히 단축되었다.

표 2. Sofosbuvir에 기반한 병합요법의 초치료 성적
(NEUTRINO 연구: 유전자형 1형 89%, 4형 9% FISSION 연구: 유전자형 2형 28%, 3형 72%)

Response	NEUTRINO Study	FISSION Study	
	SOF+PEG+RBV for 12wk (N=327)	SOF+RBV for 12wk (N=253)	PEG+RBV for 24wk (N=243)
HCV RNA<25 IU/ml - no./total no.(%)			
During treatment			
At 2wk	299/327(91)	231/251(92)	76/241(32)
At 4wk	321/325(99)	249/250(>99)	158/236(67)
At last observed measurement	326/327(>99)	249/253(98)	217/243(89)
After end of treatment			
At 4wk	302/327(92)	187/253(74)	181/243(74)
At 12wk	295/327(90)	170/253(67)	162/243(67)
Virologic breakthrough during treatment - no.(%)	0	1(<1)	18(7)
Relapse in patients with HCV RNA<25 IU/ml at end of treatment - no./total no.(%)			
Patients who completed treatment	25/320(8)	71/242(29)	37/188(20)
Patients who did not completed treatment	3/6(50)	3/7(43)	9/29(31)

이 Guidance에 언급된 약물들이 포함된 주요 연구 결과는 다음과 같다. 먼저 유전자형 1형인 C형 간염 환자를 대상으로 한 3상 연구(NEUTRINO 연구)에서 sofosbuvir과 페그인터페론/리바비린 3제의 12주 병합요법은 전체적으로 89%의 SVR$_{12}$(치료 종료 12주 후 바이러스 미검출)을 보였으며 간경변증이 없는 경우의 SVR$_{12}$는 92%이었다(표 2). 유전자형 1형인 C형 간염 환자를 대상으로 한 2상 연구(COSMOS 연구)에서 sofosbuvir와 simeprevir (±리바비린) 12주 요법은 93-96%(진행된 섬유화가 없는 코호트에서)의 SVR$_{12}$를 보였다. 유전자형 2형인 C형 간염 환자를 대상으로 한 연구(FISSION 연구)

에서 sofosbuvir와 simeprevir 12주 요법은 페그인터페론/리바비린 치료군에 비하여 높은 SVR(94% vs. 78%)을 보였다(표 2). 유전자형 3형인 C형 간염 환자를 대상으로 한 연구(VALENCE 연구)에서 sofosbuvir와 simeprevir 24주 요법은 초치료 환자에서 93%의 SVR_{12}를 보여, 12주 투여한 FISSION 연구의 61%보다 우수하였다.

1) 유전자형 1형

추천(recommended)

- sofosbuvir(하루 400mg)+페그인터페론/리바비린을 12주간 투여한다(인터페론 치료에 적합한 (eligible) 경우).
- sofosbuvir(하루 400mg)+simeprevir(하루 150mg)±리바비린을 12주간 투여한다(인터페론 치료에 부적합한(ineligible) 경우).

대안(alternative)

- simeprevir(하루 150mg)을 12주간 투여하면서 페그인터페론/리바비린을 24주간 투여한다(유전자형 1b형 혹은 Q80K polymorphism이 검출되지 않은 유전자형 1a형 환자 중 인터페론 치료에 적합한 경우).
- sofosbuvir(하루 400mg)+리바비린을 24주간 투여한다(인터페론 치료에 부적합한 경우).

2) 유전자형 2형

추천(recommended)

- sofosbuvir(하루 400mg)+리바비린을 12주간 투여한다.

대안(alternative)

- 해당 없음

3) 유전자형 3형

추천(recommended)

- sofosbuvir(하루 400mg)+리바비린을 24주간 투여한다.

대안(alternative)

- sofosbuvir(하루 400mg)+페그인터페론/리바비린을 12주간 투여한다(인터페론 치료에 적합한 경우).

4) 유전자형 4형

추천(recommended)

- sofosbuvir(하루 400mg)+페그인터페론/리바비린을 12주간 투여한다(인터페론 치료에 적합한 경우).
- sofosbuvir(하루 400mg)+리바비린을 24주간 투여한다(인터페론 치료에 부적합한 경우).

대안(alternative)

- simeprevir(하루 150mg)을 12주간 투여하면서

페그인터페론/리바비린을 24-48주간 투여한다 (인터페론 치료에 적합한 경우).

5) 유전자형 5형과 6형

추천(recommended)

- sofosbuvir(하루 400mg)+페그인터페론/리바비린을 12주간 투여한다(인터페론 치료에 적합한 경우).

대안 (alternative)

- 페그인터페론/리바비린을 48주간 투여한다.

표 3. 유전자형 1형인 만성 C형 간염의 치료 권고안 변화

가이드라인	치료 권고안
2009년 미국간학회	페그인터페론/리바비린 48주[2]
2011년 미국간학회	• Boceprevir 포함 3제 병용요법[3] 페그인터페론/리바비린 4주(lead-in) → Boceprevir+페그인터페론/리바비린 24-44주 • Telaprevir 포함 3제 병용요법[3] Telaprevir+페그인터페론/리바비린 12주 → 페그인터페론/리바비린 12-36주
2013년 대한간학회	페그인터페론/리바비린 48주[4] Boceprevir 혹은 Telaprevir 포함 3제 병용요법 권장
2014년 미국간학회-미국감염병학회[1]	추천 • Sofosbuvir+페그인터페론/리바비린 12주[5] • Sofosbuvir+Simeprevir 리바비린 12주[6] 대안 • Simeprevir 12주+페그인터페론/리바비린 24주[5,7] • Sofosbuvir+리바비린 24주[6]

[1]미국간학회-미국감염병학회 Guidance
[2]치료 반응에 따라 치료 중단 혹은 72주 연장 치료
[3]치료 반응, 간경변증 여부에 따라 치료 중단, 28주 혹은 48주 치료
[4]환자 특성, 유전자형, 치료 전 HCV RNA 농도, 치료 반응에 따라 치료 중단, 24주 혹은 72주 치료
[5]인터페론 치료에 적합한 경우
[6]인터페론 치료에 부적합한 경우
[7]유전자형 1b 형, 혹은 Q80K polymorphism이 검출되지 않은 유전자형 1a형의 경우

표 4. 유전자형 2형 또는 3형인 만성 C형 간염의 치료 권고안 변화

가이드라인	치료 권고안
2009년 미국간학회	페그인터페론/리바비린 24주
2013년 미국간학회	페그인터페론/리바비린 24주[2]
2014년 미국간학회-미국감염병학회[1]	유전자형 2형 추천 Sofosbuvir+리바비린 12주 유전자형 3형 추천 Sofosbuvir+리바비린 24주 대안 Sofosbuvir+페그인터페론/리바비린 12주[3]

[1] 미국간학회-미국감염병학회 Guidance
[2] 치료실패 예측 인자 여부, 치료 반응에 따라 16주 치료
[3] 인터페론 치료에 적합한(eligible) 경우

유전자형 1형인 만성 C형 간염 치료 권고안의 변천을 정리하여 보면 아래 표 3과 같다. 유전자형 1형인 경우 페그인테페론/리바비린 48주 치료의 낮은 치료반응률(SVR)을 극복하고자 Boceprevir 혹은 Telaprevir와의 3제 병용요법과 치료 반응에 따른 요법이 시도되어, 치료 효과는 어느 정도 개선되었으나 고비용과 부작용 증가로 인하여 실제 국내에서 사용하는 데 상당한 제한점이 있으리라고 전망된다. 최근 sofosbuvir를 위시한 새로운 경구 약물들의 등장으로 이들 약물과 페그인터페론/리바비린과의 병합 요법, 혹은 경구 약물들만의 병합요법인 인터페론 비의존 요법이 임상에 도입되기에 이르렀으며, 치료 기간도 12-24주까지 획기적으로 줄어들었고 SVR의 개선도 괄목할 만하며 더욱이 인터페론의 부작용도 극복하거나 경감할 수 있게 되었다. 기존 약제의 흔한 부작용과 낮은 반응률을 고려할 때, 효과도 좋고 부작용도 적으며 치료 기간도 짧은 새로운 약제에 기반한 최신 요법을 유전자형 1형인 만성 C형 간염의 치료에 적극적으로 적용하는 것이 당연하며, 향후 치료의 흐름도 결국은 새로운 약물 요법, 특히 인터페론 비의존 요법으로 귀결될 것으로 전망된다. 하지만, 새로운 경구 약물의 비싼 가격은 실제 치료에 적지 않은 걸림돌이 되리라 생각된다.

한편, 유전자형 2형 혹은 만성 C형 간염 치료 권고안의 변천을 정리하여 보면 아래 표 4와 같다. 유전자형 2형 혹은 3형인 경우 페그인테페론/리바비린 24주 치료의 SVR은 76-90%로 상당히 만족스러운 수준이지만 치료와 연관된 부작용이 걸림돌이 되어 왔다. 새로운 경구 약물의 조합에 기반한 인터페론 비의존요법은 기존 요법의 부작용 없이 높은 SVR을 얻을 수 있으며, 특히 유전자형 2형인 경우에는 12주 단기 치료로도 탁월한 효과를 보이고 있다. 다만 새로운 경구 약물이 워낙 비싸고 기존 요법으로도 상당한 효과를 거둘 수 있음을 고려할 때, 새로운 약물에 기반한 치료의 임상적 적용폭은 유전자형이 1형인 경우에 비하여 상대적으로 그다지 넓지 않으리라 생각되며(특히 유전자형 3형인 경우), 기존 페그인터페론/리바비린 요법의 적용도 당

분간 상당한 수준으로 이어지리라 전망된다.

이 글에서는 주로 이번 2014년 미국간학회-미국감염병학회 Guidance에 언급된 약물을 중심으로 기술하였다. 하지만, 이외에도 상당히 많은 새로운 약물들의 치료 성적들이 경쟁적으로 보고되고 있는 상황을 고려할 때, 비용 문제만 해결이 된다면 머지 않은 시일 내에 만성 C형 간염 치료 패러다임은 단기간, 고효율, 높은 안전성을 이룰 수 있는 새로운 경구약물에 기반한 치료로 옮겨 가리라고 전망된다.

2. 2015 대한간학회 C형 간염 진료 가이드라인

이 글이 Liver update에 실린 이후로 C형 간염 치료에 있어 수많은 변화가 있어왔다. 실로 다양한 DAA의 치료 성적이 연이어 발표되었고, 이에 근거하여 미국간학회와 유럽간학회의 가이드라인이 개정되었으며, 대한간학회도 2015년 추계학술대회에서 〈2015 대한간학회 C형 간염 진료 가이드라인〉을 발표하였다.

금번 대한간학회 진료 가이드라인의 내용 중 치료 면에서의 주된 변화는 DAA에 기반한 Interferon-free regimen 혹은 DAA와 페그인터페론(±리바비린) 병합요법을 전면적으로 권고안에 도입한 것으로, 이른바 DAA에 기반한 C형 간염 치료의 새로운 시대가 열리고 있음을 실감할 수 있게 되었다. 특히, C형 간염 바이러스의 유전자형, 치료 경험의 유무, 간염, 대상성 간경변증, 혹은 비대상성 간경변증 여부에 따른 세부 권고안을 제시하였고, 간이식 및 간외 장기 이식 환자, 급성 C형 간염 환자의 치료는 물론 주사용 약물남용자, 만성 콩팥병 환자, HIV 중복감염자, 면역억제제 치료 환자 등의 특수 상황에서의 치료에 대한 사항을 보강하였다.

지면상의 제약으로 인하여 방대한 가이드라인의 내용을 일일이 다 소개하기는 어렵고, 유전자형 1형인 만성 간염 혹은 대상성 간경변증 환자의 치료 권고안을 표로 제시하여 새로운 가이드라인에 대한 독자의 이해를 돕고자 한다[5](표 5). 2015 진료 가이드라인의 자세한 내용은 곧 대한간학회 홈페이지(www.kasl.org)와 학회지에서 확인할 수 있을 것이다.

표 5. HCV 유전자형 1형인 만성 간염 혹은 대상성 간경변증 환자의 치료(2015 대한간학회 C형 간염 진료 가이드라인)

		유전자형 1b형		유전자형 1a형	
		만성 간염	대상성 간경변증	만성 간염	대상성 간경변증
치료 경험이 없는 경우	Ledipasvir/sofosbuvir	12주		12주	
	OPr+D	12주		12주+R	24주+R
	Daclatasvir+Asunaprvir	24주			
	Sofosbuvir+Simeprevir	12주	12주+R/24주	12주	12주+R/24주
	Daclatasvir+Sofosbuvir	12주	12주+R/2주	12주	12주+R/24주
	Sofosbuvir+PR	12주		12주	
	PR	24–48주		24–48주	
치료 경험이 있는 경우	Ledipasvir/sofosbuvir	12주	12주+R/24주	12주	12주+R/24주
	OPr+D	12주		12주+R	24주+R
	Daclatasvir+Asunaprvir	24주			
	Sofosbuvir+Simeprevir	12주	12주+R/24주	12주	12주+R/2주
	Daclatasvir+Sofosbuvir	12주	12주+R/24주	12주	12주+R/24주

OPr+D, ombitasvir/paritaprevir/ritonavir+dasabuvir; R, weight-based ribavirin; PR, pegylated interferon+ribavirin therapy

참고문헌

1. Ghany MG, Strader DB, Thomas DL, Seeff LB; American Association for the Study of Liver Diseases. Diagnosis, management, and treatment of hepatitis C: an update. Hepatology 2009;49:1335-1374.

2. Ghany, M. G., Nelson, D. R., Strader, D. B., Thomas, D. L. and Seeff, L. B. An update on treatment of genotype 1 chronic hepatitis C virus infection: 2011 practice guideline by the American Association for the Study of Liver Diseases. Hepatology 2011;54:1433–1444.

3. 2013 대한간학회 C형 간염 진료 가이드라인.

4. Recommendations for Testing, Managing, and Treating Hepatitis C. http://www.hcvguidelines.org/

5. 2015 대한간학회 C형 간염 진료 가이드라인.

알코올 및
비알코올
지방간질환

Chapter 4

알코올 간질환의 역학 및 자연경과

비에비스 나무병원 소화기내과 **서 동 진**

1. 술과 건강

한두 잔의 술은 생활의 촉매제가 되지만 대량을 계속 마시는 경우 여러 장기를 다치게 하는 독이 될 수 있다. 술에 의하여 타격을 받는 장기는 많지만 가장 대표적인 것이 간장이다. 우리가 술을 마시면 그 안의 알코올 성분은 대부분 간에서 분해 대사된 후 수분과 탄산가스로 배설된다. 그러나 간에서 처리할 수 있는 알코올의 양은 한도가 있으므로 휴식을 취할 틈도 주지 않고 계속 과음을 하면 알코올은 간독이 되어 간에 타격을 줄 수 있다. 알코올이 통과하는 위장관도 예외는 아니다. 위점막을 자극하고 위산 분비를 촉진시키므로 위염이나 위궤양이 나타나기 쉽고 소화장애나 출혈도 초래한다. 장에서 음식물의 흡수장애를 일으켜 설사가 나기도 한다. 과음 후 췌장염도 일으켜 심한 복통으로 고생할 수도 있다. 그 밖에도 과음은 고혈압이나 부정맥의 원인이 될 수 있고 근육통을 일으키고 골수의 기능을 억제시키기도 한다. 산모가 임신 중 과음을 하면 기형아를 낳을 위험성도 높다.

술은 장기간의 과음도 문제지만 단시간 내에 대량을 마시는 것도 마찬가지로 간에 해롭다. 과거 한국인의 음주습관을 조사한 한 보고서에 의하면 한국 성인 남자의 14.7%가 매일 집 밖에서 술을 마시고 절반 이상은 일주일에 한 번 이상 마신다고 알려졌다. 우리나라의 술 소비량이 세계적이라는 것은 잘 알려진 사실이고 병원에는 알코올 간질환 환자가 꾸준히 증가하는 추세이다.

간이 받는 손상의 정도는 술의 종류보다 마신 알코올 절대량에 좌우된다. 알코올 농도가 낮은 막걸리라도 많이 마시면 양주와 같은 독주를 소량 마신 것과 비슷한 해를 준다. 매일 양주 한 병을 비워도 끄떡 없다고 자랑하는 사람들이 있는데 말 못하는 간은 속으로 울고 있다는 것을 알아야 한다. 술은 꼭 마셔야 할 형편이라면 매일 마시는 것보다 간이 회복될 수 있도록 1주일에 2-3일 이상 간격을 두고 쉬었다가 마시는 것이 좋다. 아침에 일어나 마시는 해장술은 금물이다. 알코올의 진정 작용으로 숙취가 잠시 풀리는 것 같지만 간밤에 알코올의 공격으로 녹초가 된 간은 더욱 타격을 받게 된다. 술을 좋은 안주나 간장약과 함께 먹더라도 간이 보호되지 않는다. 동물실험에서 원숭이를 두 그룹으로 나누어 한쪽은 독주를 안주와 함께, 그리고 다른 그룹은 안주 없이 독주만 먹인 후 간조직 검사를 하였더니 양쪽에서 간손상의 정도가 큰 차이가 없었다는 연구결과도 있다. 기름진 안주는 알코올의 흡수 속도를 느리게는 하지만 결국은 나중에 모두 흡수되기 때문에 과음에 따른 알코올 간손상을 예방할 수 없다. 그러나 음식을 안 먹고 독주만 먹으면 영양 결핍이 올 수 있고 영양소 결핍은 간손상을 더욱 부채질할 수 있으므로 식사는 거르지 않는 것이 좋다. 또한 안주를 많이 먹어두면 배가 부르기 때문에 술을 많이 마시기 힘들게 하는 부수적인 효과도 기대해 볼 수 있다.

술을 얼마나 먹으면 간이 나빠지나?

서양의 보고에 의하면 알코올 간경변증이 발생한 환자는 매일 평균 180g 정도의 알코올을 25년 이상 마셔 왔으며, 1일 80-160g을 마신 경우 정상인보다 5배, 160g 이상 마신 경우는 정상인보다 25배 간경변증의 발생이 증가한다고 알려졌다. 1일 80g 정도의 알코올을 10-20년간 마시는 것이 간경변증을 일으킬 수 있는 알코올의 양이라는 주장도 있다. 같은 양의 알코올을 마시더라도 간에 나타나는 이상은 사람에 따라 정도에 차이가 많다. 즉 비슷하게 많은 양의 술을 마셔온 알코올 중독자들이라도 어떤 사람은 간경변증이 되는 반면 간이 정상인 경우도 있다. 알코올 중독자 모두에게 간경변증이 동일하게 생기지 않는 것은 개개인에 따른 유전적 소인의 차이 때문이다. 일반적으로 간경변증을 일으키지 않는 안전한 음주량은 남자는 1일 40g 이하, 여성은 20g 이하로 알려져 있다. 여성은 남성보다 적은 용량의 알코올에 의해서도 알코올 간질환이 더 쉽게 발생하고 더 심한 병변을 보이는 수가 많다. 아래 그림표를 보면 안전하게 마실 수 있는 술의 양이 어느 정도인지 환산할 수 있을 것이다.

술 종류에 따른 알코올 양

술 종류	술의 양(mL/병)	도 수(%)	알코올 양(g)
소 주	360	19	54
막걸리	750	6	35
맥 주	355	4.5	12
와 인	700	12	66
양 주 (위스키)	360	40	113

알코올은 마신 후 식도, 위, 대장에서 소량 흡수되지만 대부분이 소장의 근위부에서 흡수된다. 대부분의 알코올은 간에서 아세트알데하이드로 대사되는데

흡수된 알코올의 2-10%는 알코올 그대로 폐나 소변, 땀을 통해 배설된다. 흡수되는 속도는 위 배출시간이 빠를수록, 공복에 마실 때, 알코올이 20%정도로 희석되었을 때(폭탄주), 또는 맥주나 샴페인처럼 탄산가스가 함유된 술을 마실 때 더욱 빨라진다.

알코올은 그 자체가 g당 7.1kcal라는 높은 열량을 내므로 알코올 중독자는 배고픈 줄 모르고 식사를 거르는 수가 많다. 그러나 알코올이 내는 칼로리는 영양분이 되지 않고 날아가 버리는 "empty calorie"일 뿐만 아니라 알코올은 소장에서 비타민의 흡수를 막고 간에서 비타민 저장을 감소시킨다. 따라서 음식을 먹지 않고 독주만 마셔대면 단백질이나 비타민(엽산, 비타민 A, B1, B3, B6)의 결핍이나 칼륨, 마그네슘, 아연, 칼슘, 인 같은 전해질, 무기질의 결핍도 초래할 수 있다. 영양결핍 상태는 알코올에 의한 간손상을 더욱 악화시킬 수 있다.

2. 역학

지난 반세기 동안 우리나라는 비약적인 경제발전과 더불어 알코올 소비도 증가하였다. 1980년대 성인 1인당 알코올 소비량이 7L이었으나 2005년에는 15L로 증가하여 현재는 세계적으로 알코올 소비가 많은 나라에 속한다.

우리나라 성인에 대한 2009년 국민건강영양조사에 따르면 과다한 음주자(남자 매일 40g 이상, 여자 매일 20g 이상)는 약 7% 정도였고 과다음주자의 약 25%에서 간기능 검사의 이상 소견이 발견되었다. 우리나라 국민 1인당 연간 음주량은 막걸리 14.2잔, 맥주 100.8잔, 소주 66.6잔, 위스키 1.4잔이었다. 일주일에 한번 이상 과음(남자＞소주 8잔, 알코올 60g, 여자＞소주 5잔, 알코올 40g)하는 사람들의 빈도를 보면 남자는 2011년 35.1%에서 2012년엔 37.2%로 증가하였고 여자는 2011년 14.3%에서 2012년 18.1%로 증가하였다.

우리나라에서 음주문화의 문제점은 술자리도 업무의 연장이라는 인식(36%), 회식자리에서 강압적인 술권유(35.8%), 폭음 및 과음(19%), 잦은 회식(7.1%) 그리고 기타(1.8%)로 나타났다. 술을 많이 마시는 것이 남성적인 우월감을 고취하고 또한 회사의 리더는 모름지기 아랫사람들을 폭탄주로 평정할 수 있어야 한다는 의식도 있는 것 같다. 알코올 지방간 환자 중에는 회사 회식 때 술을 거절하라 해도 윗사람이나 동료들이 "지방간 없는 사람이 어디 있냐" 하며 강권한다고 한다.

건강보험심사평가원 보고에 의하면 2010년 국내 알코올 간질환 진료인원수는 151,000명이었고 알코올 관련 사망자 수는 인구 10만명당 4,111명이었다.

국내에서 간경변증의 원인은 B형 간염이 64%로 가장 많으나 알코올은 18.6%로 음주에 의한 간경변이 2위를 차지하고 있다. 또한 간암의 원인은 B형 간염이 72%, C형 간염이 12.5%, 그리고 알코올이 6.8%로 3위를 차지하고 있다.

3. 알코올 간질환의 자연경과는?

알코올 간질환은 (1) 지방간, (2) 알코올 간염, (3) 간경변증 세 가지가 대표적이다. 이 세 가지 질환은 알코올 환자에서 단독으로 존재하는 경우보다는 서로 중복되어 나타나는 수가 많다. 흥청망청 장기간 술을 마셔대는 과다 음주자의 90% 이상이 지방간 소견을 보이나 이중 10-35% 정도가 알코올 간염을 일으키고 8-20% 정도가 간경변증으로 진행하게 된다. 알코올 간질환의 진행에 걸리는 시간은 전적으로 마신 알코올의 양에 달려 있어서 술을 많이 마실수록 진행이 빨라진다. 알코올에 기인한 간경변증 환자는 간암으로 진행할 수도 있다. 특히 B형이나 C형 간염 바이러스에 기인한 간경변증 환자가 술을 과음하면 간암의 발생 위험성이 높아 진다고 알려져 있다.

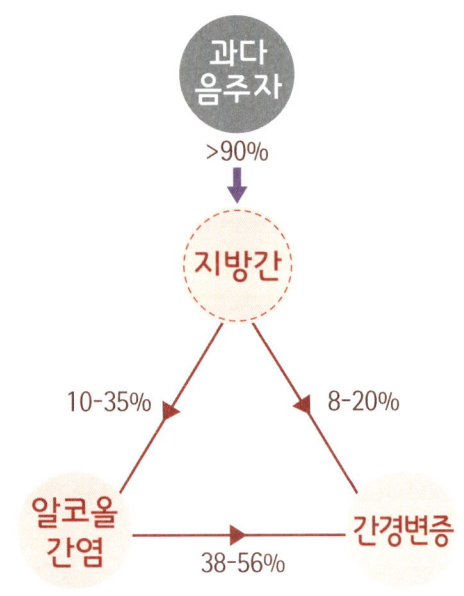

(1) 지방간

알코올 간질환 중 지방간은 가장 경한 상태로서 알코올에 의하여 간 속에 중성지방이 과잉으로 축적되는 상태를 말한다. 매일 20-40g정도(소주 반 병)의 알코올을 수일간 마셔도 지방간이 생길 수 있다고 알려져 있다. 만성 음주자는 과반수 이상이 지방간 상태라는 통계도 있다. 지방간은 대부분 증상이 없기 때문에 모르고 지내다가 신체검사 때 초음파를 하거나 다른 병으로 진찰받다가 우연히 발견되는 수가 많다. 간이 부어 과음 후 오른쪽 가슴 밑에 당기거나 뻐근한 듯한 불쾌감을 느낄 수도 있지만 간기능 검사는 정상인 경우도 많다. 일단 술을 끊으면 지방간은 정상간으로 회복될 수 있다. 계속 술을 먹지 않는 한 간경변증으로 진행하지 않는다. 그러나 다량의 술을 계속하면 알코올 간염이 될 수 있다.

(2) 알코올 간염

경미한 임상상을 보이는 예부터 간부전으로 사망하게되는 중증까지 다양하다. 심한 경우 바이러스성 간염처럼 황달, 구역질, 소화불량, 복통, 피로감, 발열같은 증세가 나타나고 쉽게 회복하기 힘들다. 이들 환자에서는 50% 정도가 이미 간경변증 동반 상태라고 알려져 있다. 또한 간경변증이 없는 환자에서도 문맥압 항진증, 복수 또는 식도정맥류 출혈이 나타날 수 있다. 심한 알코올 간염 환자는 30일 이내의 단기 사망률이 50% 이상으로 예후가 매우 나쁘다. 지방간이 정상간으로 환원될 수 있는 것과는 달리 알콜성 간염은 앓고 나더라도 간경변증으로 진행할 위험성이 높다. 한 연구에 의하면 알코올 간염 환자의 50%가 10-13년 후에 간경변증이 되었다고 한다.

(3) 간경변증

상습적인 과음자는 일생동안 15-30%에서 알코올 간경변증이 발생한다. 간경변증은 장기적으로 과음을 계속한 결과 알코올에 의해 간세포들이 광범위하게 파괴된 후 섬유질이 들어차 간이 굳어지는 상태다. 화학공장의 기계 역할을 해야 할 간세포가 많이 파괴된 결과 간기능이 저하된다. 간기능이 많이 감소하여 소위 간부전 증상이 나타나면 쉽게 피곤해지고 구역, 식욕감퇴 및 소화장애가 나타나 음식을 제대로 먹지 못하게 되고 영양실조에 빠지기 쉽다. 황달이 생겨 눈 흰자위가 노랗게 변하고 피부가 검어진다. 간에서 혈액응고 인자를 제대로 만들지 못하여 쉽게 코나 잇몸에서 피가 나기도 한다. 말기 간경변증 환자는 영양결핍상태로 팔다리는 가늘게 되고 배만 복수로 불룩하게 나와 거미같은 모습이 될 수 있다. 또한 간이 딱딱하게 굳어져 문맥압 항진증이 생기면 복수, 식도정맥류 출혈 또는 가성 혼수와 같은 합병증이 생긴다. 간 속으로 들어가는 문정맥의 수압이 높아지면 복강내로 수분이 빠져나가게 된다. 뱃속에 복수가 차면 배가 불러지며 오줌량이 줄고 다리가 붓기도 한다. 식도정맥류가 팽창하다가 수압을 견디지 못하고 터지면 대량출혈이 생겨 피를 토하거나 새까만 피똥을 누기도 하며 심하면 쇼크로 사망할 수도 있다. 또한 장에서 흡수된 독성물질을 간에서 제대로 해독 처리하지 못함에 따라 독성물질이 곧장 샛길을 통해 뇌로 가므로 간성혼수도 생길수 있다. 잠을 못 자고 쉬운 뺄셈도 못 하며 손을 떨고 헛소리를 하는 등 정신신경 상태에 이상이 오며 심하면 완전히 혼수에 빠지게 된다.

알코올 간경변증이 진단된 환자에서 1년 내에 비대상성 변화를 보이는 빈도는 37.6%로서 비알코올 간경변의 25.2%보다 높다고 알려졌다. 복수가 있는데도 계속 술을 마시면 환자의 80%가 7개월 내에 사망한다. 합병증이 없는 간경변증 환자의 1년 사망률은 17%이지만 합병증이 생기면 1년 사망률이 20-64%로, 5년 사망률은 58-85%로 증가한다.

적당량의 술은 기쁘나 슬프나 우리의 마음을 부드럽게 해주는 윤활유 역할을 하지만 과음을 계속하면 우리의 몸을 망가뜨리는 테러범으로 변할 수 있음을 잊어서는 안된다. 과음을 피하고 적당한 휴주일을 두면서 술을 마심으로써 자신의 건강도 지키는 것이 현명한 애주가의 길이라고 생각된다.

알코올 간질환의 진단 및 중등도 평가

연세의대 강남세브란스병원 소화기내과 **이 관 식**

1. 병력

알코올 간질환이라고 진단하려면, 만성 간질환을 유발하는 B형 간염 바이러스, C형 간염 바이러스 및 비만과 당뇨병에 의한 지방간 등의 원인을 배제하는 것이 전제되어야 하고, 분명한 알코올 섭취의 병력이 있어야 한다. 개개인의 알코올 대사 능력 차이가 심하므로 알코올 간질환을 유발하는 알코올 농도와 최소 음주량의 명확한 기준이 없지만, 일반적으로 하루 평균 알코올 섭취량이 남자는 40g 이상, 여자는 20g 이상인 경우를 기준으로 삼는다. 매일 마시지는 않더라도, 주간 전체 음주량을 합하여 7로 나눈 값이 하루 평균 알코올 섭취량이 된다. 일반적으로 한 병에 포함된 알코올의 양을 보면 소주(360mL) 54g, 막걸리(750mL) 35g, 맥주(355mL) 12g, 포도주(700mL) 66g, 위스키(360mL) 113g 이다. 보건복지부에서 제시한 1 표준 잔은 12g의 알코올이 포함된 1잔을 의미하는데, 소주 1잔 반(90mL), 맥주 1캔(355mL), 막걸리 1사발(230mL), 포도주 1잔(120mL), 양주 1잔(40mL)에 해당된다.

2. 혈액검사

증상과 진찰 소견은 다른 만성 간질환과 큰 차이가 없으므로 이로써 감별진단을 할 수는 없고, 혈액 소견도 큰 차이는 없으나 알코올 간질환에서 관찰할 수 있는 몇 가지 소견이 있다. 간내 효소인 aspartate aminotransferase(AST)와 alanine aminotransferase(ALT)는 pyridoxal 5-phosphate에 의해 일부 보전되는데, pyridoxal 5-phosphate는 알코올에 의해 억제되므로 AST와 ALT의 생성도 억제되고 특히 AST 보다 ALT의 생성이 더 많이 억제되므로 AST/ALT 비가 2 이상인 경우가 많다. AST/ALT 비가 3 이상인 경우는 알코올 간질환의 가능성이 높다고 알려져 있다.

또한 gamma glutamyl transpeptidase(GGT)가 증가하는 경우가 많으므로 진단에 유용한데, 비알코올 지방간에서도 증가할 수 있으므로 비만과 당뇨병 등의 병력도 고려해야 한다. 평균 적혈구용적(mean corpuscular volume, MCV)의 증가도 참고할 수 있다.

보건복지부 지정 간경변센터에서는 초음파검사 등의 영상검사에서 결절성 변화를 보이고, 저알부민혈증(3.5 g/dL 미만), 혈소판 감소(10만/mm^3 이하) 및 혈액응고 지연(PT 3초 이상, INR 1.3 이상) 등의 검사 소견을 보이는 경우는 간경변증을 의심할 수 있다고 제시하였다. 그러나 알코올 섭취를 많이 한 상태의 혈액검사에서는 마치 간경변증과 유사한 결과를 보일 수 있으므로, 알코올 간질환에서는 알코올을 중단한 상태에서 3개월 간격으로 2회 이상 상기 소견을 보일 때 간경변증을 의심할 수 있다고 제시하였다.

3. 영상검사

알코올 간질환은 지방간을 유발하고, 이는 초음파 검사에서 간실질의 음영 증가 등의 특징적인 소견으로 진단할 수 있으므로 가장 많이 이용되고 있다. CT 또는 MRI 등의 검사는 초음파 검사에서 종괴 소견이 있을 때 감별진단을 위해 시행하는 경우가 있다. 최근 간섬유화 검사, 즉 fibroscan(controlled attenuation parameter: CAP)으로 간섬유화 정도 뿐 아니라 지방간의 정도도 숫자로 표시되므로 조금 더 객관적인 결과를 얻을 수 있다. 초음파 검사로는 지방간의 변화, 즉 호전 및 악화 정도를 쉽게 관찰할 수 없으나 fibroscan(CAP)은 숫자로 지방간의 변화를 쉽게 관찰할 수 있는 장점이 있다. 단 아직 도입된 기간이 길지 않아서 연구가 더 필요한 실정이다.

4. 간조직 소견

알코올 간질환은 지방간, 간염, 간경변증 및 간세포 암종 등으로 진행할 수 있다. 지방간은 비만과 당뇨병 등에서 관찰할 수 있는 대수포성 지방증(macrovesicular steatosis) 소견을 보인다. 간염에서는 다핵구 등의 염증세포의 침윤과 함께 말로리 소체 등의 소견을 관찰할 수 있고, 바이러스 간질환에서 관찰할 수 있는 문맥주변부위 염증이 아닌 주로 중심정맥부위의 염증과 경화성 초자괴사(sclerosing hyaline necrosis) 소견을 보인다. 알코올 간경변증은 바이러스 간경변증의 거대결절(macronodular) 간경변증이 아닌 미세결절(micronodular) 간경변증의 소견을 보인다.

실제로 알코올 간질환에서 간염 바이러스가 동반된 경우에서의 감별 진단과 군입대 등을 위한 공식적인 서류가 필요한 경우가 아니면 일반적으로 간생검을 시행하는 경우는 많지 않다.

5. 임상 소견

알코올 지방간은 거의 증상이 없고, 간염은 증상이 거

의 없는 경우부터 위장관 출혈, 빈혈, 발열, 황달, 간 부위 통증, 간종대 및 간부전까지 매우 다양하다. 간경변증과 간세포암종은 간염 바이러스에 의한 경우와 거의 유사하다.

6. 중등도 평가

우선 혈액검사, 영상검사 및 임상 소견 등과, 필요하면 간조직 소견 등을 종합하여 지방간, 간염, 간경변증 및 간세포암종 등을 감별 진단하는 것이 가장 기본적인 순서이다. 지방간은 알코올을 자제하면 정상으로 돌아올 수 있지만, 이미 간경변증이나 간세포암종으로 진행했다면 예후가 좋지 않은 것이 당연하다. 그러나 다양한 경과를 보여서 예후를 예측하기 힘든 간염이 문제다.

알코올 간염의 예후 예측에 대한 여러 지표(표 1)가 제시되고 있다. 이 중 modified Discriminant

표 1. Progonostic models in patients with alcoholic hepatitis[1]

Scoring system	Formula				Test characteristics
Pre-treatment model					
mDF	$4.6 \times (PTpatient-PTcontrol)(secs) + $ serum total bilirubin(mg/dL)				About 30-50% mortality within 28 days if score ≥ 32
MELD*	$9.57 \times \log_e [cCr (mg/dL)] + 3.78 \times \log_e [bilirubin (mg/dL)] + 11.20 \times \log_e (INR) + 6.43$				About 20% mortality in 90 days if score > 21
GAHS	Score	1	2	3	More than 50% mortality in 28 to 84 days if sore ≥ 9 (for score calculated on hdspital day 1 or day 7)
	Age	< 50	≥ 50	-	
	WCC(10⁹/L)	< 15	≥ 15	-	
	Urea(mmol/L)	< 5	≥ 5	-	
	PT ratio	< 1.5	1.5-2.0	> 2.0	
	Bilirubin(mol/L)	< 125	125-250	> 250	
ABIC	(age, yearsxo.1)(serum bilirubin, mg/dL × 0.08)+(serum Cr, mg/dL × 0.3)+(INR × 0.8)				stratification of risk of death in patients with AH at 90 days and 1 yr
On-treatment model					
Lille model⁺	R=3.19-0.101×age(years) + 0.147×albumin on day 0(g/L)+0.0165× evolution in bilirubin level(umol/L)-0.206×renal insufficiency-0.0065×bilirubin on day 0(umol/L)-0.0096×PT(seconds) Lille score = Exp(-R)/[1+Exp(-R)] Note) Renal insufficiency was rated 0 if absent and 1 if present (below or above 1.3mg/dL). Evolution in Bilirubin Level was bilirubin Level on day 0 minus that on day 7.				About 75% mortality within 6 months if score ≥ 0.45 in patients with corticosteroid therapy

mDF, modified discriminant function; PT, prothrombin time; MELD, Model for End-Stage Liver Diseas; Cr, creatinine; INR, international normalized ratio; GAHS, Glasgow Alcoholic Hepatitis Score; WCC, whits cell count; ABIC, Age, Bilirubin, INR, Creatinine; AH, alcoholic hepatitis.
*See http://www.mayoclinic.org/meld/mayomodel7.html, ⁺See http://www.lillemodel.com.

Function(mDF)와 Model for End Stage Liver Disease(MELD)가 예후 예측과 치료방침 결정에 유용하다. mDF는 알코올 간염 환자에서 스테로이드의 치료 효과를 판정하기 위해 제시되었는데, 32점 미만인 경우는 28일 생존율이 90%였고, 32점 이상으로 중증인 경우는 50-65%로 낮아 적극적인 치료가 필요하다. MELD는 간경변증 및 간이식 환자에서도 이용되는데, 알코올 간염에서는 21점을 기준으로 단기 예후를 평가하는데 유용하다. 이외에도 Glasgow Alcoholic Hepatitis Score(GAHS), Age, Bilirubin, INR, Creatinine(ABIC) 및 Lille model 등이 있다.

알코올 간질환의 진단은 병력이 가장 중요한데, 즉 다른 원인이 없어야 하고 분명한 알코올 섭취 병력이 있어야 한다. 혈액검사에서 AST/ALT 비가 2 이상인 경우가 많고, 특히 GGT가 증가한다. 초음파 검사에서 지방간 소견을 보이고, fibroscan(CAP)이 객관적인 지방간의 정도 평가에 도움이 될 수 있다. 간조직 소견에서 대수포성 지방증을 보이고, 간경변증으로 진행하면 미세결절 간경변증 소견을 보인다. 임상 소견은 비특이적이고, 특히 간염은 경한 증상부터 중한 증상까지 다양하다. 중등도는 지방간, 간염, 간경변증 및 간세포암종 등의 감별이 가장 중요하고, 특히 간염 환자에서는 mDF 점수와 MELD 점수가 예후 예측과 치료방침 결정에 유용하다.

참고문헌

1. 2013 대한간학회 알코올 간질환 진료 가이드라인.

2. Becker U, Deis A, Sorensen TI, Gronbaek M, Borch-Johnsen K, Muller CF, et al. Prediction of risk of liver disease by alcohol intake, sex, and age: a prospective population study. Hepatology 1996;23:1025-1029.

3. Nanji AA, French SW, Mendenhall CL. Serum AST to ALT ratio in human and experimental alcoholic liver disease: relationship to histologic change. Enzyme 1989;41:112-115.

4. Myers RP, Pollett A, Kirsch R, Pomier-Layrargues G, Beaton M, Levstik M, Duarte-Rojo A, Wong D, Crotty P, Elkashab M. Controlled Attenuation Parameter(CAP): A noninvasive method for the detection of hepatic steatosis based on transient elastography. Liver Int 2012 Jul;32(6):902-910.

5. Mathurin P, O'Grady J, Carithers RL, Phillips M, Louvet A, Mendenhall CL, et al. Corticosteroids improve short-term survival in patients with severe alcoholic hepatitis: meta-analysis of individual patient data. Gut 2011;60:255-260.

알코올 간질환을 악화시키는 요인은?

한양의대 구리병원 소화기내과 **손 주 현**　　한림의대 강남성심병원 소화기내과 **이 명 석**

알코올 간질환은 많은 다른 만성 간질환과 달리 술을 과도하게 섭취하지 않으면 발생하거나 악화되지 않는 잠재적으로 피할 수 있는 질환이다. 과도한 음주자 중 단지 소수에서만 간경변과 같은 심한 알코올 간질환으로 진행하기 때문에 알코올 음주 자체만이 심각한 간질환으로의 진행에 필요충분 조건이 되지 못한다. 실제 사람을 대상으로 시행된 여러 연구에 따르면 알코올에 의한 단순 지방간(liver simple steatosis)은 90% 이상 거의 모든 과도한 음주자에서 발생하지만, 상당한 간세포괴사와 염증 반응, 즉 알코올 간염 및 섬유화(alcoholic steatohepatitis and fibrosis)는 약 10-35%에서 나타나고, 약 10%만이 간경변(alcoholic cirrhosis)으로 진행한다. 그리고 일단 간경변으로 진행하면 매년 1-2%에서 간세포암이 발생할 수 있다. 이와 같이 알코올 간질환의 매우 다양한 경과는 장기간의 과도한 음주와 더불어 개별적으로 얻게 되는 환경적인 위험요인, 장기간에 걸쳐 이들과 상호 작용하는 유전적인 위험요인들이 복잡하게 얽혀서 병이 발생하고 병의 악화가 진행하게 된다(그림 1). 여기에서는 알코올 간질환을 악화시키는 요인들에 대한 자료들 특히, 2013 대한간학회의 알코올 간질환 진료 가이드라인을 중심으로 간략히 정리해 소개하고자 한다.

1. 비유전성 혹은 환경적인 위험요인
Non-genetic host or environmental risk factors

(1) 음주량

알코올 간질환의 발생과 진행에서 가장 분명하고 가장 중요한 환경 위험요인은 알코올 자체이며, 그 위험도는 알코올 소비량과 용량-의존적

그림 1. 알코올 간질환의 경과와 악화시키는 요인들(Natural course and aggravating factors in alcoholic liver disease)

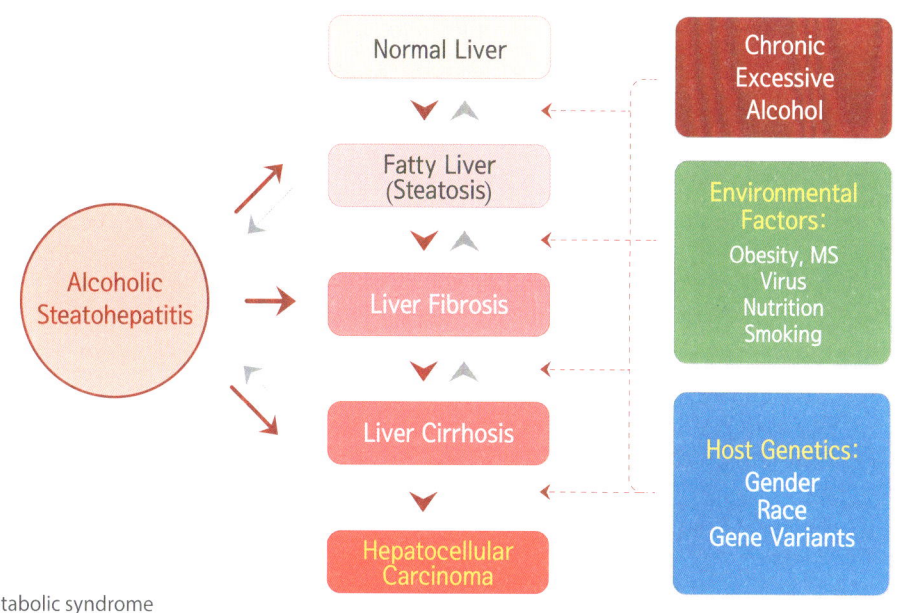

MS, metabolic syndrome

상관관계가 있다(그림 2). 여기서 표준 알코올 양은 술에 포함된 순수 알코올 양을 말하며 대개 순수 알코올 12g을 기준으로 한다. 하루 30g 이상의 음주를 기준으로 할 때 남성과 여성에서 모두 알코올 간질환의 위험도는 증가한다. 대규모 코호트 연구인 북이탈리아 Dionysos 그룹 연구에서 하루 30g 이상의 음주량은 간손상의 위험도를 증가시키는 것으로 보고하고 있다. 다른 보고들도 알코올 유발 간질환과 음주량과 비례관계를 보여주고 있다. 간경변증이 발생하는 최소 알코올 양은 남자에서 하루 20-40g 이상, 여자에서 10-20g이며 대부분의 후향적 연구에서도 하루 40-80g의 알코올 소비는 간손상의 위험도를 높인다. 여러 전향적 연구에서 알코올 소비량과 알코올 유발 간손상은 비례 관계임을 보고하고 있다. 물론 대부분의 전향적, 후향적 연구에서 일일 알코올 섭취와 간손상과는 비례적 증가를 보여주지만, 이러한 관계가 항상 성립하는 것이 아니어서 유전적 요인을 포함하는 다른 요인들이 간손상에 관여하는 것으로 생각된다.

(2) 음주 양상(patterns) 혹은 음주 습관

알코올 간질환의 위험은 간헐적으로 간격을 두고 술을 마시는 경우보다 매일 마시는 경우에 증가한다. 폭음은 짧은 시간에 다량의 음주를 하는 것을 말하며 최근 사회문제가 되고 있는 음주 문화의 한 형태로 2시간 안에 남자에서 5잔 이상, 여자에서 4잔 이상 음주한 경우로 정의한다. 이럴 경우 알코올 간질환의 발생 위험성이 더 높아진다. 음식을 먹지 않고 술만 마시는 경우, 여러 군데를 전전하며 마시는 경우, 여러 종류의 술을 섞어서 마시는 경우에 알코올 간질환의 위험도는 높아지며 이른 나이에 술을 시작하는 경우에도 위험성은 증가한다.

(3) 술의 종류

술의 종류와 간손상과의 관련성을 보고한 연구는 많지 않지만 술의 종류는 그렇게 중요한 요인은 아닌 것으로 여겨지고 있으며, 그보다 마신 알코올의 총량이 더 중요하다. 소량의 와인섭취가 다른 종류의 주류섭취보다 심혈관계의 사망률을 줄일 뿐만 아니라 비심혈관계의 사망률(간질환 포함)도 줄이는 것으로 보고하고 있지만, 마시는 술의 종류와 간손상의 위험성, 특히 간경변증과의 관련성은 아직 논란이 있다.

(4) 동반된 비만과 대사 증후군

비만 또는 과체중(overweight)은 알코올 간손상 및 간섬유화의 진행에 잘 밝혀진 위험요인이며, 많은 연구에서 비만은 과다 음주자에서 간경변증의 위험을 결정하는 중요한 단일 위험요인이다. 비만한 사람이 과도한 음주를 하면 간질환의 위험이 증가되고, 간경변증과 간질환 사망률도 증가된다. 이러한 비만과 과다 음주 사이의 발병과 악화의 상승작용은 알코올 간질환과 비알코올 간질환(non-alcoholic fatty liver disease)이 서로 비슷한 발병 기전으로 진행되기 때문으로 여겨진다. 또한 높은 체질량지수(BMI)와 공복혈

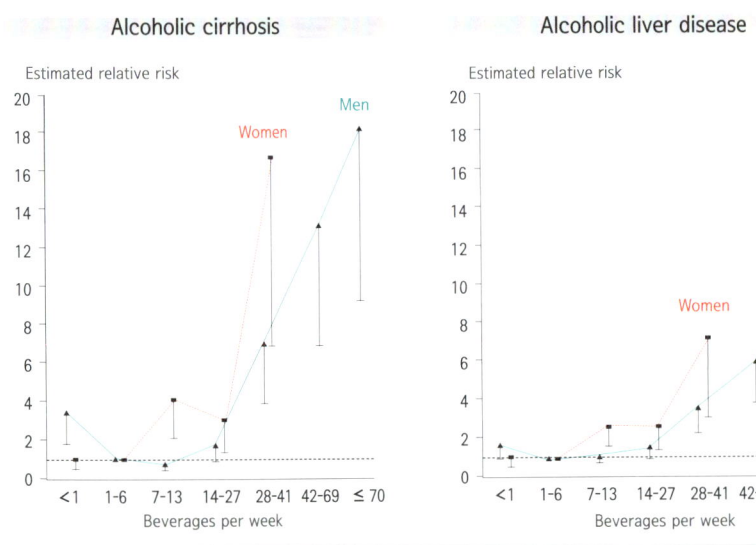

그림 2.
음주양에 따른 알코올 간경변과 간질환의 상대적 위험도

(Relative risk estimates for development of alcoholic cirrhosis and non-cirrhotic alcoholic liver disease according to alcohol intake amount; adopted from HEPATOLOGY 1996;23:1025-1029)

Alcohol intake classified as 1 beverage (12 g); 1 to 6 beverages (12-72 g); 7 to 13 beverages (84-156 g); 14 to 27 beverages (168-324 g); 28 to 41 beverages (336-492 g); 42 to 69 beverages (504-828 g); ≥70 beverages (≥840 g). The group with an alcohol intake of 1 to 6 beverages (12-72 g) per week is the reference group (relative risk 1).

당은 알코올 섭취량과 알코올 남용의 기간을 보정한 후에도 간섬유화 진행의 독립적인 위험요인인데, 이점도 역시 인슐린저항성과 고인슐린혈증의 작용기전에 의한 것으로 여겨진다. 비만과 알코올 소비 간의 관계는 성별에 따라 차이가 있다.

(5) 동반된 만성 바이러스 간질환

C형 간염과 음주와의 상관 관계는 수많은 연구에서 잘 밝혀져 있으며, 이 둘의 동반은 간손상을 악화시킨다. 이에는 면역억제, 바이러스 복제 자극, 산화스트레스의 증가와 간세포독성과 같은 기전들이 제시되고 있다. C형 간염 환자에서 음주는 간경변증과 간세포암의 발생 위험을 증가시키고, 인터페론 치료에 대한 반응을 감소시킨다. 특히 만성 C형 간염 환자가 하루 40g 이상 음주할 경우 간경변의 위험은 약 4배 증가한다. 한편 C형 간염 바이러스의 유병률도 비음주자보다는 음주자에서 높다.

B형 간염 바이러스에서 질환의 진행과 음주와의 관련 자료는 C형 간염 바이러스와는 달리 제한적이지만, 음주는 B형 바이러스 간염 환자에서도 역시 나쁜 영향을 미친다. 한 일본 연구에서 15년 이상 주 3회 이상 음주한 경우 비음주자 보다 간세포암 발생률이 3-4배 증가하였고, 다른 연구에서도 하루 약 30g 음주한 경우 간암 발생이 5배 이상 증가하였다. 비음주자에 비해 음주자에서 간암 발생 시기가 10년 일찍 발생한다는 보고도 있다. 이는 알코올이 직접적으로 숙주세포의 대사와 유전자 발현에 영향을 끼치고, 이것은 바이러스 유전자의 발현과 복제를 증가시키는 작용이 제시되고 있다. 그러므로 만성 B, C 바이러스 보유자는 음주를 피해야 한다.

(6) 영양결핍(malnutrition)

단백-영양결핍은 알코올 간질환에서 흔한 임상양상이다. 영양실조의 정도는 복수, 간성뇌증, 간신증후군과 같은 합병증의 발생 및 사망률과 매우 밀접한 관련이 있다고 알려져 있다. 알코올 간질환 환자에서 엽산, 티아민(thiamine), 피리독신(B6), 비타민 A, 비타민 E, 아연(zinc), 마그네슘과 같은 미량영양소(micronutrient) 결핍이 자주 동반되어 있고, 또한 엽산, 비타민 E, 아연 등의 결핍은 간질환의 악화를 가속할 수 있다. "술은 칼로리가 높아 술과 함께 먹는 안주는 다 살로 간다"는 일설이 있는데 알코올은 칼로리는 있으나 다른 영양소는 가지고 있지 않기 때문에 앞에서 언급한 영양소들이 있는 음식을 섭취하며 음주를 하는 것이 빈 속에 음주하는 것 보다 오히려 낫다. 또한, 음식 섭취로 인한 포만감으로 인해 술을 덜 마시게 되는 이점이 있을 수 있다.

(7) 흡연

흡연은 산화스트레스를 유발하고 알코올 간질환 환자에서 간섬유화의 진행을 촉진시키며, 알코올 간경변증의 위험요인이 된다. 그러므로 알코올 간질환 환자에서 금연을 권장한다.

(8) 커피

여러 연구들에서 커피는 다양한 간질환에 좋은 영향을 주는 것으로 밝혀지고 있는데, 마찬가지로 커피 소비량이 증가할수록 알코올 간질환의 위험성은 감소하고 커피가 알코올 간질환의 발생을 억제할 수 있다고 보고된다. 하루 3잔 이상의 커피를 마시는 사람은 2잔 이하의 커피를 마시는 사람에 비해 간질환으로 인한 사망률이 현저하게 낮았다. 커피 이외의 다른 카페인 음료의 섭취는 간경변증과 관련성이 없어서 커피에 들어있는 다른 성분들이 간질환에 중요한 역할을 하고 있음을 시사한다.

2. 유전성 위험인자
Genetic host risk factors

(1) 성별 차이 gender difference

여성은 남성보다 음주에 의한 간 손상에 더 취약하다 (그림 2). 여성에서는 같은 양의 음주를 하여도 더 높은 간손상 빈도를 보이며, 짧은 기간과 소량의 음주로도 간손상이 더 잘 온다. 참고로 여성에서 비교적 안전한 알코올 섭취양은 하루 10-20g 미만이며 남성에서는 20-30g이다. 여러 연구에서 하루 30-80g의 음주가 남성보다 여성에서 알코올 간질환의 발생을 높인다. 장기간의 전향적 연구에서 주당 336-492g의 음주에서 알코올 간질환 발생 위험도는 남성에서 7.0이었고 여성에서 17.0으로 현저한 차이가 있었다. 여성에서 하루 40g 이상의 음주 시에 간경변증의 위험도는 현저하게 증가하였다. 여성에서 같은 양의 음주 후 알코올의 혈중농도가 남성에서보다 더 높아 알코올 간질환의 위험이 더 높다. 이런 성별 차이에 대하여 확실히 규명되어 있진 않지만, 여성에서는 남성에 비해 위 내 알코올 탈수소효소 (alcohol dehydrogenase, ADH) 감소로 알코올 대사의 첫 단계가 감소하며 알코올의 생체 이용도가 증가하여 간손상의 위험도가 증가하고 여기에 여성에서의 높은 체지방 비율로 인한 낮은 알코올 분포 용적, 에스트로겐으로 인한 산화 스트레스와 염증 반응의 상승작용 등의 영향으로 여겨진다.

(2) 인종 race

알코올 간질환의 감수성은 인종 별로 차이가 있다. 알코올 간경변증의 빈도는 흑인과 라틴아메리카 남성에서 백인 남성보다 높으며, 사망률은 라틴아메리카 남성에서 가장 높다. 이러한 차이는 음주량의 차이와는 상관관계가 없는 것으로 보인다.

(3) 유전자 변이 genetic variants

알코올 간질환에서 유전적 감수성(genetic susceptibility)에 차이가 있다는 것은 여러 가지 정황과 연구에서 오래 전부터 잘 알려져 있으나 실제적으로 관련된 유전자 변이는 충분히 밝혀져 있지 않다. 앞서 기술한 성별, 인종간 차이와 일란성 쌍둥이에서 이란성 쌍둥이에 비해 알코올 간경변증의 일치도가 세배 높다는 것은 유전적 감수성 차이의 주요 배경이 된다. 최근 주로 다루어 지고 있는 유전적 위험요인들은 다음과 같다. 최근 연구에서 PNPLA3(patatin-like phospholipase domain-containing protein 3) rs738409 유전자다형성은 알코올 간질환의 감수성, 즉 발병과 진행에 중요한 유전적 위험요인으로 확인되고 있는데, PNPLA3 rs738409 GG 변이가 알코올 간질환으로 진행하는 고위험군에서 높게 나타났다. TNFa-238A의 유전자다형성도 유전적 위험요인으로 거론되고 있으나, 아직 추가 연구가 필요하다. 알코올 대사와 관련된 알코올 탈수소효소2와 3(ADH2와 ADH3), 알데히드탈수소효소2(aldehyde dehydrogenase, ALDH2)의 유전자다형성(gene polymorphism)이 알코올 의존과 알코올 간질환에 관련이 있다. ALDH2*2 유전자는 활성도가 현저히 감소된 ALDH2를 만들게 되어 아세트알데히드의 분해가 지연되어 음주 후 아세트알데히드 축적으로 인한 신체작용으로 알코올 중독에 빠질 위험성을 적게 하는데, 동양인 대상의 메타분석에서 ALDH2*2 대립유전자가 있는 경우 알코올 의존과 알코올 간질환의 빈도가 낮음을 보고하였다. 우리나라에서 ALDH2*2의 대립유전자 빈도는 알코올 간경변증 환자에서 알코올 간경변증이 아닌 환자와 비교하여 의미있게 낮았다. 최근 두 개의 메타분석에서 interleukin (IL)-10 유전자 다형성이 알코올 중독과 관련이 있고, glutathione-S-transferase(GST) 대립유전자의 이형(allelic variants)은 음주자 중에 알코올 간질환 환자에서 증가되는 위험성을 보이지만, 우리나라 연구에서는 확인되지 않았다. 현재까지 알코올 간질환의 관련 연구들은 특정 염색체의 변이를 찾는데 국한되어 있어 향후 전장유전체 연관분석(genome-wide association analysis)이 더 필요하다.

알코올 간질환은 장기간 과도한 음주와 함께 여러 가지 환경과 숙주의 위험요인들이 복잡하게 얽혀 발생하고 악화되는 질환이다. 입증된 중요한 환경적 위험요인들은 음주양, 비만, 만성 B형, C형 간염과 동반한 경우이며, 유전적 요인들은 알코올 간질환의 감수성에 중요한 조절자로 작용한다. 이 중 PNPLA3 rs738409(G) allele의 이형 혹은 동형 유전자 다형성은 최근 입증된 유전적 위험요인 중 하나이다. 따라서, 알코올 간질환 환자에서 이러한 점들을 종합적으로 고려하여 알코올 간질환의 예방과 치료에 적용해야 할 것으로 생각된다.

술에 관한 잘못 알려진 상식들

| 술을 마시고 얼굴이 붉어지는 사람은 혈액순환이 좋은 것을 나타내므로 건강하다.

술을 마시고 얼굴이 붉어지는 것은 흡수된 알코올이 분해되어 만들어지는 아세트알데하이드 때문으로 건강과는 관련이 없다. 아세트알데하이드는 알코올의 주 대사물질로 자율신경계를 조절하는 여러 가지 물질의 작용을 방해하므로 술을 많이 마시면 제대로 걷지 못하고 설사나 변비 등이 나타날 수 있다. 따라서 이러한 현상은 혈액순환이 잘 된다기보다는 오히려 알코올의 대사가 잘 안된다는 것을 의미하므로 술을 적게 마시는 것이 현명하다.

| 술은 불면증에 도움이 된다.

일시적으로는 수면제 역할을 할 수 있으나 몇 시간 지나지 않아 잠이 깨거나 얕은 잠을 자게 된다. 이는 알코올의 진정효과가 최적 수면 상태인 REM 수면을 방해하기 때문이다.

또한 알코올의 탈수 작용으로 갈증을 유발하는 것도 숙면을 방해하는 요인이다.

▌과음하더라도 기름진 안주를 함께 먹으면 간이 보호된다.

기름진 안주는 위장에서 알코올이 흡수되는 속도를 느리게 해 서서히 취하는 효과는 있지만 결국 마신 알코올은 모두 흡수되어 간에 손상을 주게 된다. 또한 술로 인해 지방간이 유발될 수 있으므로 기름진 안주보다는 생선이나 콩, 두부 등의 식물성 단백질을 섭취하는 것이 좋으며, 저혈당도 유발될 수 있으므로 당분이 많은 과일안주가 도움이 되며, 수분을 충분히 보충하여 술의 흡수를 지연시키는 것도 한 방법이다.

숙취해소의 비법

▌뜨거운 사우나로 땀을 빼는 것이 좋다.

목욕은 혈액순환을 좋게 하여 알코올의 대사에 도움이 되고 노폐물도 배설시킬 수 있으나 이 경우 너무 뜨거운 욕탕이나 사우나 등은 탈수를 유발할 수 있으므로 약간 따끈한 또는 미지근한 물에 하는 것이 좋다.

▌진한 블랙커피로 술을 깬다.

커피의 주성분인 카페인의 각성 작용으로 숙취로 인한 두통 등이 일시적으로 개선되는 효과가 있으나 카페인의 이뇨작용으로 인한 탈수가 올 수 있으므로 커피와 같이 카페인이 포함된 음료보다는 물이나 이온 음료를 충분히 마시는 것이 좋다.

▌얼큰한 해장국과 함께 해장술이 도움이 된다.

알코올은 진정 작용이 있으므로 해장술로 숙취증상이 일시적으로 가벼워지는 것 같지만 간밤에 과음으로 녹초가 된 간에는 더욱 부담을 주는 결과이다. 과음은 위에도 부담을 주므로 얼큰한 국물보다는 콩나물이나 조개 등으로 만든 담백한 국물이 좋다.

참고문헌

1. 대한간학회 알코올 간질환 진료 가이드라인 2013.
2. EASL Clinical Practical Guidelines: Management of Alcoholic Liver Disease. J Hepatol 2012;57:399–420.
3. Prediction of risk of liver disease by alcohol intake, sex, and age: a prospective population study. Becker U, Deis A, Sorensen TI, et al. Hepatology 1996;23:1025-9.
4. Determinants of alcohol use and abuse: Impact of quantity and frequency patterns on liver disease. Zakhari S, Li TK. Hepatology 2007;46:2032-2039.
5. Alcoholic hepatitis 2010: a clinician's guide to diagnosis and therapy. Amini M, Runyon BA. World J Gastroenterol 2010;16:4905-4912.
6. Risk factors of fibrosis in alcohol-induced liver disease. Raynard B, Balian A, Fallik D, et al. Hepatology 2002;35:635-638.
7. Genetic determinants of alcoholic liver disease. Stickel F, Hampe J. Gut 2012 Jan;61(1):150-159.

알코올 간질환의 내과적 치료

고려의대 안산병원 소화기내과 **임 형 준**

모든 질환 치료의 기본 원칙은 원인을 찾아 이를 해소하고 질환의 진행으로 인한 합병증 혹은 부작용을 개선시키는 것이다. 알코올 간질환의 치료 역시 질환의 근본적인 원인인 과다한 음주를 어떻게 차단하는가 하는 것이 치료 성패를 가르는 시작점이라 하겠다. 단주 치료가 내과적인 치료라 할 수 있을지 혹은 정신과 치료 영역의 별개의 치료라 할 수 있을지는 논외로 하고 우선 단주 치료에 대해 알아보고 영양 요법, 약물 치료, 간이식 등에 대해 살펴 보도록 하겠다.

1. 단주 치료

단주는 알코올 간질환 환자의 생존과 예후를 개선시키고 조직 소견의 호전을 가져 온다. 또한 간문맥압을 감소시켜 문맥압 항진증으로 인한 합병증을 줄이는데도 중요하다.

단주를 위한 약물 치료로 우선 사용해 볼 수 있는 약제가 baclofen 이다. 이는 근이완제로 흔히 사용되는 약제이나 GABA 수용체에 작용하여 알코올 갈망을 줄이는데 효과를 보인다. 과거 연구에서 12주간의 baclofen 투여는 알코올 간경변 환자에서 부작용 없이 효과적으로 단주를 유도하였다.

Acamprosate는 금단과 갈망을 감소시키는 약물로 금단 이후 단주를 유지하는데 도움을 준다. 효과에 있어서 약간의 논란이 있기는 하나 비교적 부작용이 적다는 장점이 있어 일차 진료 시 우선 사용을 고려해 볼 만한 약제이다.

Naltrexone은 뇌의 도파민 농도를 감소시켜 알코올 의존 환자의 과음 재발률을 낮추고 단주일을 증가시킨다. 다만 간손상의 가능성이 있어 주의를 요하므로 낮은 용량에서 시작하여 증량한다.

Disulfiram은 알데히드 탈수효소 작용 억제로 체내에 아세트알데히드의 축적을 유발함으로써 음주 후 불쾌감 및 두통, 구역, 구토 등을 발생시킨다. 일종의 혐오 치료제이나 부작용이 문제 되어 현재는 추천되지 않는다.

이상의 약제를 사용한 치료 외에 정신치료 방법으로 단기개입이 권장된다. 이는 제한된 시간 내에 동기부여 면담이나 상담을 통한 정보의 제공, 의학적 충고를 제공함으로써 이루어진다. 경한 알코올 간질환이 발생한 환자에서 효과적이다.

2. 영양 요법

상당수의 알코올 간질환 환자는 영양 불량 상태가 동반되어 있다. 알코올 간질환 환자에서 적극적인 영양 공급이 환자의 생화학적 지표를 호전시킨다. 환자의 상태가 급성으로 악화되거나 위태로운 경우는 내과적 치료와 병행하여 통상 권장량보다 좀 더 많은 단백질(1.5g/kg/day)과 칼로리(40kcal/kg/day) 섭취를 권한다.

그 외 장기간 분지쇄아미노산 제제를 복용하는 것이 질소 균형을 향상시키고 간성뇌증 및 간기능 검사 소견을 호전시킨다고 알려져 있으며 충분한 비타민 A, thiamine, 비타민 B12, folic acid, pyridoxine, 비타민 D 및 아연 등을 영양요법과 같이 공급하는 것이 바람직하다.

3. 알코올 간염의 치료

중증 알코올 간염은 일반적으로 DF(Discriminant Function) 점수가 32점 이상이거나 간성뇌증을 동반한 경우로 정의하며 치료하지 않을 경우 28일 사망률이 30-50%로 불량한 예후를 보인다. 이러한 환자의 예후를 개선하기 위해 시도할 수 있는 치료는 스테로이드(steroid)와 펜톡시필린(pentoxifylline)이 있다.

(1) 스테로이드

이는 중증 알코올 간염을 치료하는데 있어 우선적으로 고려할 수 있는 치료법으로 prednisolone 일일 40mg을 28일간 투여한다. 치료 기전은 TNF-alfa와 같은 염증 유발 사이토카인의 전사를 감소시키는 것으로 생각된다. 치료의 적응증은 DF 32점 이상이거나 간성뇌증이 있는 경우 적응증이 된다. 그러나 상부위장관 출혈, 신부전, 췌장염, 조절되지 않은 감염증이 있는 경우 사용 대상에서 제외한다. 스테로이드 치료는 여러 연구의 자료를 종합한 분석에서 28일 생존율이 위약군에서 65.1%였으나 치료군에서 84.6%로 유의한 차이를 보여 중증 알코올 간염 치료에 효과적인 것으로 평가되었다(그림 1). 단, 스테로이드 치료 시 7일째 빌리루빈이 치료 첫 날 보다 낮아지지 않을 경우 치료에 반응이 없는 것으로 판단하고 약제 투여를 중단하는 것을 고려한다. 최근에는 이를 좀 더 체

그림 1.
중증 알코올 간염 환자의 스테로이드 치료 여부에 따른 28일 누적 생존율

28-day survival of patients with DF≥32(Steroid)
Individual Data Analysis of the 3 RCTs

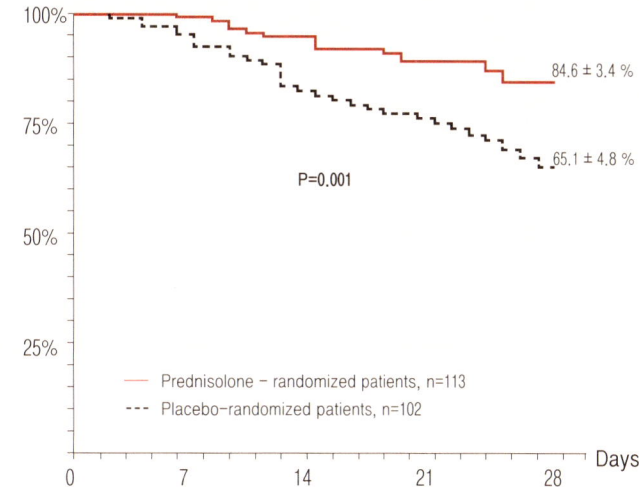

스테로이드 치료를 받은 환자군의 생존율이 위약군에 비해 유의하게 높다.
(Mathurin 등의 2002년 논문 인용)

그림 2.
중증 알코올 간염에서 스테로이드 치료 시 Lille 모델 점수에 따른 28일 생존율

28-day survival of patients with DF≥32(Lille model)
Individual Data Analysis of the 5 RCTs

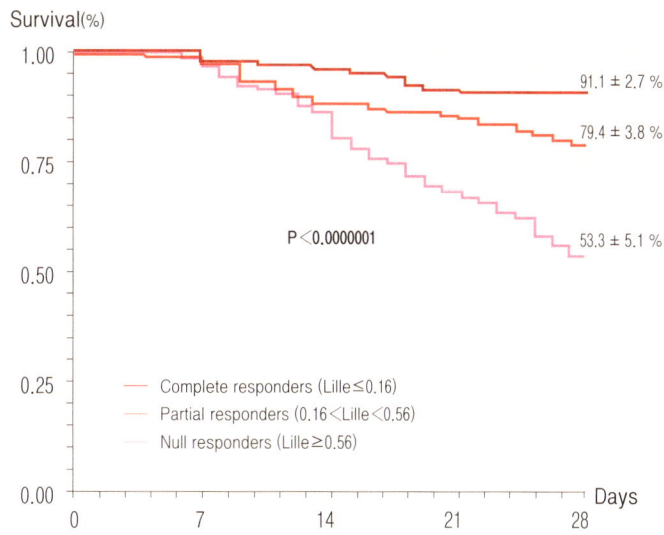

Lille 점수가 0.56 이상인 경우 유의하게 낮은 생존율을 보인다.
(Mathurin 등의 2011년 논문 인용)

계화한 Lille model이 개발되었다(http://www.lillemodel.com). 이는 사망의 개연성을 0부터 1까지 범위로 잡는데 7일째 이 점수가 0.56 이상인 경우 치료 실패 위험이 그렇지 않은 경우 보다 유의하게 높다 (그림 2). 따라서 최근 대한간학회 알코올 간질환 진료 가이드라인에서는 이를 스테로이드 중단의 기준으로 제시하였다(그림 3). 이러한 환자에서는 간이식을 고려해 볼 수 있겠다.

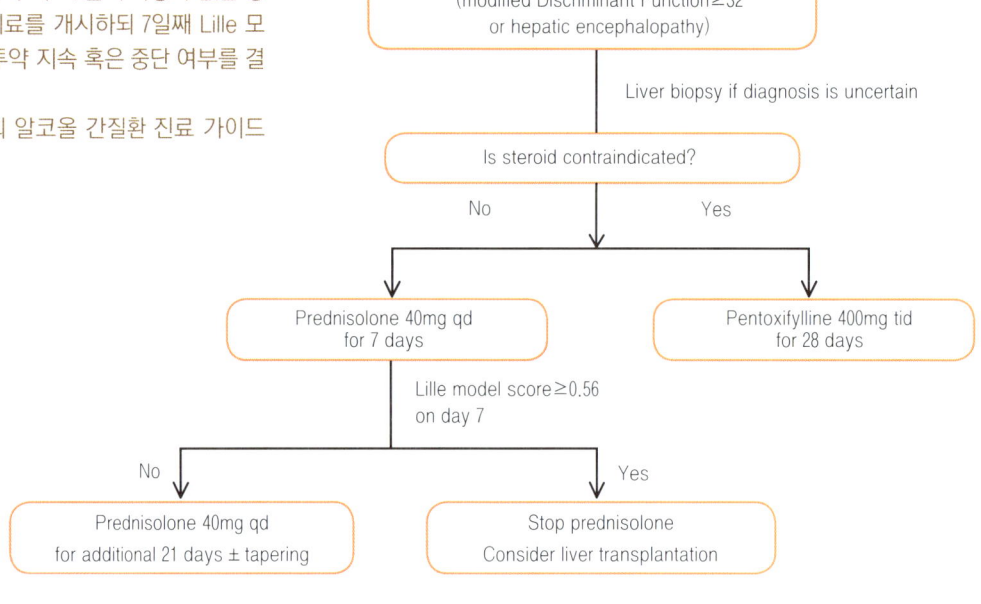

그림 3.
중증 알코올 간염의 치료. 금기 사항이 없을 경우 스테로이드 치료를 개시하되 7일째 Lille 모델 점수에 따라 투약 지속 혹은 중단 여부를 결정한다.
(2013 대한간학회 알코올 간질환 진료 가이드라인 인용)

(2) 펜톡시필린

일일 3회씩 400mg의 펜톡시필린을 28일간 투여하는 방법은 중증 알코올간염 치료 시 스테로이드 치료를 대신할 수 있다. 펜톡시필린은 TNF-alfa, IL-8과 같은 사이토카인의 표출을 감소시키는데 감염이나 신부전이 있는 환자에서도 사용할 수 있다는 점이 스테로이드와 대비된다. 과거 한 전향 연구에서 중증알코올 간염 환자를 대상으로 하였을 때 28일 사망률이 위약군이 46.1%, 펜톡시필린군이 24.5%로 펜톡시필린군이 유의하게 낮았다(그림 4). 특히 펜톡시필린은 간신증후군에 의한 사망을 감소시키는 것으로 분석되었다.

최근 국내에서 펜톡시필린과 스테로이드를 비교한 다기관 전향 연구가 있었다. 121명의 중증 알코올 간염 환자를 대상으로 두 약제가 무작위 배정되었으며 4주째 생존율은 각각 75.8%와 88.1%였다. 이 연구는 본래 펜톡시필린의 비열등성을 증명하기 위한 것이었으나 이에 실패하여 현재로서는 스테로이드의 특별한 금기가 없는한 이를 우선 고려하는 것이 바람직하다고 판단된다.

스테로이드와 펜톡시필린의 병합치료는 스테로이드 단독치료에 비해 더 나은 점이 없어 현재 권고되지 않으며 스테로이드 무반응자에서 펜톡시필린 구제치료 역시 임상적인 이득이 없는 것으로 보고되었다.

현재 대한간학회에서 권고하는 중증 알코올 간염의 치료 알고리듬은(그림 3)과 같다.

그림 4.
중증 알코올 간염 환자의 펜톡시필린 치료 여부에 따른 28일 누적 생존율

28-day survival of patients with DF≥32 (Pentoxifylline)

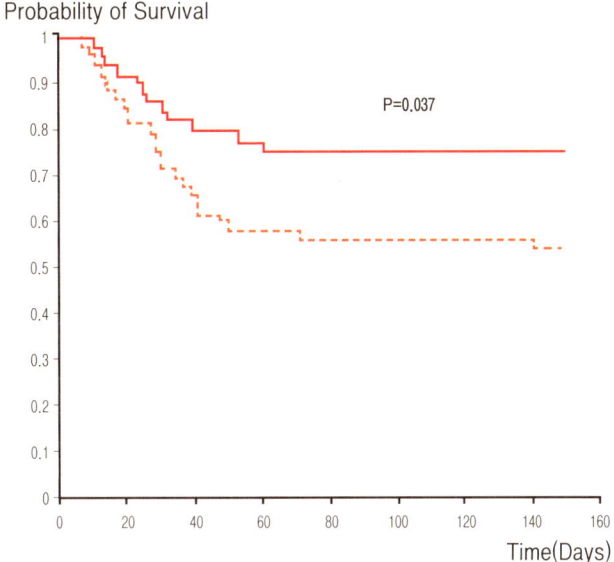

펜톡시필린 치료를 받은 환자군(실선)의 생존율이 위약군(점선)에 비해 유의하게 높다.
(Akriviadis 등의 2000년 논문 인용)

4. 간이식

알코올 간질환은 간이식을 시행하는 흔한 기저 질환의 하나이지만 간이식 후에 음주를 지속하여 이식간이 손상될 우려가 있어 이식 전 6개월간 단주를 하는 것이 필수적이라 여겨졌다. 특히 이 단주 기간 동안 간질환이 호전될 가능성도 있고 이식 후 재음주 가능성 여부를 평가할 시간을 얻음으로써 불필요한 간이식을 피할 수 있다는 점이 강조되었다. 그러나 최근 이러한 6개월 단주의 원칙은 음주 재발 여부를 예측하는데 있어 유용하지 않다는 의견이 대두되었고 또한 간이식이 시급한 중증 알코올 간염 환자의 경우 생존의 기회가 박탈될 수 있다는 문제점이 지적되었다. 따라서 간이식을 시행하기 전에 맹목적인 6개월 단주의 원칙보다는 육체적 및 정신적인 여러 요인들에 대한 면밀한 평가가 선행되어야 하며 필요 시 조기에 간이식을 시행하는 것이 예후를 유의하게 개선 시키는 것으로 보고되었다(그림 5).

현재 대한간학회에서 제시하는 알코올 간질환에서의 간이식의 적응증은 비대상성 알코올 간경변증과 내과적 치료에 반응하지 않는 중증 알코올 간염의 경우로 추후 이러한 적응증이 조기에 적용되는 것에 대한 사회적인 합의가 필요하다.

5. 기타 치료

현재까지 알코올 간질환의 치료로 시도된 약물은 propylthiouracil(PTU), colchicine, S-adenosyl-L-methionine(SAMe), Metadoxine, silymarin 등이 있으나 생존 개선과 같은 뚜렷한 임상적 이득이 증명되지 않아 향후 좀 더 연구가 필요하다.

그림 5.
스테로이드 치료에 실패한 중증 알코올 간염 환자에서 간이식 여부에 따른 2년 누적 생존율

2 year survival of patients who received transplantation

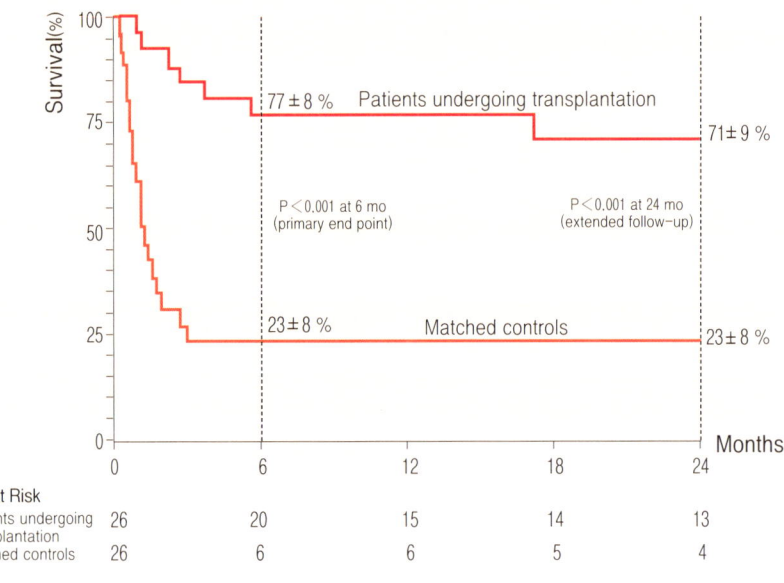

간이식을 받은 환자군(붉은선)의 생존율이 대조군(주황선)에 비해 유의하게 높다. (Mathurin 등의 2011년 논문 인용)

알코올 간질환 치료의 시작은 단주에서 시작되나 정신적인 문제, 우리 사회의 문화 등 이를 저해하는 요인이 많은 것이 현실이다. 지속적인 음주는 예후를 매우 불량하게 만듦을 지속적으로 상기시키면서 약물치료를 병행하는 것이 중요하며 내과적 치료에 실패한 중증 알코올 간염, 비대상성 간경변증에서의 간이식의 적응증 확대에 대한 논의가 지속되어야 할 것이다.

참고문헌

1. 2013 대한간학회 알코올 간질환 진료 가이드라인.
2. Mathurin P, Mendenhall CL, Carithers RL Jr, Ramond MJ, Maddrey WC, Garstide P, et al. Corticosteroids improve short-term survival in patients with severe alcoholic hepatitis (AH): individual data analysis of the last three randomized placebo controlled double blind trials of corticosteroids in severe AH. J Hepatol. 2002;36(4):480-7.
3. Mathurin P, O'Grady J, Carithers RL, Phillips M, Louvet A, Mendenhall CL, et al. Corticosteroids improve short-term survival in patients with severe alcoholic hepatitis: meta-analysis of individual patient data. Gut 2011;60:255-260.
4. Akriviadis E, Botla R, Briggs W, Han S, Reynolds T, Shakil O. Pentoxifylline improves short-term survival in severe acute alcoholic hepatitis: a double-blind, placebo-controlled trial. Gastroenterology 2000;119:1637-1648.
5. Mathurin P, Moreno C, Samuel D, Dumortier J, Salleron J, Durand F, et al. Early liver transplantation for severe alcoholic hepatitis. N Engl J Med. 2011;365:1790-1800.
6. Park SH, Kim DJ, Kim YS, Yim HJ, Tak WY, Lee HJ, et al. Pentoxifylline vs. corticosteroid to treat severe alcoholic hepatitis: a randomised, non-inferiority, open trial. J Hepatol. 2014 Oct;61(4):792-8.

비알코올 지방간질환의 역학 및 자연경과

고려의대 구로병원 소화기내과 **변 관 수**

우리나라에서 만성 간질환의 주원인으로 최근까지도 B형 간염, C형 간염, 알코올 간질환 등이 가장 중요시되고 있다. 그러나 최근 비만, 당뇨, 고지혈증 등 각종 대사증후군의 발생빈도가 급격히 증가되면서 이에 따라 비알코올 지방간질환의 유병률이 증가하고 있음은 잘 알려진 사실이다. 그동안 우리나라에서 효과적인 B형 간염 예방정책이 이루어지면서 20세 미만 연령층에서 B형 간염 바이러스 보유율은 1% 미만으로 감소되어 있고 효과적인 신약의 등장으로 C형 간염의 치료 성공률이 크게 개선될 것으로 예상되는 만큼 앞으로는 비알코올 지방간질환이 우리나라 전체 간질환에서 차지하는 비중이나 중요성은 크게 증가하리라 추정된다. 특히 비알코올 지방간질환의 임상경과는 비교적 양호하다고 알려져 왔지만, 최근에는 이로 인해 간경변증이나 간암과 같은 중증 간질환으로 진행할 수 있음이 여러 연구에서 확인되었으므로 전체 비알코올 지방간질환의 유병률이 크게 증가한다면 이로 인한 중증 간질환의 빈도도 역시 증가하리라 예상된다.

비알코올 지방간질환은 영상학적 검사나 간조직 검사에서 간 내 지방침착의 소견이 있고 2차적으로 간 내 지방침착이 올 수 있는 원인이 없는 경우, 즉 유의한 알코올 음주, 지방간을 초래할 수 있는 약물복용이나 유전적 질환이 없는 경우로 정의할 수 있다. 비알코올 지방간질환도 알코올 간질환과 유사하게 단순 지방간뿐 아니라 비알코올 지방간염, 간경변증까지 포함하는 질환 군을 의미한다. 대부분의 비알코올 지방간질환은 비만, 당뇨, 고지혈증 등 대사 위험인자와 동반하여 발생한다.

우리나라는 알코올 소비가 많은 국가이고 사회생활에서 술을 마시는 회식과 반주가 보편화 되어 있는 만큼 '유의한 알코올 섭취량'이라는 정의의 기준이 중요하다. 명확한 기준을 제시하기는 어렵지만 외국의 권고안들을 인용하면 최근 2년간 남자의 경우 주당 210g, 여자의 경우 140g을 초과하는 경우로 정의하고 있다. 비알코올 지방간질환은 1980년 Ludwig 등이 술을 마시지 않는 환자의 간 조직검사에서 알코올 간염과 구별이 안 되는 조직소견을 보여 처음 비알코올 지방간염이라는 용어를 사용하면서부터 새로운 질환 군으로 제기되었던 만큼, 현재의 정의와 진단에서 음주력을 배제하는 것이 무엇보다도 중요하다. 그러나 이론적으로 유의한 수준의 음주를 하는 환자에서도 비알코올 지방간질환의 위험인자인 비만, 당뇨, 고지혈증 등 대사 위험인자가 동반된 환자가 다수 존재할 수 있으므로 이러한 환자에서는 알코올과 대사 위험인자의 상호작용이 공존할 수 있으리라는 것은 쉽게 짐작할 수 있다.

1. 비알코올 지방간질환의 역학

비알코올 지방간질환의 발생률은 보고 지역에 따라 큰 차이를 보이는데 국내에서 건강검진 수진자를 대상으로 시행한 5년간의 후향적 코호트 연구에서 1,000명당 연간 약 26명의 발생을 보고한 바 있다.

유병률은 진단기준 및 정의, 그리고 조사 대상에 따라 다양하게 보고되고 있는데 국내 생체 간 공여자를 대상으로 조사한 연구에서 조직학적으로 진단된 유병률은 51%로 보고되고 있다. 또한 국내 건강 검진자를 대상으로 초음파 검사를 이용하여 진단한 연구에서는 비알코올 지방간질환의 유병률이 16-33%로 보고된 바 있다.

전 세계적으로 일반인에서 비알코올 지방간질환의 유병률은 조사 방법에 따른 차이는 있지만 대략 6.3-33%(중앙값 20%) 정도로 보고되고 있고 비알코올 지방간염의 유병률은 일반인에서 3-5% 내외로 추정되고 있다. 그러나 일반인에서 지방간염과 연계된 간경변증의 유병률은 아직 정확히 알려진 바 없다. 이미 비알코올 지방간질환은 서구에서는 만성 간질환의 가장 흔한 원인이며 모든 인종에서 증가되고 있지만 히스패닉계 인종에서 특히 유병률이 가장 높은 것으로 보고되고 있다.

비만한 사람에서의 유병률은 매우 높아서 비만 수술을 받은 환자에서 90%가 넘는 유병률이 보고된 바도 있다. 제2형 당뇨병 환자에서 유병률은 60-76%로 역시 높게 보고되고 있다. 이상지질혈증이 있는 환자에서의 유병률은 50% 내외로 보고되고 있다. 성별에 따른 차이는 다소 이견이 있지만 최근 보고에 의하면 남자에서의 유병률이 여자보다 다소 높다고 알려져 있다.

2. 비알코올 지방간질환의 자연경과

비알코올 지방간질환의 자연경과를 비교적 장기간 추적 관찰한 연구결과를 종합하면 다음과 같이 요약할 수 있다. 우선 비알코올 지방간질환을 가진 환자는 정상인에 비해 전체 사망률이 높다는 것이다. 또한 비알코올 지방간질환을 가진 환자의 가장 흔한 사망 원인은 심혈관계 질환이며 비알코올 지방간염(단순 지방간만 있는 환자는 예외) 환자는 간질환 관련 사망률이 증가한다는 점이다.

단순 지방간 환자에서 간질환의 진행은 매우 늦을 것으로 예상되지만 일단 지방간염으로 진단된 경우에는 간경변증으로까지 진행할 수 있는데 10년 이상 장기 추적 관찰한 연구결과를 보면 10% 이상에서 간경변증으로 진행한다고 보고되고 있다. 실제 서구에서는 원인미상의 간경변증 환자에서 제2형 당뇨병, 비만, 대사 증후군과 같은 비알코올 지방간질환의 위험인자가 흔히 동반되기 때문에 이러한 간경변증의 주된 원인을 비알코올 지방간염으로 추정하고 있다. 물론 B

형 간염의 유병률이 높은 우리나라에서는 원인미상의 간경변증 환자의 일부는 B형 간염에 의해 발생된 후에 HBsAg이 소실된 경우도 고려해야겠지만 비알코올 지방간염이 원인미상의 간경변증에 미치는 영향도 이제는 반드시 감안을 해야 하리라 생각된다.

비알코올 지방간염 연관 간경변증 환자에서의 간암(간세포암) 발생률은 C형 간염과 연관된 간경변증 환자보다는 다소 낮은 것으로 보고되고 있지만 전체 사망률은 두 가지 간경변증의 원인 사이에 큰 차이가 없다는 최근 연구결과가 발표된 바 있다. 따라서 간암 감시검사는 비알코올 지방간염 연관 간경변증 환자에서도 반드시 시행되어야 한다. 최근에는 간경변증이 없는 비알코올 지방간질환 환자에서도 간암이 발생하는 예들이 보고되고 있는바 이들을 대상으로 어떻게 간암 감시검사를 시행해야 하는가는 아직 확실치 않다.

3. 비알코올 지방간질환에 음주가 미치는 영향

과도한 음주가 간기능 자체나 그밖에 건강에 미치는 악영향은 잘 알려져 있으므로 비알코올 지방간질환 환자에서 금주를 권유하는 것은 어쩌면 당연한 것으로 생각된다. 그러나 최근 경미하거나 중등도의 음주(보통 1주에 알코올 280g 미만의 음주)가 지방간의 예방이나 혈청 transaminase 치 상승에 예방효과가 있다는 일본의 연구 보고들이 발표된 바 있고 적당한 양의 음주는 비알코올 지방간염의 유병률을 감소시킨다는 보고도 있다. 또한 앞서 언급한 바와 같이 비알코올 지방간질환의 중요 사망원인이 심혈관계 질환이라는 점을 감안할 때, 적당한 음주가 심혈관계 건강에 유익할 수도 있으므로 역설적으로 경미한 음주를 허용하는 것이 건강에 도움이 될 수 있을 것으로 가정해 볼 수도 있으리라 생각된다. 하지만 이러한 연구들은 대부분은 장기간 추적 관찰한 연구가 아니라 한 시점에서 조사한 단면적 연구이고 간 조직소견이 아니라 혈청 aminotransferase나 영상진단 등 간접적인 방법으로 관찰한 연구라는 한계가 있다. 또한 일반인에서 거론되는 적당한 양의 음주가 심혈관계나 대사적인 측면에 유익하다는 것을 비알코올 지방간질환 환자에도 적용할 수 있는지는 아직 그 증거가 확실하지는 않다. 따라서 앞으로 좀 더 신뢰성 있는 전향적 연구가 발표되기 전까지는 비알코올 지방간질환자에서 어떤 형태의 음주도 조심하는 것이 바람직하겠다.

참고문헌

1. Ludwig J, Viggiano TR, McGill DB, Oh BJ. Nonalcoholic steatohepatitis: Mayo Clinic experiences with a hitherto unnamed disease. Mayo Clin Proc. 1980;55(7):434-438.

2. 대한간학회. 2013 대한간학회 비알코올성 지방간질환 진료 가이드라인. 2013.

3. Chalasani N, Younossi Z, Lavine JE, et al. The diagnosis and management of non-alcoholic fatty liver disease: practice guideline by the American Association for the Study of Liver diseases, American College of Gastroenterology, and the American Gastroenterological Association. Hepatology 2012;55:2005-2023.

4. Liangpunsakul S, Chalasani N. What do we recommend our patients with NAFLD about alcohol use? Am J Gastroenterol 2012;107:976-978.

5. Rinella ME. Nonalcoholic fatty liver disease: A systemic review. JAMA 2015;313:2263-2273.

비알코올 지방간질환의 진단 및 중증도 평가

가천의대 길병원 소화기내과 **김 연 수**

비알코올 지방간질환은 비알코올 지방간, 지방간염 그리고 간경변증을 포함하는 광범위한 질환이다. 간내 중성지방이 과다하게 축적되어 발생하며 인슐린 저항성과 산화 스트레스(oxidative stress)가 중요한 병인으로 제시되고 있다.

순수한 비알코올 지방간의 경우 15년 경과시 간경변으로의 진행은 0.7%, 그리고 간질환 관련 사망률은 0.9%에 불과하지만 비알코올 지방간염의 경우는 각각 11% 그리고 7%로 현저히 높다고 보고되고 있다. 따라서 비알코올 지방간질환 환자 중 지방간염이 있는 환자를 감별하는 것은 임상적으로 중요한 일이다.

1. 비알코올 지방간질환의 진단

비알코올 지방간염을 진단하고 섬유화 단계와 염증반응의 정도를 확인하기 위해서는 간조직 검사가 필요하다. 아울러 진단을 위해서는 다른 원인의 간질환을 배제하는 것이 중요하다. 따라서 만성 B형 및 C형 간염, 알코올 간질환, 약물 유발 간질환, 자가면역 간질환, 윌슨병 등을 배제하기 위한 병력조사 및 검사를 시행해야 하며, 간의 지방 변화를 확인하기 위하여 복부 초음파검사 등을 시행한다.

비알코올 지방간질환은 병리학적으로 알코올 간질환과 유사하다. Matteoni 등은 비알코올지방간 질환의 병리 소견을 4가지 유형으로 분류하였는데 지방 침윤(steatosis)만 존재하는 경우(1형), 지방침윤에 간소엽내 염증 반응(lobular inflammation)이 동반된 경우(2형), 지방침윤에 간세포의 풍선양 변성(ballooning degeneration)이 동반된 경우(3형) 그리고 말로리 소체(Mallory hyaline)나 섬유화가 동반된 경우(4형)로 분류하였고 이

중 3형과 4형이 비알코올 지방간염으로 제안되고 있다. Nonalcoholic Steatohepatitis Clinical Research Network(NASH CRN)에 의해 개발된 NAS(NAFLD activity score, 비알코올 지방간질환 활동도 점수)는 지방침윤(0-3점), 간소엽내 염증 반응(0-3점) 그리고 풍선양변성(0-2점)의 정도를 점수화하여 진단에 이용하고 있다(표 1). 이 점수체계는 총 0점부터 8점까지이며 2점 이하인 경우 지방간염이라 할수 없고 5점 이상인 경우를 비알코올 지방간염으로 정의하고 있다. 3점과 4점은 경계 병변에 해당한다. NAS는 간질환의 활동도(activity)를 반영하며, 간질환의 진행 정도(stage)를 의미하는 섬유화(0-4점)는 분리하여 평가한다.

간 조직검사는 비알코올 지방간질환 진단의 gold standard로 인정되고 있으나 침습적이며 합병증 발생의 위험이 있고 표본 오차 가능성이 있어 전체 간 상태를 대변하기 어렵다는 등의 제한이 있다. 이런 이유들로 인하여 간 조직검사를 대신하여 비침습적으로 비알코올 지방간질환의 조직학적 중증도를 평가하고자 하는 시도가 진행되고 있다.

2. 비알코올 지방간질환의 비침습적 진단 및 중증도 평가

간 초음파 검사는 지방간질환의 선별검사에서 가장 많이 이용되고 있다. 지방간에서는 간실질에코가 신장이나 비장의 실질에코보다 증가하며, 간섬유화가 동반된 경우 간실질에코가 거칠게 관찰되는 소견(fatty-fibrotic pattern)을 보일 수 있으나 검사가 주관적이어서 초음파 소견으로 비알코올 지방간과 지방간염을 감

Item	Definition	Score
Steatosis Grade	Low-to medium-power evaluation of parenchymal involvement by steatosis	
	<5%	0
	5-33%	1
	>33-66%	2
	>66%	3
Lobular inflammation	Overall assessment of all inflammatory foci	
	No foci	0
	<2 foci per 200x field	1
	2-4 foci per 200x field	2
	>4 foci per 200x field	3
Ballooning	None	0
	Few balloon cells	1
	Many cells/prominent ballooning	2
NAS	Not NASH	0-2
	Borderline	3, 4
	NASH	5-8

표 1. NAS(NAFLD activity score) definitions**

NAS=Sum of steatosis, lobular inflammation, and ballooning scores.
NAS, NAFLD activity score; NAFLD, nonalcoholic fatty liver diseases; NASH, nonalcoholic steatohepatitis.

별할 수 없다는 제한이 있다. CT와 MRI는 간 내 지방의 양을 평가함에 있어서는 비교적 민감도가 좋고, magnetic resonance spectroscopy (MRS)의 경우에는 정확하게 간 내 중성지방(triglyceride)의 양을 측정할 수 있지만, 이 검사들 역시 비알코올 지방간과 비알코올 지방간염의 감별에는 유용하지 않다.

Transient elastography(TE, Fibroscan®)는 비알코올 지방간질환의 간 내 섬유화 평가에 있어서 높은 민감도와 특이도를 보여주고 있다. F2(few septa) 이상의 간섬유화를 측정하는데 AUROC는 0.84, 그리고 F3(numerous septa without cirrhosis), F4(cirrhosis)에는 각각 0.93, 0.95으로 높은 AUROC 값을 보인다. 7.9kPa을 기준으로 하였을 때 F3 이상의 간섬유화 진단은 민감도 91%, 특이도 75%이었다. 그러나 TE의 단점은 복벽이 두꺼운 경우 검사가 어려워 비만한 비알코올 지방간질환 환자에서는 검사 자체를 할 수 없는 경우가 흔하다는 점이다. 최근 개발된 XL probe는 비만한 환자에서 도움이 되고 있다. BMI 28kg/m^2 이상인 경우 일반적으로 사용하고 있는 M probe로는 검사가 가능한 환자가 50%에 불과하였으나 XL probe로는 73%에서 검사가 가능하여 일부의 비만 환자에서 이러한 단점을 보완하여 주고 있다. TE가 일부의 간조직에서 간경도(stiffness)를 측정하는 반면 magnetic resonance elastography (MRE)는 간 전체에 대하여 측정한다. MRE는 비침습적으로 간섬유화를 측정하는 방법 중 가장 진단적인 정확도가 높은 검사로 알려져 있고 비만 여부에 제한을 받지 않는다는 장점을 가지고 있다. 그러나 이 검사법은 비용이 많이 들며 보편적으로 시행할 수 없다는 제한이 있다.

생화학적 표지자 및 임상소견과 검사를 조합하여 여러 진단법들이 제시되고 있다. AST, ALT 및 AST/ALT 비 중 AST나 ALT의 단순 상승은 간 조직 내의 섬유화 및 염증 정도를 반영하지 못한다고 알려져 있다. 반면 AST/ALT 비는 진행된 섬유화가 없는 비알코올 지방간에서는 1 이하이나 섬유화가 진행될수록 역전(reverse)된다고 보고되고 있다. AST/ALT 비가 1 이하인 경우 82%에서 섬유화가 없었으며 1 이상인 환자의 47%에서 진행성 섬유화가 발견되어 AST/ALT 비율은 비알코올 지방간염에서 진행된 간섬유화를 예견할 수 있는 보조 지표로 이용될 수 있음을 시사한다.

비알코올 지방간질환의 간 섬유화를 예측하기 위하여 여러 인자들을 조합하여 이용하기도 한다. 이중 NAFLD Fibrosis Score(NFS)는 6개의 지표(연령, BMI, 당뇨병/내당능이상의 유무, 혈소판, 알부민, AST/ALT 비)로 구성되어 있고, 웹사이트(http://nafldscore.com)를 통해서 계산할 수 있다. NFS 공식은 다음과 같고 두 개의 기준치(−1.455 이하; low probability, +0.676 이상; high probability)를 갖는다. −1.675+0.037×age(yrs)+0.094×BMI(kg/m^2)+0.99×AST/ALT ratio+1.13×IFG/diabetes(yes=1, no=0)−0.013×혈소판수(×10^9/L)−0.66×albumin(g/dL). 각각의 구성 지표를 고려할 때 고연령자, 과체중 환자, 당뇨병, 혈소판 감소증, 저알부민혈증 그리고 AST/ALT 비가 높은 경우 간섬유화의 위험이 증가함을 알 수 있다. 13개 연구 3,064명의 환자를 대상으로 한 메타분석에 따르면, NFS는 F3 이상의 진행된 간 섬유화를 진단함에 있어서 0.85의 높은 AUROC 값을 보여주었고, −1.455 이하인 경우, 진행된 간 섬유화를 배제하는데 90%의 민감도와 60%의 특이도를 보인다. 또한 +0.676 이상인 경우, 진행된 간 섬유화의 진단하는데 67%의 민감도와 97%의 특이도를 나타냈다. 그러나 두 기준치 사이 값을 보이는 환자(indeterminate probability)는 간 조직검사가 필요하다. NFS 외에도 BMI, AST/ALT 비, diabetes 존재를 지표로 하는 BARD score, 연령, AST/platelet 비 그리고 ALT를 지표로 하는 FIB-4 score 등도 F3 이상의 간섬유화를 예측하는데 의미 있는 점수체계로 제시되고 있다. 간조직 검사로 확진한 144명을 대상으로 시행한 연구에서도 비만, 당뇨병, 45세 이상의 고연령 그리고 AST/ALT 비가 1 이상의 요소를 모두 가진 환자의 66%에서 가교상 섬유화(bridging fibrosis)나 간경변증의 소견을 보였으며 이러한 요소들이 하나도 없었던 환자에는 진행성 간섬유화가 나타나지 않았다고 하였다.

Extracellular matrix turnover marker인 hyaluronic acid, tissue inhibitor of metalloproteinase 1, aminoterminal peptide of procollagen III의 혈중농도를 이용한 ELF(European Liver Fibrosis) panel도 간섬유화정도를 예측하는데 민감도와 특이도가 좋고 높은 AUROC 값을 보여주고 있으나 일반적으로 시행할 수 없다는 제한점이 있다.

간세포의 세포자살(apoptosis)을 나타내는 혈장 cytokeratin-18 분절(fragments)은 비알코올 지방간염을 나타내는 표지자로 정상 또는 단순 지방간 환자와 비교했을 때 지방간염 환자에서 유의하게 증가되며, 메타분석에서도 좋은 결과(민감도 78%, 특이도 87%, AUROC 0.82)를 보여, 비알코올 지방간염에 대한 선별검사로서의 가능성을 보여주었다. 그러나 이 역시 일반적으로 이용할 수 없다는 단점이 있다.

요약하면, 비알코올 지방간질환의 확진과 중증도 평가에는 간조직검사가 필요하나 비침습적으로 지방간과 지방간염을 감별하기 위한 여러 검사법 및 점수 체계들이 제시되고 있다. 아직 비알코올 지방간질환을 진단하기 위한 비침습적 검사가 확립되어 있지 않으나 진행된 간섬유화의 예측에 도움이 될수 있다. 여러 점수체계들의 구성요소를 고려할 때 지방간 환자가 고연령이며, BMI가 증가되어 있고, 당뇨병이 있을 때, 그리고 혈소판과 알부민이 낮고, AST/ALT 비가 높은 경우 간섬유화의 위험이 증가된다.

참고문헌

1. Matteoni CA, Younossi ZM, Gramlich T, et al. Nonalcoholic fatty liver disease; a spectrum of clinical and pathological severity. Gastroenterology 1999;116:1413-1419.

2. Grandison GA, Angulo P. Can NASH be diagnosed, graded, and staged noninvasively Clin Liver Dis 2012;16:567-585.

3. Younossi ZM, Stepanova M, Rafiq N, et al. Pathologic criteria for nonalcoholic steatohepatitis: interprotocol agreement and ability to predict liver-related mortality. Hepatology 2011;53:1874-1882.

4. Angulo P, Hui JM, Marchesini G, et al. The NAFLD fibrosis score: a noninvasive system that identifies liver fibrosis in patients with NAFLD. Hepatology 2007;45:846-854.

5. Guha IN, Parkes J, Roderick P, et al. Noninvasive markers of fibrosis in nonalcoholic fatty liver disease: Validating the European Liver Fibrosis Panel and exploring simple markers. Hepatology 2008;47:455-460.

6. Sanyal AJ, Brunt EM, Kleiner DE, et al. Endpoints and clinical trial design for nonalcoholic steatohepatitis. Hepatology 2011;54:344-353.

비알코올 지방간질환을 악화시키는 요인은?

울산의대 서울아산병원 소화기내과 **안 지 현, 임 영 석**

비알코올 지방간질환은 유의한 알코올 섭취, 지방간을 초래하는 약물의 복용, 동반된 다른 원인에 의한 간질환 등이 없으면서 영상의학 검사나 조직검사에서 간 내 지방침착의 소견을 보이는 질환이다. 비알코올성 지방간질환은 단순 지방증에서부터 지방간염, 간경변까지의 스펙트럼이 포함된다. 비알코올 지방간질환은 바이러스, 알코올, 약물, 유전에 의한 간질환을 제외한 원인을 모르는 간질환의 90%를 차지하여 가장 흔한 만성 간질환의 원인이며, 최근 비만과 제2형 당뇨병이 증가하면서 비알코올 지방간질환의 유병률이 크게 증가하고 있다. 또한, 비알코올 지방간질환의 경우에도 간경변증이나 간부전으로 진행할 수 있다는 점이 밝혀져 더욱 주목 받고 있다. 이 글에서는 비알코올 지방간질환과 연관이 있는 요인 및 위험 인자 등에 대해 알아보고자 한다.

1. 대사 요인 Metabolic Causes

비알코올 지방간질환은 비만, 제2형 당뇨병, 이상지질혈증, 대사 증후군 등과 밀접한 연관성을 보이며, 이러한 대사성 질환이 존재하는 환자군에서 더 많이 발생한다.

표 1.
비알코올 지방간질환의 위험인자

입증된 인자	가능성이 있는 인자
비만 제2형 당뇨병 이상지질혈증 대사 증후군	다낭성 난소 증후군 갑상선 기능 저하증 수면무호흡증 뇌하수체기능저하증 생식선기능저하증 췌-십이지장 절제술

(1) 대사 증후군 Metabolic Syndrome

여러 연구를 종합해 볼 때 비알코올 지방간질환은 대사 증후군이 간에서 발현되는 양상으로 보인다. 대사 증후군 환자의 절반 이상에서 비알코올 지방간질환을 가지고 있으며, 비알코올 지방간질환 환자에서 대사 증후군이 같이 있을 경우 심한 간 섬유화의 위험이 증가한다.

(2) 비만 Obesity

비만은 비알코올 지방간질환과 밀접한 연관이 있다. BMI 증가와 내장 지방 모두 비알코올 지방간질환의 위험인자로 알려져 있다. 비만 수술을 받은 비만 환자를 대상으로 시행한 연구에서 비알코올 지방간질환 및 지방간염의 유병률은 51%, 37%로 나타났으며 간경변이 의심되는 환자도 5%에 달했다.

일반 인구집단에서는 BMI보다 복부비만이 간효소치의 상승과 높은 상관 관계를 보이며, 우리나라 성인에서는 복부지방 두께가 비알코올 지방간질환과 연관이 있다고 밝혀진 바 있다. 또한 비만은 지방간을 일으키는 다른 요인과 함께 있을 경우, 비알코올 지방간질환 발생에 더 상승 작용을 일으켜 발생률을 더 증가시킨다.

(3) 당뇨 Diabetes

제2형 당뇨병 환자에서도 비알코올 지방간질환은 높은 유병률을 보인다는 보고들이 많다. 최근 연구에서 2형 당뇨 환자들을 대상으로 초음파 검사를 시행하였을 때 69%에서 유병률을 보고한 바 있다. 또 다른 연구에서는 당뇨 환자들의 63%에서 초음파 검사 시 지방 침착(fatty infiltration)을 보였으며 이중 대다수의 환자들이 조직검사에서 비알코올 지방간질환이 확인되었다. 뿐만 아니라, 국내에서 시행한 코호트 연구에서 비알코올 지방간질환은 남성에서 제2형 당뇨병 발생의 독립적인 위험인자임이 확인되었다. 또한 심지어 정상 체중의 인구에서도 병태생리에 인슐린 저항성이 중요한 역할로 관여한다고 보고된 바도 있다. 비알코올 지방간질환의 초기에 경도의 인슐린 저항성은 매우 흔하며, 인슐린 저항성이 심할수록 진행된 지방간질환을 나타낸다.

(4) 이상지질혈증 Dyslipidemia

비알코올 지방간질환 환자에서 높은 중성지방과 낮은 HDL 콜레스테롤 수치는 흔하게 나타난다. 연구에 따르면 이상지질혈증으로 진단받은 환자의 50%에서 비알코올 지방간질환이 동반되었다는 보고가 있다. 혈청 중성지방이 200mg/dl 이상인 경우는 정상인 경우보다 비알코올 지방간질환을 가지게 될 확률이 3배 높다. HDL 콜레스테롤이 35mg/dl 이하인 경우도 비알코올 지방간질환 발생 가능성이 2배 증가하는 것으로 알려져 있다.

(5) 갑상선기능저하증 Hypothyroidism

갑상선기능저하증과의 연관성을 조사한 연구에 따르면 갑상선 기능이 정상인 경우 비알코올 지방간질환의 유병률이 19.5%인데 반해, 갑상선기능저하증이 있는 경우에는 30.2%로 갑상선기능저하증 환자에서 비알코올 지방간질환의 유병률이 의미있게 높게 나타났다.

(6) 다낭성 난소 증후군 Polycystic Kidney Disease

다낭성 난소 증후군과 비알코올 지방간질환과의 연관성도 제시되고 있다. 비알코올 지방간질환의 유병률은 대조군에서는 19%인데 반해 다낭성 난소 증후군 환자에서는 41%였다. 다른 연구들에서도 비슷한 결과를 보고한 바 있다.

(7) 기타

그 밖에 비알코올 지방간질환의 위험이자 또는 동반 질환으로 수면무호흡증, 뇌하수체기능저하증, 생식선기능저하증 등이 제시되고 있다.

2. 식이 요인

트랜스 불포화지방의 섭취가 간의 지방축적에 기여한다는 연구가 있다. 또한 고탄수화물식이, 특히 고과당(high fructose)(음료수, 과자, 빵 등) 섭취와 비알코올 지방간질환의 발생이 연관이 있고, 과당의 섭취량이 많을수록 비알코올 지방간질환의 섬유화가 심하였다.

3. 알코올

비알코올 지방간질환을 진단하기 위해서는 알코올을 과다 섭취한 병력이 없어야 한다. 하지만 알코올 섭취가 어느 정도가 많은지를 명확하게 정의하기는 어려우며, 일반적으로 비알코올 지방간질환과 알코올성 질환이 같이 겹쳐있는 경우가 많다. 비알코올 지방간질환 환자들이 알코올을 과다 섭취할 경우 기저의 간질환 악화 및 간경변으로의 진행 가능성이 높으므로 주의해야 한다.

4. 기타 요인

나이, 성별도 알코올 지방간질환과 연관이 있을 수 있으며, 한국인에 있어 밝혀진 알코올 지방간질환의 위험인자로 밝혀진 인자는 성별, 높은 serum alanine aminotransferase(ALT) 수치, 낮은 femoral subcutaneous fat amount, 운동 감소 등이 있다.

(1) 나이 Age

나이와 비알코올 간질환, 간섬유화의 관계는 아직 명확히 알려져 있지 않다. 이전 여러 연구에서 비알코올 간질환은 나이가 들어감에 따라 증가하며, 나이가 증가할수록 심한 간섬유증, 간세포암, 2형 당뇨와 같은 합병증이 발생할 위험이 증가한다고 보고하였다. 하지만 나이와 비알코올 간질환은 관련이 없다는 연구들도 있다. 고령자일수록 고혈압, 당뇨, 비만, 고지혈증과 같은 비알코올 지방간질환의 알려진 위험인자의 빈도가 높아지는 것도 고려해야 하며, 나이 자체보다는 질병의 이환 기간이 길어져서 알코올 지방간질환 및 간섬유화의 빈도가 높게 나타나는 것일 수도 있겠다.

(2) 성별 Gender

아시아인을 대상으로 한 대규모 연구에서 남성에서 비알코올 지방간질환의 빈도가 높다는 사실이 알려졌고, 비알코올 지방간질환 환자 중 남성이 간효소 수치의 상승, 지방간염, 간섬유화 및 사망률 증가와 관련이 있다는 보고가 있으나 아직 근거가 부족한 상태이다.

비알코올 지방간질환 발생과 악화의 가장 중요한 요인들은 복부 비만, 제2형 당뇨병, 이상지질혈증, 고탄수화물식이다. 알코올은 독립적으로 비알코올성 지방간질환을 악화시킬 수 있다. 이러한 위험인자를 잘 관리하고 식이요법(저탄수화물식 및 저지방식)과 운동을 통한 생활습관의 개선이 비알코올 지방간질환을 예방하고 치료하는데 가장 중요할 것이다.

참고문헌

1. Chalasani N. et al., The Diagnosis and Management of Non-Alcoholic Fatty Liver Disease: Practice Guideline by the American Association for the Study of Liver Diseases, American College of Gastroenterology, and the American Gastroenterological Association. Hepatology 2012;Vol 55;2005-2023.

2. Angulo P. Nonalcoholic fatty liver disease. N Engl J Med 2002;346:1221-31.

3. 고재성. 비알코올성 지방간질환. 대한소화기학회지 2010;56:6-14.

4. Vernon G. et al., Systemic Review: the Epidemiology and Natural Histroy of Non-Alcoholic Fatty Liver Disease and Non-Alcoholic Steatohepatitis in Adults. Aliment Pharmacol Ther 2011;34:274-285.

5. C. Liu. Prevalence and Risk Factors for Non-Alcoholic Fatty Liver Disease in Asian People Who Are Not Obese. J Gastroenterol Hepatol 2012;27:1555-1560.

비알코올 지방간질환의 내과적 치료

서울의대 분당서울대학교병원 소화기내과 **정 숙 향**

비알코올 지방간이 발생하고 비알코올 지방간염(Nonalcoholic steatohepatitis, NASH)이나 간경변증으로 진행하는 기전에서 "인슐린저항성과 동반된 지방독성", 그리고 "지방에 의한 미토콘드리아 기능저하 및 산화스트레스"가 매우 중요하다. 따라서 비알코올성 지방간의 치료는 생활습관개선(식이요법, 운동요법 그리고 체중감량)에 의한 인슐린저항성 개선과 지방독성으로부터 회복이 기본원칙이며, 인슐린저항성을 개선하는 약제 및 산화스트레스를 감소시킬 수 있는 항산화제 사용이 주된 축을 이루게 된다.

비알코올 지방간질환 환자들의 자연경과 및 장기적인 사망률과 사망원인에 관한 연구결과를 살펴보면, 단순지방간만 있을 경우 일반인구와 사망률에 차이가 없지만, NASH 환자들은 단순지방간만 있는 환자들에 비해 간질환 사망률이 3배 높다. 전체적으로 비알코올 지방간질환 환자군의 가장 흔한 사망원인은 심혈관질환이다. 따라서 비알코올 지방간질환의 내과적 치료는 간질환 뿐 아니라 동반된 간외 질환에 대한 치료가 같이 이루어져야 한다. 가장 흔히 동반되는 간외 질환은 고지혈증, 제2형 당뇨병, 및 심혈관 질환이며 드물게는 sleep apnea syndrome 등이 있다.

이 글에서는 최근 활발하게 연구되고 있는 비알코올 간질환의 내과적 치료에 대해 서술하고자 한다.

1. 생활습관 개선 및 체중감량 약물

현재까지 비알코올 지방간질환의 기본치료는 식이요법과 운동요법을 통한 생활습관 개선이다. 그동안 보고된 연구결과 7-10%의 체중감량이 간내 지방침착을 42-51% 감소시키고, 병리학적으로 염증 및 간세포의 풍선변성을 호전시키는데 효과적이다. 그러나 5% 미만의 체중감량은 간내 지방량, 혈중 지질 및 대사지표에 의미있는 감소를 초래하지 못하였다. 무작위 대조군 연구에서 1주 1kg의 점진적인 체중감량은 유익한 점이 많지만 1주에 1.6kg 이상의 급격한 체중 감소는 일부(24%) 환자에서 문맥염증 및 섬유화를 악화시킨다는 보고가 있어 점진적인 체중감량이 추천된다. 아직 생활습관 개선이 간섬유화를 호전시킨다는 증거는 부족하다.

(1) 식이요법

성별, 나이, 체중 및 활동량에 따라 하루 권장에너지 섭취량은 달라지지만, 한국인 남자 성인의 경우 약 2,000-2,500kcal, 여성의 경우 1,700-2,000kcal을 권고한다. 비알코올 지방간 환자에서 식이조절은 우선적으로 총 에너지 섭취량을 하루 400-500kcal 감소시키는 것을 권장한다.

저탄수화물 식이요법은 저지방 식이요법과 동일하거나 더 효과적으로 간내 지방량을 감소시킨다. 탄수화물 섭취량이 상대적으로 많은 우리나라 환자에서는 탄수화물 섭취를 총 에너지 섭취량의 40-50% 미만으로 제한하고 저과당 식이요법을 권장한다.

과당은 설탕이 첨가된 탄산음료나 과일주스로 섭취하는 경우가 많은데 인구집단을 대상으로 시행한 연구에서 가당음료수 섭취는 비알코올 지방간질환 발생의 독립적인 위험인자였다. 과당은 간에서 first pass metabolism을 거치면서 인슐린과 상관없이 대사되는데, 글리코겐으로 저장되는 포도당과는 달리 저장되지 않으며, 지방산 생성을 촉진하고 지방산 산화를 억제한다. 과당은 간내 지방간을 유발할 뿐 아니라 간손상과 간섬유화를 악화시킨다. 과당과 trans-fat은 서구 패스트푸드의 주된 구성성분이다. Trans-fat은 주로 튀김요리를 통해 섭취하게 되는데 혈중 지방산 농도를 높이고, 동물실험에서 지방간염을 초래한다. 그러나 아직 사람에서 trans-fat이 비알코올 지방간 발생에 미치는 영향에 관하여 추가적 연구가 필요하다.

(2) 운동요법

운동요법은 체중감량과 상관없이 그 자체로 인슐린 저항성 개선에 유익하며 간내 지방량을 감소시킨다. 운동의 종류 및 강도나 시간에 대한 합의는 없지만 일반적으로 최대 심박수의 50-70%에 도달하는 중등도의 운동을 30-60분 일주 2번 이상 최소 6주 이상 지속하는 것이 도움이 된다. 유산소 운동뿐 아니라 근력 운동도 도움이 된다.

(3) 체중감량약물

장내 lipase억제제인 orlistat는 일부 연구에서 ALT치 개선 및 간내 지방량 감소를 보여주었으나 그렇지 못한 연구결과도 있어 비알코올 지방간 치료제로서는 일반적으로 추천하지 않는다. 또한 설사, 복부 가스팽창 등의 부작용이 있다.

최근 미국 FDA에서 체중감량약물로 승인된 2개

의 약제가 식욕을 억제하는 효과를 가진 lorcaserin (selective serotonin 2C receptor agonist)와 phentermine+topiramate 복합제이다. 이런 약제들에 의한 체중감량 효과가 비알코올 지방간에 효과가 있을지 향후 연구가 기대된다.

2. 항산화제

Vitamin E(800 IU/day)는 당뇨병이 없는 비알코올 지방간염 환자에서 무작위 대조군 연구결과 그 치료 효과가 입증된 유일한 항산화제이다. 2년간 치료한 연구결과 소아나 청소년 환자들에서도 치료 효과가 인정되었다. 비교적 저렴하고 안전성이 높은 약제이지만 장기간 투여 시 전립선암의 위험을 올릴 수 있다는 보고가 있음을 고려해야 한다.

3. 인슐린저항성 개선제

Metformin은 1차적으로 간의 인슐린저항성을 개선시키고 2차적으로 근육의 인슐린저항성을 개선시킨다. 일부 연구에서 metformin은 ALT 치를 호전시킨다고 보고되었으나 최근의 연구결과 간내 조직소견의 호전이 관찰되지 않아 비알코올 지방간환자에서 metformin의 효과는 미약하거나 없었다. 그러나 2형 당뇨병이 동반된 비알코올 지방간환자에서는 혈당저하효과와 심혈관계 합병증 예방약으로서 가치가 인정되고 있다. 더욱이 일부 연구에서 간암을 예방하는 효괴기 보고되고 있어 추가적인 연구결과가 기대된다.

Thiasolidinediones는 peroxisomal proliferator activated receptor-γ(PPAR-γ) agonist로 지방조직, 근육 및 간에서 인슐린저항성을 개선시키고 adiponectin 분비를 촉진시키는 항염증 효과가 있다. 최근 발표된 pioglitazone을 포함하는 무작위 대조군 연구결과 당뇨병 유무에 관계없이 ALT를 호전시키며 간내 지방침착 및 간세포 손상을 호전시켰으나 간섬유화에는 의미 있는 호전효과를 보이지 못하거나 미약하였다. 이 약제를 장기간 복용할 경우 부작용 발생을 고려해야 하는데 체중이 증가하고 하지 부종, 근육 경련, 골절 및 방광암 발생 위험 증가, 울혈성 심부전 등이 보고되었다. 따라서 당뇨병 유무와 상관없이 비알코올 지방간 치료제로 pioglitazone을 사용할 수 있으나 장기적인 치료 시 부작용에 유의하여야 한다.

4. 지질강하 약제

혈중콜레스테롤 강하약제인 statin은 HMG-CoA reductase inhibitor로 심혈관계 합병증 예방에 효과적인 약물이며 특히 2형 당뇨병 환자에서 그 유익이 크다. 그러나 statin은 매우 드물게 간독성을 일으킬 수 있어 간질환 환자에서의 약제사용에 주의를 요하지만 간기능 수치 이상을 동반한 비알코올 지방간환자에서 statin 사용은 대체적으로 안전하다고 보고되었다. Statin이 가진 항염증 효과와 항산화 효과는 비알코올 지방간 치료제로서의 이론적 기전인데, 몇몇 연구에서 statin치료가 ALT치를 개선시키고 간내 지방량을 감소시킬 수 있었으나 대부분의 환자들에서 체중감량이 동반되었으므로 그 효과가 체중감량에 의한 것인지 statin에 의한 것인지 구분하기 어려웠다. 따라서 고지혈증을 동반한 비알코올 지방간환자에서 심혈관계 합병증을 감소시키기 위해 statin을 사용하는 것이 추천된다.

Fibric acid derivatives(fibrate) 사용은 고중성지방혈증, 고콜레스테롤혈증, 혼합형 고지혈증의 치료에 사용되는데 비알코올 지방간환자에서 간기능 검사나 조직검사 소견을 호전시킨다는 증거는 없다.

Omega-3 polyunsaturated fatty acid(n-3 PUFA)는 일부 연구에서 비알코올 지방간환자에서 효과가 있는 것으로 보고되었으나 아직 근거가 부족하여 고중성지방혈증의 치료약제로 사용할 수 있다.

Ezetimibe는 장세포와 간세포에서 콜레스테롤 흡수를 저해하는 약제로 고지혈증을 동반한 비알코올 지방간염 환자에서 ALT 호전과 간조직 소견의 호전을 보여 향후 추가적인 연구가 주목되는 약제이다.

5. Pentoxyfylline

Pentoxyfylline은 비특이적 TNF-α 길항제로 산화스트레스 감소와 세포자살을 감소시킬 수 있어 비알코올 지방간환자에서 치료제로서 연구가 시도되었다. 무작위 대조군 연구 결과 pentoxyfylline 투여군은 조직학적 염증점수에 호전을 보인다는 결과가 있으나 아직 추가적인 연구가 필요하다.

6. 기타 약제

Glucagon-like peptide(GLP)-1 agonist로 분류되는 exenatide나 liraglutide 등이 당뇨병을 동반한 환자에서 비알코올 지방간을 호전시킬 수 있다는 실험실적 연구결과가 보고되고 있어 향후 이런 약제들의 효과를 알아보는 임상시험이 필요하다.

포도껍질에 존재하는 폴리페놀 성분인 resveratrol, 인슐린저항성을 개선하는 fenretinide나 obeticholic acid(farnesoid×agonist), adenosine monophosphate-activated protein kinase(AMPK) activator로 국내 임상시험 중인 oltipraz 등의 치료 효과에 대한 연구결과가 기대된다.

한편 장내세균층에 작용하는 rifaximin, 간장보호제로 사용되는 silymarin 등의 비알코올 지방간 치료제로서의 효과에 대한 연구가 필요하다. Ursodeoxycholic acid(UDCA)를 포함하는 연구결과 비알코올 지방간의 1차 약제로서 통상 용량의 UDCA 치료 효과는 입증되지 않았다.

7. 일반적 주의사항

알코올은 그 자체로 지방간염을 일으킬 수 있으므로 비알코올 지방간질환 환자에게는 절주 또는 단주를 권한다. 커피음용은 지방간염 환자에서 간섬유화를 줄여 준다는 보고가 있어 금할 필요가 없다.

비알코올 지방간환자들을 상담할 때에 인지-행동요법(cognitive behavioral therapy)의 원리를 적용할 필요가 있다. 즉 환자상태를 공감하고(예: 관절염이 심한 환자가 운동을 하지 못함을 공감), 비만에 대해 차별적 태도를 보이지 않으며, 환자의 상황에 맞는 식이요법과 운동요법을 하도록 구체적인 상담(예: 다이어트 일기 쓰기, 만보기 착용, 운동기록 남기기)을 하며 심리적인 지지를 해주는 것이 환자에게 도움이 된다.

비알코올 지방간환자들을 위한 내과적 치료는 생활습관 개선을 하도록 구체적이며 환자형편에 맞는 식이 및 운동상담과 체중감량을 하도록 도와주는 것이 표준적 치료이다. 그리고 당뇨병이 없는 환자에게 vitamin E를 처방할 수 있으나 장기 사용시 전립선암 발생위험을 고려해야 한다. 또 당뇨 유무에 관계없이 지방간염 환자에게 pioglitazone을 처방할 수 있으나 이 또한 장기적인 안전성을 고려해야 한다. 당뇨병이 동반된 경우 metformin을 사용할 수 있고, 고지혈증이 동반된 환자에서 statin, fibrate 및 Omega-3 polyunsaturated fatty acid(n-3 PUFA)를 사용할 수 있다.

이 환자군의 주요 사망원인이 심혈관계 질환임을 고려하여 고혈압이나 당뇨병 등 관련된 치료를 적극적으로 하여야 한다. 그리고 대부분의 환자들에서 증상이 없고 질환의 진행이 느리므로 지방간염 및 간경변증으로 진행하는지에 지속적으로 관심을 가지고 필요하면 간생검을 시행하거나 또는 비침습적 지표를 통해 추적할 필요가 있다. 아직 비알코올 지방간 환자들에서 간세포암 선별기준이 정해지지 않았지만 간경변증이 오기 전에 간세포암이 발생하는 경우도 적지 않게 있다고 보고되므로 이에 대한 관심이 필요하다. 향후 더 효과적이고 안전한 치료 약제들이 새롭게 개발되기를 기대한다.

참고문헌

1. 2013 대한간학회 비알코올 지방간질환 진료 가이드라인. 대한간학회.

2. Lomonaco R, Sunny NE, Bril F, et al. Nonalcoholic fatty liver disease: Current issues and novel treatment approaches. Drugs 2013;73:1-14.

3. Perito ER, Rodriguez LA, Lustig RH. Dietary treatment of nonalcoholic steatohepatitis. Curr Opin Gastroenterol 2013;29:170-176.

4. Mahady SE, George J. Management of nonalcoholic steatohepatitis. Clin Liver Dis 2012;16:631-645.

간경변증과
합병증

Chapter 5

간경변증: 개요

비에비스 나무병원 소화기내과 **서 동 진**

1. 정의

간경변증(Liver Cirrhosis)이란 간염 바이러스나 알코올 같은 간을 손상시키는 원인에 의하여 광범위한 간세포 괴사가 장기간 진행된 결과 간소엽의 붕괴가 초래되고, 지주 망상계의 함몰이 수반되며, 광범위한 섬유화 중격이 형성되는 한편 잔존 간세포 집단의 결절성 증식과 그에 수반된 간실질내 혈관계의 변형이 특징인 만성 미만성 간질환이다. 여러 가지 원인이 관여하나 간에 최종적으로 나타나는 해부학적 병변은 대동소이하다.

간경변증은 형태학적 분류가 보편적으로 쓰이는데 소결절성 경변증(micronodular cirrhosis, portal cirrhosis(대부분의 결절이 3mm 미만으로 크기가 균일)), 거대결절성 경변증(macronodular cirrhosis, postnecrotic cirrhosis(서로 다른 크기의 섬유화 중격 septa과 결절. 결질 크기가 3mm 이상 수 cm까지 다양)), 그리고 혼합결절성 경변증(mixed cirrhosis(소결절과 거대결절들이 비슷한 분포로 섞임))으로 나눌 수 있다(그림 1).

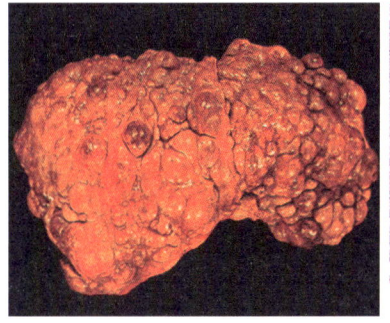 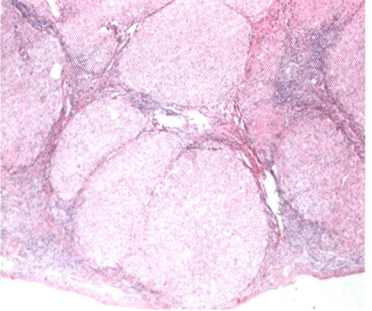

그림 1. postnecrotic cirrhosis의 육안 및 현미경 소견

2. 원인

간경변증의 원인은 여러 가지이지만(표 1) 세계적으로 가장 흔한 것은 간염바이러스의 만성적인 감염과 알코올의 과음이다.

국내 간경변증 환자의 약 70%가 HBsAg 양성으로 B형 간염 바이러스(HBV)가 가장 흔한 원인이다. 한국인 만성 B형 간염에서 간경변증으로의 진행은 5.1%/년의 빈도로 5년 누적 발병률은 23%이다. C형 간염 바이러스(HCV)에 기인한 간경변증도 최근 증가하는 추세이다. HCV에 걸리면 55-89%가 만성 간염이 되며 이들 중 2-24%가 20년 후에 간경변증으로 진행한다.

중증 알코올중독자의 10-20%에서 간경변증이 발견되므로 알코올도 흔한 원인이 되지만 환자가 대수롭지 않게 여기는 수가 많아 병력 청취 때에 자세히 물어보아야 한다.

간경변증 환자에서는 주원인에 지속적 또는 반복적인 노출뿐만 아니라 2차적인 면역 손상의 가능성과 섬유화 및 재생 결절에 의한 허혈성 손상에 의해서도 간경변증이 더욱 빠르게 진행할 수 있다고 본다.

3. 임상 증상

실제로 간경변증 환자는 초기에 증상이 없는 수가 많다. 간경변증이 진행되었을 때의 주요 임상증상은 첫째로 간세포의 광범위한 진행성 소실에 의하여 초래되는 간부전상태, 둘째로는 광범위한 섬유화와 재생 결절의 형성으로 간 형태의 변형, 간실질내 혈관 및 림프관의 변형으로 문맥압 상승이 초래되는 것이다(표 2).

간부전이 오면 황달, 복수, 간성 혼수, 혈중 알부민 감소, prothrombin time 연장 같은 소견이 나타날 수 있다. 문맥압 항진증의 합병증으로는 식도정맥류 출혈, 복수, 간성 혼수, 울혈성 비장비대가 대표적이다.

간경변증 환자가 간부전이나 합병증이 없는 경우 '대상성(compensated)'이라고 하고, 한 가지 이상의 합병증이 있으면 '비대상성(decompensated)'이라고 한다.

표 1. 간경변증의 원인

① 간염 바이러스 : HBV(HDV), HCV
② 알코올
③ 담도질환 : 원발성 담즙성 간경변증
　　　　　　　 2차성 담즙성 간경변증(간외 담도 폐쇄)
④ 대사질환 : 윌슨씨병, 혈색소증(hemochromatosis), α1-antitrypsin 결핍증
⑤ 울혈 : 만성 우측 심부전, Budd-Chiari 증후군
⑥ 약물 및 간독
⑦ 사가 면역성 간염
⑧ 기타(잠원성 : cryptogenic)

표 2. 간경변증의 병태생리

① 광범위한 간세포의 진행성 소실 ➡ 간부전
② 섬유화와 염증의 진행 ┐
③ 혈관계이 변형　　　　├─➡ 문맥압 항진증
④ 잔존 간세포의 증식 ┘

대상성 간경변증은 증상이 없는데 정기 검진으로 우연히 발견하거나 다른 병으로 개복수술을 하다가 또는 부검 중에 발견하기도 한다. 간경변증 환자의 30-40%는 무증상이라는 외국의 보고도 있다. 일부는 몇 년에 걸쳐서 진행하여 간부전에 빠지게 되고, 일부는 간기능은 정상인데도 문맥압 항진증의 합병증으로 고생하기도 한다. 비대상성 간경변증의 예도 적절한 치료에 반응하면 대상성 간경변증이 될 수 있으며, 대상성 간경변증 환자가 비대상성으로 진행하는 빈도는 매년 10% 정도로 알려져 있다. 복수가 대개 첫 징후로 나타난다.

4. 기타 병변

(1) 영양실조, 약물대사의 장애

진행된 간경변증 환자에서는 영양실조에 의한 전신 쇠약이 흔하다. 심한 식욕감퇴로 체중이 감소하며, 허약감 및 전신피로감을 호소한다. 복수가 있으면 팽만감으로 식욕이 더욱 감퇴할 수 있다. 간기능이 손상되어 약물대사에 장애가 오기 때문에 진통제나 신경안정제 같은 약물은 정상용량이라도 부작용이 커질 수 있다. 불면증이 있다고 수면제를 먹으면 적은 양으로도 간성혼수에 빠질 수 있다.

(2) 발열 및 세균감염

간경변증 환자는 면역방어기전 및 대식세포의 기능 장애로 세균에 감염되기 쉽다. 복수가 있는 환자에서는 자발성 세균성 복막염이나 패혈증이 오기 쉽다. 세균감염은 임상경과를 더욱 악화시키고 사망원인이 될 수 있다. 원인불명의 열이 있거나 이유 없이 전신상태가 악화하면 패혈증의 가능성을 꼭 고려해보아야 한다. 간경변증 환자는 감염 후 사망률이 30% 정도까지 높으므로 감염이 의심되면 신독성이 없는 퀴놀론계 항생제를 경험적으로 투여한다.

(3) 소화기질환, 상부위장관 출혈

식도정맥류 출혈은 생명을 위협하는 중증 합병증이다. 그러나 출혈은 미란성 위염이나 문맥압 항진증에 의한 울혈성 위병증(congestive gastropathy), 또는 십이지장궤양이나 위궤양이 원인일 수도 있다. 소화성 궤양이 간경변증 환자의 10-15%에서 보고되어 일반인들보다 발병빈도가 높다. 따라서 응급 내시경으로 출혈 원인을 정확히 확인해서 적절한 치료방침을 세워야 한다 간경변증 때에는 담석증의 빈도가 증가한다. 주로 색소담석이 증가하는데 용혈이나 담즙색소의 배설 증가와 관련이 있다고 본다.

(4) 내분비 이상

간경변증 환자는 간세포부전 및 문맥-전신 단락의 결과로 호르몬을 적절히 대사시키지 못한다. 남성환자에 나타나는 여성화 유방(gynecomastia)은 말초조직에서 남성호르몬이 여성호르몬으로의 전환이 증가했기 때문으로 생각된다. 이뇨제(spironolactone)도 여성화 유방을 유발할 수 있다. 당뇨병의 유병률도 높은데, 내인성 인슐린저항에 의한 결과로 해석한다. 심한 간부전을 동반한 말기 간경변증일 때 저혈당이 나타날 수 있는데 세균감염이나 과도한 알코올이 원인일 수도 있다. 간세포암종이 있을 경우에도 종양에서 포도당 소모가 증가하여 저혈당이 올 수 있다.

(5) 신장: 간신증후군(hepatorenal syndrome)

(6) 혈액: 응고장애, 빈혈, 비장기능 항진

대부분의 비대상성 간경변증 환자에서 가벼운 저색소성 또는 정색소성 빈혈이 나타난다. 혈장량 증가에 따른 희석, 엽산 또는 철분 결핍, 실혈, 용혈, 비장기능항진증 및 골수에서의 적혈구 생성 저하 등이 원인일 수 있다.

혈액응고이상의 원인은 간에서의 혈액응고인자의 합성장애, 섬유소 용해, 범발성 혈관 내 응고증 및 혈소판감소증 등이다. 혈소판과 백혈구 수의 감소는 비장비대로 인한 비장 내 저류 때문에 초래되는 경우가 대부분이다.

(7) 심폐이상

복수나 흉막의 삼출, 그리고 드물지만 폐동맥고혈압으로도 호흡곤란이 초래될 수 있고, 산소 불포화의 결과로 손가락이 곤봉지로 변할 수도 있다. 비대상성 간경변증 환자의 약 50%에서 동맥산소분압이 60-70mmHg 정도로 저하되어 있다. 폐동맥과 정맥의 문합, 환기관류비 불균형, 폐확산능의 감소를 기전으로 들 수 있다. 간경변증에 수반되는 이러한 폐기능의 이상을 '간폐 증후군(hepatopulmonary syndrome)'이라고 한다.

(8) 간세포암종

간경변증 환자의 10-25%에서는 간세포암종이 발생한다. 특히 HBV나 HCV에 기인한 간경변증에서 발생률이 높다. 혈색소증, α1-antitrypsin 결핍증 및 알코올성 간경변증에서도 간세포암종이 발생하나 원발성 담즙정체성 간경변증이나 자가면역성 간염 때에는 위험도가 낮다. 우리나라의 보고에 의하면 간경변증 환자를 장기 추적한 결과 5년, 10년, 15년 후에 각각 13%, 27%, 42%에서 간세포암종으로 진행되었다. HBV 간경변증 환자에서는 매년 2-3%에서 간세포암종이 생긴다. HCV 때에는 간세포암종의 발생 위험성이 B형 간염보다 4배나 더 높다는 보고도 있다.

따라서 간경변증 환자에서는 간세포암종을 조기에 발견하기 위하여 3-6개월 간격으로 혈청 AFP 및 간 초음파의 정기검사가 필수적이다.

5. 진단

(1) 임상 진찰 소견

간경변증은 진찰 소견만으로 진단되는 경우가 적지 않다. spider angioma, gynecomastia, ascites, periumbilical vein dilation, pitting edema, palmar erythema 같은 만성 간질환의 징후(stigmata)가 있으면서 비장비대나 비장탁음 경계가 증가되어 있고, 명치 끝에서 뜬뜬하고 울퉁불퉁한 간(찌그러진 간)이 촉진되면서 간기능검사치에 이상이 있으며, 식도 또는 위에 정맥류가 증명되면 간경변증으로 진단할 수 있다. 간의 크기가 정상이거나 위축되어서 만져지지 않는 경우도 있다. 환자의 20-60%에서 비장이 비대되어 있다.

(2) 검사실 소견

약간의 이상, 심지어는 거의 정상인 검사실 소견을 보이는 간경변증 환자가 있음을 알아야 한다 (20%, 잠재성 간경변증). 만성 간염에 비하여 AST치가 ALT치보다 더 상승하는 경향이 있고 비대상성인 경우 알부민 감소, 글로부린 증가, 빌리루빈 상승 및 prothrombin time 연장이 나타난다. 전혈검사상 빈혈, 백혈구 및 혈색소 감소를 흔히 볼 수 있다.

간경변증의 원인 진단을 위하여 HBsAg과 anti-HCV를 검사해야 한다. B형, C형 간염이나 알코올이 원인이 아닌 경우 자가면역항체(mitochondrial, nuclear, smooth muscle, liver-kidney microsomes), 혈청 철분과 transferrin 농도 및 포화도, ceruloplasmin과 소변 내 구리농도, 그리고 α1-antitrypsin도 필요에 따라 측정해 볼 수 있다. 간경변증 환자에서는 간세포암종을 선별하기 위해 α-태아단백도 함께 검사해야 한다.

(3) 영상진단

복부 초음파는 간경변증의 진단을 위한 상용검사이다. 간의 형태와 크기, 지방간의 동반 여부, 비장종대, 복수 및 문맥압 항진증을 알 수 있다. 간경변증으로 간의 모양이 일그러져 주로 좌엽이 비후되고 우엽이 위축되어 보인다. caudate lobe의 비후도 흔하다. 간 표면은 결절성으로 보이며 간실질의 에코는 조잡하고 불규칙하다. 재생결절이 보이면 종양과 감별하기 힘든 경우도 많다. 문정맥의 직경이 15mm 이상으로 늘어

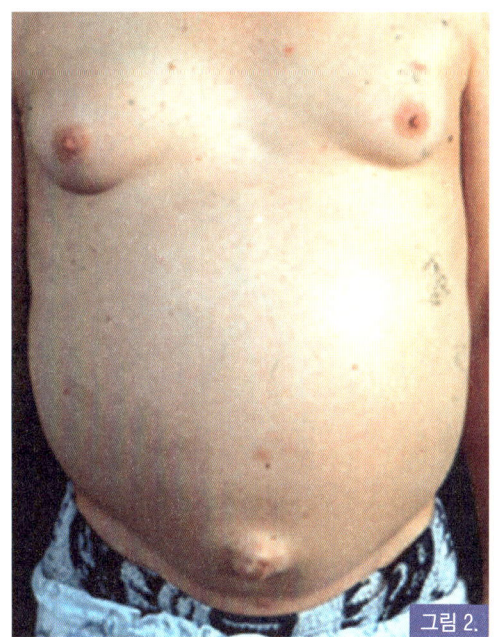

그림 2.

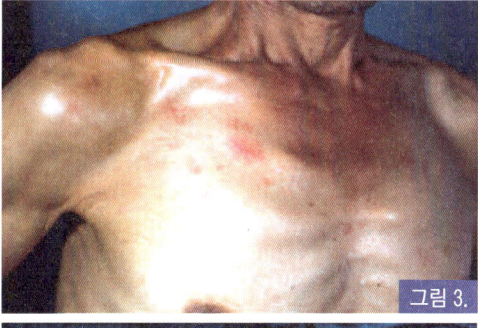

그림 3.

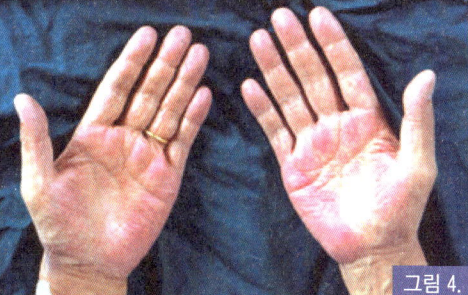

그림 4.

그림 2.
복수 및 배꼽탈장
(gynecomastia)

그림 3.
주지상 혈관종
(spider angioma)

그림 4.
수지홍반
(palmar erythema)

나고 측부 정맥이 보이며 비장비대가 보이면 문맥압 항진증을 생각할 수 있다. 담낭도 커져 있고 벽이 비후되어 보이는 수가 많다. 간세포암종을 조기진단하기 위하여 간경변증 환자에서는 정기적인 초음파 검사가 필수적이다.

CT와 MRI는 초음파로 간세포암종이 의심스러울 때 외에는 간경변증의 일차 진단 목적으로 사용하지 않는다.

(4) 간탄력도 검사
Transient elastography(Fibroscan)

간탄력도 검사는 초음파의 원리를 이용하여 간의 탄력도를 측정함으로써 간의 stiffness 정도를 계산하여 간경변증을 진단하는 비침습적 간섬유화 측정방법이다. 간조직 검사와 비교할 때 간탄력도 검사의 장점은 통증이 없고 비침습적이며, 쉽고 빠른 검사가 가능하여 반복검사가 용이하다는 점이다.

(5) 간조직 검사

간경변증의 최종 확진은 간조직 검사에 의해 가능하다. 초음파나 CT 유도하에 trucut 침을 사용하여 주위 조직의 손상 없이 충분한 조직을 얻을 수 있다. 복수나 응고장애가 있을 때는 경정맥을 통한 간조직 채취도 가능하다. 간조직 검사는 간경변증의 형태, 중증도 및 활동도, 경우에 따라서는 원인을 찾는데 유용하다.

6. 치료
(1) 일반 치료

대상성 간경변증 환자는 특별한 치료가 필요 없으며, 일상생활을 하면서 정기적으로 경과를 관찰하며 보존요법을 하는 것으로 족하다.

문맥압 항진증의 임상증상이 있는 환자, 즉 정신상태가 혼탁해지거나 복수와 정맥류 출혈이 있는 환자, 그리고 황달이 있거나 감염 증상이 있고, 신기능장애가 있거나 간세포암종의 합병이 의심되면 입원시켜야 한다. 그 밖에도 병세의 초기 파악이나 치료에 대한 반응을 보기 위하여 또는 식이요법이나 의학적 상식을 교육하기 위하여 입원시킨다.

우선 안정을 취하고 영양소가 균형적으로 배합된 음식을 섭취하고 술을 끊는 것이 중요하다. 바이러스성 간경변증보다는 알코올성 간경변증이 식이요법에 반응이 좋다. 영양실조 상태가 아니라면 하루에 체중 1kg당 1g 정도의 단백을 포함한 식사면 족하다. 칼로리 섭취는 매일 체중 1kg당 30-35kcal가 되도록 한다. 지방이나 탄수화물은 제한할 필요가 없고, 비타민이나 무기질도 적절히 복용한다. 어떤 특정한 음식을 약처럼 먹기보다는 환자의 입맛에 맞게 조리한, 영양소를 골고루 섞은 균형식이 중요하다. 식욕부진, 구역질, 황달이나 복수가 심하여 정상식사가 힘들면 먹기 쉬운 유동식으로 한 끼 식사를 2-3회 나누어 먹도록 한다. 두부나 순두부 내지는 호박죽 등 식물성 단백질 식품을 먹는 것이 좋다. 칼로리 공급을 위하여 포도당 용액을 수용성 비타민(B, C)과 함께 정주한다.

간경변증 환자는 여름에 어패류를 날로 먹고 치명적인 비브리오 패혈증의 위험이 있어서 유행기간에는 익혀 먹는 것이 바람직하다. 간에서 약물을 대사하는 기능이 떨어져 있으므로 아스피린이나 진통제, 항생제, 관절염 치료제, 신경안정제 또는 호르몬제 같은 약물들은 신중하게 처방해야 한다. 약을 환자 마음대로 먹지 않도록 교육하는 것도 중요하다. 환자들은 대부분 장기간의 투병생활 중 간에 좋다고 선전하는 여러 가지 약물을 의사의 처방 없이 먹는 경우가 많다. 성분 미상의 한약이나 건강식품, 민간요법제 또는 녹즙도 간독이 되어 기왕의 간경변증을 더욱 악화시킬 수 있다.

비대상성 간경변증 환자는 복수나 부종을 예방하기 위하여 평소에 음식을 싱겁게 먹는 것이 좋다. 알부민이 저하된 경우 분지성 아미노산을 복용할 수 있으며, 영양실조가 심하면 완전정맥영양 TPN을 시행할 수도 있다. 복수나 부종이 생기면 염분을 제한하고(하루 5g 이하) 이뇨제를 투여하며, 간성뇌증이 생기면 음식을 저단백식으로 바꾸고 락튜로즈를 투여한다.

(2) 약물치료

간경변증을 정상으로 환원할 수 있는 약물은 아직 없다. 그러나 염증과 섬유화가 반복되면 간세포가 계속 파괴되어 간경변증이 진행될 수 있으므로 이를 차단할 수 있는 약물치료가 필요하다.

간경변증은 원인에 따라 치료제를 투여할 수 있다. 즉 HBV와 HCV는 항바이러스제를 투여할 수 있다. HBV 간경변증 환자들에서는 entecavir나 tenofovir를 투여하면 간섬유화가 호전될 뿐만 아니라 비대상성 간경변증 환자들에게는 nucleoside analogue 치료로 Child-Pugh score가 호전되고 간이식이 필요 없어지는 경우도 있다. HCV 간경변증은 peg interferon 치료가 쉽지 않았으나 최근에는 sofosbuvir 같은 경구용 항바이러스제들이 개발되어 더욱 적극적인 치료가 가능하게 되었다. 알코올성 간경변증은 완전 금주시켜야 한다. 자가면역성 간염에는 부신피질호르몬을, 원발성 담즙성 간경변증에는 ursodeoxycholic acid를 투여하고 혈색소증에는 plebotomy를 시행하며, 윌슨병에는 penicillamine을 투여한다. 간경변증의 섬유화를 막거나 호전시킬 수 있는 약제를 개발하려는 노력은 계속되고 있으나 아직 특효약은 개발되지 못한 실정이다.

(3) 간이식

더 이상 치료해도 나을 가능성이 없을 정도로 진행된 말기 간경변증 환자는 모두 간이식의 대상이 되며, 현재로써는 간이식술만이 가장 완치가 기대되는 치료법이다. 즉 심한 황달이 계속되고 프로트롬빈 시간이 연장되어 있으며 혈중 알부민 치가 2.5g/dL 이하인 경우, 난치성 복수, 반복적인 식도정맥류 출혈, 반복되는 자발성 세균성 복막염 또는 간부전이 있을 때는 간이식을 고려해야 한다. 이왕 간이식의 선정 대상이 되었으면 기능성 신부전이 생기기 전에 이식해야 생존율이 높다.

7. 예후

간경변증의 예후는 원인, 임상상 및 검사 소견, 조직 소견의 심한 정도 및 치료제 유무에 따라 달라질 수 있다. 대상성 간경변증 환자도 출혈이나 감염, 수술, 알코올이나 약물에 의하여 비대상성 상태로 될 수 있다. 전체적으로 비대상성 간경변증의 예후는 불량하며, 주로 간부전의 중증도와 원인에 좌우된다. 자가면역성 간염이나 혈색소증처럼 치료방법이 있는 경우에는 예후가 한결 낫다. HBV는 항바이러스제 치료로 간경변증의 진행을 지연시키거나 호전시킬 수 있다. 알코올성 환자도 술을 끊고 적절한 내과적 치료를 받으면 예후를 좋게 할 수 있다. 그러나 주요 합병증이 있는데도 계속 음주하는 환자는 5년 생존율이 50% 미만이다.

노년층 환자로서 HBV나 HCV가 양성이면서 황달이 현저하고 혈청 크레아티닌이 높고 프로트롬빈 시간이 길면서 콜레스테롤치가 저하되어 있는 경우, 복수나 자발적 세균성 복막염 또는 간성뇌증이 있으면 예후가 매우 나쁘다. 초기에 적극적인 내과적 치료로 생명을 연장하고 합병증을 지연시키거나 막을 수 있다. 그러나 치료에도 불구하고 병이 진행되는 수가 많아 황달·복수·문맥압 항진증이 더욱 뚜렷하게 되면, 결국 간부전증과 상부위장관 출혈, 간세포암종으로의 진행, 전신감염, 그리고 신부전(간신증후군)으로 사망하게 된다.

아직까지도 완벽하게 예후를 결정짓는 지표는 없는 실정이나, Child-Pugh 분류가 일반적으로 쓰이고 있다. 즉 간경변증을 황달, 복수, 간성뇌증, 혈청 알부민치, 프로트롬빈 치에 따라 등급 A, B, C로 분류하는데, 등급 C로 갈수록 예후가 나쁘다. HBsAg 양성인 간경변증 환자에서 5년 생존율을 보면 Child A급은 83%, B급은 79%, 그리고 C급은 30%로 알려졌다.

최근에는 간경변증 환자의 예후를 보기 위하여 MELD(model for end-stage liver disease) 점수가 많이 이용되고 있다. MELD 점수는 프로트롬빈 시간의 INR(international normalized ratio) 치, 혈청 빌리루빈 치, 그리고 혈청 크레아티닌 치를 이용한 공식으로 산출하는데, Child 점수보다 말기 간질환의 중증도를 보다 더 객관적으로 판정할 수 있고 점수 범위가 넓어서 보다 실용적이다. MELD 점수는 입원한 간경변증 환자의 3개월 사망률을 예견하는 데 유용하여(20-35점: 10-60%의 사망률, 35점 이상: 80% 이상의 사망률) 미국에서는 간이식 우선순위를 정하는데 널리 사용하고 있다.

참고문헌

1. 서동진. 간경변증:간섬유화 및 문맥압 항진증. in 김정룡저 소화기계질환, 제3판, 2011.
2. Sherlock's Diseases of the liver and biliary system. 12th ed. 2011,

간경변증의 진단과 중증도 평가

한림의대 강남성심병원 소화기내과 **이 명 석**

간경변증(Liver Cirrhosis)은 orange를 의미하는 그리스어인 Kirrhosis에서 유래된 것으로 간경변증의 병리학적인 형태와 유사하다고 하여 Lannec에 의해 처음 표현된 용어이다. 임상적으로는 광범위한 간세포 괴사가 장기간 진행된 결과 섬유화가 초래되고 정상적인 간 구조의 파괴, 재생 결절로 인한 간기능 장애 및 간문맥압 증가로 인한 합병증 등 만성 간질환의 최종 단계이다.

1. 진단

과거력에서 간염, 황달, 음주, 약물복용 등의 병력을 확인하고 신체 진찰에서 거미상 혈관종, 복수, 긴종대, 비장종대 등 간경변증의 소견이 있는지를 주의 깊게 관찰한다. 실제 임상에서 간경변증의 진단은 문맥압 항진증으로 초래되는 복수, 간성뇌증, 정맥류 등의 합병증과 복부 초음파를 비롯한 영상소견 및 간기능 저하로 초래되는 혈액소견을 기초로 하여 진단하는 것이 일반적이다. 혈액검사는 혈소판을 포함한 말초혈액 전체혈구계산 검사(total CBC: complete blood count), 간기능 검사, 프로트롬빈 시간을 측정한다. 영상학적 검사로 복부 초음파 검사, 복부 CT 등을 이용하여 간경변증의 진행정도 및 문맥고혈압에 의한 측부순환 정도, 복수 등 동반되는 합병증을 진단 할 수 있다.

복부 초음파 검사는 실제 임상에서 가장 널리 사용되는 검사로 정상 간실질은 균질하며 중등도의 에코를 보이는 반면 간경변증의 경우에는 섬유화와 재생결절에 의해 에코 성상이 전반적으로 거칠게(coarse echo pattern)보이고 약간 거친 경우에서부터 결절로 보이는 경우까지 다양하게 관찰 될 수 있다. 그러나 간경변증에서 거친 간실질 에코는 주관적이며 비특이적일 수 있으므로 보다 객관적인 진단 기준은 간 용적 변화를 관찰하는 것이다. 대표적인 것이 미상엽 대 우엽비(caudate lobe/right lobe width ratio, C/RL ratio)로 미상엽의 횡단 길이를 우엽의 횡단 길이로 나눈 것으로 C/RL ratio가 0.65 이상일 경우 간경변증의 진단은 96%, 0.73 이상일 경우 99%의 진단 정확도를 나타내며 0.6 이하인 경우에는 간경변증일 가능성이 적다. 그 외 내시경 검사를 시행하여 위 또는 식도정맥류 유무를 확인 하는 것도 진단에 유용하다.

최근 한국인을 대상으로 시행한 보고에 따르면 간 표면 결절성 소견, 혈소판치 100,000/mm^3 이하, 알부민 3.5g/dL 이하, 프로트롬빈 시간(INR) 1.3 이상 등 4개 기준 중 한 가지를 만족할 경우 간경변증일 가능성이 높았으며, 이때 특이도와 민감도는 각각 90.42%, 61.11%였다. 간생검을 통한 진단은 임상적 및 영상학적으로 간경변증이 의심되나 검사소견이 만족 시키지 못하는 경우 시행할 수 있으나 과거에 비해 그 역할이 현저히 축소되어 현재는 주로 원인질환의 활성도 및 섬유화 단계를 평가하기 위해 선별적으로 시행되고 있다. Fibroscan은 간탄력도를 측정하여 비침습적이고 객관적으로 간섬유화를 진단하는 도구로 소개되었으나 간질환의 원인에 따라 간경변증의 진단 정확도에 차이를 보여 임상에서 보편적으로 이용하는데 한계가 있다.

2. 중증도 평가

간경변증의 예후는 환자의 잔존 간기능에 따라 다양하여 장기간 특별한 증상 없이 유지되는 경우로부터 급속히 간부전이 진행하는 경우까지 다양하게 나타난다. 임상적으로 간경변증의 중증도를 평가할 때 환자의 증상과 간기능 손상정도를 근거로 대상성(compensated)과 비대상성(decompensated)으로 크게 구분하기도하나 다양한 환자의 예후를 충분히 반영하기에는 부적절하다.

1964년 Child와 Turcotte은 혈청 빌리루빈, 혈청 알부민, 복수, 신경학적 이상, 영양 상태 등 5가지 항목을 통해 간경변증 환자에서 전신-문맥단락(portosystemic shunt)수술을 시행 시 수술 후 예후를 예측하기 위한 잔존 간기능 정도를 평가하는 분류법을 도입하였다. 이후 여러 임상연구에서 그 유용성이 입증되어 간경변증 환자에서 수술뿐 만아니라 내과적 치료를 받는 일반 간경변증 환자에서도 적용이 가능한 예후 평가 체계로 인정받아 임상에서 널리 사용되게 되었으나 평가 항목 중 복수, 뇌증, 영양 상태를 판정하는 기준이 모호하고 각 항목들의 합산, 통합의 방식이 보고자에 따라 차이가 있는 문제가 발생하였다. 이후 영양 상태 항목 대신 과거부터 간질환의 예후 지표로 알려진 프로트롬빈 시간을 추가한 새로운 평가방법인 Child-Pugh 분류(표 1)가 소개되었고 현재 임상에서 간경변증 환자의 중증도를 평가할 때 가장 보편적으로 사용되고 있다. A등급은 대상성 간경변증, B등급 이상은 비대상성 간경변증으로 대개 전문적인 간 센터에서의 치료를 요하며 간이식이 필요할 수 있다.

표 1. Child-Pugh 분류(A등급;5-6점, B등급;7-9점, C등급;10-15점)

	점수		
	1	2	3
혈청 빌리루빈(mg/dl)	<2.0	2.0-3.0	>3.0
혈청 알부민(g/dl)	>3.5	2.8-3.5	<2.8
프로트롬빈 시간 연장(초)	1-4	4-6	>6
복수	없다	경증-중등도 (이뇨제에 반응)	중증 (이뇨제에 불응)
간성뇌증	없다	1-2등급	3-4등급

- 간경변증 환자에서 B형과 C형 간염을 포함한 원인검사를 시행해야 한다(A1).

- 간경변증의 중증도 평가를 위해 Child-Pugh 등급 및 점수를 사용한다(B1).

끝으로 2011년 개정된 대한간학회-간경변증 임상연구센터 간경변증 진료가이드라인의 권고사항을 소개하면 아래와 같다.

| 만성 간질환 환자에서 간경변증 진단을 위한 검사는?

- 병력청취와 신체진찰을 통해 간경변증의 소견이 있는지 살펴야 한다(A1).

- 만성 간질환 환자에서는 간경변증 여부를 확인하기 위하여 다음과 같은 검사를 시행하고 아래 소견을 확인할 것을 권장한다(A1).

    (1) 말초혈액 전체혈구계산 검사(혈소판 감소)
    (2) 간기능 검사(알부민 감소)
    (3) 프로트롬빈 시간 연장
    (4) 영상 검사(결절성 간표면 등 간경변증 소견)
    (5) 상부위장관내시경검사(정맥류 유무 확인)

참고문헌

1. 2011 대한간학회-간경변증 임상연구센터 간경변증 진료가이드라인.

2. Child CG, Turcotte JG. Surgery and portal hypertension. In: Child CG, ed. The liver and portal hypertension. Philadelphia: W.B. Saunders, 1964:50.

3. Harbin WP, Robert NJ, Ferrucci JT. Diagnosis of cirrhosis based on regional changes in hepatic morphology. Radiology 1980;135:273-283.

간경변증의 합병증: 개요

연세의대 강남세브란스병원 소화기내과 **이 관 식**

B형 간염 바이러스, C형 간염 바이러스, 알코올 및 지방간 등 여러 가지 원인에 의해 간세포가 파괴되면 간세포 자체가 사이토카인을 분비할 수도 있고, 또는 쿠퍼세포가 손상된 간세포를 포식하고 이후 여러 가지 사이토카인을 분비하여 간성상세포(hepatic stellate cell)를 활성화시킨다. 활성화된 간성상세포는 콜라겐(collagen) 등의 세포외기질(extracellular matrix)을 생산하여 파괴된 간세포 부위를 메꾸어주는 역할을 한다. 이후 다시 간세포가 재생함에 따라 콜라게네이즈(collagenase) 등의 세포외기질을 파괴시키는 물질이 분비되어 정상적인 간으로 회복하게 된다. 그러나 이러한 과정이 반복적으로 지속되게 되면 간성상세포는 지속적으로 활성화되어 콜라겐 등을 계속 만들어내게 된다. 지속적으로 생성된 콜라겐은 응집(cross-linking)되어 굵은 콜라겐 섬유(fiber)를 형성하게 되므로 콜라게네이즈에 의해 잘 파괴되지 않고 간내에 침착하게 되며, 결국은 간내 결절을 형성하는 간경변증으로 발전하게 된다.

이러한 간섬유화 과정을 거쳐 유발된 간경변증에서 발생하는 합병증은 주로 문맥압 항진증(문맥고혈압, portal hypertension)으로 인해 발생하는데 복수, 정맥류 출혈, 간성뇌증이 대표적인 합병증이다.

1. 문맥압 항진증

문맥압 항진증의 정의는 간정맥 압력차(hepatic venous pressure gradient, HVPG)가 5mmHg 보다 큰 경우이다. 간정맥 압력차는 간내 문맥압을 나타내는 간정맥 쐐기압(wedged hepatic venous pressure)

에서 간정맥 자유압(free hepatic venous pressure)를 뺀 값이고, 이는 간정맥 도자술을 이용하여 측정할 수 있다. 분류는 원인과 위치에 따라 prehepatic, hepatic(presinusoidal, sinusoidal, postsinusoidal), posthepatic으로 분류한다.

만성 간질환에 의해 유발된 문맥압 항진증(hepatic, sinusoidal)이 발생하는 원인은 (1) 간내 혈관 저항의 상승과 (2) 내장 혈관(splanchnic vessel)의 확장에 의한 내장 혈류양의 증가 때문이다. (1) 세포외기질의 증가와 침착으로 유발된 간내 결절형성에 의해 간동양혈관(hepatic sinusoid)이 협착되고 탄력은 소실되어 간내 혈관의 저항이 상승하게 된다. 또한 활성화된 간성상세포의 혈관 수축기능도 간내 혈관의 저항을 상승시킨다. (2) 소화기 장기에 분포하는 내장 혈관은 거의 모두 문맥으로 유입된다. 간내 혈관의 저항 상승으로 유발된 문맥압 상승으로 인해 문맥과 전신 혈관 단락(portosystemic shunt)이 발생하고, 이로 인해 심장으로 가는 혈류양이 증가하고 심박출량도 증가하게 된다. 이 결과로 동맥 혈관의 내피세포(endothelial cell)가 자극을 받게 되어 nitric oxide(NO)를 생성하게 되고, 증가한 NO는 혈관을 확장시킨다. 즉 결과적으로 내장 혈관이 확장하게 되고 문맥으로 유입되는 혈류양은 증가하게 되어, 다시 문맥압 상승을 더 유발하게 되는 악순환 과정을 밟게 된다.

의 증가로 인해, 내장 림프 생성이 증가하고 이로 인해 복수가 유발될 수 있다. (2) 또한 혈관 확장 물질의 증가는 내장 혈관을 포함한 말초 혈관을 확장시키고 혈압을 강하시킨다. 이로 인해 전신 및 신장의 유효 혈장량이 감소하게 되어, 교감신경계의 긴장을 유발하여 혈관 수축 물질을 활성화시키고 항이뇨 인자

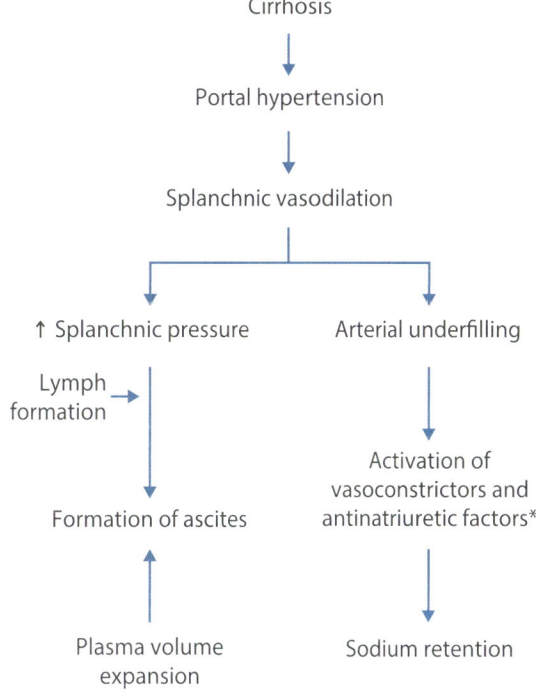

그림 1. 간경변증에서 복수의 발생.
*Antinatriuretic factors: 레닌-안지오텐신-알도스테론 시스템 및 교감신경계[5].

2. 복수

(1) 내장 혈류양의 증가에 의한 내장 혈관 압력

들도 활성화하는 과역동적 혈류흐름(hyperdynamic circulation)을 유발한다. 즉 레닌-안지오텐신-알도스테론 시스템이 활성화되어 고알도스테론증을 유발하고, 신장에서 나트륨 배설을 감소시켜 결국 체내에 나트륨이 축적하게 된다. 나트륨의 축적은 체내의 수분 축적을 증가시키고 세포외 수분의 부피를 증가시켜서 부종과 복수를 유발한다(그림 1). (3) 또한 저알부민혈증과 이로 인한 혈장 삼투압의 감소는 혈관 내의 수분을 복강 내로 이동시키므로 복수가 유발될 수 있다.

3. 정맥류 출혈

문맥압 항진증에 의한 과역동적 혈류흐름에 의해 유발된다. 또한 문맥압 항진증이 발생하면 문맥 혈류가 간을 통하여 하대 정맥으로 유입되는 정상적인 경로가 힘들므로, 좌측 위정맥을 통하여 식도에 정맥류와 식도 주위 측부 정맥을 형성하고 식도의 상부를 따라 기상 정맥(azygous vein)을 통하여 상대정맥과 심장으로 유입되게 된다. 따라서 간정맥 압력차가 크면 클수록 식도정맥류 및 위정맥류가 발생할 가능성이 높아지고, 12mmHg 이상이면 출혈 가능성이 있다.

4. 간성뇌증

문맥과 전신 혈관 단락 및 간기능 부전으로 인해 장관에서 유래한 독성 물질이 전신 순환으로 바로 유입되거나 간에서 제거되지 못하여 발생한다. 대표적인 물질이 암모니아인데, 혈중 암모니아 수치가 증가하지만 간성뇌증의 중증도와 반드시 비례하는 것은 아니다. 암모니아 이외에 false neurotransmitter와 mercaptans 등도 간성뇌증에 관여한다. 의식 및 성격변화와 신경학적 장애에 따라 간성뇌증의 중증 정도를 분류한다. 또한 경미한 운동 및 집중 능력 저하 정도만 보이는 미세(minimal) 간성뇌증도 관심을 받고 있다.

참고문헌

1. 윤정환, 백순구 등. 간경변증 진료 가이드라인. 대한간학회 2011.

2. 백순구. 문맥압 항진증. 소화기학. 군자출판사 2008.

3. 전재윤, 박준용. 간경변증의 합병증과 치료. 소화기학. 군자출판사 2008.

4. 김부성 등. 간경변증. 대한소화기학회 2000.

5. Bruce R. Bacon. Major complications of cirrhosis. Harrison's Principles of Internal Medicine 18th edition.

간경변증에 수반된 간부전의 내과적 치료

서울의대 분당서울대학교병원 소화기내과 **정 숙 향**

다양한 원인에 의해 장기적인 간세포 손상과 재생과정이 누적되면서 간섬유화가 진행하면 간경변증에 이르게 된다. 이 과정에서 간내 혈관을 비롯한 간실질의 구조적 변화가 오고 내장혈관 확장, 전신혈류의 변화가 발생하며 이를 보상하고자 하는 레닌-알도스테론-안지오텐신 시스템의 항진 및 항이뇨호르몬 분비 증가 등이 문맥고혈압을 확대 재생산하게 된다. 문맥고혈압의 합병증으로 복수가 발생하고, 측부혈관 생성에 따른 정맥류들로 위장관 출혈 위험이 높아지며, 간에서 독성물질을 대사하는 기능이 떨어져 간성뇌증이 발생하고, 심한 신장 혈관수축으로 간신증후군이 발생하게 된다. 간경변증의 진행으로 간부전이 악화되면 궁극적으로 간이식을 시행하지 않으면 사망에 이르지만 그 전까지 생명을 연장하고 삶의 질을 개선하기 위한 내과적 치료가 매우 중요하다. 이 글에서는 간경변증에 수반된 복수, 위장관 출혈, 간성뇌증 및 간신증후군의 내과적 치료를 간략히 서술하고자 한다.

1. 복수 및 자발성 복막염

복강 내 수분과 염분의 저류에 의한 복부 팽만을 복수라 정의하며 신체 검진상 이동탁음(shifting dullness)이 있으면 500cc 이상의 복수가 있음을 진단할 수 있고 초음파로 100cc 이상의 복수를 진단할 수 있다. 복수는 간경변증에 의한 문맥고혈압으로 발생하는 경우가 가장 흔하지만, 이외에도 결핵성 복막염이나 암의 복막전이, 신증후군 등 다양한 질환에서도 생길 수 있어 문맥고혈압성 복수와 감별진단이 필요하다. 복수의 감별진단을 위해서 복수 천자를 하여 1차적으로 복수 내 단백 및 알부민 농도와 세포수 측정 검사를 시행한다. 혈청-복수 알부민 농도차이(serum-ascites-albumin gradient, SAAG)는 문맥고혈압에 의한 간경변증으로 초래된 복수와 그 이외의 복수를 구별하는데 가장 유용한 검사이다. SAAG가 1.1 이상이면서 복수 내 총단백 농도가 2.5 g/dL 이하이면 간경변증에 의한 복수로 진단할 수 있고, 세포검사에서 중성구수가 250개/mm^3 이상이면 자발성 복막염을 진단할 수 있다.

간경변증에 의한 복수로 진단되면 말초부종이 있는 경우는 하루 1kg, 말초부종이 없는 경우는 하루 0.5kg의 체중감량을 목표로 하여 저염식과 이뇨제 치료를 시작한다. 저염식은 환자교육이 필수적인데 하루 5-10g의 소금이 제한된 식사를 하도록 교육하고, 우리나라 음식 중에 염분 함량이 높은 찌개나 국의 국물, 김치나 장아찌류의 섭취를 최소화한다. 이뇨제 처방에서 1차적으로 선택되는 이뇨제는 알도스테론 길항제인 spironolactone이다. 그러나 이뇨효과를 촉진하기 위해 spironolactone(50-400mg/day) 과 furosemide(20-160mg/day)를 병합 처방한다. 이때 이뇨제에 의한 탈수, 전해질 이상 및 신기능 이상 등에 주의하여야 하며, 이뇨제 처방 1-2주 후에 혈액검사로 모니터링을 시행하여야 한다. Spironolactone의 경우 hyperkalemia, 여성형 유방 및 유방통증 등이 나타날 수 있음에 유의해야 하며 여성형 유방으로 인한 불편이 클 때에는 amiloride로 대체 처방할 수 있다. 이뇨제에 부작용이 나타나거나 최대 용량의 이뇨제를 사용해도 조절되지 않는 복수는 대량복수천자(3-5L/day)를 시행하는데 이때 복수 1L당 8g의 알부민을 정주하여 혈장 내 수분이 너무 빨리 빠져나가지 않도록 한다. 대량복수천자에도 불응하는 난치성 복수의 경우 중재영상시술인 TIPS(transjugular intrahepatic portosystemic shunt)를 고려할 수 있으나 간기능이 너무 나쁜 경우 TIPS 시술 후 간성뇌증이 흔히 합병되므로 신중하게 적응증 여부를 결정한다.

복수를 치료해야 하는 주된 목적 중에 하나는 복수에 합병되는 자발성 복막염을 방지하기 위해서이다. 자발성 복막염은 위장관 천공 등의 일차적 감염원 없이 장내 세균의 이동(bacterial translocation)으로 발생하는 복수의 세균감염으로, 복수천자 세포수 검사에서 중성구가 250개 이상일 경우 진단할 수 있다. 입원한 간경변증 환자의 10-30%에서 자발성 복막염이 병발하며 한번 발생하면 절반 이상에서 재발하고 사망률이 높은 합병증이다. 임상적으로 복부 압통이 없는 경우가 흔하지만 고열이나 전신 염증반응 및 패혈증으로 나타나는 경우도 있다. 주요 원인균은 장내 그람 음성 간균인 E.coli나 K.pneumonia이므로 일차적으로 선택하는 경험적 항생제는 3세대 세팔로스포린 cefotaxime 또는 ceftriaxone을 5-10일 정주하는데 2일 투여 후에도 임상적 호전이 없으면 진단적 복수천자를 다시 시행하여 항생제 변경을 고려한다.

2. 문맥고혈압에 의한 위장관 출혈

간경변증 환자에서 위장관 출혈의 원인은 식도정맥류가 절반 정도를 차지하고 위정맥류가 5%, 문맥고혈압위병증(portal hypertensive gastropathy)에 의한 경우가 10% 정도이며 나머지는 위십이장 궤양 등이 30% 내외를 차지한다. 간경변증 환자에서 식도정맥류는 연간 8%에서 발생하고 출혈은 연간 5-15% 발생하며 출혈 후 6주 사망률은 15%로 위중한 합병증이다. 따라서 출혈 병력이 없는 환자에서 식도정맥류 출혈의 일차예방을 위해 내시경 검사를 1-2년 간격으로 시행한다. 식도정맥류 출혈의 고위험인자는 정맥류가 크고 표면에 붉은 반점이나 줄이 보이는 경우 및 간기능이 나쁜 경우(Child-Pugh class C)이다. 이 같은 위험인자가 있는 경우 출혈예방 약제로 비선택적 베타차단제인 propranolol을 투여한다. 그러나 약 30-40%의 환자에서 propranolol에 금기가 있거나 사용 후 부작용으로 중단하게 되므로 propranolol 대신에 예방적 내시경 식도정맥류 결찰술(endoscopic variceal ligation, EVL)을 시행하는 경우도 있다.

식도정맥류 출혈은 토혈로 나타나는 경우 바로 응급실을 방문하게 되지만 흑색변으로 발현하는 경우 환자가 출혈을 느끼지 못하고 빈혈증상으로 내원하는 경우도 많으므로 환자상태를 면밀히 관찰할 필요가 있다. 출혈에 대한 응급조치로서 우선 대형말초정맥을 확보하여 혈역학적 안정화를 시켜야 하는데 주의할 사항은 과도한 수액공급은 재출혈을 유발할 수 있으므로 혈색소치 8-9g/dL을 목표로 수액 및 수혈요법을 시행해야 한다. 일차 지혈약제로 내장혈관 수축제인 terlipressin을 사용할 수 있고 이는 출혈사망률을 감소시키는 약제이며 그 외 somatostatin도 사용할 수 있다. 궤양출혈의 가능성도 배제할 수 없으므로 위산억제제도 투여하고, 출혈하는 간경변증 환자들에서는 열이 나지 않더라도 감염의 위험이 높으므로 예방적 항생제로 3세대 세팔로스포린을 투여한다. 환자 상태가 안정되면 내시경을 시행하여 식도정맥류 출혈을 확인하고 치료적 EVL을 시행한다. 이후 1-2개월 간격으로 EVL을 반복시행하여 식도정맥류를 없앰으로써 2차 출혈을 예방하고 금기가 없는 한 비선택적 베타차단제를 처방한다. 내시경 시술이 어려운 경우(대량출혈로 혈역학적 안정화가 어렵거나 간성혼수가 동반되어 있는 경우 등) 임시적으로 풍선압박(Sengstaken-Blakemore tube)을 시행하여 지혈한 후에 내시경지혈술을 시도하거나 TIPS 등을 시도한다. 환자 상태가 매우 나쁜 경우 중환자실에서 기관삽관을 한 후에 내시경시술을 하는 것이 안전하다.

위정맥류 출혈은 식도정맥류 출혈보다 드물지만 사망률이 높고 1차 예방에 propranolol의 효과가 입증되지 않았다. 급성출혈 시 치료원칙은 식도정맥류 출혈과 비슷하지만 내시경 지혈술로 EVL보다는 histoacryl을 출혈부위에 주입하는 시술이 지혈에 더 효과적이다. 내시경 지혈이 실패할 경우 TIPS나 BRTO(balloon occluded retrograde transvenous obliteration)과 같은 중재적 영상시술을 시행할 수 있다.

문맥고혈압 위병증의 경우 급성 출혈보다는 만성빈혈로 발현하는 경우가 흔하며 내시경 소견상 위장점막이 뱀껍질 같은 모자이크 패턴을 보이며 발적이 동반될 경우 심하다고 판단하며 terlipressin 등을 일차 지혈제로 사용해볼 수 있고 예방적 propranolol 투여나 TIPS시술 등을 고려한다.

3. 간성뇌증

간기능 장애가 있는 환자에서 의식장애, 성격 및 행동의 변화, flapping tremor, 지남력 장애, 혼수상태로 나타나는 신경정신학적 이상증후군을 간성뇌증이라 정의하며 1년 생존률을 40% 정도로 예측하는 심한 간부전 합병증이다. 심한 간기능 부전과 문맥고혈압으로 내장혈액이 문맥계를 통하지 않고 전신혈류로 단락이 발생하여 장내에서 생성된 독성물질(대표적으로 암모니아)이 간에서 처리되지 않고 뇌혈류로 바로 들어가면서 생긴다. 간성뇌증을 쉽게 진단할 수 있는 검사법은 없으며 뇌의 기질적 이상소견을 배제하여야 하며(뇌출혈, 뇌졸중, 뇌막염 등). 혈청 암모니아치의 상승은 비특이적이므로 이를 근거로 간성뇌증을 진단할 수는 없다. 간성뇌증을 치료하기 위해서는 유발요인을 먼저 찾아야 하는데 위장출혈이나 변비 등에 의한 고질소 부하 상태, 전해질-대사이상 및 탈수, 신경안정제 등의 약물, 감염이나 수술 등이 주요 간성뇌증의 유발요인이며 이를 찾아서 교정하여야 한다. 그리고 암모니아 생성과 흡수를 줄이기 위해 락툴로스 관장 또는 경구 투여로 하루 2-3회 묽은 변을 시원하게 보도록 용량조절을 한다. 락툴로스는 삼투성 설사를 유발하고 장내 산성도를 높여 암모니아 흡수를 줄이는 기전을 통해 치료제로 작용하며 이외에 비흡수성 광범위 항생제로 rifaximin을 사용할 수 있고 benzodiazepine에 의한 간성뇌증의 경우 flumazenil을 투여한다.

4. 간신증후군

간경변증 또는 진행된 간부전 환자에서 심한 신장동맥 혈관수축에 의해 발생하는 기능성 신부전으로(혈청 Creatinine > 1.5 mg/dL), 다른 원인(신독성 약제나 기저 신장질환, 쇼크 등)에 의한 급성 신부전을 배제해야 하며 혈관용적 확장제를 투여해도 호전되지 않는다. 급격히 진행하는 경우 간이식 이외에 치료방법이 없으나 간이식까지 시간을 벌기 위해 terlipressin 과 알부민을 정주하는 것이 도움이 될 수 있다.

간경변증에 수반된 간부전 환자에서 상기의 내과적 치료를 적절히 시행하여 환자의 수명을 연장시키고 삶의 질을 호전시키면서 궁극적인 치료책으로 간이식에 대한 상담을 진행하여야 한다. 무엇보다 중요한 것은 B형 간염에 대해 항바이러스 치료 또는 예방백신 접종, C형 간염에 대해 항바이러스 치료, 과음주자의 금주권고 등을 통해 간경변증이 생기지 않도록 하는 것이며, 차선으로는 다양한 치료를 통해 간경변증의 진행을 막거나 늦추는 것이다. 또 간경변증 환자들의 가장 흔한 합병증이 간세포암 발생임을 주지하고 조기발견을 위한 감시검진도 꾸준히 시행하여야 한다.

참고문헌

1. Garcia-Tsao G. Ascites. In Zakim and Boyer's Hepatology. 6th ed. edited by Boyer TD, Manns MP, Sanyal AJ, 2012, Elsevier-Saunders, pp283-295.

2. Kamath PS, Shah VH. Portal hypertension and bleeding esophageal varices. 6th ed. edited by Boyer TD, Manns MP, Sanyal AJ, 2012, Elsevier-Saunders, pp296-326.

3. Bajaj JS. Hepatic encephalopathy. In Zakim and Boyer's Hepatology. 6th ed. edited by Boyer TD, Manns MP, Sanyal AJ, 2012, Elsevier-Saunders, pp 267-282.

4. Sanyal AJ, Boyer TD. Renal failure in cirrhosis, hepatorenal syndrome and hyponatremia. In Zakim and Boyer's Hepatology. 6th ed. edited by Boyer TD, Manns MP, Sanyal AJ, 2012, Elsevier-Saunders, pp 352-368.

간경변증에 동반된 복수와 자발성 세균성 복막염

고려의대 구로병원 소화기내과 **변 관 수**

1. 간경변증 복수의 일반적 개요

복수는 간경변증 환자에서 가장 흔히 발생되는 합병증으로 대상성 간경변증 환자를 10년 추적 관찰하면 약 50%에서 발생한다고 알려져 있다. 또한 서구에서는 복수가 차서 내원한 환자의 약 75%는 간경변증이 원인인 것으로 보고되고 있다.

간경변증에서 복수가 차는 이유는 소변으로 Na이 제대로 배출되지 못하고 과도하게 체내에 축적되기 때문이다. 따라서 치료의 근간은 식이에서 염분 섭취를 제한하고 이뇨제를 투약하여 체내 Na의 배설을 촉진하는 것이 무엇보다 중요하다. 수분 섭취의 제한은 심한 저나트륨혈증(120-125 mmol/L 이하)이 동반되지 않았다면 필요치 않다. 물론 다량의 복수 때문에 호흡곤란 등의 자각 증상이 심하거나 난치성 복수(refractory ascites) 등이 발생한 경우에는 대량의 복수천자가 도움을 줄 수 있다. 간경변증 환자에서 복수가 차기 시작하면 복부팽만감 등의 증상 때문에 일상생활에도 제약이 오지만 복수가 차는 것 자체가 간경변증이 상당히 진행되었다는 것을 의미하고 향후 예후도 불량할 것임을 암시한다.

알코올, B형 간염, 자가면역성 간염 등에 의한 간경변증 환자에서는 철저한 금주, 항바이러스제 또는 면역억제제 사용 후 간 기능이 호전되면서 이뇨제 복용 없이 복수가 소실되기도 하지만 이러한 일부의 경우를 제외하고는 장기간의 염분제한과 이뇨제 투약이 필요하다. 효과적으로 복수가 조절되는지를 평가하는 방법으로는 체중측정이 중요한데 부종이 동반된 경우는 다소 빠르게 조절하여도 무방하지만 부종이 없는 경우에는 하루 0.5kg 정도의 체중 감량이 바람직하다. 복수가 효과적으로 조절되지 않을 때에는 식이에서 염분 제한이 제대로 이루어지고 있는지, 또는 이뇨제의 용량이 적당한지를 평가하기 위해서 24시간 소변 Na 농도를 측정하는 것이 필요하다.

난치성 복수는 충분한 저염 식이와 최대 용량의 이뇨제를 사용하여도 복수가 조절되지 않거나 비록 최대 용량까지 사용하지 못하였다 하여도 이뇨제의 부작용 때문에 효과적으로 복수 조절을 할 수 없는 경우를 의미한다. 이러한 경우에 중앙 생존기간은 6개월 정도로 보고되고 있고 간경변증이 매우 진행하였다는 것을 의미하며 간이식을 반드시 고려하여야 한다.

2. 간경변증 복수 관리에서의 최근 변화

우선 복수가 동반된 간경변증 환자에서 신독성이 문제될 수 있는 NSAIDs 계통의 약물이나 aminoglycosides 계통의 항생제의 사용을 제한하는 것은 이미 잘 알려져 있다. 최근에는 이러한 약물 이외에도 혈압이나 신장 기능에 악영향을 줄 수 있는 약제들의 사용을 제한하는 추세이다. ACE-inhibitor, angiotensin receptor blocker 등의 약물은 복수가 있는 환자에서 가급적 사용하지 않는 것이 바람직하며 만약 사용이 불가피한 경우에는 혈압과 신장 기능에 대한 세심한 모니터가 필요하다.

최근에는 간경변증 환자에서 식도정맥류 출혈 예방을 위해 흔히 사용되는 propranolol이나 carvedilol 등 베타차단제가 난치성 복수가 있는 경우나 자발성 세균성 복막염(Spontaneous bacterial peritonitis, 이하 SBP로 함)이 발생된 경우 등에서는 오히려 환자의 예후에 악영향을 미친다는 연구들이 보고되고 있다. 이와 관련된 연구를 간단히 소개하면 다음과 같다. 우선 난치성 복수를 가진 151명의 간경변증 환자를 대상으로 전향적으로 조사한 연구에서 propranolol을 투약한 환자와 투약하지 않은 환자의 중간 생존기간은 각각 5개월과 20개월로 베타차단제 투여 환자에서 유의하게 생존기간이 짧았다. 이 연구는 무작위대조연구가 아니라는 단점이 있지만 난치성 복수와 같이 매우 진행된 간경변증 환자에서는 베타차단제 투약이 유해할 수 있음을 제시하고 있다. 또한 607명의 간경변증 환자를 대상으로 후향적으로 조사한 최근 연구결과를 보면 SBP가 없는 환자에서는 베타차단제 투여가 생존율을 증가시키고 입원율을 감소시키지만, 일단 SBP가 발생된 환자에서는 오히려 베타차단제 투여가 혈압 등 혈류역학을 악화시키고 생존율 감소, 입원율 증가와 간신증후군과 급성신손상의 발생빈도를 증가시키는 것으로 보고되고 있다. 따라서 SBP가 일단 발생된 환자에서는 베타차단제 투약을 중지할 것을 권고하고 있다. 결국 베타차단제는 정맥류 출혈 예방 등의 긍정적인 효과가 인정되지만 난치성 복수나 SBP가 발생한 경우와 같이 간경변증이 매우 진행된 환자에서는 오히려 악영향을 미칠 수 있음을 염두에 두고 투약을 중지하는 것을 고려하여야 할 것으로 생각된다.

복수가 동반된 간경변증에서 때로 관찰되는 심한 저나트륨혈증(120-125mmol/L 이하)은 그 자체의 교정도 어려울 뿐 아니라 이뇨제의 사용에도 제한이 오기 때문에 복수 조절도 쉽지 않아 치료하는데 어려움이 있다. 하루 1,000mL 이하로 수분섭취를 제한하는 것을 권고하고 있으나 이 방법으로는 소수의 환자에서만 반응을 보이는 것이 현실이다. 그동안 저나트륨혈증 교정에 효과적인 치료법으로 vasopressin receptor antagonist인 vaptan계 약물에 큰 기대를 가졌으나 현재는 전반적인 임상 경과에 미치는 효과가 불확실하고 부작용의 문제도 제기되고 있어 더 이상 권장되고 있지 않다.

3. 자발성 세균성 복막염의 일반적 개요

SBP는 간경변증 환자에서 가장 흔히 발생하는 세균성 감염증으로 간경변증으로 입원한 환자의 세균 감염의 약 10-30%를 차지한다. 일단 발생하면 입원 중 사망률이 10-50%, 첫 SBP 발생 후 1년 사망률은 31-93%로 보고되고 있다. SBP는 임상적 판단만으로는 배제하기 어렵기 때문에 입원 시점에 복수가 동반된 환자에서는 반드시 진단적 복수천자를 시행하는 것이 바람직하다. 또한 입원 중에 복통이나 발열이 있는 경우, 위장관 출혈이 발생한 경우, 간 기능이나 신장 기능이 악화되는 경우, 그리고 간성뇌병증이 발생된 경우에는 복수검사를 다시 시행하여 SBP의 발생 여부를 확인하는 것이 필요하다. 일단 복수천자에서 PMN이 $250/mm^3$ 이상이면 배양검사가 나오기 이전이라도 3세대 세파로스포린 항생제 등의 경험적 항생제를 투약하도록 권고하고 있다. SBP 환자에서는 약 30% 가량에서 간신증후군이 발생하며 이러한 경우 생존율도 감소하는 것으로 알려져 있다. 이러한 진행을 예방하기 위하여 혈청 크레아티닌이 1mg/dL 이상이거나 BUN 30mg/dL 이상, 총 빌리루빈 4mg/dL 이상인 경우 항생제와 더불어 알부민 투여를 권장하고 있다.

일단 SBP가 발생된 환자는 간경변증이 상당히 진행되었다는 것을 의미하고 장기적 생존율이 불량하므로 간이식과 같은 근본적인 치료를 고려하여야 한다.

SBP의 예방을 위하여 예방적 항생제 투여가 필요한 경우는 다음과 같다. 첫째, 위장관 출혈 환자에서는 1주일 정도의 단기간의 예방적 항생제 투여가 권장된다. 둘째, 처음 SBP로 진단받고 항생제 치료 후 회복된 환자에서 1년 이내에 SBP가 재발할 확률은 70% 가량으로 매우 높게 보고되고 있으므로 2차적 예방 목적으로 장기간의 norfloxacin 투약이 권장된다. 끝으로 복수 총단백이 1.5g/dL 미만이고 신기능의 장애(혈청 크레아티닌 1.2mg/dL 이상, BUN 25mg/dL 이상 또는 혈청 Na 130mmol/L 이하)가 있거나 심한 간 기능 장애(Child score 9 이상이고 혈청 빌리루빈 3mg/dL 이상)가 있는 경우에 SBP의 1차적 예방 목적으로 norfloxacin의 투여가 정당화되고 있다.

4. 자발성 세균성 복막염 관리에서의 최근 변화

최근 외국에서의 보고를 보면 병원에서 획득된 SBP 환자, 예방적 항생제를 장기간 투여 받거나 최근에 치료적 항생제를 투약 받았던 환자 등에서 앞서 언급한

1차적 경험적 항생제에 내성을 보이는 균주(ESBL 생성 균주, MRSA, 다약제 내성 균주 등)의 감염빈도가 23-50%까지 보고되고 있다. 이러한 내성 세균에 의한 SBP인 경우, 사망률의 위험도가 4배 높다고 알려지고 있다. 유럽에서는 이러한 이유 때문에 병원감염으로 생긴 SBP에서는 카바페넴 계통의 약제를 1차적 경험적 항생제로 사용하자는 주장도 제기되고 있다. 물론 이러한 내성 세균의 발생빈도는 각 지역에 따라 또는 각 병원에 따라 차이를 보일 수 있으므로 병원획득 SBP나 최근에 베타락탐 항생제에 노출된 환자에서는 그 병원의 감수성 검사에 기초한 경험적 항생제의 선택이 필요하리라 생각된다. 이러한 경우는 48시간 후에 복수분석을 다시 시행하여 치료반응을 평가하는 것이 바람직하겠다.

장기적 예방 목적의 항생제 투여는 내성 균주의 발생 확률이 그만큼 높아질 수 밖에 없다. 따라서 최근에는 내성 균주의 발생을 최소화하기 위한 다양한 방법들이 시도되고 있는 바 이러한 방법으로는 내성 발생이 적은 rifaximin의 사용, antibiotic cycling, probiotic 등 비항생제의 사용 등이 있다. 아직까지는 그 효과가 검증되지 않아 권장되고 있지는 않지만 앞으로 이러한 시도들의 긍정적인 결과가 기대된다.

참고문헌

1. *Runyon BA. AASLD practice guideline: Management of adult patients with ascites due to cirrhosis: update 2012. Hepatology 2013.*

2. *Gines P, Angeli P, Lenz K et al. EASL clinical practice guideline on the management of ascites, spontaneous bacterial peritonitis, and hepatorenal syndrome in cirrhosis. J Hepatol 2010;53:397-417.*

3. *Wiest R, Krag A, Gerbes A. Spontaneous bacterial peritonitis: recent guidelines and beyond. Gut 2012;61:297-310.*

4. *Mandorfer M, Bota S, Schwabl P et al. Nonselective β blockers increase risk for hepatorenal syndrome and death in patients with cirrhosis and spontaneous bacterial peritonitis. Gastroenterology 2014;146:1680-1690.*

5. *Serste T, Melot C, Francoz C et al. Deleterious effects of beta-blockers on survival in patient with cirrhosis and refractory ascites. Hepatology 2010;52:1017-1022.*

간신증후군

성균관의대 삼성서울병원 소화기내과 **최 문 석**

간신증후군이란?

간신증후군(hepatorenal syndrome)은 복수를 동반한 간경변증 환자와 급성 간부전 환자에서 발생하는 잠재적으로 가역적인 형태의 신부전입니다. 간신증후군은 (1) 과도한 신혈관수축(renal vasoconstriction)으로 인한 신장 혈류와 사구체여과율(glomerular filtration rate)이 감소하고, (2) 신 조직(renal tissue)의 병리학적 변화가 없으며, (3) 신 세뇨관 기능(renal tubular function)은 보존되어 있는 것이 특징입니다.

1. 간신증후군은 왜 생기나요?

주로 만성 간질환 환자에서 내장동맥(splanchnic artery)의 확장으로 인하여 유효혈액량이 감소하고, 교감신경계와 레닌-안지오텐신 시스템의 과활성화됨에도 불구하고, 동맥 혈압 하강을 동반한 과도한 혈액순환 기능장애(circulatory dysfunction)가 발생하여 간신증후군이 생기게 됩니다.

2. 간신증후군은 어떻게 진단하나요?

현재는 간신증후군의 진단을 위해 International ascites club에서 제시한 2007년 개정안이 널리 쓰이고 있습니다(표 1).

표 1. 새로운 간신증후군 진단 기준*

- 복수를 동반한 간경변증
- 혈청 크레아티닌(sCr)>1.5mg/dl
- 이뇨제를 중단하고 알부민을 이용한 용적 확장을 시도한지 최소한 2일 이상 경과한 후에도 sCr이 1.5mg/dl 이하로 감소되지 않음. 하루 알부민 추천 용량은 체중 1kg당 1g, 최대 100g까지
- Shock(-)
- 현재 혹은 최근에 신독성 약제 사용(-)
- 신장 실질 질환(-)(단백뇨<500mg/day, RBC<50/high power field, 신장 초음파상 정상 소견이어야)

*International Ascites Club 2007년 개정안

3. 간신증후군에 두 가지 형(type)이 있다고 하던데요?

간신증후군은 임상상에 따라 1형과 2형 두 가지로 나누어 집니다(표 2).

표 2. 간신증후군의 임상 type

1형 간신증후군
- 급속히 진행하는 신기능 감소(초기 sCr이 2주 이내에 두 배 이상으로 증가하여 >2.5mg/dl까지 상승)
- 임상상: 급성 신부전

2형 간신증후군
- 안정적인 혹은 서서히 진행하는 중등도 신부전(sCr = 1.25-2.5mg/dl)
- 임상상: 난치성 복수

4. 간신증후군 환자는 간이식을 받아야 하나요?

간신증후군 1형의 경우 평균 생존기간이 1개월 정도이고, 2형의 경우 6개월로 예후가 매우 불량합니다. 간이식은 간신증후군 환자의 장기 생존율을 개선시킬 수 있는 유일한 치료이며, 간신증후군을 동반한 간경변증 환자에서 이러한 합병증의 주 원인(문맥압 항진증과 간부전)을 제거할 수 있는 이상적인 치료입니다. 다만 이식 당시 간신증후군이 있으면 생존, 비용, 삶의 질과 같은 이식 후 경과에 부정적인 영향을 미칩니다. 하지만, 간신증후군이 있는 경우의 3년 생존율은 60% 정도로 간신증후군이 없는 환자의 70-80%와 비교할 때 그리 큰 차이가 나지는 않습니다.

5. 간신증후군의 약물 치료법에는 어떠한 것들이 있나요?

내장동맥의 확장과 유효혈액량 감소로 인하여 신혈류가 감소하는 것이 간신증후군의 주된 병리 기전이며, 혈관수축제와 혈장확장제를 사용하여 신혈류의 개선을 유도하는 것이 간신증후군의 약물 치료입니다.

현재 혈관수축제인 terlipressin과 혈장확장제인 알부민의 병용치료가 간신증후군의 치료 약물로 널리 쓰이고 있습니다. 일반적으로 terlipressin은 0.5-2.0mg을 4-6시간마다 정맥 주사하며 약물 투여 3일이 경과해도 Scr이 25% 감소하지 않으면 4시간 간격으로 최대 2mg까지 증량합니다. terlipressin과 알부민의 병용요법은 간신증후군 1형 환자의 60-75%에서 신기능을 호전시키며, 반응을 보인 환자에서 신기능과 단기 생존율의 향상을 보입니다만, 장기 생존율을 향상시키지는 못합니다. 또한, 일부 환자에서 허혈성 부작용이나 저나트륨혈증의 합병증이 동반될 수 있으므로 주의를 요합니다.

평활근세포의 알파 아드레날린 수용체에 작용하는 midodrine 혹은 내장혈관에서 기원하는 혈관 확장 펩타이드를 억제하여 내장 혈관의 수축을 유발하는 소마토스타틴 유사체인 octreotide와 알부민의 병용요법도 효과가 있는 것으로 알려져 있습니다.

6. Terlipressin과 알부민이 국내 의료보험 급여 인정기준이 어떻게 되나요?

현행 국내 의료보험 급여 인정기준에 1형 간신증후군 환자의 경우 terlipressin은 1일 3-4mg을 3-4회로 나누어 총 10일간 투여하되, 투여 시작 3일 후에도 Scr의 감소가 나타나지 않으면 투여를 중단하라고 나와 있습니다. 다만 (1) 투여시작 3일 후 Scr의 감소가 있어 10일간 투여하였으나 증상 지속되어 연장투여가 필요한 경우 5일 추가 투여 시 인정(총15일 이내)하며, (2) 투여시작 3일 후 Scr의 감소가 나타나지 않았으나 지속 투여가 필요한 경우 10일 이내에 급여를 인정합니다.

알부민은 일반적으로 만성저단백혈증으로 인한 급성 합병증을 치료 시 혈중 알부민 검사치가 3.0 이하인 경우 인정됩니다.

7. 간신증후군을 호전시키기 위한 또 다른 치료법은 없나요?

TIPS(transjugular intrahepatic portosystemic shunt)는 대부분의 간신증후군 환자에서 비록 반응 속도가 느리기는 하지만 신기능의 개선을 보여주며, 반응이 있는 군에서는 생존율의 향상을 보입니다. MARS(molecular adsorbent recirculating system)를 사용한 군은 간헐적인 투석과 약물적 치료를 병행한 군에 비하여 Scr, 빌리루빈, 프로트롬빈 시간 등이 개선이 되었으며 30일 생존율이 향상되었다고 보고된 바 있습니다.

8. 간신증후군을 예방하려면 어떻게 해야 하나요?

먼저, 간신증후군의 흔한 유발 인자에는 다음과 같은 것들이 있습니다(표 3).

표 3. 간신증후군의 유발인자

- 자발성 세균성 복막염
- 혈장확장제 투여 없이 시행된 복수 천자
- 위장관 출혈
- 알코올성 간염

자발성 세균성 복막염의 예방을 위하여 항생제를 사용하는 것이 간신증후군의 발생을 줄일 수 있다는 보고가 있습니다. 또한 자발성 세균성 복막염이 발생한 환자에서는 알부민 투여가 간신증후군의 발생을 줄였다는 무작위대조연구 결과가 있습니다. 대량 복수 천자 시에는 알부민 주입이 필요합니다. 위중한 급성 알코올성 간염환자에서 pentoxifylline 투여군이 스테로이드 투여군에 비하여 간신증후군의 발생을 줄여 생존율을 향상시켰다고 보고된 바 있습니다.

9. 간신증후군 치료에 관한 내용을 간단히 정리하여 주십시오.

2011 대한간학회-간경변증임상연구센터 간경변증 진료 가이드라인에 따른 간신증후군 치료 권고 사항은 다음과 같습니다(표 4).

표 4. 간신증후군 치료에 관한 권고사항[1]

- 1형 간신증후군에서 terlipressin과 알부민의 병용투여는 신기능을 호전시킬 수 있다(A1).

- 1형 간신증후군에서 midodrine, octreotide, 알부민의 병용투여를 고려할 수 있다(B2).

- 1형 간신증후군에서 최선의 치료는 간이식이다(A1).

- 자발성 세균성 복막염이 동반된 고위험군 복수 환자에서 알부민의 사용은 간신증후군의 발생을 줄일 수 있다(A1).

참고문헌

1. 2011 대한간학회-간경변증임상연구센터 간경변증 진료 가이드라인.

2. Angeli P, Merkel C. Pathogenesis and management of hepatorenal syndrome in patients with cirrhosis. J Hepatol 2008;48 Suppl 1:S93-103.

3. Salerno1 F, Gerbes A, Ginès P, Wong F, Arroyo V. Diagnosis, prevention and treatment of hepatorenal syndrome in cirrhosis. Gut 2007;56:1310-1318.

위식도정맥류의 관리

한양의대 구리병원 소화기내과 **손 주 현, 김 선 민**

위식도정맥류의 출혈은 간경변 환자의 중요한 합병증이다. 사망률이 높고 적절한 치료 후에도 재출혈률이 높기 때문에 간경변 환자의 예후에 큰 영향을 미친다. 따라서 간경변 환자에서 정맥류를 관리하는 것이 임상적으로 중요한 문제이다. 여기서는 정맥류에 대한 자연경과, 병태생리 및 진단과 함께 실제 정맥류 관리에 중요한 급성 출혈의 치료, 출혈의 일차 예방, 그리고 이차 예방에 대해 간략히 정리해 보고자 한다.

자연경과와 역학

위식도정맥류는 간경변으로 진단된 환자의 반 정도에서 진단 시점부터 존재하는 합병증이다. 정맥류가 동반되지 않은 간경변 환자는 매년 8% 정도에서 새롭게 정맥류가 생기며 이를 예측할 수 있는 가장 중요한 인자는 간정맥압력차(HVPG, hepatic venous pressure gradient)가 10 mmHg 이상 증가하는 것이다. 작은 정맥류는 매년 8% 정도에서 큰 정맥류로 악화된다. 또 매년 5-15%의 정맥류에서 정맥류 출혈이 발생하는데 이를 예측할 수 있는 가장 중요한 인자는 정맥류의 크기이고 그 외에도 Child Pugh class B 또는 C의 진행된 간경변 여부와 내시경 소견으로 적색징후(red color signs)의 여부, 심한 문맥압 항진(portal hypertension) 등이 있다. 비록 많게는 40%의 정맥류 출혈은 일단 저절로 지혈이 되지만 재출혈의 위험이 높아서 6주 사망률은 약 15-20% 정도로 알려져 있으며 1년 재출혈률도 60%로 높다.

1. 병태생리

간경변은 구조적, 혈역동학적인 이유로 인한 문맥 혈류에 대한 저항 증가와 내장혈관의 이완에 의한 문맥 혈류량의 증가를 일으키고 이로 인해 결국 문맥압 항진이 발생한다. 위식도정맥류는 이러한 문맥압 항진의 직접적인 결과이다. 문맥압 항진이 진행하면 측부(collateral) 혈관이 발달하기 시작하고 측부 혈관의 발달과 함께 문맥 혈류는 더 증가하게 된다. 위식도정맥류는 가장 두드러지게 발달하는 측부 혈관이고 문맥압과 혈류량이 점차 증가하면서 결국 파열되어서 출혈을 일으킨다(그림 1).

2. 진단

정맥류의 진단을 위한 가장 중요한 검사는 상부 위장관 내시경이다. 대한간학회의 2011년 간경변 진료 가이드라인에서는 모든 간경변 환자에서 첫 진단 시에 상부 위장관 내시경 검사를 통해서 정맥류의 여부를 확인할 것을 권장하고 있다. 이후 간경변 환자의 추적

그림 1. The Pathogenesis of Portal Hypertension, Varices, and Variceal Hemorrhage

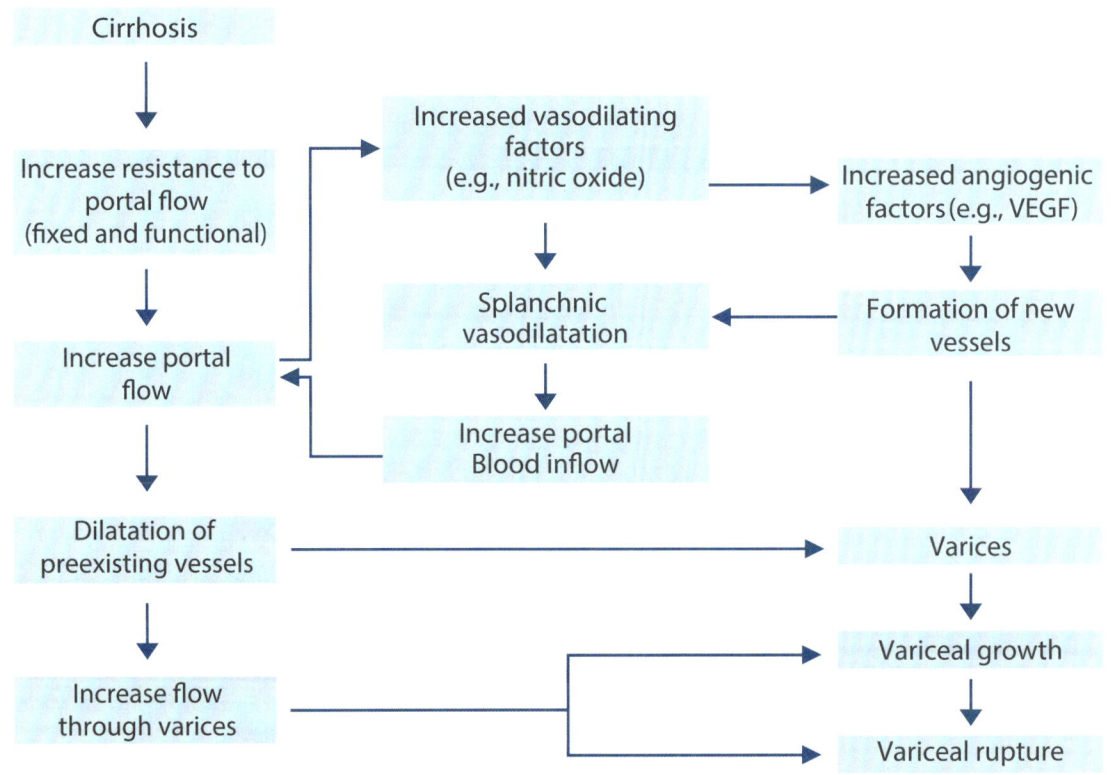

진료 시에 대상성 간경변 환자는 2-3년마다, 비대상성 간경변 환자도 1-2년마다 상부 위장관 내시경 검사를 고려해야 한다. 내시경 검사에 의한 정맥류의 분류는 직경 5mm를 기준으로 작은 정맥류와 큰 정맥류로 나누고 모양에 따라 F1(직선으로 확장된 정맥류), F2(염주상 정맥류), F3(결절형 정맥류)으로 나눌 수 있다. 그리고 적색 징후의 여부에 따라서도 구분할 수 있다. 그 외에 간경변 환자에서 정맥류의 존재를 예측할 수 있는 검사로 HVPG가 있다. HVPG가 10mmHg 이상이면 임상적으로 의미 있는 문맥압 항진이라고 하며 정맥류 발생의 예측 인자가 되고 12mmHg 이상이면 심한 문맥압 항진으로 정의되며 출혈 위험이 커진다. 하지만 HVPG의 측정은 침습적이라는 단점이 있다. 그래서 최근에는 HVPG와 좋은 상관관계를 가지는 것으로 알려져 있는 간탄력도를 측정하여 문맥압 항진의 정도와 정맥류의 존재를 예측하기도 한다.

3. 초출혈의 1차 예방

정맥류가 없거나 정맥류가 있지만 한번도 출혈하지 않았던 환자라면 출혈의 위험도가 낮다. 따라서 이러한 환자에서는 최소한의 치료만을 해야 한다. 정맥류가 없는 환자에서 비선택적 베타 차단제를 사용하는 것은 부작용의 위험만이 있을 뿐 정맥류의 발생을 막지 못하므로 추천되지 않는다. 간경변이 진행되지 않았으며 (Child Pugh A) 적색징후가 없는 작은 정맥류를 가진 환자에서는 비선택적 베타차단제가 정맥류의 성장을 늦추고 출혈을 막을 수 있을 것으로 여겨지나 아직 증거가 명확하지 않다. 따라서 상부 위장관 내시경 추적 검사에 대한 대안 정도로 생각하고 사용을 고려할 수 있다. 하지만 크기가 작아도 적색징후가 동반되었거나 Child Pugh B 이상의 간기능 저하를 보이는 환자에서는 비선택적 베타차단제가 권장된다. 그리고 중간 크기 이상의 정맥류를 가진 환자라면 비선택적 베타차단제의 처방

표 1. Primary Prophylaxis against Variceal Hemorrhage

Regimen	Dose	Goal	Duration	Follow-up
Propranolol	Starting dose of 20mg given orally twice a day	Increase to maximally tolerated dose or until heart rate is approximately 55 beats/min	Indefinite	Ensure heart-rate goals are met at each clinic visit; no need for follow-up endoscopy
Nadolol	Starting dose of 40mg given orally once a day	Increase to maximally tolerated dose or until heart rate is approximately 55 beats/min	Indefinite	Ensure heart-rate goals are met at each clinic visit; no need for follow-up endoscopy
Endoscopic variceal ligation	Every 2-4 weeks	Obliterate varices	Until variceal obliteration achieved (usually 2-4 sessions)	Perform first surveillance endoscopy 1-3 m after obliteration, then every 6-12 m indefinitely

또는 내시경적 결찰술이 권장된다. 비선택 베타차단제는 propranolol을 20mg씩 하루 두 번 사용하고 목표는 맥박수가 기저치 보다 25% 감소 또는 55회까지 감소될 때까지 증량한다(표 1). 이러한 환자에서 비선택적 베타차단제와 내시경적 결찰술은 출혈의 예방과 생존율에서 거의 동등한 효과를 보이는 것으로 알려져 있다. 구체적으로 비선택적 베타차단제는 복수 등 문맥압 항진에 의한 다른 합병증도 예방할 수 있고 비용이 적게 들며 내시경 전문가가 요구되지 않는다는 장점이 있으나 일부 환자에서 비선택적 베타차단제의 금기증이 있을 수 있으며 15-20%에서 부작용으로 약물을 유지하지 못하는 경우가 있다. 반대로 내시경적 결찰술은 부작용이 없지만 숙련된 시술자가 있어야 하고 시술 후 결찰술에 의한 궤양에서 치명적인 출혈이 발생할 수 있다는 문제점이 있다. 또 최근에는 여러 보고를 통해 비선택적 α1/β1,2 차단제인 carvedilol이 내시경적 결찰술과 비교해서 초출혈의 예방에서 떨어지지 않고 부작용도 크게 증가하지 않음이 밝혀지면서 주목을 받고 있다.

4. 급성 정맥류 출혈의 치료

급성 식도정맥류 출혈은 문맥압 항진증이 의심되는 환자에서 토혈이나 흑색변이 내원 전 24시간 이내에 있었던 경우에 의심할 수 있으며 상부 위장관 내시경 검사를 통해 정맥류에서 활동성 출혈이 관찰되거나 정맥류 표면의 혈괴나 백태가 보이면서 다른 출혈의 원인 병소가 보이지 않을 경우 진단할 수 있다. 효과적인 내시경적 정맥류 결찰술, 적절한 내장 혈관 수축제와 항생제의 사용으로 지난 20년간 정맥류 출혈로 인한 사망률은 현저히 감소해 왔다.

우선 급성 출혈이 생겼을 때의 일반적인 치료는 금식, 약물과 내시경적 지혈요법, 예방적 항생제, 적절한 수혈과 수액 요법, 그리고 기도 확보가 있다. 일단 정맥류 출혈이 의심되면 신속히 내장 혈관의 혈관수축제(terlipressin, somatostatin, somatostatin analogue)를 투여하고 동시에 감염 예방을 위한 광범위 항생제를 투여해야 한다. 혈압과 의식 등의 전신 상태가 허락하면 신속히 내시경을 시행해서 진단과 함께 내시경적 지혈술(결찰술)을 시도해야 한다. 환자의 상태에 따라서 다르지만 일반적으로 내원 후 12시간 이내에 내시경을 시행하고 예방적 항생제는 생존률을 높이는 것으로 확인되었기 때문에 반드시 사용해야 한다. 대한간학회 가이드라인에 의하면 ceftriaxone의 정주나 경구 norfloxacin을 약 7일간 사용할 수 있다. 수액의 정주를 통해 적절한 체액량을 유지해야 하며 목표 헤모글로빈 수치가 8g/dL가 되도록 농축적혈구 수혈을 고려해야 한다. 하지만 과도한 수액이나 수혈요법은 문맥압 상승을 악화시켜 정맥류 출혈을 악화 또는 재출혈을 조장할 수 있으므로 주의가 필요하다. 그 외에도 초기 재출혈을 예방하고 출혈에 의한 다른 합병증과 간기능 저하를 막아야 한다.

간기능이 Child Pugh A, B이면서 HVPG가 20mmHg 이하인 환자는 정맥류 출혈의 중간 이하의 위험 그룹이며 이러한 환자에서는 기존의 내시경적 정맥류 결찰술을 시행하고 2-5일 간의 혈관수축제(terlipressin, somatostatin, somatostatin analogue)와 단기간의 예방적 항생제를 사용한다. Transjugular intrahepatic portosystemic shunt(TIPS)는 현재 기존의 치료로 지혈에 실패한 환자에서 구제 치료로 사용되는데 최근의 연구에 의하면 HVPG가 20mmHg 이상이거나 Child Pugh C의 심한 간기능 저하로 인해 기존의 치료로 지혈에 실패할 가능성이 높은 경우 초치료로 TIPS를 시행하는 것이 지혈 성공률이 높다고 보고되기도 했다. 하지만 이러한 환자들에서는 현재까지 어떠한 치료 방법도 성적이 좋지 못한 편이라 생존율을 높일 수 있는 새로운 치료법에 대한 연구가 필요하다.

5. 재출혈의 예방(2차 예방)

급성 정맥류 출혈에서 회복된 후 최소 5일 이상 출혈이 없는 상태에서 급성 정맥류 출혈이 반복되는 경우를 재출혈이라고 한다. 일반적으로 급성 정맥류 출혈을 경험한 간경변 환자는 재출혈의 고위험군으로 적절한 치료를 하지 않을 경우 1-2년 이내에 60% 정도에서 재출혈을 경험하며 33%의 사망률을 보인다. 따라서 급성 정맥류 출혈 이후 24시간 동안 출혈의 증거가 없는 환자에서 퇴원 전부터 재출혈을 막기 위한 치료가 시작되어야 한다.

우선 가장 쉽게 이용할 수 있는 것은 비선택적 베타차단제이다. 비선택적 베타차단제는 정맥류 재출혈률을 40% 내외로 감소시킬 수 있는 것으로 알려져 있다. 또 일부 연구에서 비선택적 베타차단제와 isosorbide mononitrate의 병합치료가 비선택적 베타차단제에

표 2. First-Line Prevention of Recurrent Variceal Hemorrhage(Secondary Prevention)

Regimen	Dose	Goal	Duration	Follow-up
Beta-blocker				
Propranolol	Start at 20 mg orally twice a day	Increase to maximally tolerated dose or until heart rate is approximately 55 beats/min	Indefinite	Ensure heart-rate goals are met at each clinic visit; no need for follow-up endoscopy
Nadolol	Start at 40 mg orally twice a day	Increase to maximally tolerated dose or until heart rate is approximately 55 beats/min	Indefinite	Ensure heart-rate goals are met at each clinic visit; no need for follow-up endoscopy
Endoscopic variceal ligation	Ligate every 2-4 wks	Obliterate varices	Until variceal obliteration achieved (usually 2-4 sessions)	First surveillance endoscopy 1-3 m after obliteration, then every 6-12 m indefinitely
Isosorbide mononitrate in association with a beta-blocker	10 mg given orally every night, with stepwise increase to a maximum on 20 mg twice a day	Increase to maximally tolerated dose with maintenance of blood pressure at 95 mmHg	Indefinite	Ensure compliance with medication regimen at each visit, no need for follow-up endoscopy

비해 통계적인 의미는 없지만 재출혈률을 더 낮출 수 있는 것으로 보고되었다. 하지만 두가지 약제의 병합 요법은 비선택적 베타차단제 단독 요법에 비해 훨씬 더 많은 부작용을 일으켜서 대부분의 환자에서 비선택적 베타차단제를 단독으로 사용하게 된다(표 2). 한편 최근 한 연구 결과에 따르면 carvedilol이 정맥류의 재출혈 예방에서도 내시경적 정맥류 결찰술과 비교해서 효과가 떨어지지 않았다.

두 번째로 내시경적 정맥류 결찰술을 시행할 수 있다. 내시경적 정맥류 결찰술은 재출혈률을 32%까지 낮출 수 있는 시술로 1-2주 간격으로 정맥류가 모두 소실될 때까지 총 2-4회 정도 반복해야 한다. 그리고 매 3-6개월 마다 추적 내시경을 통해 정맥류의 재발을 확인해야 한다. 14% 정도에서 부작용이 발생하지만 대체로 일시적인 가슴 통증과 소화 장애 정도의 경한 증상이다. 그리고 결찰술 이후에 생긴 궤양에 대해서는 PPI를 사용하면 궤양의 치유와 출혈의 예방에 도움이 될 수 있다는 보고가 있다(표 2).

비선택적 베타차단제와 내시경적 정맥류 결찰술의 재출혈 예방에서의 효과는 의미있는 차이가 없다고 알려져 있다. 한편 가장 이상적인 치료는 비선택적 베타차단제의 처방과 내시경적 정맥류 결찰술을 함께 하는 것인데 실제로 두 개의 연구에서 병합 요법이 결찰술 단독 요법 보다 재출혈을 예방함에서 효과적이었다(14% vs. 23%; 38% vs. 47%) 또한 메타 분석 연구에서도 두가지의 병합 요법이 내시경 단독 또는 약물 치료 단독 요법에 비해 재출혈률이 낮았다.

재출혈을 예방함에서 가장 바람직한 방법은 HVPG를 측정하여 결과에 따라 치료하는 것으로 약물 치료로 HVPG를 12mmHg 미만으로 낮추었거나 기저치보다 20% 이상 감소시켰다면 정맥류 재출혈률이 매우 낮아지므로 추가적인 치료가 필요 없게 된다. 한편 약물치료와 내시경치료의 병합에도 재출혈이 발생한 환자에서는 TIPS나 수술을 통한 단락술(shunt)이 추천되고 간이식의 적응증이 되는 환자라면 구조 치료로 간이식을 고려할 수 있다.

6. 위정맥류의 관리

문맥압 항진이 있는 간경변 환자에서 위정맥류의 발생률은 20%이고 2년의 추적 기간 동안 출혈률은 25%로 식도정맥류보다 낮지만 일단 출혈이 되면 식도정맥류 보다 더 심하고 양이 많으며 재출혈과 사망률이 높은 것으로 알려져 있다. 위정맥류도 식도정맥류와 마찬가지로 크기와 적색 징후의 여부로 분류하며 식도와는 다르게 정맥류의 위강 내 위치에 따라서 분류한다(그림 2). 위정맥류의 출혈 위험 인자는 역시 식도정맥류와 비슷하게 정맥류의 크기, 적색 징후의 동반, 심한 간기능 저하 등이 있으며 위의 저부에 위치하는 정맥류가 출혈의 사망 위험이 높다.

위정맥류에서 초출혈 예방의 가이드라인은 최근 종설에서 비선택적 베타차단제를 추천하였고 그 외에 대한간학회 가이드라인에서 endoscopic variceal obliteration(EVO)와 balloon occluded retrograde transvenous obliteration(BRTO)을 추가로 제시하고

그림 2. Sarin's Classification of Gastric Varices

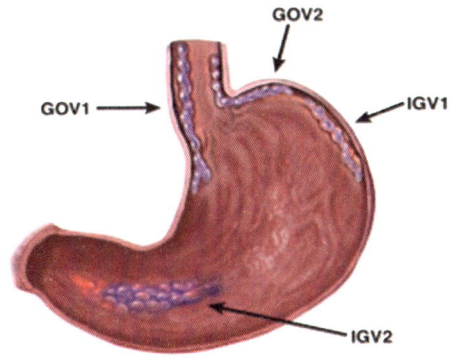

그림 3. Balloon-occluded Retrograde Transvenous Obliteration (BRTO)

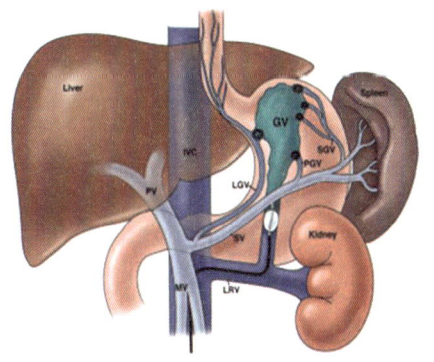

한 혈관 수축제가 필요하기 때문에 반드시 내시경적 치료를 동반해야 한다. 위정맥류의 내시경적 치료도 식도정맥류와 달리 여러 연구에서 내시경적 정맥류 결찰술보다 지혈효과가 우월하다고 알려진 EVO가 국내에서는 주로 사용되며 이는 cyanoacrylate(Histoacryl)라는 조직 접합제(tissue adhesive)를 사용해서 정맥류를 폐색시키는 방법이다. 구체적으로 기저부 또는 상체부의 대만에 존재하는 위정맥류는 식도정맥류와의 연결 여부에 따라 gastroesophageal varices 2(GOV2) 또는 isolated gastric varices 1(IGV1)으로 분류되는데, 특히 이 경우 EVO를 시행해야 한다. 다만 크기가 작은 GOV2에서 EVO를 시행할 수 없는 경우 내시경적 정맥류 결찰술을 시행할 수 있다. 한편 위정맥류 중에 식도정맥류가 위 상체부의 소만으로 이어지는 경우는 gastroesophageal varices 1(GOV1)이라고 분류하는데 이러한 정맥류에서도 크기가 작다면 내시경적 결찰술을 통해 지혈할 수 있다. 그리고 위정맥류에서도 내시경적 치료로 지혈에 실패할 경우 TIPS를 구제 치료로 사용할 수 있고 위신단락이 동반된 위정맥류의 경우에 경화약제를 사용해서 위신단락을 막음으로써 출혈을 예방하는 BRTO를 시행할 수 있다(그림 3).

있는데(그림 3), 두 가지 치료법 모두 예방적 치료에 대한 근거 자료는 아직 부족하다.

위정맥류 급성 출혈의 치료는 식도정맥류와 비슷하게 기본적인 치료 및 예방적 항생제와 혈관수축제를 투여하며, 반면 식도정맥류에 비해 혈류 양이 많고 더 강

재출혈 예방을 위해서도 cyanoacrylate를 사용한 EVO가 더 효과적이다. 비선택적 베타차단제는 EVO에 추가적으로 재출혈의 예방 효과를 보이지는 못하나 문맥압 항진에 의한 다른 합병증의 발생을 줄이기 위해 사용할 수 있다. 구제 요법에 사용되는 TIPS는 위정맥류의 재출혈 예방에서 효과적이나 사망률과 간성뇌증의 발생 위험이 있어서 아직 권장되지는 않고 대신 위신단락을 동반한 위정맥류 환자에서 BRTO가 사용될 수 있

다. 하지만 BRTO는 문맥압을 항진시켜서 식도정맥류의 악화, 복수, 흉수, 문맥압항진성 위병증 등을 악화시킬 수 있기 때문에 주의가 필요하다.

지난 20여 년간 정맥류에 대한 병태생리의 이해와 다양한 치료법의 발달로 과거에 비해 정맥류 출혈에 의한 사망률이 현저히 감소하였다. 비선택적 베타차단제는 정맥류가 생기는 것을 예방하지 못하지만 중등도 이상의 크기를 갖는 고위험 정맥류의 초출혈을 예방하는데 가장 좋은 처방이고 내시경적 정맥류 결찰술은 정맥류 초출혈의 예방에서 비선택적 베타차단제의 대안으로 효과적이다. 급성 정맥류 출혈시에는 내시경적 정맥류 결찰술을 시행하고 내장혈관 수축제와 예방적 항생제를 같이 투여한다. 그리고 이러한 치료로 급성 정맥류 출혈의 지혈에 실패하면 TIPS나 수술을 통한 단락술을 시도할 수 있다.

정맥류에 의한 재출혈을 예방함에 있어서는 초출혈의 예방과 마찬가지로 비선택적 베타차단제와 내시경적 정맥류 결찰술을 사용할 수 있고 두 가지를 병합하는 경우 더 좋은 예방 효과를 보일 수 있다. 앞으로 간 내 순환에 더 효과적으로 작용하는 추가적인 약제의 개발, 내시경적 치료의 발달, 더 효과적인 TIPS용 스텐트의 개발, 그리고 간이식술의 발달 등을 통해 정맥류 관리가 더 향상될 것으로 기대된다.

참고문헌

1. Garcia-Tsao G, Bosch J. Management of varices and variceal hemorrhage in cirrhosis. N Eng J Med 2010;362:823-832.

2. Garcia-Tsao G, Sanyal AJ, Grace ND, Carey WD; Practice Guidelines Committee of American Association for Study of Liver Diseases; Practice Parameters Committee of American College of Gastroenterology. Prevention and management of gastroesophageal varices and variceal hemorrhage in cirrhosis. Am J Gastroenterol 2007;102:2086-2102.

3. Garcia-Pagán JC, Barrufet M, Cardenas A, Escorsell A. Management of Gastric Varices. Clin Gastroenterol Hepatol 2014;12:919-928.

4. 2011 간경변증 진료 가이드라인(대한간학회-간경변증 임상연구센터).

5. Shah HA, Azam Z, Rauf J, Abid S, Hamid S, Jafri W, Khalid A, Ismail FW, Parkash O, Subhan A, Munir SM. Carvedilol vs. esophageal variceal band ligation in the primary prophylaxis of variceal hemorrhage: multicentre randomized controlled trial. J Hepatol 2014;60:757-764.

6. Stanley AJ, Dickson S, Hayes PC, Forrest EH, Mills PR, Tripathi D, Leithead JA, MacBeth K, Smith L, Gaya DR, Suzuki H, Young D. Multicentre randomised controlled study comparing carvedilol with variceal band ligation in the prevention of variceal rebleeding. J Hepatol 2014;61:1014-1019.

문맥압 항진증으로 인한
식도정맥류 출혈 환자의 재출혈 예방

연세의대 원주세브란스기독병원 소화기내과 **백 순 구**

HVPG-guided non-selective beta blocker therapy를 수행한 증례 중심으로

간경변증은 간염 바이러스, 알코올 등 다양한 원인으로 발생한 간질환이 만성적인 질병 진행 경과에 따라 도달하는 임상 단계로, 일상적 생활에 제한이 없는 대상성 간경변증부터 복수, 위식도정맥류 출혈, 간성뇌증과 같은 중대한 합병증이 발생하는 비대상성 간경변증까지 다양한 임상 경과를 보인다. 간경변증의 임상 경과는 문맥압 항진증과 밀접한 연관을 보이며, 이는 간섬유화에 의한 간내혈관 저항 증가 및 내장 혈관 확장에 따른 문맥 혈류량의 증가로 발생한다. 확장된 내장 혈관의 울혈 현상은 상대적으로 신장에 도달하는 혈액량의 감소 및 전신의 유효 혈장량 감소를 유발하며, 이차적으로 레닌-안지오텐신-알도스테론 시스템 및 교감 신경계 항진을 일으켜, 간경변증에서 특징적인 과역동적 혈류흐름(Hyperdynamic circulation)이 발생하게 된다[1].

문맥압 항진증은 문맥과 하대정맥 사이의 압력차가 6mmHg 이상인 경우로 정의되며, 10mmHg 이상으로 상승되면 임상적으로 유의한 문맥압 항진증(Clinically significant portal hypertension)이라고 한다[2]. 문맥압의 증가에 따라 복수, 위식도정맥류 출혈 등의 합병증 발생 위험도는 증가하게 되며, 이는 환자의 임상 경과 및 예후와 밀접한 관계를 가지므로 문맥압 항진증의 평가는 간경변증 환자에서 현재 질환 상태 평가 및 예후 예측에 매우 중요하다.

문맥압 항진증의 평가에 있어서 현재까지 기준이 되는 방법은 간정맥 압력차(Hepatic venous pressure gradient, 이하 HVPG) 측정이며, 이는 간경변증의 진행 정도 및 예후와 강한 상관관계를 나타내는 것으로 알려져 있고, 대상성 간경변증 환자가 비대상성으로 진행됨을 예측하는데도 유용한 마커이다[3].

문맥압 항진증으로 발생하는 여러 합병증 중 위 식도정맥류 출혈은 사망에 이를 수 있으며 즉각적인 치료를 요하는 응급 상황으로, 이 글에서는 간경변증이 진단되었고 식도정맥류 출혈이 발생하였던 환자에서, 문맥압 측정에 따른 비선택적 베타차단제 치료(HVPG guided non-selective beta blocker therapy)를 성공적으로 수행한 증례를 기술하고자 한다.

증례

53세 남자가 내원 당일 갑작스럽게 발생한 대량 토혈을 주소로 본원 응급실에 내원하였다. 과거력에서 20년간의 만성 음주자로 5년 전 알코올 간경변증이 진단되었으나 진단 후에도 지속 음주 상태로 지냈으며, 추적 및 약물 치료를 하지 않았다.

응급실 내원 당시 혈압은 86/52mmHg, 맥박수 124회/분으로 출혈로 인한 저혈량성 쇼크로 생각되었다. 의식 상태는 명료 하였으며 신체 검사상 공막의 황달이 관찰되었다. 시행하였던 말초 혈액 검사에서 백혈구 수 9,800/mm^3, 혈색소 7.4g/dL,

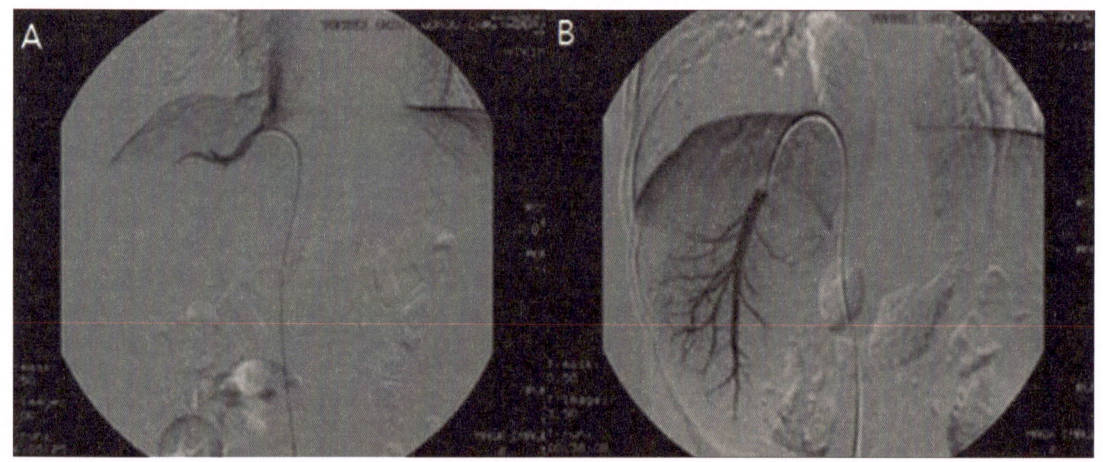

그림 1. Measurement of the hepatic venous pressure gradient(HVPG). The right hepatic vein was catheterized percutaneous through the femoral vein, and the free hepatic venous pressure(A) and wedged hepatic venous pressure(B) were recorded.

헤마토크리트 23.0%, 혈소판 73,000/mm^3 였으며, 혈청 생화학 검사에서 AST 230 IU/L, ALT 57 IU/L, 알부민 2.6g/dL, 총 빌리루빈 3.57mg/dL, 직접 빌리루빈 2.1mg/dL였다. 응고 출혈 검사에서 PT INR 2.43으로 증가되어 있었으며, 간 컴퓨터 단층촬영에서 복수는 관찰되지 않았다.

경비관을 삽입하여 세척술을 시행하였고 현성 출혈이 관찰되었으며, 혈장량 교정을 위하여 수액 공급을 하였으나 혈압이 상승되지 않는 상태로, 응급 상부위장관 내시경을 시행하였다. 식도 하부에서 적색 징후(Red color sign)를 동반한 결절형 식도정맥류(F3)와 분출되는 식도정맥류 출혈이 관찰되었다. 출혈 부위에 내시경적 정맥류 결찰술(endoscopic variceal ligation)을 시행하였으며, 항생제 및 terlipressin을 투약하면서 중환자실에서 경과 관찰하였고 재출혈 없이 생체 징후 안정화 되었다[4].

기저 간경변증에 대한 평가를 시행하였고 복부 초음파에서 중등도의 지방간이 동반되어 있었으며, 간의 경계가 불규칙하며 거친 에코, 간우엽의 위축 및 간좌엽의 대상성 비후가 관찰되어 간경변증에 합당한 소견으로 판단되었다. 문맥압 항진증 평가를 위하여 간정맥 압력차 측정을 다음과 같은 방법으로 시행하였다. 환자의 우측 대퇴정맥을 천자하여 풍선 도자를 삽입하고, 도자의 끝을 우측 간정맥에 위치시켜 간정맥 자유압(free hepatic venous pressure)을 측정하고 이어 도자의 풍선을 팽창시켜 간정맥을 막아 간정맥 쐐기압(wedged hepatic venous pressure)을 측정하였다. 간정맥 압력차는 간정맥 쐐기압에서 간정맥 자유압을 뺀 값으로 본 환자에서는 간정맥 쐐기압 23mmHg, 간정맥 자유압 8mmHg이 측정되어 간정맥 압력차는 15mmHg로 임상적으로 유의한 문맥압 항진증이 관찰되었다. 문맥압 항진증의 비침습적 평가 방법인 조영제 초음파를 이용한 간정맥 도달시간(Hepatic vein arrival time) 측정값은 12.1초로 단축되어있어, 문맥압 항진증으로 인한 전신문맥단락이 심한 것을 알 수 있었다[5].

식도정맥류 출혈이 있는 경우 2년 내에 60%에서 재출혈이 발생하며 사망률이 33%에 이른다. 따라서 식도정맥류 재출혈 예방이 환자의 예후에 매우 중요하며 내시경적 정맥류 결찰술과 추가적인 비선택적 베타 차단제 사용이 효과적으로 알려져 있다. 이 환자에서도 식도정맥류 재출혈 예방을 위하여 비선택적 베타 차단제를 투약하였다. 기저 맥박수는 90회/분이었으며 비선택적 베타 차단제인 Propranolol을 40mg/day의 용량으로 시작하여 맥박수가 55회/분으로 감소될 때까지 증량하였는데, 이 때 필요한 적정용량은 240mg/day이었다. 환자는 어지러움 및 여타의 증세를 보이지 않아, 금주 상태로 상기 용량을 유지하면서 외래에서 경과 관찰 하였으며, 1년 뒤 추적 내시경을 시행하였다. F3의 결절형 식도정맥류는 관찰되었으나 이전에 보이던 적색 징후는 소실 되었다. 추적한 간정맥 압력차 검사에서도 간정맥 쐐기압 16mmHg, 간정맥 자유압 7mmHg, 간정맥 압력차 9mmHg로, 베타차단제 치료 전 15mmHg에 비해 20% 이상 감소하여, HVPG-guided non selective beta blocker therapy가 효과적으로 이루어진 것으로 평가하였다. 이후 정맥류 재출혈 및 복수 등 간경변증의 다른 합병증 없이 외래에서 경과 관찰 중이다.

본 증례와 같이 베타차단제 치료 후 간정맥 압력차가 12mmHg 이하 또는 기저값의 20% 이상 감소한 경우 재출혈의 위험성은 가파르게 감소하게 되나, 만일 위와 같은 만족스러운 간정맥 압력차의 감소를 얻지 못할 경우에는 long-acting nitrate를 첨가하거나, 반복적인 내시경 정맥류 결찰술을 수행하여 식도정맥류를 근절하는 것이 권고 된다.

참고문헌

1. Kim MY, Baik SK. [Hyperdynamic circulation in patients with liver cirrhosis and portal hypertension]. Korean J Gastroenterol 2009; 54: 143-148.

2. de Franchis R. Updating consensus in portal hypertension: report of the Baveno III Consensus Workshop on definitions, methodology and therapeutic strategies in portal hypertension. J Hepatol 2000; 33: 846-852.

3. Berzigotti A, Seijo S, Reverter E, Bosch J. Assessing portal hypertension in liver diseases. Expert Rev Gastroenterol Hepatol 2013; 7: 141-155.

4. Chen YI, Ghali P. Prevention and management of gastroesophageal varices in cirrhosis. Int J Hepatol 2012; 2012: 750150.

5. Kim MY, Suk KT, Baik SK, et al. Hepatic vein arrival time as assessed by contrast-enhanced ultrasonography is useful for the assessment of portal hypertension in compensated cirrhosis. Hepatology 2012; 56: 1053-1062.

간성뇌증

가톨릭의대 서울성모병원 소화기내과 **배 시 현**

간성뇌증은 간기능 저하 상태에서 발생하는 의식 및 지남력 장애와 각종 신경학적 이상을 특징으로 하는 신경정신학적 증후군(neuropsychiatric syndrome)이다. 간성뇌증은 원인 간질환에 따라 3개 유형으로 분류하는데, A형은 급성 간부전, B형은 문맥-전신순환 우회로, C형은 간경변증을 포함한 문맥압 상승이 원인인 경우이다. 간경변증을 동반한 C형 간성뇌증은 신경학적 증상의 지속 기간 및 양상에 따라 간헐적, 지속적, 미세 간성뇌증으로 나눈다. 간헐적 간성뇌증은 증상이 수 시간에서 수일간 지속되다가 그 이상 지속되지 않는 유형이다. 간헐적 간성뇌증은 위장관 출혈, 요독증, 향정신성약제 사용, 이뇨제 사용, 단백질 과다 섭취, 감염, 변비, 탈수, 전해질 불균형 등의 유발 인자가 있는 유발성, 유발인자가 없는 자발성과 간헐적 간성뇌증이 1년에 2회 이상 발생하는 재발성으로 세분할 수 있다. 지속적 간성뇌증은 4주 이상 증상이 지속되는 경우이며, 미세(minimal) 간성뇌증은 간성뇌증 중 가장 경한 형태로 경미한 운동 및 집중능력 저하를 보이는 경우이다.

1. 간성뇌증의 진단

(1) 간성뇌증의 임상적진단

간성뇌증은 일반적으로 진행된 간질환에서 동반되므로 환자의 신체 진찰에서 근육소실, 황달, 복수, 수장홍반(palmar erythema), 부종, 거미상 혈관(spider telangiectasia), 간성구취(fetor hepaticus) 등을 확인할 수 있다. 간성뇌증 환자의 80% 이상에서 유발인자가 확인되므로 병력 청취 때 위장관 출혈, 요독증, 향정신성약제 사용, 이뇨제 사용, 단백질 과다 섭취, 감염, 변비, 탈수, 전해질 불균형 등의 유발 인자 유무를 확인한다. 간성뇌증의 증상은 집중력 장애, 수면 장애 및 기면, 혼수를 포함한

표 1. 간성뇌증의 West Haven 기준

지속기간	등급	의식	행동 장애	신경학적 소견
	0	정상	없음	고정자세 장애 없음
간헐적	미세 (minimal)	정상	집중력 또는 계산력 검사에서만 장애	정신측정 검사에서 고정자세 장애
	1	경미한 장애	집중력 감소, 계산 장애, 수면장애, 도취감/우울증	경한 자세고정 불능증 경한 퍼덕이기 진전
재발성	2	무기력	방향감 상실, 행동 장애와 느린 발음	뚜렷한 자세고정 불능증
지속적	3	거의 잠든 상태지만, 흔들면 의식호전	심한 방향감 상실; 기이한 행동, 혼미상태	자세고정 불능증 소실
	4	혼수	혼수	무반응 자세

운동 장애로 특징지을 수 있으며 이러한 증상과 관련된 임상상 정도를 West-Haven criteria를 이용하여 평가한다(표 1).

(2) 간성뇌증의 검사실진단

정맥혈 암모니아 농도는 간성뇌증의 정도와 비례하지 않고 모든 환자에서 상승하지도 않으므로 진단에 도움이 되지 않는다. 또한, 동맥혈 암모니아 가스 분압이 혈관-뇌 장벽에서의 암모니아 농도를 평가하는 좀 더 정확한 방법이나, 역시 임상적 유용성을 가지지 못한다. 심한 간성뇌증의 뇌파 검사에서, 양측성으로 동시에 높은 전압과 느린 삼상파가 관찰되지만, 뇌파 검사만으로 간성뇌증의 진단은 어렵다.

(3) 간성뇌증의 영상의학적 진단

뇌 자기공명촬영은 간부전시 뇌부종을 진단하는데

표 2. 간성뇌증의 감별진단

명확한 간성뇌증 또는 급성 혼돈상태	
당뇨	저혈당, 케토산증, 고삼투압증, 젖산산증
알코올	중독, 금단, 베르니케뇌증
약물	벤조디아제핀, 신경이완제, 아편 유사제
전해질 이상	저나트륨증, 고칼슘증
내과적 스트레스	장기부전, 심각한 염증
신경감염증	
비발작성 간질	
정신과 질환	

기타 질환	
치매	원발성, 이차성
뇌질환	외상, 종양, 정상압 수두증
폐쇄성 수면무호흡	

전산화단층촬영보다 우월하다고 알려져 있으나 간성뇌증 진단 방법으로 정립되지 않았다. 뇌 자기공명촬영술시 T1 강조영상에서 망간축적으로 기인할 것으로 추정되는 기저핵(basal ganglia)의 신호 증가가 관찰되지만 이러한 변화는 간성뇌증을 진단하는데 있어 민감도나 특이도가 높지 않다.

2. 간성뇌증의 치료

(1) 치료 목표

치료 목표는 간성뇌증이 발생한 환자에서 의식장애로 인한 이차적 신체손상을 예방하고 환자의 의식상태를 정상화시키며 재발을 예방하여 환자의 예후를 향상시키고 삶의 질을 호전시키는 것이다. 이를 위해 간성뇌증의 심한 정도에 관계없이 의식장애에 의한 낙상, 흡인 폐렴 등으로 이차적 신체손상이 발생하지 않도록 적절한 지지요법을 시행하여야 한다. 또한, 간성뇌증의 유발인자가 없는지 신속하게 확인하여 이를 제거해 주어야 하며, 간성뇌증의 원인물질로 생각되는 암모니아의 체내 생성을 막거나 제거하기 위한 약물을 사용하여 환자의 의식상태가 호전될 수 있도록 해야 한다.

(2) 유발인자의 확인 및 제거

간성뇌증 환자의 80% 이상에서 유발인자가 확인되고 유발인자의 제거만으로 간성뇌증이 호전될 수도 있으며 이에 대한 교정이 되지 않는 경우 약물치료에 반응하지 않거나 재발할 수 있으므로 유발인자를 자세히 관찰하여 확인된 경우 이를 신속하게 제거하여 주어야 한다. 현재까지 알려진 간성뇌증의 유발인자 및 이에 대한 검사 및 처치는 (표 3)와 같다.

표 3. 간성뇌증의 유발인자와 치료

유발인자	치료
위장관 출혈	수혈, 내시경 및 중재방사선 지혈치료, vasoactive drugs
감염	광범위 항생제
변비	관장 또는 약물 요법
단백질 과다섭취	단백질 섭취 제한
탈수	이뇨제 중단 또는 감량, 수액 요법
신기능 장애	이뇨제 중단 또는 감량, 알부민 투여 등 수액 요법
저나트륨혈증	수분섭취 제한, 이뇨제 용량조절 또는 중단
저칼륨혈증	이뇨제 용량조절 또는 중단
enzodiazepine	약물투여 중단, Flumazenil 투여 고려
급성 간기능 악화	보존적 치료

(3) 영양 관리

간성뇌증 간경변증 환자의 하루 권장 칼로리는 35-40kcal/kg이다. 전체 칼로리 구성 중에 단백질은 간성혼수 초기에는 가능한 제한하고 회복기에는 점진적으로 양을 높여 체중 kg 당 하루 1-1.5g의 단백질을 섭취하도록 한다. 단백질 중 식물성 단백질이 동물성 단백질에 비해 간성뇌증 환자에서 의식상태의 호전, 혈중 암모니아 감소, 신경정신 검사의 호전에 더 효과적이라는 연구보고가 있었지만, 장기적으로 볼 때 영양이 우수한 동물성 단백질 공급이 간경변 환자의 장기 예후에 도움이 될 것으로 예상된다.

(4) 약물요법

• 비흡수성 이당류

현재 간성뇌증의 일차베타치료로 가장 많이 사용되는 약물은 lactulose(β-galactosido-fructose) 또는 lactitol(β-galactoside sorbitol) 등 비흡수성 이당류(nonabsorbable disaccharide)로 70-90%의 환자에서 간성뇌증이 회복된다. 이들의 작용기전은 대장에서 장내세균에 의해 acetic acid와 lactic acid 등 단쇄 유기산으로 분해되어 대장 내 pH를 낮춤으로써, 장내 암모니아 생성에 관여하는 요소생성 세균의 생존에 불리한 상황을 만들고 암모니아를 생성하지 않는 *Lactobacilli*를 증가시킨다. 또한, NH_3를 비흡수성 NH_4^+로 전환시켜 암모니아의 대장에서의 흡수 감소와 혈류 및 뇌 내의 암모니아 농도를 감소시키며, 삼투성 설사를 유발하여 장에서 암모니아가 흡수되기 전에 배설시키는 역할을 한다. Lactulose는 미세뇌증에 대한 효과 및 간성뇌증 재발 예방에 대한 효과에 대한 무작위 대조연구 결과들을 볼 때 lactulose 등 비흡수성 이당류가 간성뇌증의 치료에 효과가 있다는 결과를 보여, 지금까지의 많은 임상경험 및 낮은 치료비용 등을 감안할 때 간성뇌증의 일차치료로 권장된다. 급성 간성뇌증이 발생하였을 때 경구투여가 가능한 경우에는 lactulose 45mL를 투여하고 대변을 볼 때까지 한 시간 간격으로 재투여할 수 있다. 3단계 이상으로 간성뇌증이 심한 경우에는 lactulose 300mL와 물 700mL를 섞어 관장을 시행해야 하며, 이때 관장액이 30분 이상 장내에 머물러 있도록 해야 한다. 의식이 호전될 때까지 2-4시간 간격으로 관장을 재시행할 수 있다. 이후 의식이 회복되면 15-45mL씩 하루 2-4회 경구 투여하여 하루에 무른 변을 2-3회 볼 수 있도록 조절한다.

• 항생제

Rifaximin은 최근 간성뇌증의 일차치료제로 사용되는 항생제이다. 이는 rifamycin의 유도체로서 장에서 거의 흡수되지 않아 장관 내에서 고농도로 유지되며 대변으로 배설될 때까지 활성화된 형태를 유지하면서, 요소생성 세균에 작용하여 장내 암모니아 생성을 감소시켜 간성뇌증을 호전시킬 수 있다. 세균의 DNA-dependent RNA polymerase에 결합하여 RNA 합성을 억제하며 호기성 및 혐기성 그램 양성 및 음성균에 대한 광범위한 항균력을 보인다. 하루 1,200mg까지 사용이 가능하지만 경구로만 투여 가능하여 3등급 이상의 심한 간성뇌증에서는 사용이 제한될 수 있다.

• 분지쇄 아미노산
Branched chain amino acids

방향족(aromatic) 아미노산과 분지쇄 아미노산의 불균형으로 인해 가성 신경전달물질의 전구물질인 방향족 아미노산이 뇌로 전달되어 간성뇌증을 유발할 수 있어, 분지쇄 아미노산의 투여가 간헐적 간성뇌증을 호전시킬 수 있으며, 단백질 섭취가 어려운 간경변증 환자에서 영양 상태를 유지할 목적으로는 사용될 수 있다.

- **L-ornithine-L-asparatate**

Ornithine과 aspartate는 암모니아가 요소 및 글루타민으로 대사되는데 중요한 기질로 이용되므로, 간성뇌증 환자에게 L-ornithine-L-asparatate(LOLA)를 투여하면 혈중 암모니아 농도가 감소하고 간성뇌증이 호전될 수 있다. 1-2 등급의 간성뇌증 환자들을 대상으로 한 대조연구 및 메타분석에서 LOLA는 위약에 비해 간성뇌증의 호전에 효과적이었으나, 3-4등급의 심한 간성뇌증에 대한 효과는 보고된 바 없다. 경구제와 주사제의 형태가 있으며 우리나라에서는 현재 두 가지 형태 모두 이용이 가능하다. 경한 위장관 증상 이외에 심각한 부작용은 보고된 바 없다.

(5) 간이식

치료에 반응하지 않는 심한 간성뇌증 환자는 간이식의 대상이 되며, 초기증상으로 간성뇌증을 보인 급성 간부전 환자의 경우 예후가 불량하기 때문에 간이식을 고려한다. 또한, 내원했을 때 간성뇌증의 정도가 예후와 연관이 있으며, 현성 간성뇌증이 발생한 후 1년 및 3년 생존율이 각각 42% 및 23%로 불량하므로, 간성뇌증이 발생한 환자에서는 간이식을 고려해 보아야 한다.

(6) 재발 방지

간성뇌증이 발생하였던 환자에서는 1년 이내에 50-75%에서 재발하기 때문에, 간성뇌증의 재발을 예방하기 위한 치료를 고려해 보아야 한다. Lactulose 또는 rifaximin이 위약에 비해 간성뇌증의 재발 예방에 효과적이었다.

3. 미세뇌증
Minimal Hepatic Encepahlopathy

미세뇌증은 간성뇌증의 범위 중 가장 경한 형태로서, 간성뇌증의 임상적 증상은 없으면서 정신측정 검사(psychometric test)에서 인지기능의 이상 소견을 보이는 것으로 정의한다. 현성 간성뇌증이 없는 간경변증 환자의 22-74%에서 미세뇌증이 동반되어 있는 것으로 보고되고 있고, 발생빈도는 연령이나 간질환의 중증도에 비례하는 것으로 알려져 있다.

미세뇌증 진단하기 위해서는 (1) 간경변증이나 문맥-전신 단락 등 미세뇌증을 유발할 수 있는 질환이 있고, (2) 다른 신경학적 질환이 동반되어 있지 않으며, (3) 임상적 검사에서 의식이 정상이면서, (4) 인지기능 또는 신경생리기능에 이상이 있어야 한다.

미세뇌증을 치료하면 인지기능 및 삶의 질이 호전되고 현성 간성뇌증의 발생을 억제할 수 있다고 보고되어, 아직까지 미세뇌증의 치료가 실제적으로 환자의 예후에 도움이 되는지 확실하지 않기 때문에 인지기능 장애, 삶의 질이나 업무수행 능력의 저하 등을 호소하는 경우에는 미세뇌증에 대한 검사를 고려해 볼 수 있다.

미세뇌증이 있는 경우 체내 암모니아를 감소시키기 위한 치료를 시행할 수 있다. 가장 많은 연구가 이루어진 것은 lactulose로서 하루 30-60mL를 2-3회 분복하여 하루 2-3회의 무른 변을 볼 수 있도록 조절하여 투여하며, 치료군에서는 위약군에 비해 인지기능 및 삶의 질의 현저한 호전이 관찰되었다. 또한, probiotics나 synbiotics 등 미생물제제가 장내 세균총을 변화시켜 장에서의 암모니아 생성을 억제함으로써 미세뇌증을 호전시킨다고 보고되었다. 그 외에도 L-ornithine-L-aspartate나 acetyl L-carnitine 등이 미세뇌증에 효과가 있다는 보고가 있었으나, 아직 효과를 입증할 만한 근거가 부족한 실정이다.

2) 간성뇌증 환자에서 1차 치료에 반응하지 않을 때 어떤 치료를 고려할 수 있는가?
- 일차치료에 반응하지 않는 간성뇌증 환자에서는 간이식을 고려해야 한다(A1).

3) 간성뇌증의 예방적 치료가 필요한가?
- 간성뇌증이 발생하였던 환자에서는 재발 방지를 위한 예방적 치료가 권장된다(A1).
- 미세뇌증, 즉 간성뇌증의 임상적 증상은 없지만 정신측정 검사에서 인지기능의 이상 소견을 보이는 경우에도 치료가 필요하다(A1).

권고사항

1) 간성뇌증 환자에서 일차치료는 무엇인가?

간성뇌증 환자의 일차치료로 lactulose나 lactitol 등 비흡수성 이당류(A1) 및 rifaximin(B1)이 권장된다. 비흡수성 이당류는 하루 2-3회의 묽은 변을 볼 수 있도록 용량을 조절하여 사용하며, rifaximin은 하루 1,200mg을 2-3회에 나누어 1-3주간 경구 투여할 수 있다.

- West Haven 3등급 이상의 심한 간성뇌증에서는 lactulose 관장을 시행한다(A1).

참고문헌

1. 2011 대한간학회 간경변증 진료가이드라인.

2. Vilstrup H, Amodio P, Bajaj J, et al. Hepatic encephalopathy in chronic liver disease: 2014 Practice Guideline by the American Association for the Study of Liver Diseases and the European Association for the Study of the Liver. Hepatology. 2014;60(2):715-35.

간이식

성균관의대 삼성서울병원 소화기내과 **신 동 현**

간이식이란 말기 간경변 환자의 최종적인 치료 방법으로 장기 기증자의 간을 수혜자에게 옮겨주는 수술이다. 1967년 미국 콜로라도대학의 Starzl이 처음으로 간이식 수술에 성공한 이후 수술 수기의 발달과 관류액, 보존액, 면역억제제 등의 발전 등으로 현재는 전 세계적으로 보편적인 수술 방법이 되었으며, 지금은 90% 이상의 이식 성공률을 보이고 있는 표준 치료로 인정받고 있다. 질병관리본부 장기이식 관리센터의 장기이식현황에 따르면, 2000년 국내 간장 이식은 총 60건이었으나, 2009년 1,000건을 돌파하였으며, 뇌사자 간이식의 경우에도 2000년 9건에서 매년 증가하여 2013년에는 367건으로 보고되고 있다(그림 1).

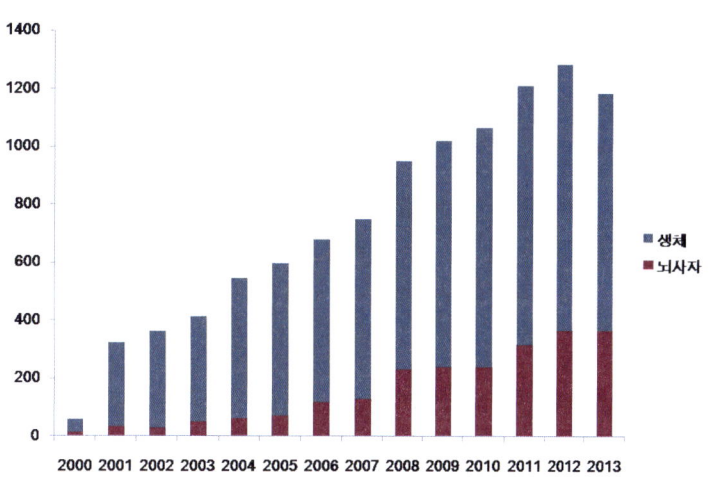

그림 1. 국내 간장 장기이식 현황

간이식은 생체 기증자로부터의 부분 간이식과 뇌사자 간이식이 있다. 생체 기증자로부터의 부분 간이식은 특정 환자를 위해(특히 혈연간), 특정 환자의 생존율을 극대화시킬 수 있는 시점이 고려되게 된다. 생체 공여자 간이식은 뇌사자 간이식에 비해 간이식 시기를 조절할 수 있고, 간 이식편(liver graft)의 시간을 최소화해서 이식 후 간 이식편의 손상을 줄일 수 있다는 장점이 있지만, 간 공여자의 희생, 간 공여자 합병증 및 윤리적인 문제가 따라오고 있다. 뇌사자 간이식은 불특정 환자를 위한 간의 공여로, 공여자의 수는 매우 부족하여, 전체 대상 환자들에서 생존이익이 가장 큰 장기의 배분을 고려하게 된다. 미국에서는 Model

표 1. 간장등록자 등록 서식

STATUS 1	18세 이상의 전격성 간부전증 환자가 7일 이내에 간이식을 받지 않으면 생명연장의 희망이 없는 상태로 다음 중 한가지 이상에 해당하는 경우를 말한다. • 만성 간질환 없이 간질환의 증상이 나타난 후 8주 이내에 급성 전격성 간부전증이 발생하고 뚜렷한 간성혼수가 동반된 경우 • 간이식 후 7일 이내에 이식된 간이 기능을 하지 못하는 경우 • 간이식 후 7일 이내에 간동맥성 혈전증이 있는 경우 • 윌슨병 환자에게 급성 간기능 부전이 동반된 경우
STATUS 2A	만성 간부전증 환자가 집중치료실에 입원해야만 하는 상태로 7일 이내에 간이식을 받지 않으면 생명연장의 희망이 없는 경우 • Child-Pugh 점수가 10점 이상이면서 다음 중 한가지 이상에 해당해야 한다. 　- 치료에 반응하지 않는 활동성 정맥류 출혈로 판명된 경우 　- 간신증후군 　- 난치성 복수/간-흉수증 　- 내과적 치료에 반응하지 않는 stage III/IV인 간성뇌증
STATUS 2B	Child-Pugh 점수가 10점 이상이거나 7점 이상이면서 다음 하나 이상 해당하는 경우 • 치료에 반응하지 않는 활동성 정맥류 출혈 • 특발성 세균성 복막염 • 난치성 복수/간-흉수증 • Stage I이나 II로 판명된 간세포암
STATUS 3	• 지속적인 치료를 요하고 Child-Pugh 점수가 7점 이상이나 2B에 해당하지 않는 경우 • 간세포암이면서 stage III 이상인 환자

of End-Stage Liver Disease(MELD) score를 개발하여 공여대상을 결정하고 있지만, 국내에서는 혈액형, 응급도, 체중, 권역, 대기기간에 의해 결정되며, 응급도는 KONOS status가 활용되고 있다(표 1). 이 중 응급도 1과 2A는 등록일로부터 7일 동안 유효하며 1회에 한하여 연장 가능하며, 14일이 지나면 자동으로 응급도 2B로 변경된다. 간이식에 따른 응급도는 국내에서도 2016년경부터 MELD 점수를 기반으로 하여 곧 변경될 예정이다.

간이식의 시기는 이식을 하지 않았을 때 환자의 예상 생존율, 삶의 질과 이식 후 예상되는 환자의 회복 기간 생존율을 비교함으로써 결정되게 된다. 간이식의 적응증은 이식 성공률의 향상과 함께 그 범위가 넓어지고 있는 추세이며, 수술의 적절한 시기 결정은 환자의 수술 성공률에 결정적인 영향을 미친다. 이식 전 환자의 상태가 좋으면 좋을수록 이식 성공률이 높겠지만, 이식을 하지 않더라도 수년간 어느 정도의 삶의 질을 유지하면서 생존이 가능하거나, 간경변의 회복이 기대되는 사람은 이식 대상자로 볼 수는 없겠다. 이상적으로는, 간경변 환자가 자발적으로 안정되거나 회복될 수 있는 가능성이 없다고 판단되는 가장 늦은 시기이면서, 수술이 성공적으로 이루어질 수 있는 가장 이른 시기가 좋겠으며, 생체 간이식의 경우에는 이식 시기를 조정할 수 있으므로, 생체 간이식의 경우 이론적으로는 가장 적합한 시점을 찾아 이식을 진행할 수 있겠지만, 간경변 환자의 자연 경과가 다양하여 특정 시점에서의 정확한 예측이 어려운 문제가 있다.

간경변증에서의 이식 고려 시기를 살펴보면, KONOS 응급도에서는 간이식을 Child-Turcotte-Pugh(CTP) 점수가 7점 이상인 경우부터 응급도 3으로 등록할 수 있고, 이식을 고려하는 것으로 제시하고 있다. KONOS에서 사용하고 있는 간이식 대기자 응급도는 과거에 미국의 UNOS(United network of Organ Sharing)의 응급도를 준용한 것으로, 응급도 3의 기준은 간이식 대상자의 1년 생존율이 적어도 90% 이하여야 하는데, CTP 7점 이상인 간경변 환자는 예측 생존율이 90% 이하로 간이식의 기준을 만족시킨다고 보았기 때문이다. 그러나 이식 또한 간이식 후 단기 합병증 및 사망, 이식 후 면역억제제 사용 및 이에 따른 합병증 등 위험이 있어 응급도 3의 환자의 이식은 위험-이득을 면밀히 평가해야 한다. 뇌사자 간이식의 경우 국내 대기 현황을 고려해보면 응급도 3의 환자가 뇌사자 간이식의 대상이 될 가능성은 높지 않지만, 오랜 기간 등록 대기한 후 2B 조건에 맞게 되면, 대기 시간 점수가 늘어나서 이식 시기를 당길 수도 있는 점을 고려해 볼 수도 있다. 응급도 3인 상태에서 생체 간이식을 고려하는 경우에는 간이식의 전반적인 예후, 간경변증의 전반적인 예후 등에 대한 충분한 위험-이득 평가가 있어야 하겠다. KONOS 응급도 2B이상인 경우, 즉 CTP 점수가 10점 이상이거나, CTP 점수가 7점을 넘으면서 간경변증 합병증이 병발한 환자에서는 간이식에 따른 생존율 향상 효과가 분명해지므로 이식을 보다 적극적으로 고려해 볼 수 있다. 생체 간이식의 경우에는 응급도 2B인 경우 환자 상태의 변화 및 공여자 조건 등을 종합적으로 고려하여 적절한 이식 시기를 결정할 수 있겠으나, 뇌사자 이식의 경우에는 적절한 시점에 무관하게 등록 대기하여야 하는데, 국내에서 뇌사자 간 공여는 증가하고 있지만 아직 매우 부족하여, 응급도

2B 이하의 환자가 등록 후 1년 이내에 간이식을 받을 확률은 미미하다. 국내에서는 뇌사자 장기 배정에 아직 적용되고 있지 않고, 일부 논란의 여지는 있지만, 간이식 대상인지를 평가하는데 MELD 점수를 고려해 볼 수 있으며, 15점 이상인 경우 간이식을 고려해 볼 수 있다.

간부전 환자에서뿐 아니라 간이식은 간암 환자에게도 매우 효과적인 치료법이 될 수 있다. 특히 간이식은 간암뿐 아니라 기저 간질환인 간경변의 치료를 동시에 달성할 수 있다는 측면이 있어, 간암 환자에서 가장 효과적인 치료법이 될 수 있다. 특히 이탈리아 밀란그룹이 간이식 전 간외전이 또는 혈관침습이 없고, 직경이 5cm 이하인 단일 결절, 또는 개수가 3개 이하이면서 각 결절의 직경이 3cm 이하인 다발성 결절을 가진 환자군에서 간이식 후 4년 누적생존율 75% 및 무병 생존율 83%라는 매우 우수한 성적을 보고하였다. 이는 밀란 기준으로 명명되어 이후 대부분의 이식센터에서 간세포암의 간이식에 있어 대상자 선정기준의 표준 기준으로 사용되고 있고, 뇌사자 간이식에 있어 선정기준의 정책적 기준으로도 이용되고 있다. 최근에는 밀란 기준을 넘는 경우에도 간이식이 성공적으로 시행될 수 있다는 보고들이 있고, 더욱이 뇌사자 간이식과 달리 생체 간이식은 공여장기가 가족 간의 유대에 따른 기증이기 때문에 보다 완화된 기준들이 널리 적용되고 있다. 하지만 생체 간이식의 경우 필연적으로 건강한 기증자의 수술 위험을 수반하게 되며, 여러 가지 윤리적 고려사항이 추가로 발생하게 되어 이식센터마다 생체 간이식 적용에 있어 대상자 선정기준에 통일된 적용기준은 없는 실정이다.

대부분의 간세포암은 만성 간질환과 연관되어 발생하고, 그동안 간절제술, 고주파 열 응고술, 경동맥화학색전술, 표적치료제 등이 환자들의 생존을 향상시키는 데 기여하였으나, 이러한 치료들은 기본적으로 잔존 기능이 유지되는 경우에 가능하다는 한계가 있다. 반면 간이식은 불량한 잔존 간기능이 있다 하더라도, 이식 후 간기능이 회복을 기대할 수 있기 때문에 이식이 가능한 병기라고 판단되는 경우 간기능이 저하된 환자들에게도 시행이 가능하다는 장점이 있다. 따라서 밀란병기 이내에 진단된 환자들에서 이식을 받은 환자들의 생존율은 간기능이 저하된 환자들(Child-Pugh 점수 8점 이상)의 이식 외 다른 치료방법으로 치료한 생존율에 비해 월등히 우월한 성적을 보여주고 있다(그림 2).

보다 어려운 문제는 비교적 어느 정도 간기능이 유지되는 간암 환자의 경우 언제 이식을 할지를 결정하는가에 대한 문제이다. 간기능이 유지되는 조기 간세포암의 경우 수술적 절제, 고주파 열치료술 등이 가능한 경우가 많다. 따라서 이식 전에 다른 근치적 치료가 가능한 경우에는 근치적 치료를 시도하고, 간이식은 이후 간기능이 악화 또는 다른 근치적 치료가 불가능하게 간세포암이 재발한 경우로 미루어 두는 방법이 고려될 수 있으며, 이를 구제 간이식(Salvage liver transplantation)이라고 한다. 구제 간이식의 경우 첫 근치적 치료를 시도하기 전에 이식이 가능한 병기(밀란 기준 이내 등)의 환자들이, 간암 재발 시 이식 후 불량한 예후를 보이는 진행성 병기(혈관침습 등)에서 재발할 가능성에 대한 우려가 있다. 일부에서는 이러한 환자들은 이식 후 불량한 예후를 보일 환자들이므로, 이식 대상자에서 제외하는 여과 효과가 있고, 오

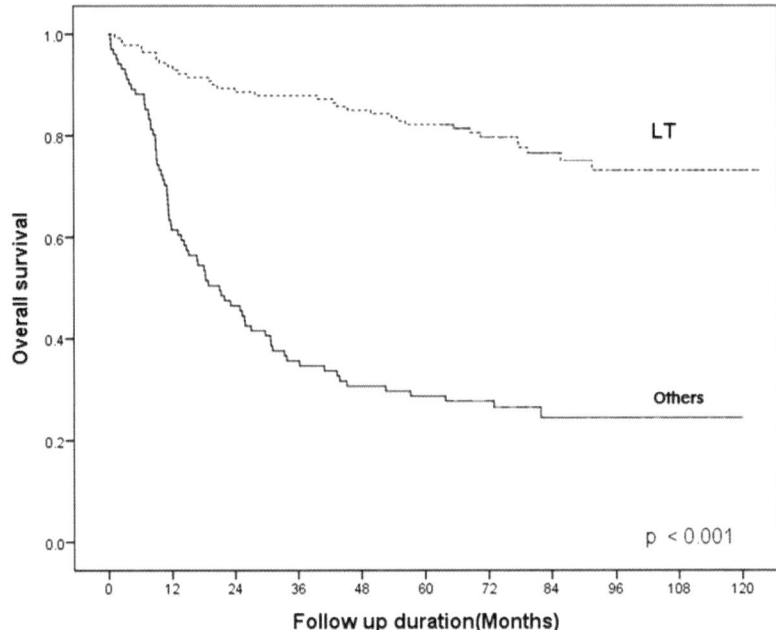

그림 2.
밀란 기준 이내에서 진단된 환자 중 간이식을 받은 환자와 간이식 외 치료를 받은, 진단 당시 간기능이 저하된 환자들(Child-Pugh 점수 8점 이상)의 장기 생존율 비교
(삼성서울병원 2006-2009년 자료)

히려 합리적이라는 주장도 있다. 하지만 아직 구제 간이식과 바로 간이식을 시행하는 전략 사이에 어떠한 방법이 더 우월한지에 대한 자료가 미비하여 판단이 쉽지 않고, 특히 생체 간이식의 경우 치료 성적 외에도 윤리적, 사회적 고려사항도 발생하여, 간기능이 유지되는 간암 환자들에게 간이식 시기를 결정하는 문제는 개인별로 접근하는 수밖에 없다.

뇌사자 간이식의 경우 밀란 기준이라는 보편화된 기준이 적용되고 있는데, 최근 간세포암종에 대한 간이식의 경험이 축적되면서 밀란 기준이 너무 제한적이라는 이야기들이 나오고 있고, 확장된 기준들도 제시되고 있다. 또한 밀란 기준이 넘었으나 색전술, 고주파 열치료와 같은 치료로 인해 밀란 기준 내로 병기가 하향되는 경우에도 간이식이 가능한지에 대한 의문도 있다. 밀란 기준 이상이었던 환자들을 여러 가지 국소적 치료를 시행하여 밀란 기준 이내로 만든 후에 간이식을 시행하는 것을 Down staging이라고 한다. Down staging 연구들에서 down staging이 성공적으로 이루어진 경우에는 매우 좋은 결과를 가져올 수 있다고 보고하였으나, 이러한 down staging 연구들은 일반적으로 생체 간이식에서 적용되는 여러 기준을 만족하는 환자들이 대상인 경우가 많고, 진행성 간암에서 down staging의 효과는 만족할 만한 결과를 보여주지 못하는 경우도 많아, down staging의 효과는 밀란 기준은 벗어나도 매우 진행된 간암은 아닌 경우의 환자들이, 치료에 따른 반응이 양호한 환자들이 선택되어, 궁극적으로는 이식 후 치료의 성적이 좋은 것이라는 비판도 있다. 특히 국내처럼 생체 간이식의 경우에는 뇌사자 간이식처럼 반드시 밀란 기준 이내여야만 간이식이 가능한 상황이 아니라 down staging 후 이식이라는 전략은 국내 실정에는 여러 한계가 있다. 간이식이 결정된 환자들에게 당장 이식을 시행할 만한 조건이 되지 않는 경우 간암의 진행을 막기 위해 여러 가지 방법을 동원하여 간세포암을 치료하는 것을 교량 요법(bridge treatment)라고 하기도 한다. 다양한 이식관련 개념들은 표 2에 정리하였다.

적절한 대상환자 선정, 적절한 이식시기 결정, 부족한 뇌사자 공여자의 최대 효용 분배 등 아직 해결해야 할 문제들이 남아 있으나, 간이식은 말기 간경변 환자에 대한 확립된 치료법이며, 생존율 향상을 기대할 수 있는 치료이다. 또한 근치적 치료가 불가능한 간기능이 저하된, 조기 간세포암 환자에서 가장 높은 치료성적을 보여주는 효과적인 치료법이다. 최근에는 간이식 성적의 향상, 새로운 면역억제제 도입, 종양의 특성을 확인할 수 있는 다양한 방법들의 도입 되면서, 간세포암 환자에서 보다 넓은 적용기준을 가지고 향상된 치료성적을 보이고 있다. 최근에는 간이식 후 단기 생존을 넘어, 장기 생존자들이 점차 늘어가고 있어, 간이식 후 장기 생존자 관리 또한 점점 더 중요한 문제로 대두되고 있다. 이식의 1세기가 간이식이 확립된 치료법으로서 발전한 시대였다면, 이제는 간이식은 2세기, 즉 확립된 간이식의 최적화를 위해 노력해야 하는 시대가 되고 있다.

표 2. 간암 환자들에서의 간이식 전 치료방법

용어	개념
구제간이식 (salvage)	이식 전에 다른 근치적 치료가 가능한 경우, 근치적 치료(주로 수술)를 먼저 시도하고, 간이식은 근치적 치료 이후 간기능이 악화되거나 또는 간세포암이 재발한 경우 시행하는 경우
병기하강 (down staging)	이식 전 간암 병기가 특정 병기(주로 밀란 기준) 이상이었으나, 여러 치료 법들로 치료하여, 이식 직전 병기가 특정 병기(주로 밀란 기준) 이내로 병기가 하강하게 한 후에 간이식을 시행하는 경우
교량요법 (bridging)	간이식이 결정된 환자들에게 당장 이식을 시행할 만한 조건이 되지 않는 경우 간암의 진행을 막기 위해 여러 가지 방법을 동원하여 간세포암을 치료하고, 이식이 시행 가능한 조건이 되어 간이식을 시행하는 경우

참고문헌

1. 연도별 장기이식 통계. 국립장기이식관리센터 홈페이지: www. konos.go.kr.
2. 백승운. 간이식의 적용 시점 및 준비 과정 대한간학회지 2004;10:177-184.
3. Mazaferro V, Regalia E, Doci R, et al. Liver transplantation for the treatment of small hepatocellular carcinomas in patients with cirrhosis. N. Engl J Med 1996;334:693-699.
4. 송기원, 황신, 이승규. 간세포암 환자에서의 간이식 대한소화기학회지 2010;55:350-360.
5. 이광웅, 서경석. 진행성 간암에서의 간이식 대한이식학회지 2010;24:4-12.

간종양의
영상진단

Chapter 6

간종양의 초음파 진단

가천의대 길병원 소화기내과　**김 연 수**

간종양의 진단에 있어서 초음파 검사의 목적은 병변을 놓치지 않고 발견하며, 종양의 초음파적 특징을 이용하여 감별 진단하는 데 있다. 특히 우리나라처럼 간세포암의 유병율이 높은 지역에서 간암진단을 위한 복부 초음파 검사의 유용성은 아무리 강조하여도 지나치지 않다. 간초음파 검사시 간종양의 발견에 영향을 미치는 요소는 종양의 크기(size), 위치(location), 경계가 분명한지 여부(conspicuity) 그리고 주위 장내 공기음영이나 내장지방에 의한 초음파창(sonic window)의 방해 여부 등을 들 수 있다. 소간암의 초음파 발견율은 70% 내외로 보고되고 있으므로 간암의 특징을 이해하고 초음파 숙련도를 높여야 한다.

간세포암과 초음파 검사상 감별을 요하는 질환으로는 전이 간암, 간내 담관암, 혈관종, 국소 결절 과증식증(focal nodular hyperplasia), 호산구 간농양, 이형성 결절(dysplastic nodule) 등 대부분의 국소 간질환이 감별 대상이다. 이중 간세포암, 전이 간암 그리고 혈관종을 중심으로 각 질환의 초음파적 특성을 살펴보고자 한다.

1. 간세포암

간세포암은 대부분 간경변증 환자에서 발생한다. 우리나라에서는 만성 B형 간염과 C형 간염 그리고 알코올 간질환이 중요한 원인이다. 따라서 간종양이 있는 환자에서는 종양뿐만 아니라 주변 간실질에 만성 간질환의 소견이 있는지 관찰하여야 한다.

간세포암의 초음파 소견을 설명하기 전에 간세포암의 육안적 형태에 대한 이해가 필요하다. 간암은 크게 결절형(nodular type), 괴상형(massive type) 그리고 미만형(diffuse type)으로 구분할 수 있다.

결절형은 경계가 잘 그려지며 한 개 혹은 여러 개의 결절상을 보이며 진행하면서 결절주위로 파급되는 형태를 취할 수 있다. 경계가 분명하여 대부분 초음파를 이용한 간암 발견이 어렵지 않다. 괴상형은 종양의 크기가 한엽의 대부분 혹은 그 이상을 차지할 정도로 크며 피막이 없어 주변 간실질과의 경계가 불분명하고 주위에 전이 결절들이 동반되어 관찰되기도 한다. 주의할 점은 종양과 정상간의 경계가 불분명하고 종양의 내부에코도 거칠게 관찰되므로 자칫 간경변이 심해서 거칠게 보이는 것으로 오인할 수 있으므로 주의를 요한다(그림 1A, 1B). 미만형은 간경변증에서 나타나는 결절과 비슷한 크기의 결절성 종양들이 간 전반을 대치하여 속립성 형태(miliary pattern)를 취하는 형으로 초음파 검사상 간암의 존재를 인식하기 어렵다(그림 1C, 1D). 우리가 경험하는 대부분의 간암은 결절형과 괴상형이며 미만형은 매우 드물다.

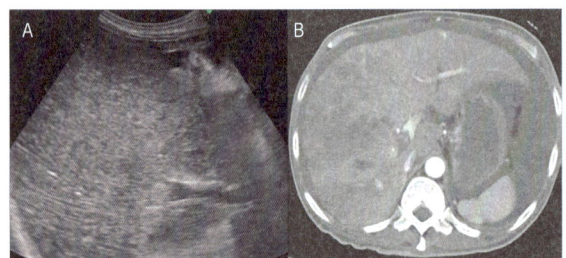

그림 1A, 1B. 괴상형 원발 간암. 초음파상 간우엽이 매우 거칠게 보이는데 CT와 비교할 때 전체가 간암임을 알 수 있다. 종양의 경계가 불분명하여 간암의 존재를 알기 어려우며 문맥내 종양혈전이 동반되어 있다.

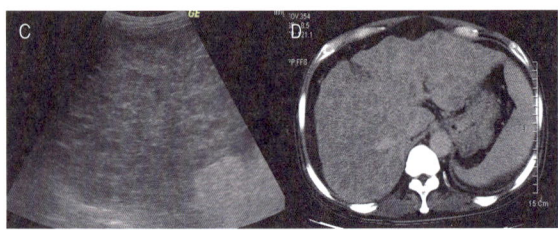

그림 1C, 1D. 미만형 원발 간암. 초음파상 간실질에코는 매우 거칠고 저에코 소결절의 형태로 간암이 산재되어 있다.

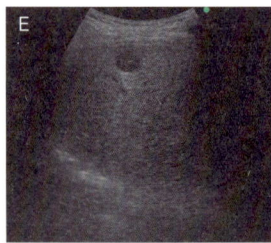 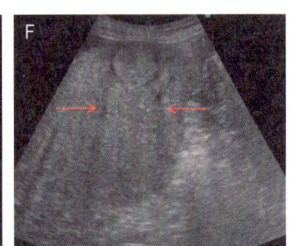

그림 1E. 저에코 소간암(결절형). 경계가 분명하며 후방음영 증강이 관찰된다.

그림 1F. 고에코 소간암. 알코올 간경변증 환자이며 종양주위에 저에코 달무리(peripheral halo)와 측방음영(화살표)이 보인다.

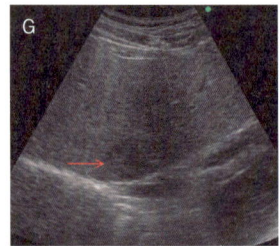 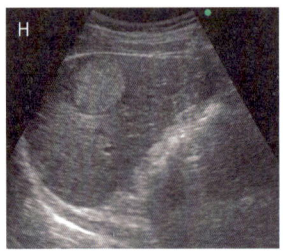

그림 1G. 혼합에코를 보이는 원발 간암(화살표).

그림 1H. 주변부 달무리 음영을 보이는 원발 간암.

초음파 검사상 관찰되는 간세포암의 특징은 다음과 같다. 2cm 이하의 소간암은 대부분 저에코를 띠며 종양의 후방으로 음영증강(posterior enhancement)이 관찰되는데 이 정도 크기에서는 대부분 종양을 구성하는 세포들이 균질하여 초음파 투과가 좋기 때문이다(그림 1E). 소간암 중 일부(약 20%)는 종양내 지방침

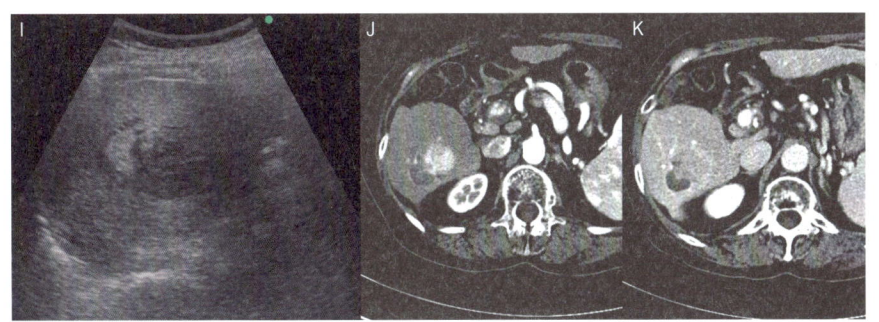

그림 1I-1K. 모자이크상을 보이는 원발 간암. 초음파상 종양의 외측 부분은 고에코이며 내측부분은 저에코를 보인다(그림 1I). CT상 종양의 내측은 동맥기에 조영 증강 되고 정맥기에 wash-out 되는 전형적인 간세포암인 반면 외측부분은 동정맥기에 모두 hypodense (그림 1J, 1K)하여 이형성 결절(dysplastic nodule)이나 고분화도의 간암 가능성을 시사한다.

착이 심하거나 sinusoidal dilatation이 심한 형태를 보이는데 이 경우 소간암도 고에코를 나타낼 수 있다(그림 1F). 저에코의 소간암은 종양이 점차 커지면서 내부에코는 증가하여 혼합에코를 띠는데 이는 내부에 출혈, 괴사, 섬유화 등이 일어나기 때문이다(그림 1G). 종양 주변부가 종양내부보다 저에코로 보이는 달무리 음영(peripheral halo)은 간세포암에서 비교적 흔히 관찰되는 소견이다(그림 1H). 달무리는 원발 간암의 50% 이상에서 관찰되며 종양이 주변 간조직을 압박하여 압박된 간조직이 달무리 음영을 만들기도 하며 종양 주변의 피막(capsule)에 의해서도 보일 수 있다. 초음파상 달무리가 관찰되면 종양이 팽창성 증식중임을 시사한다. 직경이 1cm 이하의 간세포암은 성장이 느리고 대부분 피막이 존재하지 않으므로 달무리가 관찰되지 않는 반면 종양이 커짐에 따라 피막을 형성하는데 종양이 너무 커지면서 피막을 침습하면 달무리는 소실된다. 전이 간암의 경우도 약 70% 정도로 고빈도를 보이나 혈관종에서는 대부분 보이지 않으므로 종양주변에 저에코의 달무리가 보이면 악성 종양일 가능성이 매우 높다고 판단하여야 한다. 간세포암의 달무리는 전이 간암에 비해 얇은 경향인 반면 두껍고 뚜렷한 달무리(과녁징후)가 보이면 전이 간암을 의심하여야 한다.

간세포암에서는 종양내부 음영이 모자이크 형태(mosaicism)를 띠는 경우가 흔하다. 이는 한 종양내에 서로 다른 성상의 종양이 공존하기 때문이다. 주로 3cm 이상의 간암에서 흔히 관찰되며 전이 간암에서는 드물고 진행 간암의 비교적 특징적인 소견이라 할 수 있다(그림 1I-1K). 이러한 형태를 취하는 기전으로는 서로 다른 분화도의 암조직이 기존의 종양내부에 출현하는 경우, 여러 개의 종양들이 커지면서 하나의 종양

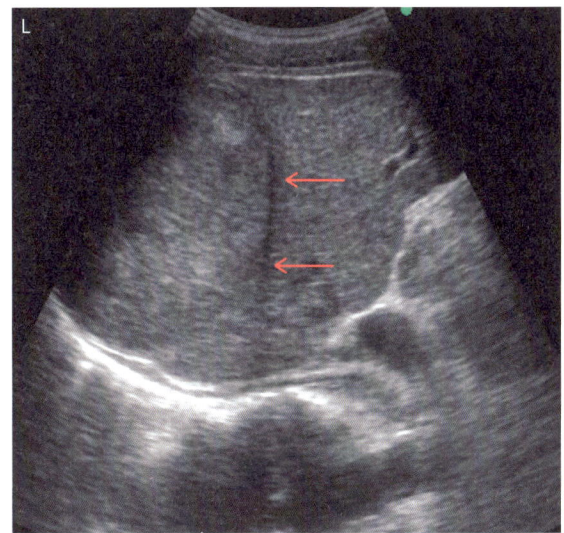

그림 1L. 측방음영을 보이는 원발 간암.

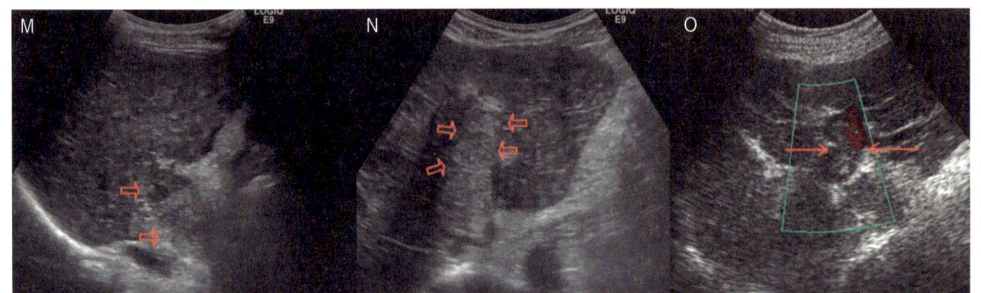

그림 1M-1O. 간암의 문맥 혈전. 간세포암에 의한 종양혈전의 경우 문맥 직경이 확장(그림 1M, 1N)되며 간경변에서 보이는 bland thrombi의 경우 정상 직경을 유지한다(그림 1O).

으로 융합될 때 기존의 피막이 격벽의 형태로 남게 되는 경우 등을 들 수 있다. 측방음영(lateral shadow) 또한 간암에서 비교적 흔히 나타나는데 간암의 피막에 초음파가 반사와 굴절을 일으켜 생기므로 달무리가 보이는 종양에서 잘 관찰되며 주로 3cm 이상의 진행 간암에서 관찰된다(그림 1L).

간세포암은 문맥(portal vein) 전이를 잘하여 간종양은 불분명하면서 문맥내 종양 혈전을 보이는 경우도 있으므로 간경변증 환자 검사 시 반드시 문정맥을 확인하여야 한다. 종양혈전의 경우 문맥내에서 종양이 자라기 때문에 문맥의 직경이 증가되는 반면 간경변증에서 보이는 bland thrombi의 경우 대부분 정상 직경을 유지한다(그림 1M-1O).

이상 나열한 바와 같이 간세포암의 진단에 여러 초음파 소견들이 있지만, 진단에 가장 중요한 점 중 하나는 임상 소견이라 할 수 있다. 즉 만성 간질환, 특히 간경변증이 있는 환자에서 과거에 없던 새로운 종양이 추적 검사 중 발견되면 간세포암의 가능성을 우선 고려하여야 한다. 또한 초음파상 종양이 보이지 않아도 혈청 transaminase가 정상이면서 alpha-fetoprotein이 증가되어 있거나 점차 증가 추세에 있는 환자는 간세포암이 존재할 가능성이 높으므로 CT나 MRI를 시행하여야 한다.

2. 간내 담관암 Intrahepatic cholangiocarcinoma

간내 담관암은 간내 담석이나 간흡충증등의 기생충 질환과 관계되지만 간경변증도 중요한 원인 중 하나이다. 종양은 lobulated margin을 보이는 저에코 혹은 고에코 종양을 보이며 약 50%에서 간내담도의 확장이 동반되어 있다(그림 2A, 2B). 종양내에 섬유화반응(desmoplastic reaction)이 심하여 간표면이 종양쪽으로 retraction 되는 소견을 보이기도 한다.

3. 전이 간암

전이 간암의 초음파 소견은 다양하다. 내부 에코는

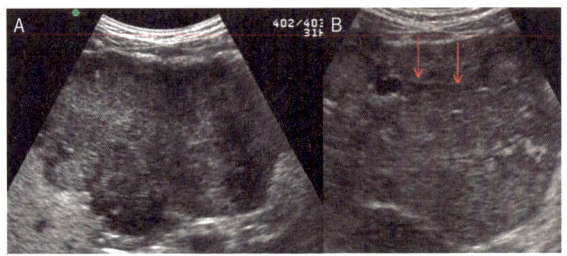

그림 2A, 2B. 간내 담관암. Lobulated margin을 보이는 저에코 종양으로 종양내에 담도 확장이 동반되어 있다(화살표).

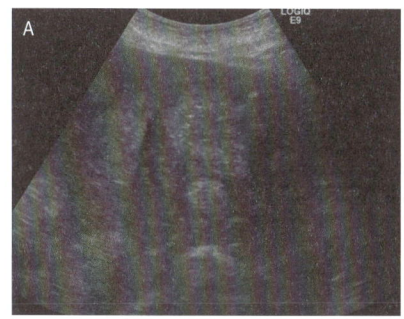 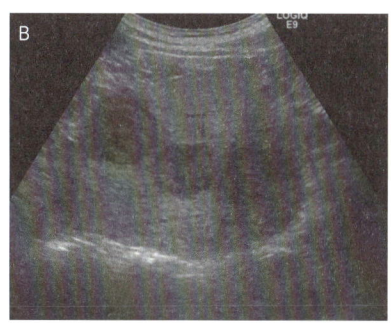 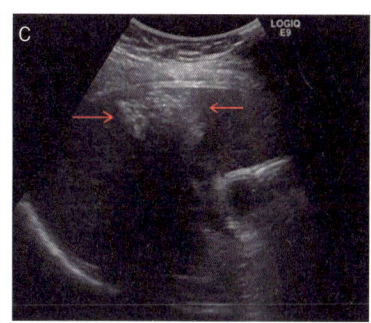

그림 3A. 전이 간암. 대장암에 의한 전이 간암으로 내부에코는 고에코를 보인다.

그림 3B. 전이 간암. 췌장암에 의한 전이 간암으로 내부에코는 저에코를 보인다.

그림 3C. 석회화를 보이는 전이 간암. 대장암 수술 후 간내 재발 예로 종양은 석회화를 보이며 후방음영(posterior acoustic shadow)을 동반하고 있다.

고에코가 가장 흔하나 저에코를 보이기도 하며 종양의 괴사로 낭성 종양처럼 보일 수도 있다.

원발병소에 따라 종양 내부에코의 차이를 보이는 경향이 있다. 종양에 mucin이나 섬유화가 있거나 과혈관성인 경우에 고에코를 보이는데 대장암 등 소화관암이나 신세포암, carcinoid, 췌장의 노세포암(islet cell tumor) 등에서 전이된 경우가 이에 해당된다(그림 3A). 종양이 저혈관성일 때에는 저에코를 보이는데 위암, 췌장암, 림프종, 흑색종, 폐암 그리고 자궁 경부암 등이 이에 해당된다(그림 3B). 낭성 전이암의 경우 대개 벽의 결절, 격벽, 찌꺼기 등이 존재한다. 낭성 종양은 난소암, 편평상피암, 고환암, 흑색종 그리고 육종의 간전이 시 잘 관찰될 수 있다. 종양 내부에 석회화가 동반될 수 있는데 대장암, 점액성 위암, 췌장암, 난소암, 갑상선암, 골육종의 경우에 나타날 수 있다(그림 3C).

간세포암의 경우 소간암에서는 저에코를 보이다가 종양이 커지면서 에코가 증가 혹은 혼합에코를 보이는

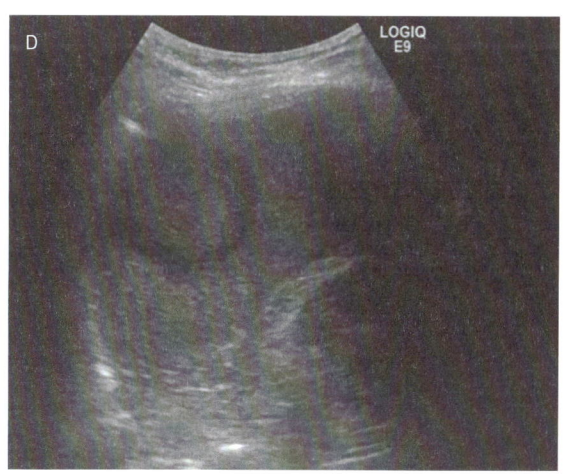

그림 3D. 전이 간암. 폐선암(adenocarcinoma)의 간전이 예로 등에코의 종양에 선명하고 두툼한 저에코 달무리가 있어 과녁징후가 관찰된다.

경향이 있는 반면 전이 간암의 경우는 암의 크기와 내부에코와는 상관관계가 뚜렷지 않다.

전이 간암의 초음파적 특징으로 종양의 외연에 저에코 달무리를 보이는 과녁 징후(target sign, Bull's eye phenomenon)를 들 수 있다. 종양은 고에코 혹은 등에

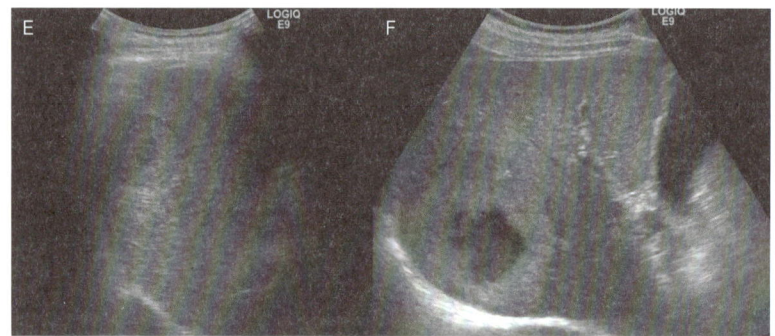
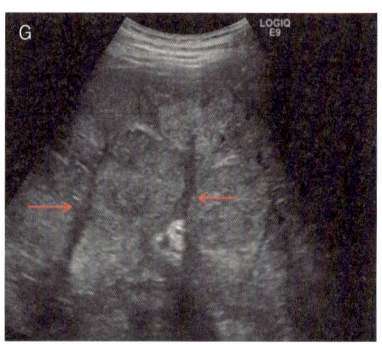

그림 3E, 3F. 전이 간암. 대장암의 간전이로 주변부 달무리와 고에코 종양내부에 중심부 괴사가 동반되어 있다.

그림 3G. 측방음영을 보이는 전이 간암. 측방음영은 경계가 분명한 종양의 표면에서 초음파가 굴절되어 생긴다.

코를 보이면서 종양 주위에 두툼한 달무리가 형성되어 마치 과녁 혹은 황소 눈알처럼 보인다(그림 3D). 종양의 성장이 너무 빨라 혈액 공급이 종양의 성장에 미치지 못할 경우 종양 중심부에 괴사가 동반된다(그림 3E, 3F). 측방음영은 경계면이 분명하면서 저에코윤이 있는 종양에서 잘 관찰될 수 있다(그림 3G). 간세포암의 특징 중의 하나인 모자이크상은 전이 간암에서는 드물게 관찰된다.

전이 간암은 비슷한 크기의 여러개의 종양을 보이는 경우가 흔한데 진행되면서 종양들이 서로 융합되는 경우 마치 포도송이처럼 lobulated margin을 보이는 하나의 커다란 종양처럼 보이는 초음파상(cluster 징후)을 보이기도 한다(그림 3H).

일반적으로 전이 간암은 다발성인 것이 특징이나 단발성 전이의 빈도도 약 10% 내외로 무시할 수 없을 정도이다. 간세포암과 비교할 때 진행된 간세포암의 경우 주종양 주위에 위성종양(satellite nodule)들이 보이는 경향이 있고 전이암의 경우는 뚜렷한 주종양을 보이지 않고 여러개의 비슷한 크기의 종양들이 산재하는 경향을 보인다.

4. 혈관종

혈관종은 정상 성인의 약 7% 정도에서 발견될 정도로 흔한 양성 종양으로 여성에서 흔하며 약 10%는 다발성이다. 모양은 구형이나 타원형을 취하고 종양과 간실질의 경계가 분명하다. 전형적인 혈관종은 균

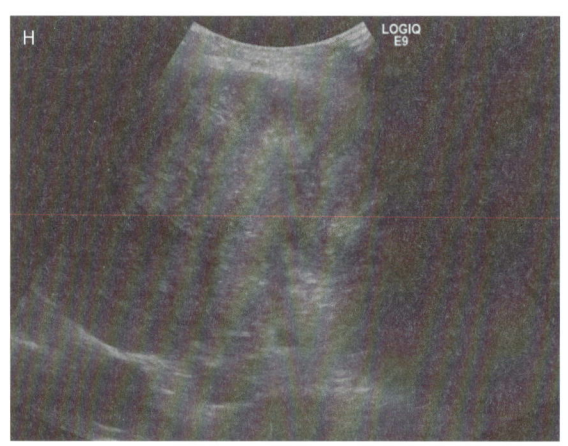

그림 3H. Cluster 징후를 보이는 전이 간암. 다수의 종양이 융합되어 lobulated margin을 보이는 하나의 거대 종양처럼 보인다.

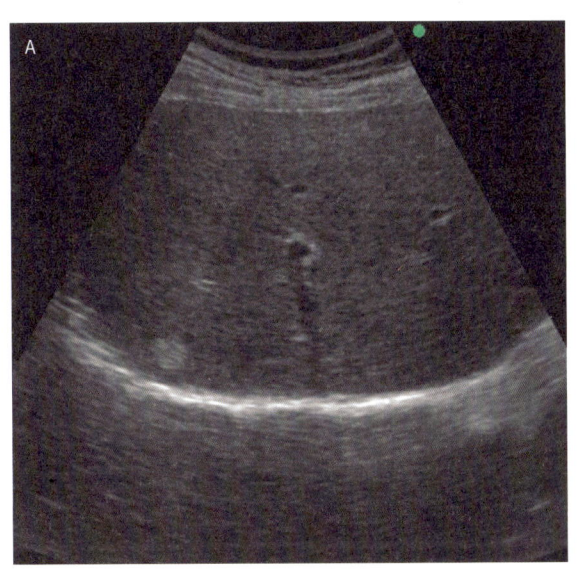

질한 고에코를 보이는데(그림 4A) 그 이유는 종양내의 혈관벽과 혈액사이의 수많은 음향계면(acoustic interface)이 생기기 때문이다. 일부의 혈관종은 저에코를 보이는데 특히 지방간이 있는 환자에서는 주위 간실질의 에코에 비하여 종양의 에코가 상대적으로 낮기 때문이며 이 경우 악성종양과 감별을 요한다(그림 4B-4D). 혈관종은 간의 주변부에 흔히 위치하여 횡격막을 사이에 두고 mirror image artefact를 보이는 경우도 빈번하다(그림 4E). 또한, 간내 혈관에 인접하여 호발한다(그림 4F). 다발성 혈관종은 전이 간암과 감별을 요하는데 서로 다른 에코의 혈관종이 한 환자에서 관찰될수 있다.

그림 4A. 전형적인 혈관종. 균질한 고에코 종양이다.

종양이 커지거나 시간이 경과하면서 종양 내부에 변

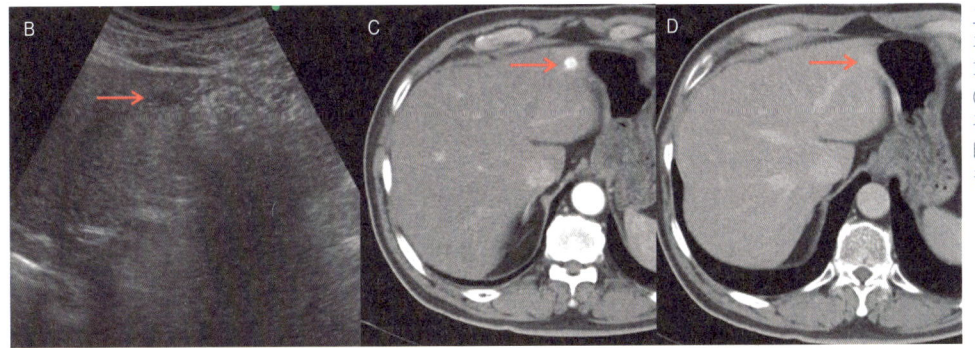

그림 4B-4D. 지방간 환자의 혈관종. 초음파상 저에코로 보이며 CT상 동맥기에 소혈관종 전체가 조영되는 bright dot sign이 관찰된다.

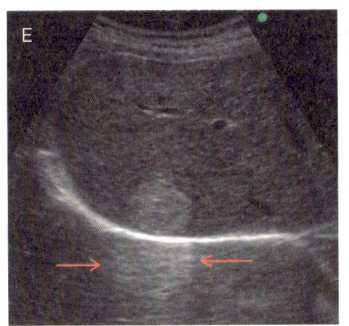

그림 4E. 혈관종. 균질한 고에코 종양이며 횡격막에 인접한 S7에 위치하고 있어 mirror image artefact(화살표)를 동반하고 있다.

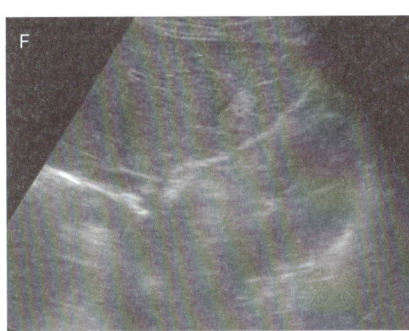

그림 4F. 혈관종. 좌간정맥에 인접한 전형적인 혈관종이 관찰된다.

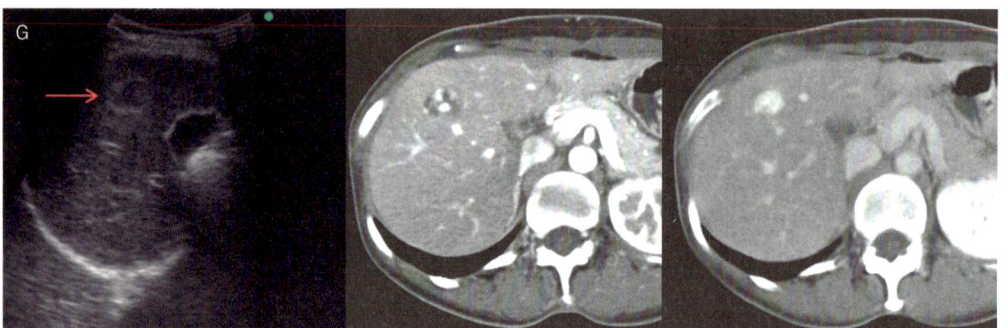

그림 4G. 비전형적 혈관종. 내부는 저에코이면서 고에코 테두리를 보인다. CT상 혈관종의 전형적인 조영증강 소견을 보인다.

성(degeneration)이 일어나면 비전형적인 혈관종의 형태를 취하는데 이 경우 고에코 테두리(hyperechoic rim)를 보인다. 즉 내부에코는 저에코이면서 테두리는 고에코인 종양을 나타내는데(그림 4G) 내부는 변성이 일어나 저에코로 보이면서 주변부는 기존의 혈관종 조직이 남아 있기 때문일 것으로 생각되고 있다. 초음파 검사 시 간종양이 발견되면 항상 종양의 주변부를 주의 깊게 관찰하여야 한다. 전술한 바와 같이 주변부가 저에코(peripheral halo)이면 간세포암이나 전이 간암의 가능성이 높고 고에코(peripheral hyperechoic rim)이면 혈관종의 가능성이 높아 양악성 종양의 감별에 중요한 소견이다. 후방음영 증강(posterior enhancement)도 혈관종에서 흔히 동반되는 소견인데 종양 내부의 혈액에 기인할 것으로 생각된다(그림 4H).

직경이 5cm 이상되는 거대혈관종(giant hemangioma)은 종종 악성 종양과의 감별이 어렵고 부정형을 띠는 경우가 많다. 혼합형의 내부에코를 보이는데 종양내부의 섬유화나 출혈 등에 따라 다양한 내부에코를 보이며 석회화를 동반하기도 하며 모양도 다양하다(그림 4I, 4J). 저에코의 비전형적인 혈관종이나 거대 혈관종이 의심되면 악성 종양과의 감별을 위해 CT나 MRI 등의 검사가 필요하다.

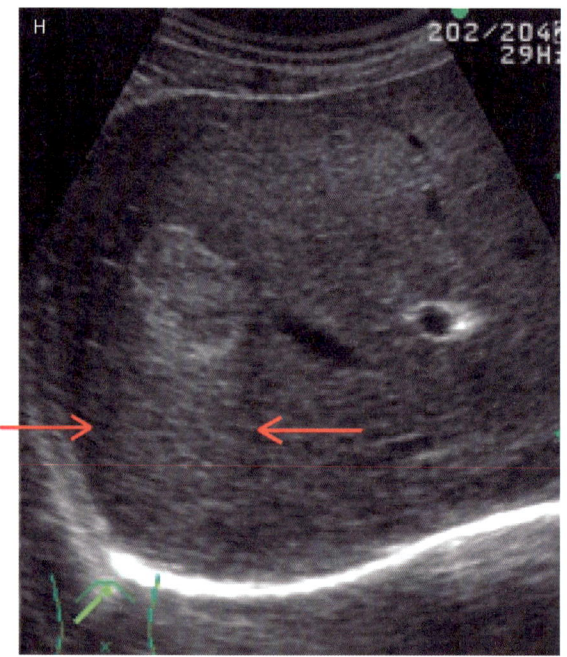

그림 4H. 혈관종. 고에코 테두리를 보이는 혈관종으로 후방음영 증강이 관찰된다(화살표).

임상의가 주의하여야 할 점은 간암을 혈관종으로 오인하는 경우가 드물지 않다는 것이다. 특히 간경변증

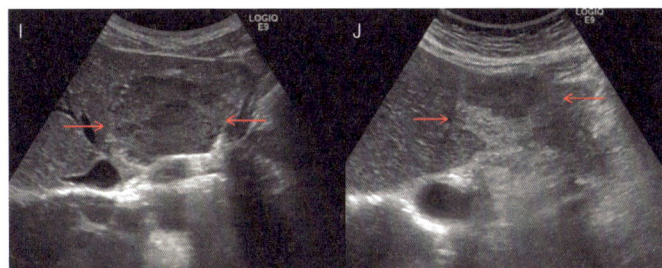

그림 4I, 4J. 거대 혈관종. 내부에코와 모양은 다양한 형태를 취한다.

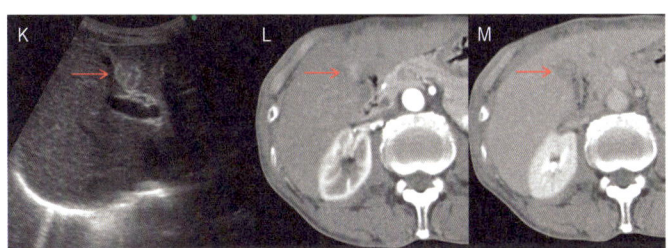

그림 4K-4M. 혈관종과 유사한 원발 간암. 초음파상 종양자체는 혈관종처럼 균질한 고에코 종양이다(그림 4K). 이 환자처럼 간경변증 환자에서 혈관종 유사종양이 보이면 간암의 가능성을 우선 고려하여야 한다. CT는 전형적인 원발간암의 소견을 보인다(그림 4L, 4M).

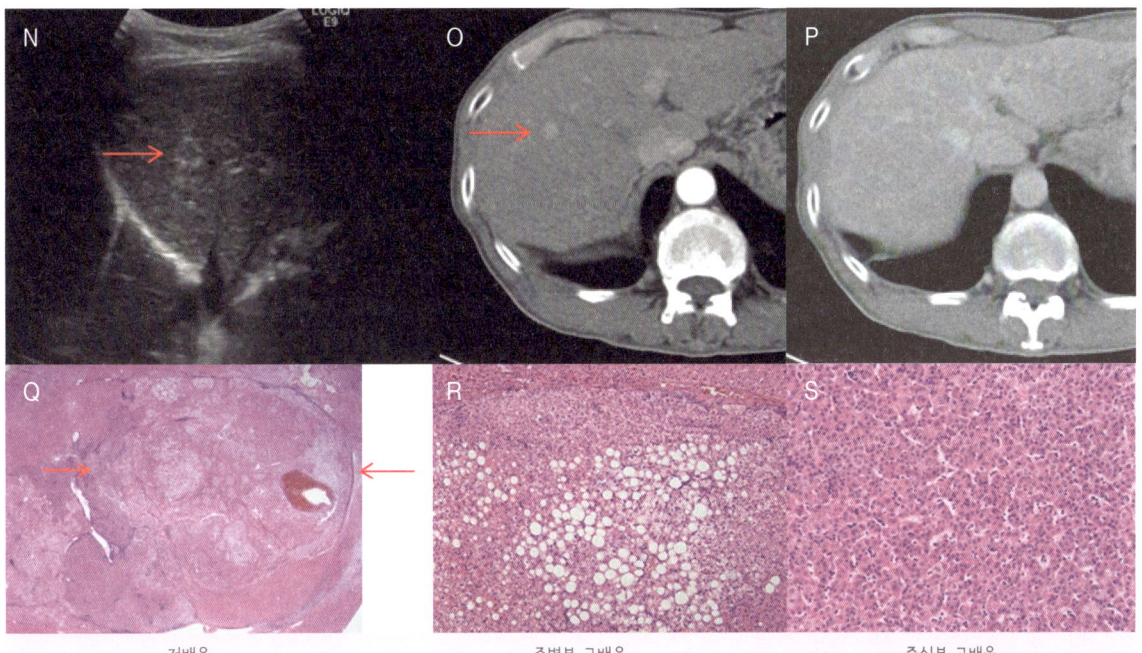

| 저배율 | 주변부 고배율 | 중심부 고배율 |

그림 4N-4S. 혈관종과 유사한 간암. 초음파상 고에코 테두리를 보여 혈관종처럼 보이나 간경변증 환자에서는 원발 간암의 가능성을 우선 고려하여야 한다(그림 4N). CT상 동맥기에 조영증강되며 정맥기는 isodense하다(그림 4O, 4P). 병리소견은 종양주변부는 지방침착을 동반한 이형성 결절(그림 4Q, 4R)이었으며 종양의 중심부는 분화도가 좋은 간세포암이었다(그림 4Q, 4S). 지방 침착을 동반한 이형성 결절로 인하여 혈관종처럼 고에코 테두리를 보인 것으로 생각된다.

등 만성 간질환이 있는 경우 감별에 주의하여야 한다. 한 보고에 의하면 간경변증 환자에서 초음파상 혈관종처럼 보이는 종양은 50%에서 간암이었다고 하며 혈관종처럼 보이는 병변이 새로 생겼다면 대부분 간암이나 이형성 결절(dysplastic nodule)이었다고 하므로 진단에 주의를 기울여야 한다(그림 4K-4M). 또한 비전형 혈관종처럼 고에코 테두리를 동반한 종양의 경우에도 간경변 환자에서 보인다면 원발간암의 가능성을 우선 고려하여야 한다(그림 4N-4S).

5. 국소 결절 과증식증 Focal nodular hyperplasia, FNH

FNH는 혈관종 다음으로 흔한 간의 양성 종양이다. 여성에서 흔하며 원인은 확실치 않으나 피임약 복용이나 간의 혈관기형 등과 관계되어 발생한다. 초음파 검사상 대부분 저에코를 띠나(그림 5A) 드물게 중심부 반흔(central scar)이나 석회화(그림 5B)가 관찰되기도 하며 혈관종처럼 고에코 테두리를 보이기도 한다(그림 5C). 대부분 초음파 검사만으로 진단하기는 어려우므로 CT나 MR을 시행하여야 하며 필요에 따라 간조직 검사가 필요하다.

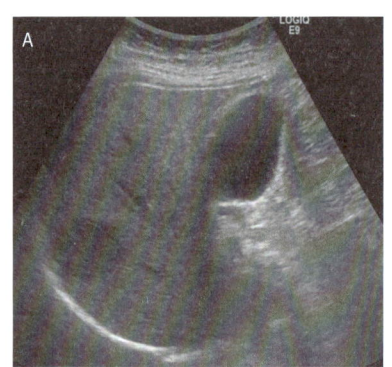

그림 5A. 균질한 저에코 종양으로 관찰되는 FNH

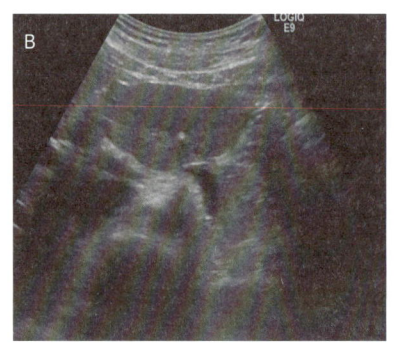

그림 5B. 석회화가 동반된 FNH

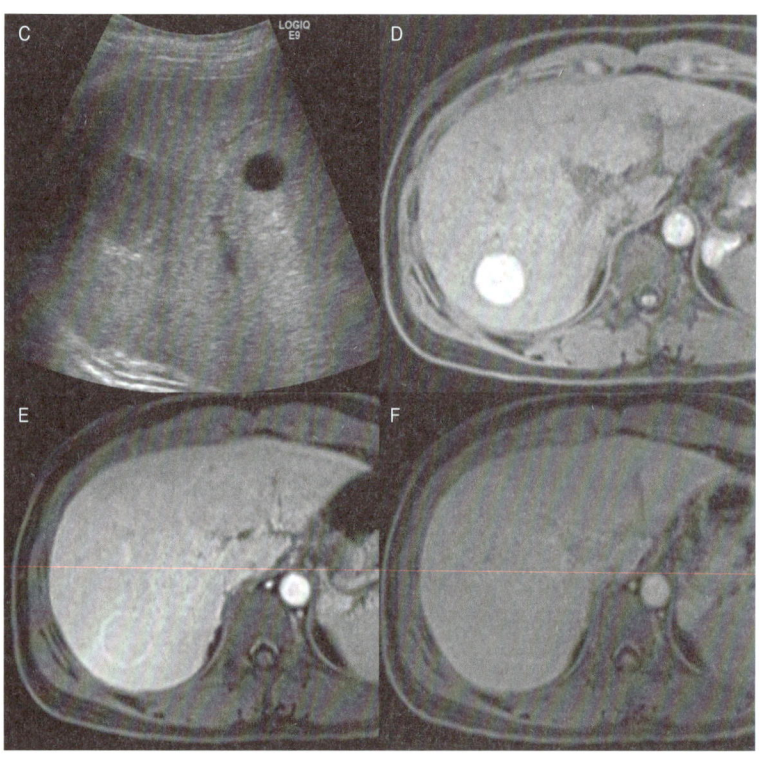

그림 5C-5F. 고에코 테두리를 동반한 FNH(그림 5C). MR상 동맥기에 균질한 조영증강이 보이며(그림 5D) hepatobiliary phase에 간실질과 동일한 signal(그림 5F)을 보여 FNH로 생각된다.

6. 호산구 간농양 eosinophilic abscess

간내에 국소적으로 호산구가 침윤되는 경우로 알려지, 과호산구 증후군, 기생충 감염, 악성종양에 동반되어 생길수 있다. 악성종양에 동반되는 경우 위암이 가장 흔하며 암세포에서 유리되는 eosinophilic chemotactic factor가 원인일 것으로 추측하고 있으나 아직 정확한 발생기전은 알려져 있지 않다. 대부분 1-2cm으로 크기가 작고 다발성이며 저에코이고 경계가 불분명한 것이 특징이다 (그림 6A-6F). CT나 MR을 시행하면 동맥기에 조영증강이 없는 저음영으로 보이며 문맥기나 지연기에 잘 관찰된다. 영상 소견이 호산구 간농양에 부합되면서 말초 혈액 검사상 호산구 수가 증가되어 있으면 진단할 수 있다. 악성 종양 환자에서 발생하는 경우 전이 간암과 감별이 중요한 질환이므로 영상소견의 특징들을 숙지하고 있어야 하며 필요시에는 간조직 검사를 시행하여야 한다.

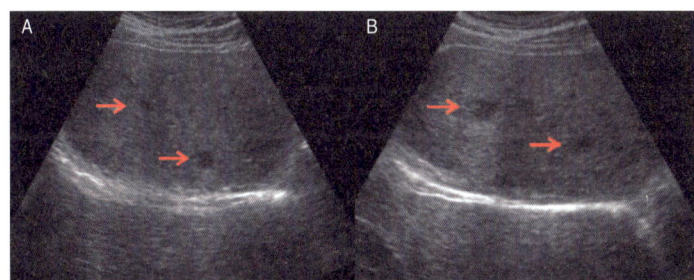

그림 6A, 6B. 호산구 간농양, 초음파 검사상 크기가 작고 경계가 불분명한 다수의 저에코 병변들로 보인다.

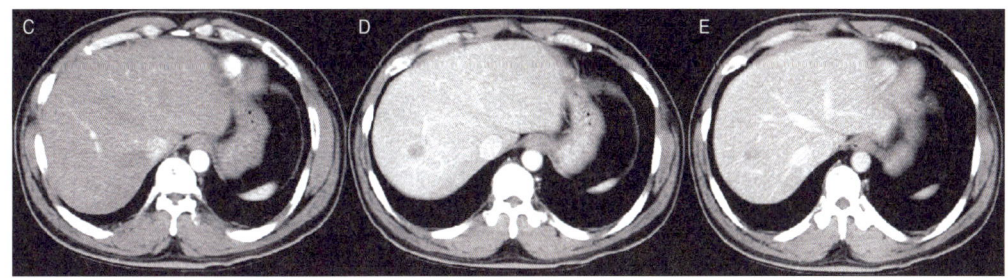

그림 6C, 6D, 6E. CT상 동맥기에는 소영증강이 되지 않는 저음영으로 보이며 문맥기와 지연기에 잘 관찰된다.

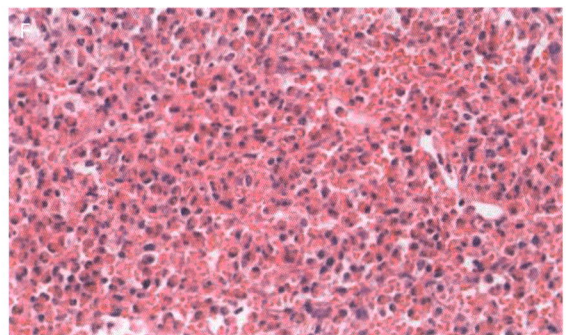

그림 6F. 간조직 검사상 심한 호산구 침윤이 관찰된다.

참고문헌

1. Caturelli E, Pompili M, Bartolucci F, et al. Hemangioma-like lesions in chronic liver disease: Diagnostic evaluation in patients. Radiology 2001;220:337.

2. 최병인. 복부 초음파 진단학. 제3판. 일조각 2015.

3. 심찬섭. 복부 초음파 진단학. 제 2판. 여문각 2000.

간종양의 영상진단: CT

울산의대 서울아산병원 영상의학과 **변 재 호**

현대 의학에서 환자의 질병 진단에 CT의 역할은 두말할 필요가 없을 정도로 중요하다. 더욱이 특이적 증상이 없는 간질환의 진단에 CT는 과거 의사들의 청진기처럼 필수적인 장비로 널리 쓰이고 있다. 현대 의료기술의 발달로 CT 또한 하루가 다르게 발전하고 있으며 특히 현재 널리 쓰이는 다중검출기전산화단층촬영기(multidetector-row CT: MDCT)의 발달로 단위시간당 촬영범위가 확대되고 촬영시간이 획기적으로 짧아져 공간해상도와 시간해상도가 매우 향상되었다. 또한, MDCT의 장점은 1mm 이하의 데이터를 이용하여 높은 해상도의 다평면 재구성영상을 쉽게 얻을 수 있다는 점이다. 횡단면 영상에서는 애매한 국소병변의 위치 확인 및 주변 구조물과의 관계를 파악하는 데 큰 도움이 된다. 발전된 CT는 2cm 이하의 작은 간세포암이나 전이성 간암의 발견이나 보다 정확한 병기결정 등의 장점이 있으나, 흔한 CT 검사로 인한 방사선 노출의 증가는 이차적 암 발생의 위험성을 높이는 등의 사회적 의료적 문제가 되고 있다. 현재는 방사선 피폭량을 줄이기 위하여 저관전압 CT나 다양한 반복적 재구성 알고리즘 등의 다양한 방법을 쓰고 있다.

이 글에서는 적절한 다중시기(multiphasic) 역동적(dynamic) 간 CT 검사를 위해 필요한 중요한 프로토콜에 대해서 기술하고, 이어서 간경변의 CT 소견, 대표적 양성 및 악성 간 종양인 혈관종과 간세포암의 CT 소견을 요약하여 서술하고자 한다.

1. 적절한 다중시기 역동적 간 CT

현재 간 병변의 진단을 위하여 조영 전 CT, 동맥기(arterial phase),

문맥기(portal venous phase), 그리고 평형기(equi-librium phase)의 4중시기 촬영의 역동적 CT를 널리 쓰고 있다. 하지만, 환자들마다 체중이나 심혈관의 상태, 혈역동학 상태가 달라서 적절한 시기에 역동적 간 CT를 찍는 것이 매우 중요하다. 이러한 다중시기 CT 검사를 얻는 이유는 간이 간동맥과 간문맥으로부터 이중 혈류공급을 받는 해부학적 특징으로 조영제가 간동맥과 간문맥에 도달하는 시기가 다른 점과 이로 인하여 간내 구조물과 간내 병변의 조영증강 특징을 완벽하게 평가할 수 있기 때문이다.

조기동맥기는 많은 양의 조영제가 동맥 구조물에 존재하지만, 환자의 정맥이나 장기에는 아직 조영제가 존재하지 않는 상태이며, 대체로 조영제 주입 후 15-25초 후 이 시기에 도달한다. 따라서 이 시기 영상은 동맥 평가에 매우 유리하며 CT 동맥조영술 영상으로 재구성할 수 있다. 후기동맥기는 조영제가 간세포암과 같은 고혈관성 종양이나 혈관이 풍부한 장기에 많이 있고 문맥에는 약간의 조영증강을 볼 수 있으나 간정맥에는 조영제가 보이지 않는 것이 특징이다. 따라서 이 시기 영상은 간세포암이나 고혈관성 전이암을 발견하는 데 매우 유리하다. 문맥은 조영제 주입 후 약 35-40초 정도에 조영증강이 시작된다. 문맥기는 간실질이 최대 조영증강을 보이는 시기이고, 이 시기에 조영제가 장관 및 장간막을 지나 문맥을 통해 간으로 전달되는 시기이다. 조영제 주입 후 약 60-70초 정도에 간정맥에 조영제가 차며 간실질로부터 분명하게 구분된다. 따라서 이 시기에는 간실질, 간문맥, 간정맥에 모두 조영제가 많은 양이 존재하기 때문에 일부 학자들은 간정맥기(hepatic venous phase)라고 부르기도 한다. 간의 저혈관성 병변들이 이 시기에 가장 잘 보인다(그림 1). 지연기(late phase) 또는 평형기는 주입된 조영제가 조직 내의 각 구획간에 평형에 도달하는 시기이며, 이 시기에 간의 국소병변의 조영제의 배출 패턴, 즉 지속적인(persistent) 조영증강, 주변부로부터 중심부로(centripetal) 조영증강 및 조영제의 씻김(washout)을 분석하면 간의 국소병변의 특성화에 큰 도움을 얻을 수 있다.

조영제 주입 속도는 문맥기 CT만 촬영할 경우에는 2-3mL/sec의 주입속도가 많이 이용되고, 역동적 CT에서 동맥기와 문맥기의 구분을 용이하게 하기 위해서는 3-6mL/sec의 빠른 주입속도가 권장된다. 하지만 환자의 체중과 혈액의 양, 심장 박출량이 비례하는 점을 고려할 때, 조영제의 주입 속도를 일정하게 하는 것보다 조영제 주입시간을 일정하게 하는 것이 더 유리하다. 또한 조영제 주입 후 영상획득을 시작하기 전까지의 촬영지연시간(scan delay)은 얻고자 하는 CT 영상의 시기에 따라 달리하는 것이 좋다. 하지만 동일한 촬영지연시간을 쓰는 경우 환자의 체중, 심장 박출량, 혈액 상태에 따른 개인의 차이를 충분히 반영하지 못하는 문제점이 있다. 따라서, 요즘은 볼러스추적기법(bolus tracking)이나 테스트 볼러스기법(test bolus)을 이용하여 환자마다 조영제의 대동맥 도착시간 또는 대동맥의 최대 조영 시간을 알아내서 적절한 시기에 다중시기 영상을 얻고 있다. 볼러스추적기법의 경우는 조영제가 환자의 복부대동맥에 도달하여 복부대동맥의 감쇄지수가 100HU까지 상승 직후 약 5-6초 후와 15-19초 후에 CT 촬영을 시작하여 조기 동맥기영상과 후기동맥기영상을 얻고 있다.

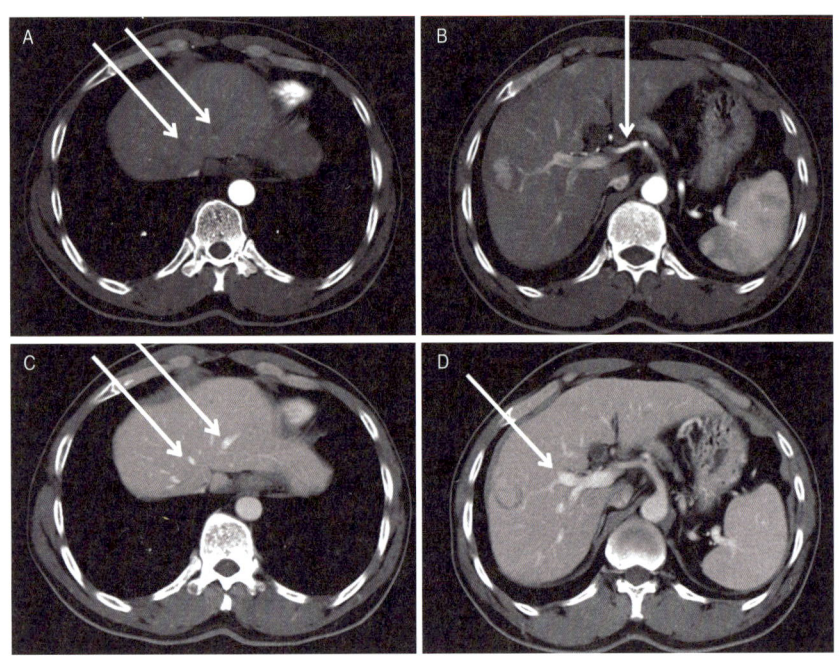

그림 1. 적절한 다중시기 역동적 간 CT

A. 후기동맥기 CT에서 간정맥들(화살표)은 조영증강이 되지 않는다.

B. 후기동맥기 CT에서 복부 대동맥과 간동맥(화살표)은 조영증강이 매우 잘 되며, 간문맥도 일부 조영증강이 된다. 간우엽에 조영증강이 잘 되는 간세포암이 있다.

C. 문맥기 CT에서 간정맥들(화살표)은 조영증강이 된다.

D. 문맥기 CT에서 간문맥(화살표)이 강하게 조영증강이 되며, 복부대동맥과 간동맥도 조영증강이 남아 있다. 간실질도 조영증강이 매우 강하게 된다.

2. 간경변증의 CT 소견

초기 간경변은 CT에서 뚜렷한 이상소견을 보이지 않으나 진행되면 간용적의 감소, 재생 결절에 의한 결절성, 섬유성 흉터, 불균형한 엽위축 이나 엽비대 등이 나타난다(그림 2). 간실질은 정상 간보다 조영증강이 잘되지 않고 불균일하며, 문맥과 간정맥은 납작해져 잘 보이지 않는다. 간실질이 위축되며 간문부와 간내 틈새들은 뚜렷해진다. 위축은 우엽과 좌내구역에 특징적으로 현저하게 나타나며, 좌외구역과 미상엽은 비대해진다. 담관성 간경변증의 경우는 특징적으로 좌우엽 모두의 바깥쪽이 심하게 위축되는 반면 미상엽의 비대가 심하여 간의 전체적 윤곽이 사각형 또는 원형이 된다. 간경변증 환자의 약 25%에서 간과 복벽 사이에 대장이 끼이는 것이 관찰된다. 담낭과 엽간틈새도 반시계방향으로 돌아가서 담낭이 외측 및 바깥쪽으로 치우치게 된다. 간경변증의 섬유화는 미만성이고 재생 결절 주변에서 레이스 무늬같이 보인다.

간경변증의 국소 병변으로 융합섬유화(confluent fibrosis), 동문맥연결(arterioportal shunt), 재생 혹은 이형성 결절 등이 있다. 진행된 간경변증의 약 30%에서 융합섬유화가 나타나는데, 종양으로 오인된다. 이는 조영 전에 저음영으로 보이고, 불규칙한 조영증강을 나타내어 간세포암과 감별이 어려운 경우가 있다. 대개 간문부 쪽이 뾰족한 쐐기 모양을 보이며, 섬유화성 위축으로 주변의 피막이 수축되는 것이 감별점이다(그림 3). 동문맥연결은 간피질 근처에서 쐐기형 고음영이 동맥기에 보

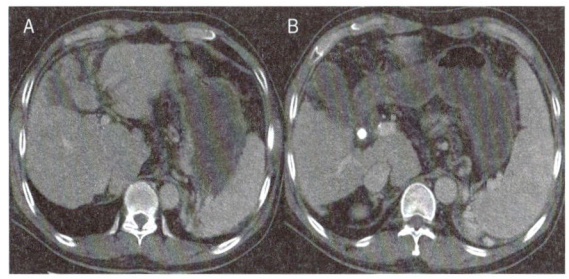

그림 2. 간경변증의 CT 소견
A, B 문맥기 CT에서 간 우엽과 좌내구역은 위축되고 미상엽은 비대하다. 간의 표면은 울퉁불퉁하며, 엽간틈새도 넓어져 있다. 문맥고혈압으로 위와 비장 주위의 정맥류가 발달되고 비장이 비대하다.

이는데 스캔방향과의 관계에 따라 둥그렇게 보일 수도 있어 종양과 감별해야 된다. 이는 종양효과가 없고, 피막이 없으며, 지연기에 조영제의 씻김(washout)이 없이 동등음영으로 보이며, 한 단면에서 둥그렇게 보여도 연결해 보면 쐐기 모양을 확인할 수 있다. 종종 작은 간세포암과 감별이 어려운 경우가 있으며 이때는 감별이 용이한 자기공명영

상 검사가 필요하다. 철증 결절(siderotic nodule)은 조영 전에 고음영으로 보이고 조영 후에 동등음영으로 보이나, 재생 결절 자체는 조영 전후에 모두 간실질과 같은 동등음영으로 보이는 것이 보통이라 CT에서 보기 힘들다. 대부분의 이형성 결절도 CT에서 관찰이 어려우나 간혹 커다란 이형성 결절은 철 함량의 증가나 글리코겐의 밀집으로 CT에서 고음영으로 관찰된다.

3. 간 혈관종의 CT 소견

가장 흔한 간의 양성 종양인 혈관종은 전형적인 CT 소견을 보일 때 확진이 가능하기 때문에 불필요한 추가 검사나 치료가 필요하지 않다. 혈관종의 조영 전 CT 소견은 경계가 주위 혈관과 비슷한 정도의 저음영 종양으로 보인다. 종양 내의 변성 부위는

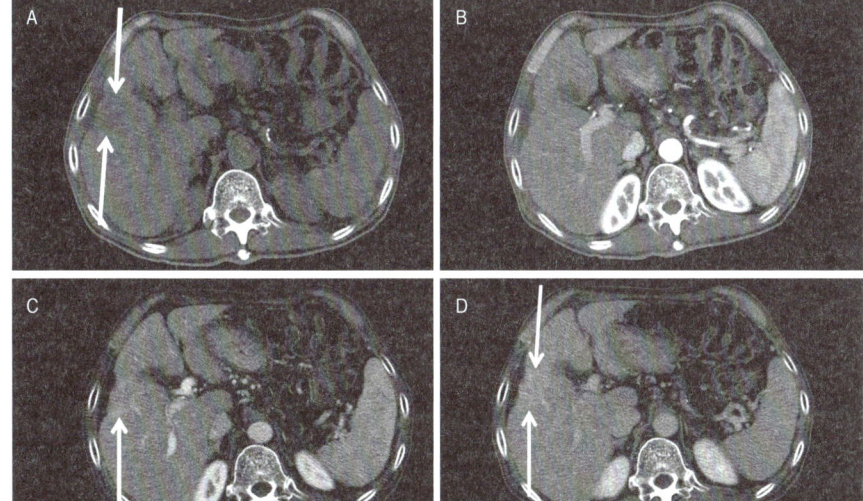

그림 3. 융합섬유화의 CT 소견

A. 조영 전 CT에서 간 우엽에 불균일한 저음영의 종양(화살표)이 보인다. 주위의 간 피막이 위축되어 있다.

B. 동맥기 CT에서 병변은 미약한 조영증강으로 주위 간 실질과 구별이 되지 않는다.

C, D. 문맥기와 평형기 CT에서 종양(화살표)은 조영증강으로 불균일한 고음영으로 보인다.

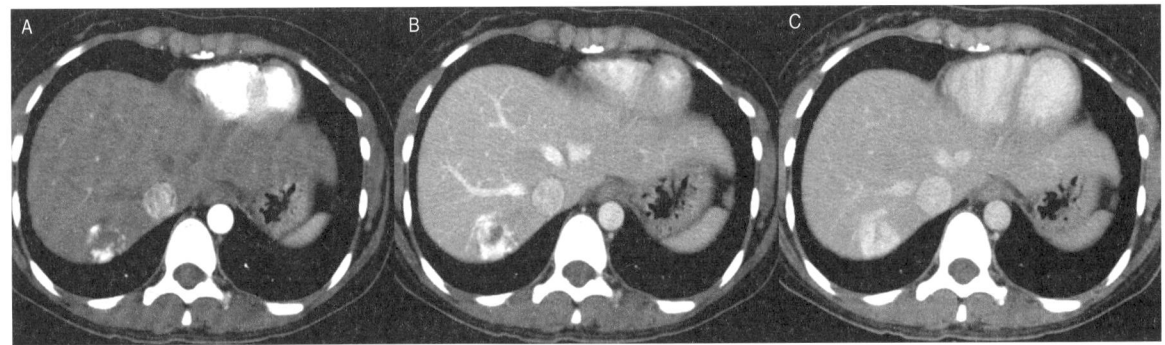

그림 4. 간 혈관종의 전형적 CT 소견
A, B, C. 동맥기 CT에서 간 우엽에 있는 종양의 주변부로부터 결절형의 조영증강을 보이다가 문맥기와 지연기로 갈수록 종양의 가운데로 조영증강이 차 들어오는 혈관종이 있다. 모든 시기에서 주위 간의 혈관과 같은 정도로 조영증강된다.

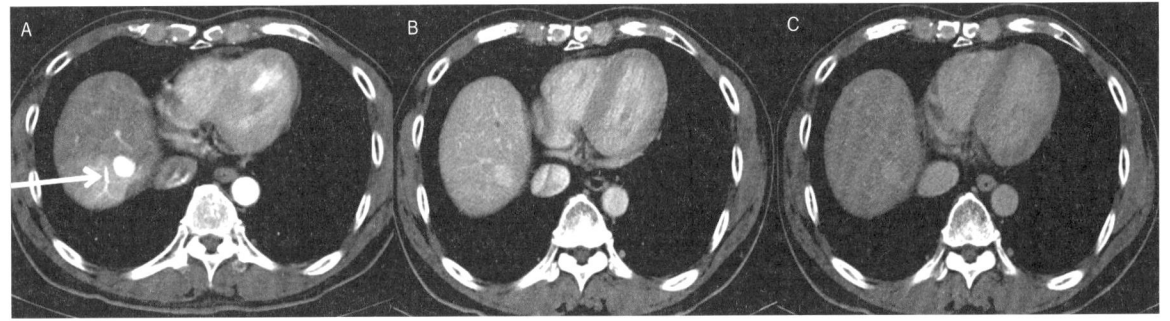

그림 5. 간 혈관종의 CT 소견
A. 동맥기 CT에서 간 우엽에 조영증강이 복부대동맥과 같이 균일하게 잘 되는 혈관종이 있다. 혈관종 주위의 간 실질에 동문맥단락에 의한 조영증강이 보이며 그 내부에 조영증강이 잘 되는 간문맥(화살표)이 보인다.
B, C. 문맥기와 평형기 CT에서 주위 간 실질에 비해서 고음영의 혈관종이 보이며, 주위 간의 혈관과 비슷한 정도로 조영증강된다.

더 저음영으로 보일 수 있다. 조영증강 후 CT는 세 가지 형태의 조영증강 양상을 보인다. 첫째 형태는 동맥기에 종양의 주변부로부터 구형 또는 결절형의 조영증강을 보이다가 문맥기와 지연기로 갈수록 종양의 가운데로 조영증강이 차 들어오는 경우이다. 이러한 소견은 다른 간종양에서는 볼 수 없는 소견으로 혈관종을 확진할 수 있는 중요한 소견이다(그림 4). 둘째 형태는 조영증강이 매우 빨라 동맥기, 문맥기, 지연기 모두에서 종양이 균일한 조영증강을 보이는 경우이다(그림 5). 이 경우에는 대부분 크기가 작으며 주위에 동문맥단락이 동반되는 경우가 많다. 셋째 형태는 동맥기, 문맥기, 지연기 모두에서 거의 조영증강 되지 않고 종양 주변에 몇 개의 점상 조영증강이 보이는 경우이다(그림 6). 이는 종양 내부가 다양한 변성에 의해서 조영증강 되지 않기 때문이다. 혈관종의 또 하나 중요한 소견은 동맥기, 문맥기, 지연기 모두에서 조영증강되는 부위는 주위 간의 혈관과 같은 정

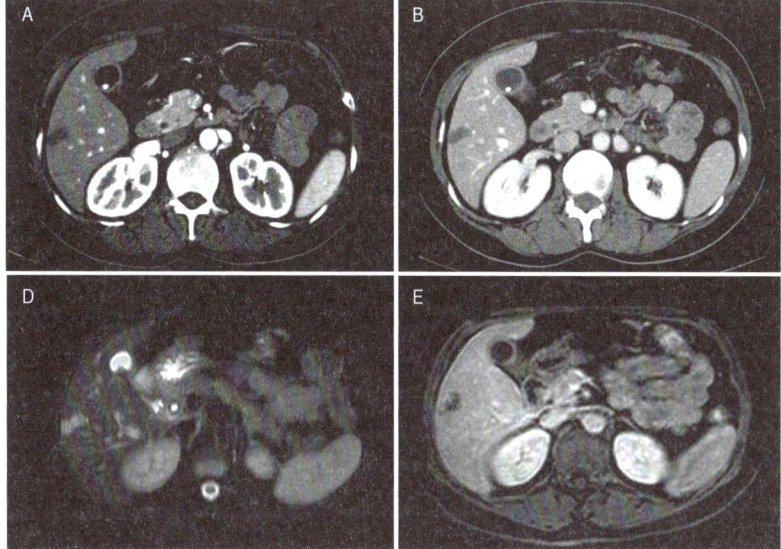

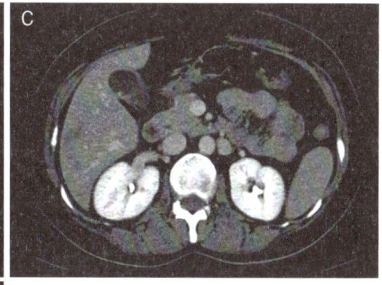

그림 6. 간 혈관종의 비전형적 CT와 MRI 소견

A, B. 동맥기와 문맥기 CT에서 간 우엽에 조영증강이 되지 않는 저음영 병변이 있다. C. 평형기 CT에서 병변의 주변부에 작은 점상형 조영증강이 의심되나 매우 미약하다. D. T2 강조 자기공명영상에서 병변은 매우 고신호강도로 보인다. E. 평형기 T1강조 자기공명영상에서 병변의 주변부로 여러 개의 결절형 조영증강이 된다.

도로 조영증강된다는 점이며 이는 다른 간 종양과 감별하는 데 큰 도움이 된다.

4. 간세포암의 CT 소견

가장 흔한 간의 악성 종양인 간세포암은 조직학적인 특징에 따라 다양한 CT 소견을 보일 수 있으나, 조영 전 CT에서는 대체로 저음영 또는 등음영이다. 전형적인 간세포암은 동맥기에는 조영증강이 잘 되며, 문맥기와 평형기에는 주위 간실질에 비해 저음영으로 보인다. 큰 간세포암은 모자이크 형태로 보이며, 동맥기에 조영증강이 잘 되는 부분과 다양한 조영증강을 보이는 출혈과 괴사, 지방변성, 그리고 섬유화 등의 여러 부분이 섬유성 격막으로 분리된 것으로 보인다(그림 7).

간세포암의 특징 중에 하나인 섬유성 피막은 주변 간 또는 종양에 비해 저음영이고 동맥기에는 조영증강이 되지 않다가 문맥기나 평형기에 조영증강된다(그림 7).

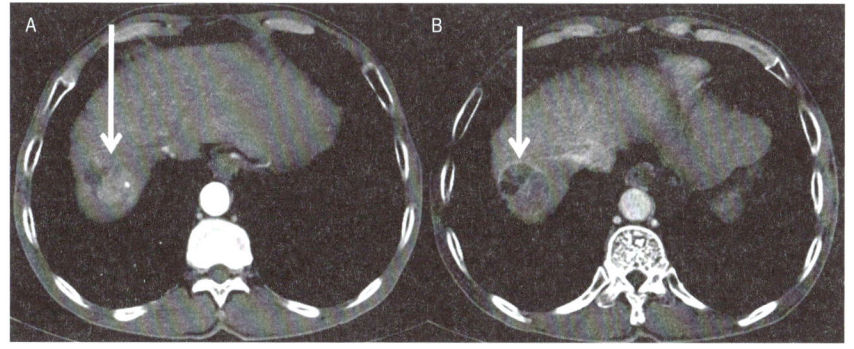

그림 7. 간세포암의 CT 소견

A. 동맥기 CT에서 간 우엽에 불균일하게 조영증강이 잘 되는 간세포암(화살표)이 보인다. 종양 내부에는 조영증강이 되지 않는 출혈 부위도 포함하고 있다.

B. 평형기 CT에서 간세포암(화살표)이 주위 간실질에 비해서 불균일한 저음영으로 보인다. 종양 주변부와 내부에는 조영증강이 잘 되는 피막과 섬유성 격막이 보인다.

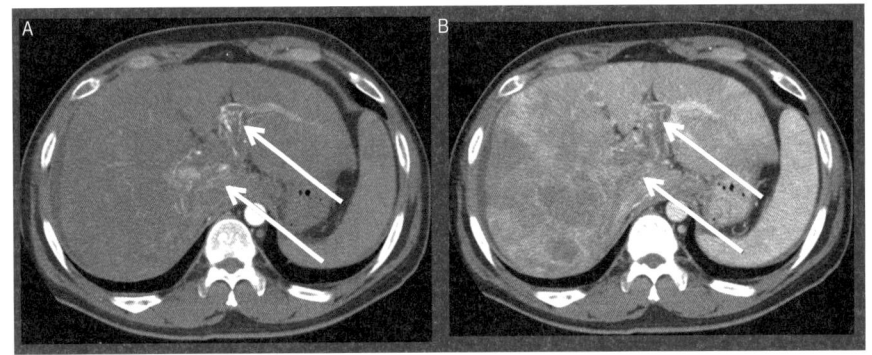

그림 8. 간세포암의 간문맥 침윤
A. 동맥기 CT에서 좌우 간문맥 내에 종양 혈관에 의한 실과 줄무늬 징후(화살표)가 보인다.
B. 문맥기 CT에서 좌우 간문맥 내에 종양 침윤에 의하여 다양하게 조영증강(화살표)이 되고 있다. 간 우엽에 간세포암이 불균일한 저음영으로 보인다.

    간세포암은 문맥, 정맥, 담도 침윤이 비교적 특징적 소견이다. 문맥침윤이 있는 경우에는 문맥내 종양이 동맥기에서 조영증강되고 종양 혈관에 의한 실과 줄무늬 징후(thread and streak appear-ance)를 볼 수 있다(그림 8). 담도 침윤의 경우도 유사하게 보이며 담관내 담관암과는 달리 담관내의 종양이 동맥기에 전반적으로 조영증강이 되며, 담관 주위 간실질에 고혈관성종양이 있는 경우가 대부분이다.

    간의 다중시기 역동적 CT 검사는 알맞은 조영제 사용과 정확한 스캔 시기를 포함한 적절한 프로토콜로 촬영을 하는 것이 매우 중요하다. 적절한 CT 검사가 환자의 정확한 진단과 적절한 치료 결정에 큰 도움이 되며 불필요한 재검사나 추가 검사 등으로 인한 환자의 피해를 예방할 수 있다. 또한, 흔한 간 질환의 특징적 CT 소견에 대한 지식이 환자의 진단과 치료에 큰 도움이 된다.

참고문헌

1. 김명진, 박양신, 박철민, 등. 간. 복부영상의학회. 복부영상의학 3판. 일조각 2015: 317-402.

2. Lee KH, Lee JM, Moon SK, et al. Attenuation-based automatic tube voltage selection and tube current modulation for dose reduction at contrast-enhanced liver CT. Radiology 2012;265:437-447.

3. Sultana S, Awai K, Nakayama Y, et al. Hypervascular hepatocellular carcinomas: bolus tracking with a 40-detector CT scanner to time arterial phase imaging. Radiology 2007;243:140-147.

4. Yamashita Y, Ogata I, Urata J, et al. Cavernous hemangioma of the liver: pathologic correlation with dynamic CT findings. Radiology 1997;203:121-125.

5. Taululi B, Krinsky GA. Diagnostic imaging of hepatocellular carcinoma in patients with cirrhosis before liver transplantation. Liver Transpl 2006;12:1-7.

간질환의 영상진단: MR

성균관의대 삼성서울병원 영상의학과 **김 성 현**

간 자기공명 영상은 자기공명 장비 및 기법의 발달과 간 특이 조영제의 개발로 간질환의 진단에 없어서는 안될 매우 중요한 영상기법이 되었다. 이 글에서는 간질환의 진단에 있어 간 자기공명 영상의 대표적 역할에 대해 살펴보고자 한다.

1. 간 특이 조영제를 이용한 간 자기공명영상

2000년대에 들어와 3T와 같은 고자기장 자기공명영상, 경사에코 기법과 병렬영상(parallel imaging)의 발달로 인공물이 적고 영상의 질이 뛰어난 간 자기공명영상의 획득이 단시간에 가능해지고, 간의 국소 병소의 발견 및 특성화에 도움을 주는 가독세트산(gadoxetic acid)과 같은 간 특이 자기공명 조영제의 개발로 간 자기공명영상은 간의 국소 질환의 발견과 감별진단에 매우 유용한 진단 수단이 되었다. 현재 간질환의 진단 및 치료 후 평가에 있어서 CT를 대체하여 1차적으로 사용되거나 사용해도 CT에 뒤지지 않는 간 영상을 제공하고 있다. 간 자기공명영상에서 현재 우리나라에서 가장 많이 사용되는 간 특이 자기공명 조영제는 가독세트산으로 초기 CT 조영제나 세포 외액 자기공명 조영제(extracellular fluid MR agent)처럼 혈류역학(hemodynamics)정보를 제공하고 10분 이후 간 담도기(hepatobiliary phase)에 정맥으로 주입한 조영제의 최대 50%까지 기능적 간세포(functioning hepatocyte)에 흡수된 후 담도로 배출되어 간 담도 기능을 평가하는 기능적 영상(functioning imaging)을 제공한다.

간의 국소 질환의 진단에서 간 특이 조영제를 이용한 간 자기공명영상이 매우 중요한 역할을 하는 분야는 일차성 간 종양 특히 간세포암의 진단과 국소 결절 과증식(focal nodular hyperplasia)과 간세포 선종(hepatic adenoma)의 감별이다. 또한, 간 전이의 진단에 있어서도 간 특이 조영제의 역할은 매우 중요하다.

간세포암의 비침습적 진단을 위한 가장 중요한 영상소견은 동맥기 과혈관성과 문맥기 또는 평형기 조영제의 wash-out이다. 그러나 간세포암의 크기가 작을수록 간세포암의 전형적인 조영증강 영상소견이 보이지 않을 가능성이 점점 높아지며 2cm보다 작은 간세포암 중 전형적인 조영증강 소견을 보이는 간세포암은 약 50%이며 1cm 보다 작은 간세포암의 경우 약 27%만이 간세포암의 전형적인 조영증강을 보인다고 알려져 있다. 따라서 만성 간질환이 있는 환자에서 작은 과혈관성 결절이 역동적 조영증강 CT에서 보일 때 조영제의 wash-out이 없을 경우 이 병소가 진짜 간세포암인지 아니면 간

표 1. 2cm 보다 작은 간세포암의 발견을 위한 가독세트산-조영증강 자기공명영상과 역동적 조영증강 62채널 다중절편 나선형 CT의 민감도 비교.

Tumor Diameter (cm)	Total No.	Observer 1		Observer 2	
		MRI	CT	MRI	CT
D ≤ 1	28	25(89%)	6(21%)	22(79%)	9(32%)
1 < D ≤ 2	31	28(90%)	28(90%)	29(94%)	27(87%)

1cm 보다 작은 간세포암의 발견율은 간 특이 조영제를 이용한 자기공명영상이 CT보다 우수하다.

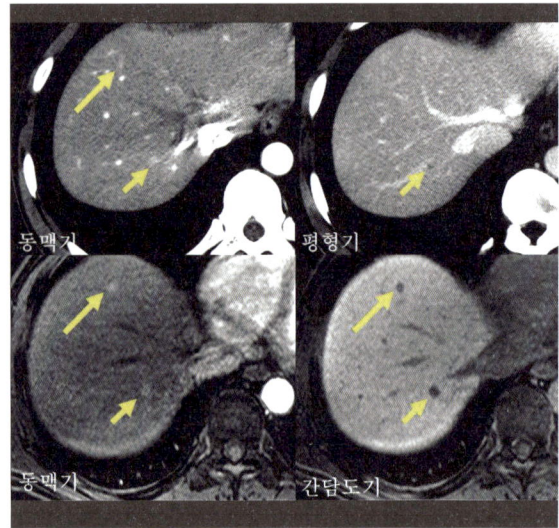

그림 1. B형 간염 환자에서 1cm 보다 작은 두 개의 간세포암의 CT 및 자기공명영상. 역동적 조영증강 CT영상에서 제4분절에 위치한 작은 과혈관성 병소(긴 화살표)는 평형기 wash-out이 없어 간동맥-문맥 단락처럼 보인다. 제7분절에 위치한 또 하나의 작은 과혈관성 병소(작은 화살표)는 평형기 wash-out을 보이나 크기가 작아 쉽게 발견하기 어렵다. 간 특이 조영제를 이용한 자기공명영상의 동맥기에 보이는 두 개의 과혈관성 병소는 간담도기에 간세포암의 특징적인 저신호강도를 보여 특히 작은 간세포암의 발견율을 CT보다 높일 수 있다.

동맥-문맥 단락(arterioportal shunt)인지 감별하기기 쉽지 않다. 이 문제는 역동적 조영증강 다중절편나선형 CT(multidetector row CT)가 극복할 수 없는 가장 중요한 문제 중 하나이다(그림 1). 이에 반해 간 특이 자기공명 조영제를 이용해 얻은 간담도기에서 약 90%의 간세포암은 조영제가 이 악성 간세포에 흡수되지 않아 조영제가 흡수된 주변 정상 간보다 저신호강도로 보여 작은 간세포암의 별견율을 높여준다(표 1).

따라서 이제까지 알려진 간 영상 중 간 특이 조영제에 의한 간담도기가 간세포암과 같은 악성종양의 발견에 있어 가장 민감도가 높은 영상으로 알려져 있다.

국소결절과증식과 간세포 선종은 간세포암과 자주 혼동되는 대표적 과혈관성 국소 질환이다. 국소결절과증식은 양성 간종양이며 간세포 선종은 드물게 간세포암으로 진행할 수 있기 때문에 영상학적으로 이 두 질환을 감별하는 것은 매우 중요하다. 간 특이 자기공명 조영제가 나오기 전에는 이 두 질환을 감별하기가 매우 어려웠고 조직검사를 시행하는 경우가 많

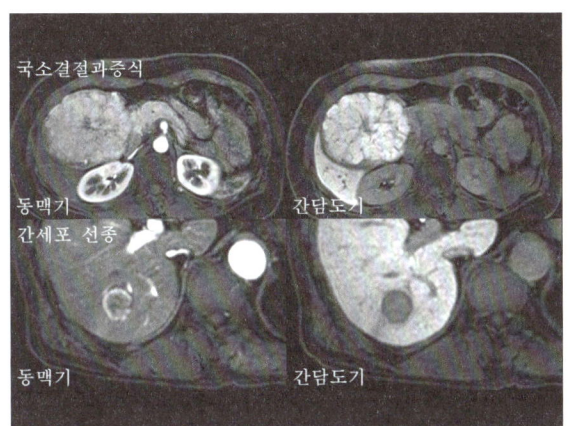

그림 2. 국소결절과증식과 간세포 선종의 감별. 조영증강 동맥기에 국소결절과증식과 간세포선종은 모두 과혈관성 종양으로 보이나 국소결절과증식은 특징적으로 간담도기에 주변 간과 같거나 높은 신호강도를 보이는데 반해 간세포 선종은 주변간보다 낮은 신호강도를 보이는 점이 가장 중요한 차이점이다.

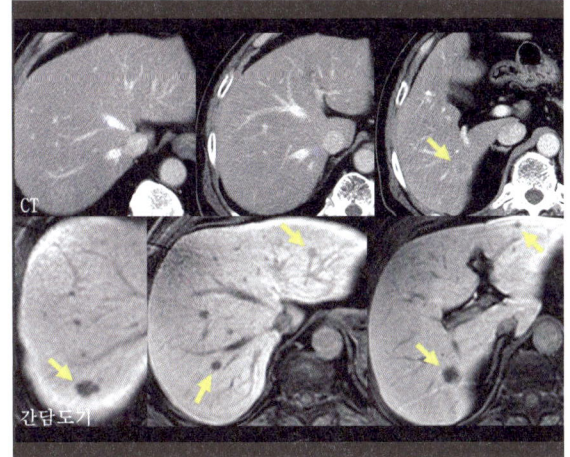

그림 3. 대장암 환자의 간전이의 CT 및 간담도기 영상. 조영증강 CT 영상에서 간 우엽에 한 개의 간 전이 병소(화살표)만이 보이나 간 특이 조영제를 이용한 간담도기영상에서 CT에서 보인 간 전이 병소 외에 총 4개의 간 전이 병소(화살표)가 저신호강도로 뚜렷하게 보인다.

았으나 간 특이 조영제가 나온 이후에는 약 90%의 진단 정확도로 국소결절과증식과 간세포 선종을 감별할 수 있게 되었다. 국소결절과증식은 특징적으로 간담도기에 주변 간과 같거나 높은 신호강도를 보이는데 반해 간세포 선종은 주변간보다 낮은 신호강도를 보이는 점이 가장 중요한 차이점이다(그림 2).

대장암, 위암, 췌장암 등 간 외 악성 종양이 있을 때 간 전이 유무는 환자의 치료계획을 세울 때 매우 중요하다. 간 특이 자기공명 조영제는 간 전이의 진단에 있어 매우 중요한 역할을 담당하고 있으며 간 전이의 개수와 위치를 정확히 파악하는데 없어서는 안 될 영상기법이다(그림 3).

위와 같이 간 특이 자기공명 조영제는 간의 일차성 및 이차성 국소 질환의 발견과 감별에 매우 중요한 역할을 담당하고 있으나 반드시 꼭 알아두어야 할 점은 간세포암의 약 10%는 악성간세포가 조영제를 흡수하여 간담도기에 주변 간과 비교하여 같거나 높은 신호강도를 보일 수 있어 양성 간종양과 혼동할 수 있다는 점과, 국소결절과증식과 간세포 선종의 감별에 있어 약 10%는 간담도기에 국소결절과증식의 경우 저신호강도로, 간세포 선종의 경우 등신호 혹은 고신호강도로 보일 수 있어 감별이 어려울 수 있다는 점이다.

2. 확산강조영상 Diffusion-weighted imaging

확산강조영상은 복부 자기공명영상에서 꼭 필요한 기법으로 자리 잡고 있는데 혈류에 의한 잡신호의 감소로 병변-간 대조도를 향상시켜 병변 발견율을 높여주

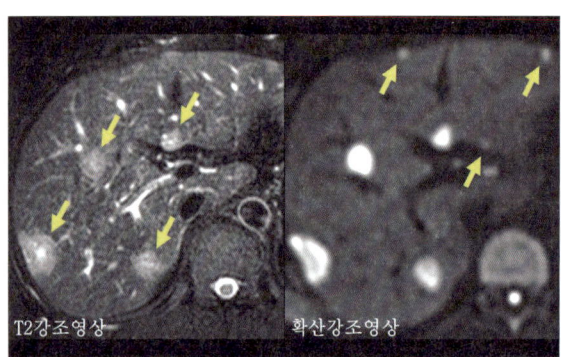

그림 4. 대장암 환자의 간 전이의 T2강조영상과 확산강조영상. 자기공명 T2 강조영상에서 간에 4개의 전이 병소(화살표)가 보이며 다른 간 병소는 희미하거나 잘 안 보인다. 확산강조영상은 혈류에 의한 신호를 억제하여 병변과 간실질 간의 대조도를 향상시켜 간의 국소 병소의 발견율이 T2 강조영상에 비해 높은데 T2 강조영상에서 보인 4개의 간전이 외에 3개의 간 전이 병소(화살표)가 더 뚜렷하게 보인다.

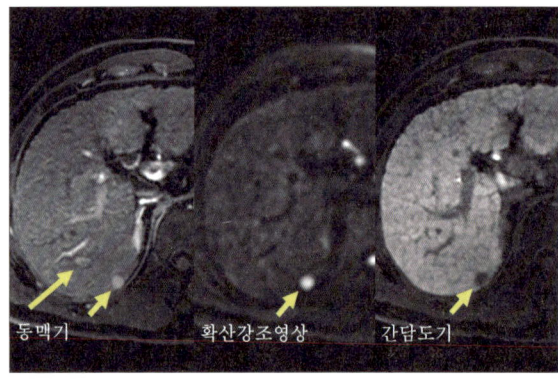

그림 5. 간동맥-문맥 단락과 간세포암의 감별. 간 특이 조영제를 이용한 자기공명영상 동맥기에 두 개의 과혈관성 병소(화살표)가 보인다. 간동맥-문맥 단락(긴 화살표)은 확산강조영상과 간담도기에 보이지 않는 반면 작은 간세포암(작은 화살표)은 특징적으로 확산강조영상에서 고신호강도로, 간담도기에 저신호강도를 보여 가장 흔하게 간세포암처럼 보이는 간동맥-문맥 단락을 간세포암으로부터 쉽게 구분할 수 있다.

며, 간의 악성 및 양성 종양의 감별, 미만성 간질환에서 간섬유화 및 종양의 치료반응을 평가하는 데 이용된다. 종양의 감별은 서로 다른 2개 이상의 b값을 사용하여 확산강조영상을 얻은 후 현성확산계수(apparent diffusion coefficient, ADC) 값을 구함으로 달성할 수 있다. 혈관종과 낭종은 낮은 b값($<100-150$ sec/mm^2)에서 고신호강도로, 높은 b값($>600sec/mm^2$)에서 저신호강도로 보여 ADC 값이 크고, 간세포암 및 전이암과 같은 악성 종양은 낮은 b값에서 고신호강도로, 높은 b값에서도 고신호강도로 보여 ADC 값이 작다. 확산강조영상은 낮은 b값을 사용하면 혈류에 의한 신호가 억제 되어(black blood technique) 병변과 간 실질 간의 대조도가 향상되어 작은 병변의 발견율이 T2 강조영상에 비해 높아진다(그림 4). 또한, 앞서 언급한 간동맥-문맥 단락과 같은 과혈관성 가짜병소와 간세포암과 같은 진짜 병소를 감별하는데 있어서도 간 특이 조영제를 이용한 간담도기와 함께 매우 유용하게 이용된다(그림 5). 그 외 간경화와 같은 간실질의 섬유화에 의해 확산이 정상 간에 비해 떨어진다는 것이 입증되어 간섬유화 평가에 이용될 수 있는데 중등도 이상(moderate to severe fibrosis, F2-F4)를 가진 환자의 ADC 값이 섬유화가 없거나 경증(mild) 섬유화(F0 or F1)인 환자의 ADC 값에 비하여 유의하게 낮음이 증명되었다. 확산강조영상은 종양의 치료반응평가에 이용될 수 있는데 간세포암의 항암치료(sorafenib) 후 치료반응을 평가하는데도 도움을 줄 수 있다는 보고가 있다.

확산강조영상은 순수한 물분자의 확산외에도 혈류 등 다른 요소들이 포함되어 있는데 복셀 내 화소 결집 운동(intravoxel incoherent motion) 모델을 이용한 확산강조영상은 진성확산계수, 가성확산계수, 관류 분율, 현성확산계수 등을 얻을 수 있고 간종양의 감별과 간섬유화의 평가에 이용되기도 한다.

확산강조영상은 신호-잡음비와 공간분해능이 낮고, 자화율인공물(magnetization susceptibility artifact)에 의한 영상의 왜곡이 심하게 나타날 수 있으며 화학적변이인공물(chemical shift artifact)이 강하게 나타나는 단점이 있다. 또한, 확산강조영상의 또 다른 제한점은 간의 양성 및 악성 종양 사이의 ADC 값이 서로 중복될 수 있어 확산강조영상 소견과 함께 조영 전후 자기공명영상 소견을 통합하여 해석하는 것이 중요하다.

3. 관류자기공명영상
Dynamic contrast-enhanced MRI, DCE-MRI

종양세포의 생존과 성장을 막기 위해 새로운 혈관 생성을 막거나(antiangiogenic) 생성된 혈관을 파괴(antivascular)하는 것이 항암치료의 중요한 표적이 되었다. 표적 항암 치료는 세포의 분열(증식)을 억제하는 작용기전 방식을 이용하여 종양세포성장을 억제하고 전이를 막는다. 따라서 표적 항암 치료 후 종양 크기에 기초하는 치료반응 평가는 부정확할 수 있기 때문에 관류자기공명영상이 표적 항암제 효과를 평가하는 biomarker로서의 기능을 담당할 수 있다. 관류자기공명영상은 자기공명 조영제가 관심조직(종양)의 혈관을 통과할 때 얻어지는 약물동태학적(pharmacokinetic) 지표를 계산하여 미세혈관의 구조 및 기능을 평가하는 비침습적이며 정량적인 분석 방법이다. 아직 임상적으로 널리 이용되기보다는 연구목적으로 더 많이 활용되고 있으나 향후 표적 항암 치료 후 치료 반응평가에 있어 관류자기공명영상의 중요성은 점점 더 커질 것으로 생각한다.

4. 자기공명 탄성측정법 MR Elastography

정상 간은 촉진 시 피하지방조직처럼 부드러운 반면 간섬유화 또는 경화성 간은 딱딱하다. 이런 개념을 근거로 탄생한 것이 자기공명 탄성측정법이며 관심조직에 40-120Hz의 역학적 파동(mechanical wave)를 보낸 후 얻어진 탄성파를 영상화하여 조직의 단단함(stiffness)을 정량화할 수 있다. 단단함(단위는 kPa)이 증가할수록 탄성파의 파장이 길어진다. 자기공명 탄성측정법은 fibroscan의 기술적 약점인 복수 또는 비만에 거의 영향을 안 받고, 보다 객관적이며, 간 전체에 대한 정보를 얻을 수 있어 fibroscan 또는 간 조직생검의 약점인 표집 오차(sampling error)가 상대적으로 적다. 자기공명 탄성 측정법은 간 섬유화의 진단과 추적관찰에 이용할 수 있는데 한 보고에서 2.93kPa을 cut-off 값으로 했을 때 간 섬유화의 진단 민감도는 98%, 특이도는 99%이며 중등도 이상의 간 섬유화(F2-F4)와 경증의 섬유화(F0 and F1)를 감별하는데 민감도 86%, 특이도 85%라고 보고하였다. F2 이하의 간 섬유화의 탄성측정값(kPa)은 서로 차이가 작고 값이 겹칠 수 있으나 F2-F4 사이의 경우 탄성측정값의 차이가 크고 값의 겹침이 적어 특히 진행성 간섬유화를 평가하는데 더욱 유용하게 쓰일 수 있다. 자기공명탄성측정법의 가장 흔한 기술적 실패 이유는 간의 철 침착이다. 간의 단단함은 간의 염증, 지방침착, 혈관성 울혈, 문맥압 항진증 등 여러 교란 변수에 의해 영향을 받을 수 있다.

5. 자기공명영상을 이용한 지방 및 철의 정량화

간 자기공명영상은 간 지방증(hepatic steatosis)이나 철의 과부하(iron-overload) 환자에서 간 내 침착된 지방 또는 철을 정량화하는데도 이용될 수 있다.

6. 요약

간 자기공명영상은 간의 국소 및 미만성 간질환의 진단과 다양한 간질환의 정성적 및 정량적 평가에 매우 유용한 영상 검사법이다.

참고문헌

1. Hwang J, Kim SH, Lee MW, et al. Small (< 2 cm) hepatocellular carcinoma in patients with chronic liver disease: comparison of gadoxetic acid-enhanced 3.0-T MRI and multiphasic 64-MDCT. Br J Radiol 2012;85:e314-e322.

2. Park MJ, Kim YK, Lee MW, et al. Small hepatocellular carcinomas: improved sensitivity by combining gadoxetic acid–enhanced and diffusion-weighted MR imaging patterns. Radiology 2012;264:761-770.

3. Koh T, Thng CH, Lee PS, et al. Hepatic metastases: In vivo assessment of perfusion parameters at dynamic contrast-enhanced MR imaging with dual-input two-compartment tracer kinetics model. Radiology 2008;249:307-320.

4. Yin M, Talwalkkar JA, Glaser KJ, et al. Assessment of hepatic fibrosis with magnetic resonance elastography. Clin Gastroenterol Hepatol 2007;5:1207-1213.

5. Reeder SB, Cruite I, Hamilton G, Sirlin CB. Quantitative assessment of liver fat with magnetic resonance imaging and spectroscopy. J Magn Reson Imaging. 2011;34:729-749.

6. Wood JC, Enriquez C, Chugre N, et al. MRI R2 and R2* mapping accurately estimates hepatic iron concentration in transfusion-dependent thalassemia and sicke cell disease patients. Blood 2005;106:1460-1465.

간질환 영상진단의 미래

연세의대 세브란스병원 영상의학과 **최 진 영**

간의 영상진단의 역할은 크게 병변의 발견과 특성화, 간 종양의 병기 결정, 치료 반응 평가로 나눌 수 있다. 가장 널리 사용되는 간의 영상진단 검사는 초음파, CT, MRI인데 초음파 검사는 미만성 간질환이 의심될 때 일차적으로 사용될 뿐 아니라 만성 간질환자에서 간암의 선별검사를 위해서도 널리 이용되고 있다. CT는 간이나 담도의 질환이 의심되는 경우 진단, 병기 결정에 가장 일반적으로 사용되는 검사법이다. MRI는 높은 조직대조도를 이용해서 병변의 발견뿐만 아니라 초음파나 CT에서 발견된 병변의 특성화나 문제 해결을 위해서 시행되는 경우가 많다. 이 원고에서는 현재 간 영상의 장비별 특성과 발전 방향을 고찰해보고 간 영상진단의 미래에 대해 전망해보고자 한다.

1. 각 영상장비의 현재와 발전 방향

(1) 초음파

간 초음파 검사는 낮은 민감도, 검사자간 불일치 등의 제한점에도 불구하고 비침습적이고 쉽게 접근 가능하며 방사선 노출이 없다는 장점이 있어 간질환의 일차검사 또는 선별검사로 널리 이용되고 있다. 간질환 의심 환자에서 미만성 간질환과 담도폐쇄를 감별하기 위해서, 간경변 환자에서 감시검사나 중재시술을 위해 이용되는 것이 대표적 적응증이다. 최근 일반적인 회색조 영상 이외에 간의 탄성도를 측정하는 방법이 개발되어 사용되고 있다(그림 1). 간경변이 진행함에 따라 섬유화가 진행하고 조직이 경화되므로 초음파를 투과시키면 정상조직에 비해 전달속도가 빨라지는 원리를 이용하여 간경변을 다양한 방식으로 정량화하게 되었다. 영상 없이 경화도만을 측정하는 섬유화스캔을 이용하여 가장 많은 연구결과가

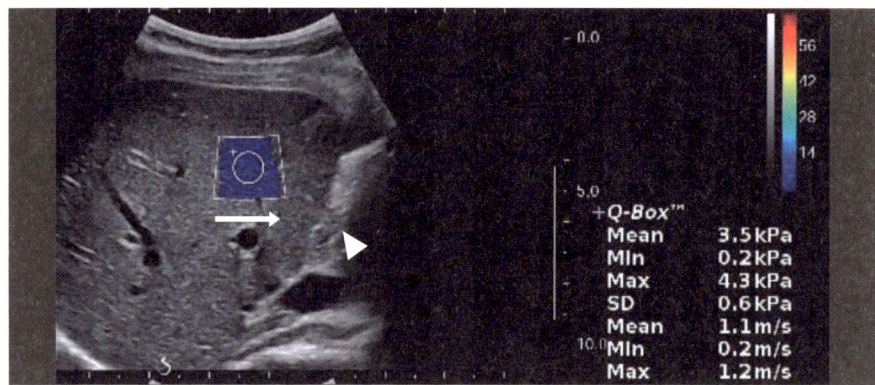

그림 1. 35세 여자로 정상 간 우엽에서 시행한 실시간 전단파 탄성영상(shear wave elastography).

전단파 탄성영상에서 간의 탄성도에 관한 색지도가 네모박스(화살표)에 표시된다. Q-박스(화살촉)내 탄성도에 관한 수치가 오른쪽에 표시된다.

축적되었고 영상과 경화도를 동시에 얻을 수 있는 탄성측정 초음파(acoustic radiation force impulse) 방식도 상용화되고 있다. 이러한 비침습적 검사 방법은 점차 일반화되어 간경변증의 선별검사, 감시검사에 널리 이용될 것으로 기대된다. 최근 초음파 영상처리 기술과 하드웨어의 발달로 보다 높은 해상도, 조직 대조도를 갖춘 영상 획득이 가능해질 뿐 아니라 CT나 MRI와 연관한 병변의 위치 결정, 특성화 기술들이 개발되어 검사자나 시술자의 확신도를 높이고 있다. 앞으로도 초음파는 검사자간 오차를 줄이기 위한 객관적 지표의 개발, 초음파 조영제의 개발, 종양내로 항암제 전달시 이용 등의 측면에서 많은 발전 가능성을 가진 영상 기법이라고 할 수 있겠다.

(2) CT computed tomography

현재 CT는 국소 간 질환의 진단과 병기결정에 가장 널리 쓰이는 영상기법이다. 다중검출기 CT가 도입되어 한 번의 호흡 정지동안 얇은 절편의 영상을 빠르게 얻어 작은 병변도 정확히 발견하게 되었다. 현재 일반적인 다중시기 CT이외에도 관류 CT나 이중 에너지 CT 등이 개발되어 연구되고 있다. 관류 CT는 조영제 주입 후 순차적으로 영상을 얻어 시간에 따른 종양의 혈역학을 평가하는 것으로 혈류, 혈액의 양, 투과도 등에 대한 정보를 얻을 수 있다. 이들 관류 매개변수들은 항암화학요법, 방사선 치료, 표적 치료 등에 대한 반응평가의 지표로 사용될 수 있다. 이중 에너지 CT는 서로 다른 2개의 에너지를 가진 X-선을 이용해서 물질의 감쇠나 밀도 특성에 바탕을 두고 조직을 특성화 할 수 있게 한다. 현재 비침습적으로 간 내 철 성분, 지방을 정량화하여 혈철색소증, 지방간 등을 진단하는 연구들이 진행되고 있어, 앞으로 간병변의 감별진단에 도움을 줄 것이다.

현재에도 CT의 방사선 피폭량을 줄이기 위한 방법이 개발, 적용되고 있으나 앞으로 CT는 더욱 빠르고 좋은 화질을 제공함과 동시에 피폭량을 최소화하는 방향으로 개발될 것이다.

(3) MRI magnetic resonance imaging

자기공명영상은 높은 조직 대조도와 조영제를 이용

하여 간의 국소병변을 발견하고 특성화하며 CT나 초음파 검사에서 불명확한 병변의 문제 해결을 위해 많이 사용되고 있다. 자기공명영상은 다양한 펄스열이 개발되어 여러 매개변수에 의한 정보를 얻고 있다. 최근에는 병변에 대한 형태학적 정보 이외에 확산강조영상, 관류영상 등의 기법들이 개발되어 임상적으로 사용되거나 연구되고 있다. 그러나 CT와 달리 검사시간이 길고 호흡에 의한 인공물이 발생할 수 있는 단점이 있어 이를 개선하기 위한 연구도 활발히 진행 중이다. 조영제에 있어서는 새로운 간세포 특이 조영제가 개발될 것으로 예상되고 이를 통해 병변에 대한 더 정확한 평가와 더불어 기능적 정보도 제공할 수 있게 될 것이다. MRI의 신호강도를 높이기 위한 방법의 하나로 과대분극 자기공명영상(hyperpolarized MRI) 등의 기법들이 개발되고 자기공명 분광술(MR spectroscopy)이 발전함에 따라 체내 대사와 분자적 수준에서의 정보를 얻는 영상이 보편적으로 적용될 것이다.

(4) 기능적 영상과 융합영상

현재의 간 영상 기법들은 주로 병변의 형태를 발견하는데 초점을 맞춰왔으나 영상 기법을 통해 기능적 정보를 얻으려는 연구들도 지속되고 있다. 예를 들어 간담도조영제를 통해 병변의 발견뿐 아니라 간기능에 대한 정보를 얻어 간절제술 후 간부전의 위험을 줄이기 위한 연구, 항암 치료 분야에서 기존의 세포독성 화학요법에서 표적치료로 변화함에 따라 표적치료의 치료 효과를 평가할 수 있는 기능적 영상기법들도 개발되고 있으며 앞으로 이를 통해 종양의 생물학적 특성을 더 잘 이해할 수 있을 것이다. 이를 위해 하이브리드 또는 융합 영상이 보편화될 것으로 예상된다. 현재에도 CT나 MRI와 PET(positron emission tomography)를 동시에 얻는 PET-CT, MRI-PET과 같은 융합 영상 장비가 개발되어 일부 사용되고 있는데 해부학적 정보와 기능적 정보를 동시에 제공한다는 면에서 암환자의 병기결정, 치료방침에 중요한 정보를 제공해 줄 것으로 생각된다(그림 2). 특히 MRI-PET은 MRI의 높은 조직 대조도와 여러 매개변수를 이용하여 간의 병변을 진단하고 PET의 기능적 정보를 동시에 얻어 종양의 발견과 치료반응 평가에 유용하게 이용될 것이다. 또한 현재 보편적으로 사용되는 핵종

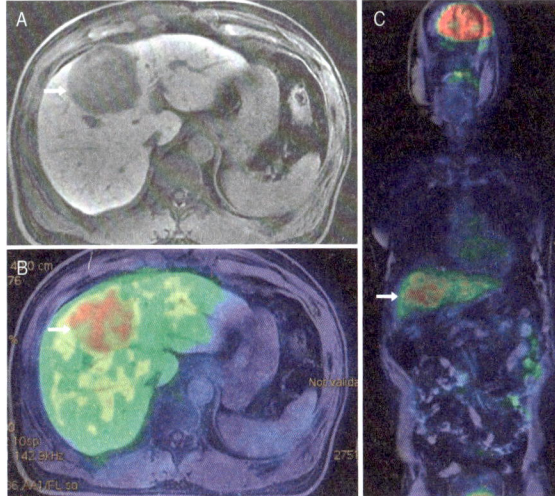

그림 2. 자기공명영상과 PET의 하이브리드 영상.

A. 간세포암을 가진 59세 남자의 간담도기 영상으로 주변 간실질에 비해 저신호강도의 종양이 보인다(화살표).

B. 자기공명영상과 FDG-PET영상을 융합한 영상으로 간세포암의 섭취가 증가되어 있다(화살표).

C. 자기공명영상과 PET를 융합한 관상면 영상으로 간세포암뿐 아니라 전신 전이 여부를 평가할 수 있다(화살표는 간세포암에 증가된 섭취).

인 fluorodeoxyglucose(FDG) 이외에도 다양한 방사성 동위원소가 개발되어 진단의 정확도와 다양한 정보를 제공할 것이다.

(5) 소프트웨어와 분석 시스템

현재 영상 분석은 주로 관찰자의 주관적 판단에 의해 결정되는 경우가 대부분인데 이에 따른 관찰자간 불일치, 경험에 따른 차이, 조기 병변 발견의 어려움, 객관적 지표의 부재 등이 단점으로 지적된다. 이를 보완하기 위해 여러 시스템과 소프트웨어가 개발되고 있고 앞으로도 연구가 지속될 것으로 예상된다. 현재 CT 대장 조영술에서 용종을 발견하는데 주로 사용되는 computer-aided diagnosis(CAD) 기술이 간의 병변을 발견하고 특성화 하는데에도 적용될 것으로 기대된다. CAD의 적용으로 인해 병변의 발견, 진단, 감별진단 등이 객관화, 표준화되고 보다 정확한 영상진단이 가능해질 것이다.

2. 영상진단의 미래 전망

(1) 정량적 영상과 영상표지자의 개발

현재 영상 진단의 단점인 주관적 판단을 보완하기 위해 여러 객관적인 방법들이 연구되고 있는데 그 중 가장 중요한 것은 정량적 기법의 개발이다. 정량적 기법은 현재에도 정성적 진단을 뒷받침하기 위해 보조적으로 사용되고 있으나 앞으로 영상표지자(imaging biomarker)로서의 역할이 더 커질 것으로 기대된다.

일반적으로 생체표지자(biomarker)로는 혈액, 소변과 같은 체액이 사용되고 이들은 다양한 임상적 정보를 제공한다. 기존의 체액을 통해 얻는 생체표지자에 비해 영상표지자는 비침습적이고 추적 검사가 가능하며 종양 전체를 평가할 수 있는 장점을 가진다. 일반적으로 영상표지자는 병변의 진단, 추적관찰, 예후예측, 치료반응 평가 등에 사용될 수 있다. 치료반응을 평가하기 위한 방법의 하나로 영상 검사가 이용되고 있는데 주로 항암화학요법 치료시 세포독성 효과에 근거를 둔 종양의 크기 변화를 측정하는 것이다. 그러나 간 종양의 혈관생성, 허혈, 세포 증식 등의 생리적 인자에 기반을 둔 표적치료가 도입되면서 이를 평가할 수 있는 기능적, 영상표지자의 개발이 필요하게 되었다. 기존의 WHO(world health organization)기준이나 RECIST(response evaluation criteria in solid tumors)기준 이외에 간세포암의 경우 소라페닙과 같은 표적치료제의 효과를 평가하기 위한 modified RECIST, 위장관기질성 종양에서의 치료반응평가를 위한 Choi 기준, 전이성 흑색세포종 치료를 위한 단일클론 항체의 반응평가를 위한 면역관련 반응기준(immune-related response criteria) 등이 개발, 검증되고 있다(그림 3). 앞으로도 간의 여러 질환에서 다양한 영상표지자가 개발되어 정량화하고 객관화함으로써 임상적 판단에 도움을 줄 것이다.

(2) 유전적 정보와 영상의 결합

최근 다양한 질환에서 유전자의 발현에 대한 연구가 활발하게 이루어지고 있고 특히 간암의 진단, 치료, 예후 예측 등에 관한 연구결과들이 축적되고 있다. 간암 등의 종양질환에서 다양한 유전자의 발현과 변이 등에 대한 정보들을 영상 정보와 결합하면 조기 진단에 도움될 뿐만 아니라, 종양의 생물학적 특성 및 예후에 관한 중요한 정보를 제공할 수 있을 것이다. 이를 통해 좀 더 정확한 병기결정이 가능해지고 치료 반응이 좋지 않을 환자군을 선별할 수 있을 것이며 기반이 되는 radiogenomics의 연구가 활발해질 것으로 전망된다. 최근 개발되고 있는 차세대 염기서열 분석 (next generation sequencing)으로 개인별 유전정보

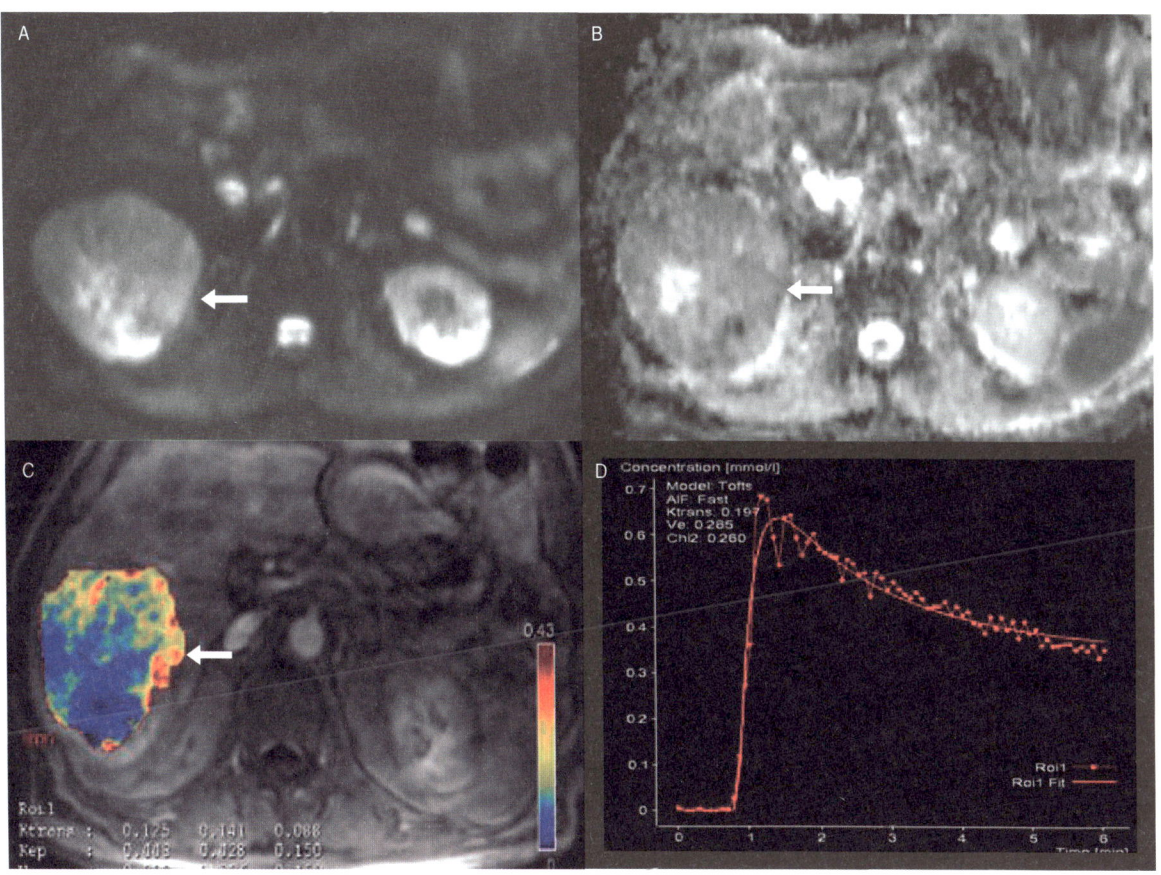

그림 3. 간세포암을 가진 57세 남자의 자기공명영상으로 치료반응을 평가하기 위해 확산강조영상과 관류 영상을 얻음.

A. 확산강조영상에서 간 우엽에 고신호강도를 보이는 종양이 있다 (화살표).

B. 현성확산계수 색지도에서 확산제한을 보이는 종양이 있다(화살표). 치료 전 현성확산계수와 비교하여 확산제한의 정도를 정량적으로 평가할 수 있다.

C. 같은 환자의 관류 영상으로 종양에 관심영역을 그리면 K^{trans}, K^{ep} 등 관류에 관한 정보를(화살표) 얻을 수 있고 치료 효과를 예측할 수 있다.

D. 조영제 주입 후 시간에 따른 조영증강 그래프를 그려 조영증강 양상이나 관류에 대한 정보, 치료 반응에 관한 정보 등을 얻을 수 있다.

를 빠른 시간에 얻어 영상 정보와 결합하고 인포매틱스(informatics)를 이용하여 궁극적으로는 환자별 맞춤형 치료로 이어질 것으로 전망된다.

(3) 빅 데이터

최근 많은 관심을 받고 있는 의료영역의 빅 데이터와 영상정보가 결합되어 새로운 개념의 영상정보 시스템이 구현될 것으로 예상된다. 다수의, 다양한 유형의 데이터를 분석할 수 있는 프로그램으로 대량의 정형 또는 비정형 데이터에서 결과를 분석하는 기술이 영상 분야에도 적용되면 질병의 진단, 예후예측, 치료 반응 평가에 획기적인 변화가 올 것이다. 예를 들어 간암, 간경변증 환자의 의무기록, 임상 데이터, 유전체 정보, 생활, 환경정보와 함께 의료 영상 정보가 결합되면 임상적 의사결정에 도움이 되고, 환자에게 맞춤형 의료를 제공할 수 있게 될 것이다. 뿐만 아니라 질환의 조기 발견, 예방, 재활치료 등도 효율적으로 관리할 수 있게 될 것이다.

간 영상 검사법들은 기본적으로 검사 시간을 최소화하고 해상도, 대조도를 높이며 정량적 수치를 제시할 수 있는 방향으로 발전해왔다. 앞으로 하드웨어와 소프트웨어는 이런 방향으로 개발됨과 동시에 기능적 정보를 얻기 위한 방향으로 발전할 것이다. 또한, 영상정보가 유전정보, 빅 데이터와 결합되어 새로운 개념의 영상정보시스템이 일상적으로 이용되며 맞춤형 의료시대에 한 걸음 다가갈 수 있게 될 것이다.

참고문헌

1. Afaq A, Akin O. Imaging assessment of tumor response: past, present and future. Future Oncol 2011;7(5):669-677.

2. Sporea I, Sirli RL. Hepatic elastography for the assessment of liver fibrosis--present and future. Ultraschall Med 2012;33(6):550-558.

3. Davarpanah AH, Weinreb JC. The role of imaging in hepatocellular carcinoma: the present and future. J Clin Gastroenterol 2013;47 Suppl:S7-10.

4. Gonzalez-Guindalini FD, Botelho MP, Harmath CB, et al. Assessment of liver tumor response to therapy: role of quantitative imaging. Radiographics 2013;33(6):1781-1800.

5. Ligabue G, Besutti G, Scaglioni R, Stentarelli C, Guaraldi G. MR quantitative biomarkers of non-alcoholic fatty liver disease: technical evolutions and future trends. Quant Imaging Med Surg 2013;3(4):192-195.

6. Yokoo T, Browning JD. Fat and iron quantification in the liver: past, present, and future. Top Magn Reson Imaging 2014;23(2):73-94.

7. Banerjee S, Wang DS, Kim HJ, et al. A computed tomography radiogenomic biomarker predicts microvascular invasion and clinical outcomes in hepatocellular carcinoma. Hepatology 2015.

8. Geisel D, Ludemann L, Hamm B, Denecke T. Imaging-Based Liver Function Tests - Past, Present and Future. Rofo 2015.

간세포암(HCC)
Chapter 7

만성 B형 간염 치료가 간암을 예방할 수 있나?

고려의대 구로병원 소화기내과　**변 관 수**

최근 국내외에서 만성 B형 간염에 효과적인 항바이러스제가 상용화되면서 국내에 환자가 많은 만성 B형 간염의 치료가 과거보다 수월해진 것은 잘 알려진 사실이다. 이러한 항바이러스제의 치료 목적은 HBV(Hepatitis B virus)의 증식을 억제하여 염증을 완화하고 섬유화를 방지하며 간경변증이나 간암으로 진행하는 것을 예방하여 환자의 생존율을 향상시키는 것이다. 따라서 간암의 발생을 예방하는 것도 매우 중요한 목표인 셈이다. B형 간염에 의해 발생되는 간암을 예방하는 방법은 1차적, 2차적, 3차적 예방으로 분류할 수 있다. 1차적 예방은 감염 전에 B형 간염에 대한 예방접종을 시행함으로써 만성 HBV 감염 자체를 미연에 방지하는 것으로 가장 효과적인 방법이라 할 수 있다. 이러한 예방정책이 매우 효과적임은 대만 등 외국에서 보고되고 있고 우리나라에서도 근래 20년 동안 효과적인 예방정책이 시행되고 있어 그 효과가 장기적으로 성인에서도 나타날 것으로 예상되고 있다. 그러나 일단 만성 HBV 감염이 발생된 환자에서는 항바이러스제 등을 투약하여 간암으로의 진행을 차단하는 2차적 간암 예방 치료가 시도될 수 있다. 요즘 약제 내성의 발생이 적으면서 강력한 항바이러스 효과를 가진 약제들이 국내에서 실용화되었는바 이러한 약제의 장기적 사용으로 간암의 예방을 기대해 볼 수 있으리라 생각된다. 한편 만성 HBV 감염 때문에 간암이 발생한 환자에서 외과적 절제술 등의 근치적 치료를 시행한 후 간암의 재발을 방지하기 위한 예방법을 3차적 예방이라 하는데 최근 이에 관한 대규모 연구 결과도 보고되고 있다. 여기서는 간암의 1차적 예방에 대해서는 생략하고, 2차적, 그리고 3차적 예방에 관한 최근 국내외 연구 동향과 함께 간암 발생에 미치는 영향에 대해 간략히 소개하도록 하겠다.

1. 만성 B형 간염에서 항바이러스제 치료가 간암 발생에 미치는 영향

만성 B형 간염에서 장기간 항바이러스제를 투약하는 것이 간암의 발생을 예방할 수 있으리라는 예상은 여러 가지 간접적인 정황으로 예측할 수 있다. 우선 B형 간염에서 간경변증이 존재하면 간암의 발생 확률이 증가한다는 것은 잘 알려진 사실이다. 따라서 항바이러스제 치료로 간경변증으로의 진행을 차단한다면 그것 자체로 간암의 발생을 낮출 수 있을 것이라는 것은 쉽게 추측할 수 있다. 간암 발생의 또 다른 중요 위험 인자로는 높은 혈청 HBV DNA 수치를 들 수 있다. 혈청 HBV DNA 수치가 간암 발생에 미치는 영향을 전향적으로 관찰한 최근 대만 연구를 보면, 3,600명이 넘는 많은 만성 HBV 감염자를 대상으로 11년 이상 장기간 추적 관찰하였는데 연구 시작 시점에 혈청 HBV DNA 치가 6 $\log_{10}$copies/ml 이상이었던 환자는 4 $\log_{10}$copies/ml 이하였던 환자에 비해 간암 발생의 위험이 10.7배 높은 것으로 보고하고 있다. 결론적으로 혈청 HBV DNA 수치가 10,000copies/ml 이상인 환자는 HBeAg의 유무, 혈청 ALT 수치, 간경변증의 유무와 관계없이 그것 자체로 강력한 간암의 위험 인자임을 입증하였다(그림 1). 또한, 이 연구와 같은 코호트를 대상으로 혈청 HBV DNA 수치가 간경변증 발생에 미치는 영향을 관찰한 또 다른 연구에서는 혈청 HBV DNA 수치가 높을수록 간경변증의 누적 발생률이 증가하였는데 이 역시 혈청 ALT 수치와 HBeAg 유무와는 무관하였다. 따라서 장기적인 항바이러스

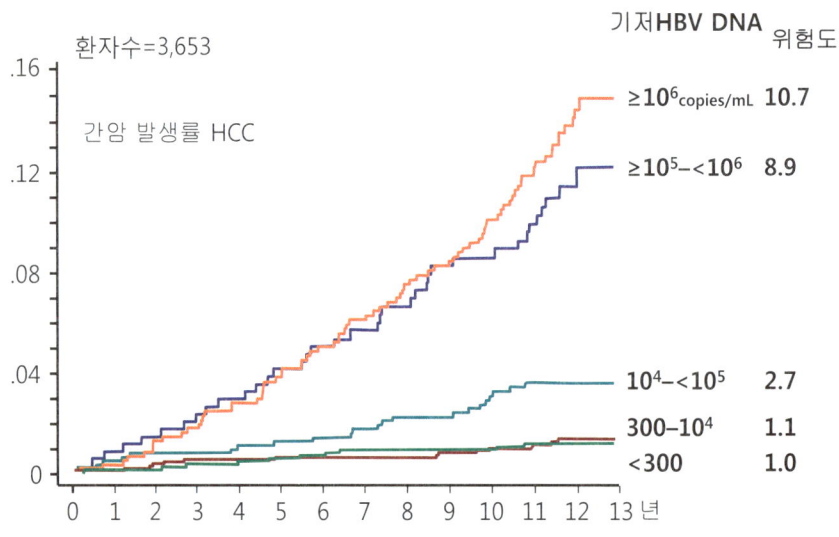

그림 1. 기저 혈청 HBV DNA 수치에 따른 누적 간암 발생률(Chen et al. JAMA 2006)

제 치료로 효과적으로 혈청 HBV DNA 수치를 낮춘다면 결국 간암의 발생과 간경변증의 발생을 감소시킬 수 있음을 예상할 수 있다. 그밖에 HBeAg 양성인 환자도 HBeAg 음성인 환자에 비해 간암 발생이 높다는 결과도 보고되고 있는바 이 또한 항바이러스제 치료로 HBeAg의 소실이나 혈청전환율을 높인다면 간암 발생에 영향을 미칠 수 있을 것으로 추정된다.

물론 실제 항바이러스제 치료가 간암을 예방할 수 있는지를 직접적으로 입증하기 위해서는 간암 발생률이 감소되는가를 목적으로 설정한 대규모 무작위 대조군 임상 연구가 필요하다. 그러나 여러 가지 제약 때문에 이러한 연구는 시행하기 어려운 것이 현실이다. 즉, 많은 수의 환자가 포함되어야 하고 간암 발생까지 장기간의 추적관찰이 필요하며 항바이러스제를 투약하지 않은 대조군을 장기간 유지하기가 어렵고 새롭고 더 효과적인 치료제의 출현 때문에 표준 치료법이 빈번히 바뀌기 때문이다.

현재까지 항바이러스제 치료가 간암 발생률에 미치는 영향을 직접 보기 위한 목적으로 고안된 전향적 무작위 대조 연구는 두 개에 불과하다. 첫 번째 연구는 인터페론 치료가 간암 발생에 미치는 영향을 보기 위한 것으로 치료군에서 대조군에 비해 간암 발생률이 의미 있게 낮았으나 전체 대상 환자 수가 100명 내외로 비교적 적었고 치료군에서 약 50%는 인터페론 치료 전에 스테로이드 전 처치를 시행하였는바 현재의 인터페론 치료법의 변화를 고려해 볼 때 이 결론을 받아들이는 데는 신중한 해석이 필요할 것으로 생각된다.

또 다른 무작위 대조군 연구는 650명 이상의 진행된 섬유화 또는 간경변증을 가진 만성 B형 간염 환자를 대상으로 라미부딘 투약군과 위약 투약군을 비교 연구한 것으로 라미부딘 투약군에서 의미 있게 간질환의 진행이 적었으며 간암의 발생률은 라미부딘 치료군에서 3.9%, 위약 투약군에서 7.4%로 역시 라미부딘 투약군에서 의미 있게 감소하였다(그림 2). 라미부딘은 장기간 사용함에 따라 약제 내성 발생률이 매우 높은 약제로 이제는 만성 B형 간염의 1차 치료제로는 권장되지 않는 약제임은 잘 알려진 사실이다. 이 연구에서도 라미부딘 치료의 긍정적인 효과가 약제 내성이 발생함에 따라 반감됨을 보고하고 있다. 따라서 최근 빈번히 처방되고 있는 약제 내성의 발생이 적고 강력한 항바이러스 효과를 가진 엔테카비어나 테노포비어를 사용하여 비슷한 연구를 장기간 시행한다면 간질환의 진행이나 간암 발생을 차단하는 효과가 좀 더 자명해질 수 있으리라 미루어 짐작할 수 있겠다. 물론 라미부딘을 사용하여 내성이 발생하더라도 신속히 2차 약제로 구조치료를 시행하여 바이러스를 억제한다면 간암

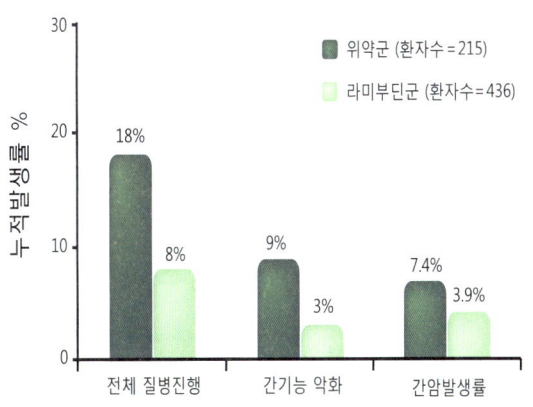

그림 2. 라미부딘 투약군과 위약 투약군 사이에 간질환 진행, 간기능 악화 및 간암 발생률 비교(Liaw YF et al. N Engl J Med 2004)

예방 효과를 더욱 기대할 수 있으리라 생각된다. 실제 엔테카비어와 테노포비어 등 항바이러스 치료가 간암 발생에 미치는 영향을 관찰한 최근 동양권의 연구들(대부분 역사적 대조군과 비교한 후향적 연구)을 요약한 결과를 보면, 간경변증 환자에서는 대략 약 30% 정도 간암 발생률을 감소시킬 것으로 추정되고 있다. 간경변증이 없는 환자인 경우에는 간경변증 환자에 비해 간암 발생률이 낮기 때문에 단기간의 경과 관찰로 간암 발생률의 차이를 관찰하기가 쉽지 않아 연구에 따라 그 결과가 상이하게 보고되고 있지만 일부 연구에서는 약 80%까지 간암 발생률을 감소시킨다고 보고하고 있다. 물론 앞서 언급한 여러 가지 제약 때문에 간암 발생에 미치는 영향을 직접 보기 위한 대규모 무작위 대조군 연구를 현재 임상에서 널리 사용되는 효과적인 약제로 다시 시행하는 것은 현실적으로 많은 어려움이 있으리라 예상된다.

항바이러스 치료가 간암 발생을 감소시킨다는 연구들은 대부분 동양권 국가에서 시행된 것으로 아직 서양인을 대상으로 잘 고안된 비교연구는 없는 실정이므로 이러한 연구 결과를 서양권까지 일반화시킬 수는 없으며 이들을 대상으로 한 연구가 앞으로 필요한 상황이다.

한편 항바이러스 투약 후 효과적으로 HBV DNA가 억제된 환자와 바이러스 반응이 불충분하거나 약제 내성 때문에 바이러스 돌파현상이 있는 환자를 비교해 보았을 때 효과적으로 바이러스가 억제된 환자에서 간암 발생률이 적다는 연구보고도 발표되었는바 항바이러스 효과가 강력하고 내성의 발생이 적은 약제가 간암 발생 예방에 미치는 영향은 더 클 것으로 추정된다.

2. 항바이러스제 치료가 간암 재발에 미치는 영향

B형 간염과 관계된 간암인 경우 근치적 치료법으로 간절제술, 간이식술, 그리고 국소적 소작술 등이 국내에도 널리 시술되고 있다. 대표적인 근치적 치료법인 간절제술을 시행한 이후에 간암의 재발률은 5년에 약 50-70%로 비교적 높게 보고되고 있다. 따라서 이러한 근치적 치료를 시행한 후 간암의 재발을 방지하는 것도 환자의 생존율을 높이기 위해서는 중요한 의미를 가진다 하겠다. 근치적 치료 후 재발은 재발 시점에 따라 조기 재발(2년 이내의 재발)과 늦은 재발(2년 이후의 재발)로 분류할 수 있다. 조기 재발은 보통 원래 존재했던 암의 간내 전이 때문인 경우가 많으므로 원발 암의 병기나 종양의 생물학적 특성과 깊은 관계가 있으나 늦은 재발은 주로 간경변증이나 HBV에 감염된 간에서 새롭게 발생되는 경우이므로 잔존 간질환의 정도와 밀접한 관계를 가진다. 한편 국내에서 진행된 한 연구에서는 간절제술을 받은 후 간암 재발에 혈청 HBV DNA 수치가 상관관계가 있으므로 항바이러스제 치료가 간암 재발을 예방하는 수단이 될 수 있음을 시사하였다. 즉 항바이러스제 치료는 간암 치료 후 발생하는 늦은 재발에 효과적일 수 있을 것으로 추측해 볼 수 있다.

그동안 인터페론 치료 효과를 관찰한 두 개의 무작위 대조군 연구가 있었는바 비록 인터페론의 투약 기간이 짧았다는 단점이 있었지만, 간암 재발 예방 효과가 입증되지 못하였다. 또한, 다양한 핵산유사체의 치료 효과를 관찰한 연구들에서도 재발 예방 효과는 확실하지가 않았다. 물론 이러한 연구들은 소규모 연구이거나 조기 재발이 많아 간내 전이에 의한 재발의 가능성 때문에 그 결과를 해석하기가 곤란하다는 점이 단점으로 지적되고 있었다.

한편 최근 실제 간암 재발 예방 여부를 목적으로 항바이러스제 치료가 효과적인가를 관찰한 대규모 연구가 보고되었는바 이 연구를 소개하면 다음과 같다. 대만에서 4,500명 이상의 B형 간염과 관계된 간암 때문에 근치적 간암 치료를 받은 환자를 대상으로 핵산유사체로 치료한 군과 항바이러스 치료를 하지 않은 군으로 나누어 간암의 재발 여부를 관찰하였는데 재발률은 치료군에서 20.5%, 비치료군에서 43.6%로 의미있게 핵산유사체 치료군에서 재발률이 낮음을 보고하였다. 또한, 다변량 분석에서도 핵산유사체 치료가 간암 재발을 감소시키는 독립 인자이었다. 이 연구는 국가 단위의 대규모 연구라는 점 등의 장점을 가지고 있지만 핵산유사체를 장기간 투약하고 관찰한 대상의 수가 비교적 적다는 단점도 가지고 있어 앞으로 좀 더 장기간 투약하면서 간암의 늦은 재발의 예방 효과를 관찰하는 후속 연구가 필요하리라 생각된다.

위에서 언급한 바와 같이 지금까지의 연구 결과를 토대로 한 직·간접적인 증거를 통하여 만성 B형 간염에서 항바이러스제 치료는 간암의 발생뿐 아니라 간암의 근치적 치료 후 재발을 예방할 수 있는 효과를 기대할 수 있다. 이러한 긍정적인 효과는 보다 강력한 바이러스 억제 효과가 있는 약제를 사용하고 약제 내성의 발생이 적은 약제를 장기간 투약함으로서 극대화시킬 수 있을 것으로 예상된다. 그러나 B형 간염에서 간암이 발생하는 기전에는 항바이러스제로 개선 가능한 요소뿐 아니라 다른 복잡한 요인들도 관여하는바 항바이러스 치료가 간암의 발생을 감소시킬 수는 있으나 완전히 차단할 수는 없는 것이 현실이므로 간암 발생에 대한 정기적인 감시검사는 꾸준히 시행되어야 하겠다.

참고문헌

1. Chen CJ, Yang HI, Su J, et al. Risk of hepatocellular carcinoma across a biological gradient of serum hepatitis B DNA level. JAMA 2006;295:65-73.
2. Lin SM, Sheen IS, Chien RN, et al. Long-term beneficial effect of interferon therapy in patients with chronic hepatitis B virus infection. Hepatology 1999;29:971-975.
3. Liaw YF, Sung JJ, Chow WC, et al. Lamivudine for patients with chronic hepatitis B and advanced liver disease. N Engl J Med 2004;351:1521-1531.
4. Wu C-Y, Chen Y-J, Ho HJ et al. Association between nucleoside analogues and risk of hepatits B virus-related hepatocellular carcinoma recurrence following liver resection. JAMA 2012;308:1906-1913.
5. Papatheodoridis GV, Chan HL, Hansen BE et al. Risk of hepatocellular carcinoma in chronic hepatitis B: Assessment and modification with current antiviral therapy. J Hepatol 2015;62:956-967.

만성 C형 간염치료가 간세포암 발생을 예방할 수 있는가?

고려의대 안산병원 소화기내과 **임 형 준**

간세포암의 원인은 다양하지만 약 70-80%의 간세포암 환자는 간염바이러스 감염과 연관되어있다. 따라서 간염에 이환 되는 것을 예방하고 만성 간염 단계에서는 추가적인 간질환의 진행을 막는 것이 간세포암의 발생을 방지할 수 있는 중요한 방법이 될 수 있겠다. 이를 위해서는 적극적인 항바이러스 치료가 중요한 역할을 할 수 있을 것으로 생각되지만 항바이러스 치료의 역사가 오래지 않은 만큼 이러한 치료가 간세포암 발생에 어떠한 영향을 미칠 것인가에 대한 잘 설계된 장기 연구 결과는 충분치 않은 편이다. 본고에서는 국내 간염바이러스 간염 중 상대적으로는 빈도가 적지만 최근 관심이 증가하고 있는 C형 간염과 관련하여 이에 대한 항바이러스 치료가 간세포암 발생에 미칠지 현재까지 보고된 자료를 살펴보도록 하겠다. 이는 향후 간세포암 발생을 줄이기 위한 효과적인 방안을 마련하는 근거가 될 것으로 생각된다.

1. 항바이러스 치료와 간세포암 발생율

C형 간염 바이러스에 감염되어 만성 간염을 거쳐 간경변으로 진행할 경우 간세포암의 발생 위험도는 현저히 증가한다. 항바이러스 치료로 간염 바이러스의 증식을 소멸시킬 경우 간내의 염증 괴사가 감소하고 간내 섬유화의 진행이 늦추어지거나 일부에서는 완화될 수도 있다.

이러한 효과는 만성 C형 간염에 의한 간세포암 발생 위험도를 감소시킬 것으로 생각된다. 이러한 가설 하에 시행된 연구로 가장 최초에 보고된 것은 C형 간염에 기인된 간경변 환자 90명을 전향적으로 등록하여 12-24주간 인터페론 치료를 받는 군과 대증적인 치료만을 받는 군으로 나누어 무작위 배정한 후 환자를 2-7년 추적 관찰하였던 Nishiguchi 등의 연구이다. 이 연구에서 바이러스 반응은 치료군에서 16% 수준이었음에도 간세포암의 발생은 치료군은 4%에서 대조군은 38%에서 발생하여 양군간에 유의한 차이를 나타내었다(p=0.002)[1]. 이후로 이와 유사한 연구가 일본 및 유럽 등지에서 수개 발표되었는데 대부분의 연구에서 생화학 반응이나 바이러스 반응이 지속적으로 유지된 환자에서 그 효과가 더욱 높게 관찰되었다. 14개의 임상연구를 메타 분석한 최근의 보고를 보면 총 2,691명의 치료군(인터페론 혹은 페그인터페론±리바비린)에서 2009명의 대조군에서 비하여 간세포암의 발생이 유의하게 낮았다 (RR 0.43, 95% CI 0.33-0.56, p<0.000001)[2]. 특히 항바이러스 치료 후 지속바이러스 반응을 보였던 예에서 더욱 간세포암 발생률이 낮았고(RR 0.35, 95% CI 0.26-0.46), 리바비린을 병행 투여한 예의 경우 가장 낮은 상대 위험도를 보였다(RR 0.25, 95% CI 0.14-0.46). 흥미로운 것은 가장 최근의 메타 분석에서 인터페론 치료 무반응자의 경우에도 치료를 받지 않은 경우 보다는 간세포암의 발생이 의미있게 감소하였다는 점이다(RR 0.48, 95% CI 0.25-0.90)[3]. 이는 지속바이러스 반응을 얻지 못한 경우라 하더라도 인테페론 치료 자체가 간내 염증을 완화시킴으로써 일부에서 생화학 반응을 유도하여 이러한 효과를 보이는 것으로 판단되므로, 향후 만성 C형 간염 간질환 환자에서 좀 더 적극적인 항바이러스 치료를 권고할 수 있는 근거가 될 수 있을 것으로 생각된다. 그러나 일단 인터페론 치료에서 지속 바이러스 반응을 얻지 못한 경우에 간암발생이나 기저 간질환의 악화를 막기 위해 지속적으로 인터페론을 투여하는 것은 추가 임상적인 이점을 기대하기 어려우므로 현재로서는 권고하기 어려울 것으로 생각된다[4].

인터페론 치료 종료 후 지속바이러스 반응을 보인 경우에는 C형 간염의 재발 가능성은 매우 낮으며 간세포암의 발생 위험도 역시 현저히 감소한다. 그러나 기저에 진행된 간섬유화가 있거나 간경변이 있는 환자에서는 치료 종료 후에도 간세포암 발생 여부에 대한 주기적인 감시 검사는 필요하다. 통상적인 검사 간격인 6개월 마다 간초음파 검사 및 알파태아단백 검사를 할 것을 권고한다. 지속바이러스 반응을 얻지 못한 경우 임상적 악화의 가능성을 염두에 두고 주기적인 검사 및 간세포암 감시 검사를 시행하며 새로 등장하는 경구용 항바이러스제(DAA, directly acting antivirals) 치료에 대한 고려를 한다. 최근에 사용 가능하게 된 DAA는 장기간의 추적 관찰 자료가 아직은 부족하나, 이러한 약제 역시 지속 바이러스 반응에 도달할 경우 C형 간염의 재발 가능성은 매우 낮을 것으로 생각되며, 장기적으로 간암 발생의 예방 측면에 있어서도 인터페론 치료의 장기 효과와 유사할 것으로 추정된다.

2. 항바이러스 치료가 간세포암의 재발에 미치는 영향

과거의 한 후향 연구에서 기저에 C형 간염이 있는 간세포암 환자에서 ALT치가 지속적으로 상승되어 있는 경우 간세포암 재발이 좀 더 빈번함이 보고되었다[5]. 이는 C형 간염 바이러스로 인한 간내 염증괴사가 지속되는 경우 암의 재발률이 높아지는 것으로 해석할 수 있겠으며, 반대로 항바이러스 치료로 간염 바이러스로 인한 간손상을 억제하는 것이 간세포암 재발을 줄일 수 있을 것으로 생각하게 되었다. Kubo 등은 단일 종괴의 간세포암을 간절제술로 치료한 30명의 C형 간염 환자를 대상으로 인터페론 치료군과 경과 관찰을 나누어 무작위 배정한 후 추적 관찰하였다[6]. 인터페론은 6백만 단위를 2주간 매일 이후 주 3회 14주간, 그리고 주 2회씩 88주로 총 104주를 투여하였다. 추적 관찰 중 치료군에서는 간세포암의 재발이 60%였으나 대조군에서는 87%로 유의한 차이를 보였다(p=0.037). 또 다른 무작위 배정 연구로 Shiratori 등은 6백만 단위의 인터페론을 48주간 투여하였을 때 최초 재발율은 치료군과 대조군 간에 차이가 없었으나 후기 재발율은 치료군에서 유의하게 낮게 관찰되었다[7]. 최근 이러한 연구들을 메타분석하였을 때 인터페론 치료는 C형 간염 관련 간세포암의 근치적 치료 후 재발을 67% 감소시켰다(RR 0.33, 95% CI 0.19-0.58, p<0.0001)[8]. 따라서 인터페론 치료는 초기 및 후기의 간세포암 재발을 의미있게 감소시키는 것으로 생각된다[9].

페그인터페론과 리바비린 병합치료는 기존의 인터페론 치료보다 투여 회수가 줄고 효과가 개선되어 만성 C형 간염 치료를 위해 최근까지도 널리 사용되었다. 페그인터페론 기반의 치료가 간세포암 재발을 줄일 수 있을 것인가에 관한 자료는 제한적이기는 하나 대만에서 간절제수술을 받은 간세포암 환자를 대상으로 수행된 코호트연구가 보고된 바 있다.[10] 2,237명의 항바이러스를 받은 적이 없는 C형 간염 관련 간세포암 환자 중 간절제수술 후 페그인터페론 및 리바비린 병합 치료를 받은 213명

과 치료를 받지 않은 852명을 비교하였다. 두 군은 성별, 나이, 간경변 여부, 수술 후 항바이러스 치료까지의 기간 등에 차이가 없도록 선정되었는데 5년간 추적 관찰 하였을 때 치료군은 52.1%에서 비치료군은 63.9%에서 재발이 관찰되어 양군간에 유의한 차이가 있었다(P=0.001, 그림 1). 페그인터페론 역시 간세포암 재발의 상대위험도(HR 0.64, 95% CI 0.50-0.83)를 의미 있게 감소시키는 점을 볼 때, C형 간염의 항바이러스 치료는 인터페론제제의 종류와 관계없이 간세포암의 재발을 낮추는 것으로 생각된다.

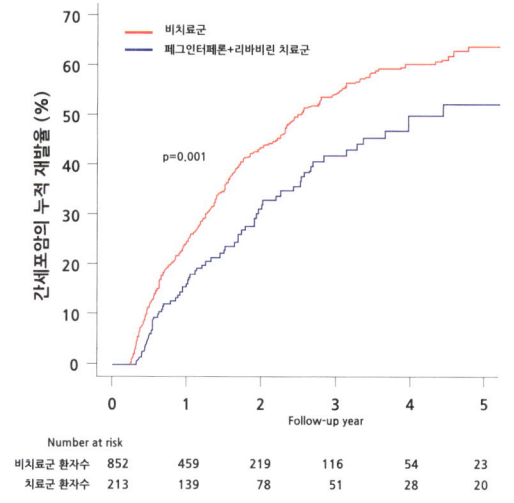

그림 1. 수술 후 항바이러스 치료를 받은 환자군(파란선)과 받지 않은 환자군(빨간선)에서의 간세포암의 누적 재발율(Hsu 등의 2013년 논문에서 발췌)

새로 등장한 DAA를 간암 환자에서 처방하였을 때의 장단기적인 효과에 대한 자료는 아직 충분치 않으나 치료 후 지속 바이러스 반응을 얻을 경우 인터페론 제제와 마찬가지로 간세포암의 재발율을 낮출 가능성이 높을 것으로 추정된다.

간염 바이러스는 간경변 및 간암을 유발한다. 따라서 만성 간염 환자에게 항바이러스 치료는 간세포암 발생의 원인 요소를 제거한다는 의미가 있으며, 이를 통해 간세포암 발생률을 감소시키고 기존에 간세포암으로 진단 및 치료를 받은 환자에서는 재발을 억제할 수 있겠다. 향후 새로이 개발되고 있는 경구 항바이러스제가 C형 간염 환자에서 간암 발생 및 간암 재발을 좀 더 효과적으로 방지 할 수 있을지에 대한 연구가 필요하다. 그러나 무엇보다도 바이러스 간염에 감염되지 않도록 노력하는 것이 간암을 예방하는 가장 효과적인 방법일 것이다.

참고문헌

1. Nishiguchi S, Kuroki T, Nakatani S, Morimoto H, Takeda T, Nakajima S, Shiomi S, Seki S, Kobayashi K, Otani S. Randomised trial of effects of interferon-alpha on incidence of hepatocellular carcinoma in chronic active hepatitis C with cirrhosis. Lancet 1995;346:1051-5.

2. Singal AK, Singh A, Jaganmohan S, Guturu P, Mummadi R, Kuo YF, Sood GK. Antiviral therapy reduces risk of hepatocellular carcinoma in patients with hepatitis C virus-related cirrhosis. Clin Gastroenterol Hepatol 2010;8:192-9.

3. Miyake Y, Iwasaki Y, Yamamoto K. Meta-analysis: reduced incidence of hepatocellular carcinoma in patients not responding to interferon therapy of chronic hepatitis C. Int J Cancer 2010;127:989-96.

4. Di Bisceglie AM, Shiffman ML, Everson GT, Lindsay KL, Everhart JE, Wright EC, Lee WM, Lok AS, Bonkovsky HL, Morgan TR, Ghany MG, Morishima C, Snow KK, Dienstag JL. Prolonged therapy of advanced chronic hepatitis C with low-dose peginterferon. N Engl J Med 2008;359:2429-41.

5. Tarao K, Takemiya S, Tamai S, Sugimasa Y, Ohkawa S, Akaike M, Tanabe H, Shimizu A, Yoshida M, Kakita A. Relationship between the recurrence of hepatocellular carcinoma (HCC) and serum alanine aminotransferase levels in hepatectomized patients with hepatitis C virus-associated cirrhosis and HCC. Cancer 1997;79:688-94.

6. Kubo S, Nishiguchi S, Hirohashi K, Tanaka H, Shuto T, Yamazaki O, Shiomi S, Tamori A, Oka H, Igawa S, Kuroki T, Kinoshita H. Effects of long-term postoperative interferon-alpha therapy on intrahepatic recurrence after resection of hepatitis C virus-related hepatocellular carcinoma. A randomized, controlled trial. Ann Intern Med 2001;134:963-7.

7. Shiratori Y, Shiina S, Teratani T, Imamura M, Obi S, Sato S, Koike Y, Yoshida H, Omata M. Interferon therapy after tumor ablation improves prognosis in patients with hepatocellular carcinoma associated with hepatitis C virus. Ann Intern Med 2003;138:299-306.

8. Miyake Y, Takaki A, Iwasaki Y, Yamamoto K. Meta-analysis: interferon-alpha prevents the recurrence after curative treatment of hepatitis C virus-related hepatocellular carcinoma. J Viral Hepat 2010;17:287-92.

9. Ishikawa T. Secondary prevention of recurrence by interferon therapy after ablation therapy for hepatocellular carcinoma in chronic hepatitis C patients. World J Gastroenterol 2008;14:6140-4.

10. Hsu YC1, Ho HJ, Wu MS, Lin JT, Wu CY. Postoperative peg-interferon plus ribavirin is associated with reduced recurrence of hepatitis C virus-related hepatocellular carcinoma. Hepatology. 2013;58(1):150-7.

간세포암의 감시검사와 다양한 진단검사

연세의대 세브란스병원 소화기내과 **김 범 경, 안 상 훈**

1. 감시검사

대부분 간세포암종(이하 간암)은 뚜렷한 원인인자를 가지고 있어 고위험군의 경우 간암을 조기에 발견하기 위한 감시(surveillance)검사가 요구된다. 대표적으로 B형 간염 바이러스 보유자, C형 간염 바이러스 보유자, 어떤 원인이든 간경변증이 있는 경우가 이에 해당한다. 이러한 고위험군에 대한 감시검사는 조기 진단을 통해 근치적 치료가 가능하도록 하여 간암 사망위험률을 낮추는 효과가 있다. 간경변증은 간암 발생의 가장 강력한 위험 인자이기 때문에 간경변증 환자는 연령과 무관하게 진단 시점부터 검진을 받는 것이 바람직하다. 간경변증이 없는 만성 B형 또는 C형 간염 환자의 경우, 국내 간암 역학자료를 볼 때 40세 이상부터 간암 발생률이 증가하는 것을 감안하여 40세 이상부터는 검진이 필요하다.

간암의 이상적인 검진주기는 암 발견이 가능하도록 종양의 최소한의 성장속도와 대상인구의 암 발생률을 모두 고려하여 결정되어야 한다. 간암 고위험군의 검진주기에 대한 연구는 3개월에서 12개월까지 다양하게 시행되었으며 대부분의 진료지침에서 6개월 간격의 검진 주기를 권고하고 있다. 간암의 조기진단을 위하여 간 초음파 검사와 혈청 AFP 검사를 동시에 시행하는 방법이 널리 사용되고 있다. 국가 간 질병의 유병률이나 비용효과의 차이로 인해 권고하는 검사방법에서 차이가 존재하는데, 유병률이 상대적으로 낮은 미국과 유럽의 여러 나라에서는 간 초음파 검사만을 권고하고 있지만, 상대적으로 유병률이 높은 우리나라와 일본에서는 간 초음파 검사와 혈청 AFP 검사를 함께 시행하도록 권고하고 있다. 하지만 간 초음파 검사 결과는 검사자의 능력에 다분히 의존적이며 간경변증으로 인해 결절화가 심하게 진행된 간에서는 검사의 정확도가 제한적일 수 있다. 또한, 대상자가 비만하거나 간 초음파로 발견하기에 어려운 위치에 있는 병변은 발견하기 어려운 점 등 한계점들이 지적되고 있어 간암의 조기 진단율을 향상시키기 위한 보완적인 방법의 제시가 필요하다.

요컨대, 간암 고위험군(B형, C형 간염 바이러스 보유자, 간경변증)을 대상으로 매 6개월 간격으로 간 초음파 검사와 혈청 AFP 검사를 감시검사로 시행할 것을 권고하고 있다. B형 또는 C형 간염 바이러스 보유자는 40세부터, 간경변증 환자는 진단 시점부터 검진을 시작할 것을 권고하고 있다.

2. 진단검사

간암은 침습적 방법인 간조직검사, 또는 영상 및 종양표지자검사를 이용한 비침습적 방법을 통해 진단한다. 대부분의 경우 간암은 이미 잘 알려진 위험인자와 연관이 되어 있으므로 간암의 고위험군은 비교적 명확히 정의할 수 있다. 우리나라에서는 간암의 원인으로 B형 간염 바이러스, C형 간염 바이러스, 알코올 등에 의한 만성 간염 및 간경변증이 대부분을 차지하고 있다.

(1) 침습적 방법

1) 조직 검사

간암의 궁극적인 진단은 생검을 통해 병리학적으로 확진하는 것이다. 조직을 얻는 방법으로는 세침흡입세포검사(fine needle aspiration cytology), 세침흡입생검(fine needle aspiration biopsy), 침핵생검(needle core biopsy) 등이 있으며, 간암 진단 민감도(sensitivity)는 67-93%로 다양하며, 2cm 이하의 소간세포암종의 경우 그 민감도가 다소 낮아진다고 알려져 있어 해석에 주의를 요한다. 또한, 초음파 유도 하에 조직 검사를 하는 경우가 많지만, 실제 종양 표적(targeting) 자체가 어려운 경우까지 포함된다면 민감도는 더 낮을 수 있다. 한편, 조직 생검을 통한 암종의 전파(seeding)는 0.6-5.1%로 보고되었기에 수술로써 완치 가능성이 높은 경우 과연 조직 생검을 할 필요가 있는지에 대해서는 여전히 많은 논란이 있다. 또한, 과거 자료에 의하면 조직검사 자체의 위음성률이 약 30% 정도로 보고되고 있어, 실제 임상에서는 대다수의 환자들이 임상적 진단 기준에 따라 비침습적 방법을 통해 진단되며, 기타 영상 및 종양표지검사로 판단하기 어려운 경우 최종적으로 조직 검사가 필요할 수 있다.

(2) 비침습적 방법

1) 영상검사

간암 진단의 비침습적 방법은 기저간질환(만성 간질환, 간경변증)이 있는 환자에서 주로 영상검사와 종양표지자검사를 토대로 이루어진다. 그러나 임상적으로 간암을 진단하는 기준에 대해서는 아직 분명한 것이 없는 것이 현실이다. 간암 진단의 영상 검사 방법으로는 초음파, 컴퓨터 단층 촬영(computed tomography, 이하 CT), 자기 공명 단층

촬영(magnetic resonance imaging 이하 MRI), 그리고 간 혈관 조영술 등이 있다. 간암의 영상학적 진단에 대한 민감도를 종합하면 초음파 61-67%, 역동적 조영증강 CT 68-91%, 역동적 조영증강 MRI 81-100%로 보고되었다.

초음파 검사의 경우 간암 발생 위험이 높은 환자를 정기적으로 추적하는 데 유용하며, 간암 발견을 위한 감시 검사로 가장 많이 사용되는 검사이다. 비록, 기기의 정밀도가 과거에 비해 많이 향상되었지만, 간경변증으로 인해 간의 수축이 심하고 에코가 불균일해진 경우나, 미만성 간암의 경우, 또는 폐와 장의 공기에 의해 간 전체를 볼 수 없게 되면 종양이 있어도 발견하지 못하거나 혹은 다른 종양과 감별할 수 없는 경우가 있다. 최근에는 조영제를 이용한 조영증강 초음파를 이용하는 경우도 있으나, 아직 간암의 일차적 진단에 널리 사용되지는 않고 있다.

역동적 조영증강 CT 검사를 시행하면, 간암은 대부분이 고혈관성이므로 동맥기에는 간 실질보다 고음영의 결절을 관찰할 수 있으며, 문맥기에는 간 실질과 비슷한 음영을 보이거나 저음영으로 관찰되며, 지연기에는 간 실질보다 저음영으로 보인다(그림 1). 종양이 저음영으로 보이는 지연기보다 고음영으로 보이는 동맥기에 간암의 발견율이 가장 높으므로 동맥기 CT가 간암의 발견에 매우 중요한 역할을 하지만, 때로는 동맥기나 문맥기에 관찰되지 않았던 병변이 지연기에만 관찰되기도 하므로, 초기 진단에는 지연기 영상을 얻는 것이 중요하다. 동맥기의 조영 양상은 종양 전반에 걸쳐 조영증강 되는 형태가 되기도 하나, 종양 내부에 괴사를 동반하거나 저혈관성 부위를 동반하는 경우에는 불균질한 형태를 보이는 경우가 많으며, 이는 종괴가 클수록 더욱 그러하다. 문맥기영상에서는 간 문맥의 침범 여부를 잘 관찰할 수 있으며, 종괴의 피막이나 경계는 지연기 영상에서 뚜

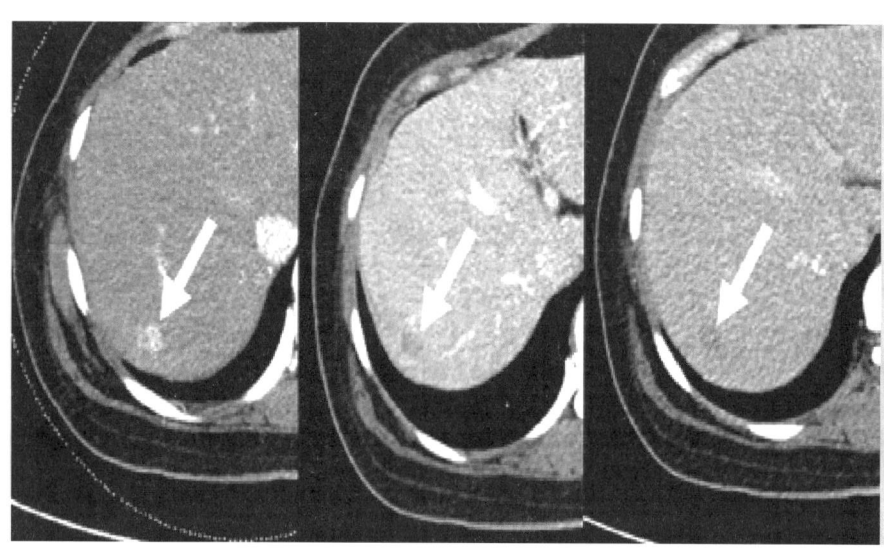

그림 1. 역동적 조영증강 CT

럿하게 보이는 경우가 많다.

역동적 조영증강 MRI의 경우 간암과 다른 종양과의 감별이 우수하다는 장점이 있지만, 검사비가 비싸고 검사 시간이 오래 걸린다는 단점이 있다. 비특이적 세포외액 조영제 주입 후의 역동적 조영증강 MRI에서는 조영제 주사 직후에 고음영을 보이다가 점차 조영도가 감소되어 지연기에는 정상 간에 비해 신호가 감소하는 양상을 보이는 것이 특징적이다(그림 2). 가돌리늄 조영제를 사용한 역동적 자기공명영상은 간암의 발견에 있어서 가장 예민한 비특이적 영상검사이다. 또한, SPIO 제제도 자기공명영상에서 간암의 발견율을 높여 주는 것으로 보고되고 있다. 이러한 역동적 MRI의 경우 다른 영상 검사로는 구별하기 어려운 소간암과 혈관종 등 다른 종괴와의 구별 능력이 탁월하다는 장점이 있다.

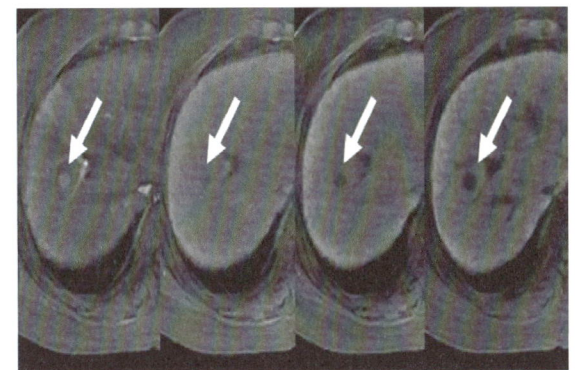

그림 2. 역동적 조영증강 MRI

간동맥 혈관조영술은 간암의 진단과 치료 두 가지 목적으로 이용될 수 있다. 우선, 간암의 혈관성을 평가하고, 문맥이나 간정맥의 침범 여부를 관찰할 수 있다. 대부분의 간암은 괴상한 모양의 신생 혈관이 증가한 고혈관성 종괴로 나타나며(그림 3), 간동맥-문맥 또는 동맥-정맥간의 직접적인 연결이 있음으로써 동맥기에 정맥이 관찰되기도 하고, 문맥혈전과 그 주변의 측부혈관으로 인해 실과 줄(threads and streak) 양상을 보이기도 한다. 간암에 특징적인 소견은 종양의 크기가 1-1.5cm 미만인 경우 아직 종양 혈관의 생성이 명확하지 않아 발견되지 않을 수 있지만, 2cm 이상의 경우 대부분 혈관조영술에서 발견할 수 있다.

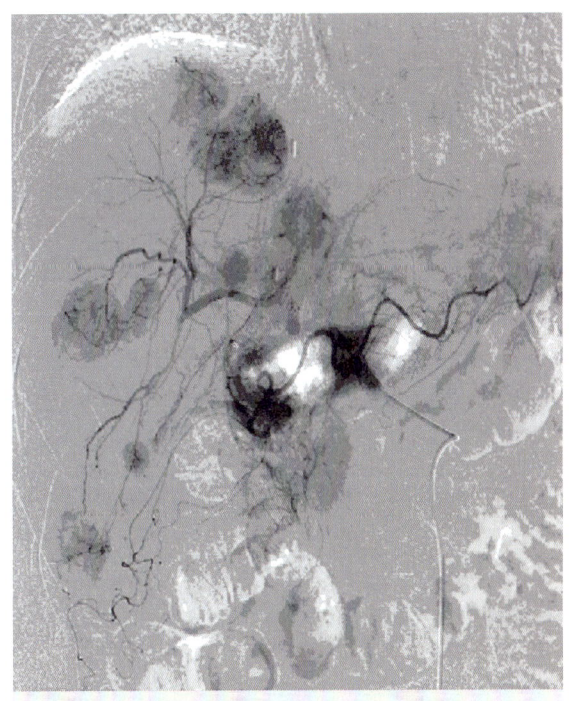

그림 3. 간동맥 혈관조영술

간경변증을 가지고 있는 환자에서 우연히 또는 감시검사 중 간결절이 발견되었을 때는 간암 가능성을 염두에 두고 역동적 조영증강 CT 또는 MRI 검사를 시행하여야 한다. 이러한 영상검사에서 간암의 특징적인 소견, 즉 간실질과 비교하여 동맥기 조영증강과 문맥-지연기 조영감소 소견이 있다면 이 결절은 간암으로 진단할 수 있다. 물론, 영상적 진단은 발견된 병변 크기를 고려해야 한다. 이는 간암 발생이 만성 염증으로 인한 재생결절로부터 이형성 결절, 조기 간암, 소간암, 진행성 간암의 형태로 점차 진행되면서 그 크기 또한 점차 증가하기 때문이다. 일반적으로 간암의 크기가 2cm 이상으로 성장하면 조직학적 분화도는 나빠지고, 이에 따라 종양의 혈관상도 동맥이 발달하게 되어 앞서 언급한 바와 같은 영상 검사에서 특징적인 동맥기 과혈관상을 갖게 된다.

2) 종양표지검사

종양표지자검사 중 혈청 알파태아단백(alpha-fetoprotein, AFP) 측정이 간암 진단을 위해 가장 일반적으로 사용되고 있다. 그러나, 소간암 중 약 35%에서 AFP 수치는 정상이며, AFP 수치 상승은 간암 이외에도 간염의 악화 또는 간세포의 활발한 재생시기 등 비특이적인 경우에도 관찰된다. 따라서 단독 혈청 AFP 검사로서 간암을 진단하기는 어렵기 때문에 영상 검사의 병행이 필요하다. AFP 이외에 glycosylated AFP/total AFP 비율(AFP-L3%), des-gamma-carboxy prothrombin(DCP 또는 protein induced by vitamin K absence-II, PIVKA II), a-L-Fucosidase, Glypican-3 등이 간암 진단에 사용되고 있으나 현재까지 간암 진단에 확증적으로 이용 가능한 종양표지자검사는 없으며, AFP보다 진단적 가치가 더 우수하다는 근거 또한 없다. 이들 종양표지자검사를 적절히 조합하여 사용하였을 때 단독사용보다 진단율이 더 우수할 수 있다.

3. 진단 가이드라인

이러한 소견을 바탕으로 2014년도에 대한간암연구회-국립암센터에서 제시되어 현재 사용되고 있는 가이드라인은 다음과 같다.

고위험군(B형 간염 바이러스 양성, C형 간염 바이러스 양성, 간경변증) 환자에서 1cm 이상의 간결절은 역동적 조영증강 CT, 역동적 조영증강 MRI, 간세포특이조영제를 이용한 MRI 중 하나에서 간암에 합당한 소견(간실질과 비교하여 동맥기 조영증강과 문맥기 또는 지연기 조영감소)이 있으면 진단이 가능하다. 1-2cm 크기의 결절이면서 최상의 영상 장비로 촬영한 최적의 전문 영상 검사가 아닐 경우 2개 이상의 영상 검사에서 간암에 합당한 소견이 있어야 진단이 가능하다.

고위험군 환자에서 1cm 미만의 결절은 간염 활동성이 억제된 상태에서 혈청 AFP가 정상 범위 이상 지속적으로 상승하여, 위에 언급한 역동적 조영증강 CT, 역동적 조영증강 MRI, 간세포특이조영제를 이용한 MRI 중 두 개 이상에서 간암에 합당한 소견을 보이는 경우 간암으로 진단 가능하다.

만약 위 조건에 해당하지 않거나 간암의 전형적인

소견을 보이지 않는 경우에는 진단을 위해 간결절 생검을 고려해야 한다. 또한, 영상검사 또는 생검을 통해 진단하기 어려운 결절은 종양표지자와 영상검사 등을 반복하여 크기 변화와 종양 표지자 증가 여부 등을 지속적으로 감시하여야 한다.

참고문헌

1. Kim DY, Kim HJ, Jeong SE, Kim SG, Kim HJ, Sinn DH et al. J Korean Med Assoc. 2015;58:385-397.

2. Bruix J, Sherman M; American Association for the Study of Liver Diseases. Management of hepatocellular carcinoma: an update. Hepatology 2011;53:1020-1022.

3. European Association for the Study of the Liver, European Organisation for Research and Treatment of Cancer. EASL-EORTC clinical practice guidelines: management of hepatocellular carcinoma. J Hepatol 2012;56:908–943.

4. Omata M, Lesmana LA, Tateishi R, Chen PJ, Lin SM, Yoshida H et al. Asian Pacific Association for the Study of the Liver consensus recommendations on hepatocellular carcinoma. Hepatol Int 2010;4:439-474.

5. Korean Liver Cancer Study Group (KLCSG); National Cancer Center, Korea (NCC). 2014 KLCSG-NCC Korea Practice Guideline for the Management of Hepatocellular Carcinoma. Gut Liver. 2015;23:267-317.

6. Jain D. Diagnosis of hepatocellular carcinoma: fine needle aspiration cytology or needle core biopsy. J Clin Gastroenterol 2002;35:S101-108.

7. Makuuchi M, Kokudo N, Arii S, Futagawa S, Kaneko S, Kawasaki S, Matsuyama Y, et al. Development of evidence-based clinical guidelines for the diagnosis and treatment of hepatocellular carcinoma in Japan. Hepatol Res 2008;38:37-51.

8. Colli A, Fraquelli M, Casazza G, Massironi S, Colucci A, Conte D, Duca P. Accuracy of ultrasonography, spiral CT, magnetic resonance, and alpha-fetoprotein in diagnosing hepatocellular carcinoma: a systematic review. Am J Gastroenterol 2006;101:513-523.

9. Korean Liver Cancer Study Group and National Cancer Center, Korea. [Practice guidelines for management of hepatocellular carcinoma 2009]. Korean J Hepatol. 2009;15:391-423.

10. Park JW; Korean Liver Cancer Study Group and National Cancer Center. [Practice guideline for diagnosis and treatment of hepatocellular carcinoma]. Korean J Hepatol. 2004;10:88-98.

11. Korean Liver Cancer Study Group (KLCSG); National Cancer Center, Korea (NCC). 2014 KLCSG-NCC Korea Practice Guideline for the Management of Hepatocellular Carcinoma. Gut Liver. 2015;23:267-317.

간세포암 고주파 열치료술의 다양한 최신 기법

성균관의대 삼성서울병원 소화기내과 **최 문 석**

간세포암의 근치적 치료에는 간이식, 간절제술, 그리고 국소 치료술(local ablation)이 있다. 고주파 열치료술(radiofrequency ablation)은 다양한 국소 치료술 중 현재 가장 널리 쓰이고 있는 방법이다.

고주파 열치료술은 종양 내에 삽입한 전극 주위로 매우 빠른 고주파 교류를 흘려서 분자들 간의 마찰을 유도함으로써 종양과 그 주위 조직을 가열하여 괴사를 유도한다. 종양 조직은 그 온도가 45-50℃에서 3분 이상 그리고 60℃ 이상에서는 거의 즉시 단백질의 변성과 세포막의 파괴로 인하여 응고성 괴사가 일어난다.

고주파 열치료술의 장점은 적은 횟수의 시술로 완전 괴사를 유도하여 높은 종양 괴사효과를 나타낸다는 것으로, 시술에 따른 초기 종양 괴사율은 96% 이상으로 보고되고 있다. 특히 3cm 크기 이하의 종양에서는 간절제술과 유사한 치료 성적을 보이고 있어, 2009년에 대한간암연구회와 국립암센터가 공동으로 제정한 간세포암종 진료 가이드라인에서도 고주파 열치료술을 직경 3cm 이하의 단일 간세포암에서 근치적 치료법으로 적용할 수 있다고 권고하였다.

고주파 열치료술의 단점으로 간문(hilum) 주위나 대장과 같은 주요 장기가 간세포암에 인접한 경우 시술 합병증의 위험성이 높아지고, 비교적 큰 혈관 주위에 종양이 인접한 경우 열 씻김 현상(heat sink effect)으로 인하여 열 전달이 충분하지 않아 치료 효과가 떨어짐을 들 수 있다. 고주파 열치료술의 합병증으로 인한 사망률은 0.1-0.5%이며, 주요 합병증은 5% 이내의 빈도로 보고되고 있는데, 출혈, 감염(농양), 담도 손상, 간부전, 주위 장기(횡경막, 폐, 대장) 손상 등이 있다.

고주파 열치료술의 가능성을 평가하기 위해 시행하는 초음파를 계획 초음파(planning sonography)라고 한다. 계획 초음파에서 고주파 열치료가 불가능한 원인은 다음과 같다.

1. 종양이 초음파에서 잘 안 보이는 경우
2. 안전한 전극 삽입 경로가 확보되지 않는 경우
3. 열 손상을 입기 쉬운 주변 장기가 인접한 경우
4. 종양이 너무 크거나 개수가 많은 경우
5. 열 씻김 현상의 위험성이 높은 경우

이러한 제한점을 극복하기 위하여 아래와 같은 다양한 고주파 열치료술 기법들이 시행되고 있다.

1. 인공 복수를 이용한 고주파 열치료술

종양이 횡경막과 인접한 hepatic dome의 피막 하부위(subcapsular area)에 높이 위치하는 경우에는 초음파 유도하의 경피적 고주파열 치료술이 기술적으로 매우 어렵다. 종양이 제대로 보이지 않거나, 폐나 갈비뼈에 가로막혀 전극 삽입이 용이하지 않거나, 횡경막에 열 손상을 줄 수 있기 때문이다. 이러한 경우 고주파 열치료술 전에 복강 내에 5% 포도당 용액(약 500ml 정도)을 주입하여 인공적으로 복수를 만들면, 초음파 창(sonic window)을 확보하고 횡경막을 열치료 부위에서 분리하여, 보다 안전하고 성공적인 시술이 가능하게 된다. 마찬가지로, 대장이나 위장 같은 장기에 종양이 인접한 경우에도 인공 복수를 이용하면 이러한 장기와 고주파 열치료 부위를 분리하여 장관 손상 없이 시술을 안전하게 시행할 수 있다. 또한, 인공 복수를 이용한 시술은 환자의 통증을 경감시켜 주는 이점도 있다(그림 1).

2. 결합 영상을 이용한 용적 내비게이션 하의 고주파 열치료술

현재 고주파 열치료술에는 실시간의 간편한 영상인 초

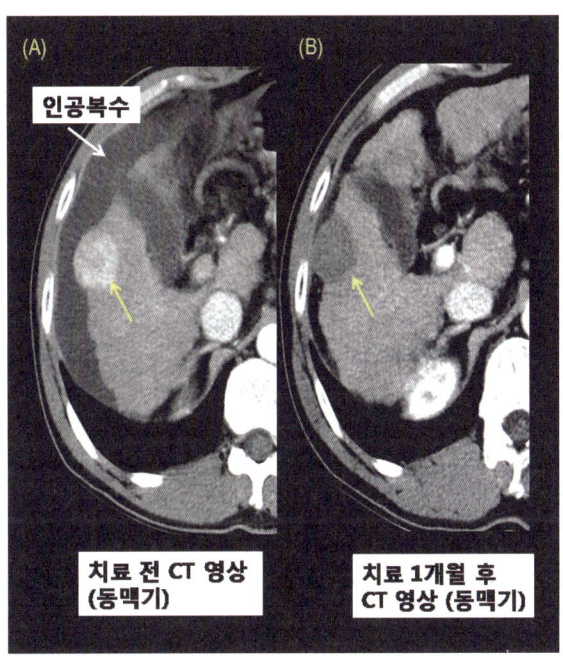

그림 1. 인공복수를 이용한 고주파 열치료술. (A) 치료 전 CT 영상(동맥기): 고주파 열치료술을 위해 간과 복막 사이에 5% 포도당 용액을 주입하여 인공 복수를 만든 모습. (B) 고주파 열치료 1개월 후 CT 영상(동맥기): 종양이 성공적으로 ablation된 모습.

음파 유도 하에 경피적으로 시술하는 방법이 가장 널리 쓰인다. 일부에서 CT를 이용한 시술도 시행하고 있지만, 방사선 노출의 위험성과 고가의 장비를 이용해야 하는 불편감 등이 큰 제한점이다. 다만, 단순 초음파는 해상도가 상대적으로 낮으며, 특히 종양이 작거나 간경화 등으로 주변 간의 에코가 거칠거나 초음파 창이 좋지 못한 경우 쉽게 종양을 식별할 수 없는 한계가 있다.

결합 영상 기법(fusion imaging technique)이란 높은 해상도의 고화질 영상인 CT 혹은 MR과 실시간 영상인 초음파를 GPS와 유사한 기술을 이용하여 결합한 것이다. CT 혹은 MR에서는 보이지만 단순 초음파에서는

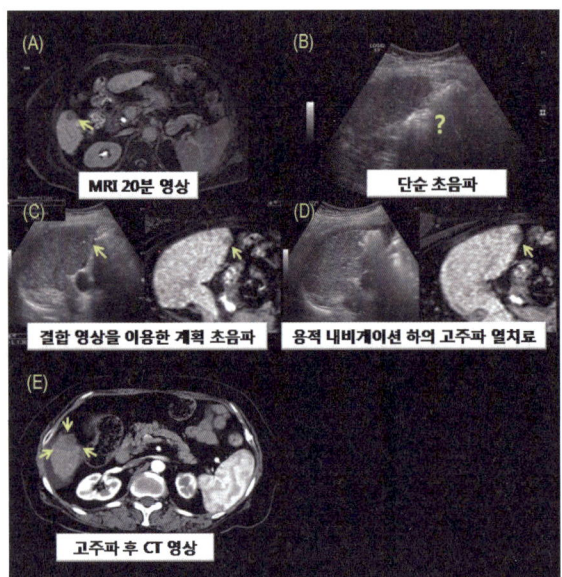

그림 2. 결합 영상을 이용한 용적 내비게이션 하의 고주파 열치료술. (A) MRI에서는 간세포암이 관찰되지만, (B) 단순 초음파 기기에서는 결절이 보이지 않음. (C) 초음파와 MRI의 결합 영상에서는 간세포암 결절이 잘 보여서, (D) 고주파 열치료를 시행함. (E) 고주파 후 CT에서 간세포암이 성공적으로 ablation된 모습.

보이지 않던 결절이 결합 영상을 이용한 용적 내비게이션 (volume navigation)에서는 잘 보이게 되어 고주파 열치료술이 가능해진다(그림 2).

3. 조영 증강 초음파를 이용한 고주파 열치료술

단순 초음파의 단점을 극복하기 위한 또 다른 방법으로 초음파 조영제를 정맥 주사한 후 시행하는 조영 증강 초음파(contrast-enhanced ultrasound)가 고주파 열치료술에 이용되고 있다. 단순 초음파에서 표적 종양이 잘 보이지 않는 경우 조영제를 주사한 후 초음파를 시행

하면 마치 조영 증강 CT나 MRI의 동맥기 영상처럼 과혈관성 간세포암이 조영 증강되어 잘 보이게 된다. 이를 통해 간세포암의 고주파 치료술이 가능한지 여부를 알 수 있고 치료 후 잔여 종양 여부나 재발 여부도 알 수 있다.

현재 국내에서 사용 가능한 대표적인 초음파 조영제는 SonoVue®와 Sonazoid®가 있는데 모두 마이크로버블을 이용한 것이다. SonoVue®는 동맥기가 매우 짧고 조영

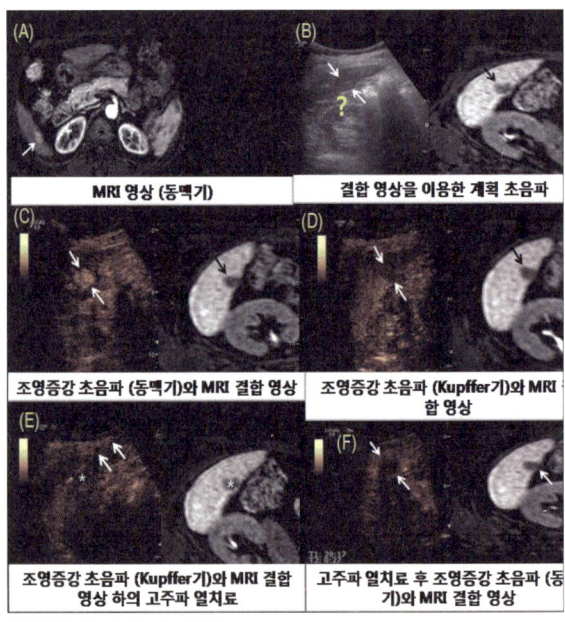

그림 3. Sonazoid®를 이용한 조영증강 초음파와 MRI 결합 영상을 이용한 고주파 열치료술. (A) MRI 영상에서 간세포암이 관찰되어, (B) 단순 초음파와 MRI의 결합 영상을 이용한 계획 초음파를 시행하였으나 결절이 관찰되지 않음. (C) Sonazoid®를 이용한 조영증강 초음파와 MRI의 결합 영상(동맥기)에서 조영증강 되는 결절이 관찰되었고, (D) Kupffer기에서는 저음영으로 관찰되어, (E) 고주파 열치료술을 시행하였고, (F) 시술 후 다시 시행한 동맥기 영상에서 조영증강 부위가 소실되어 성공적으로 시술이 되었음을 확인함.

증강 초음파 사용 시에는 전극이 보이지 않아 실시간 전극 삽입 시에는 사용할 수 없으며 고주파 열에 의해 쉽게 파괴되는 단점이 있다. 이에 비하여 Sonazoid®는 기존의 조영 증강영상 외에 쿠퍼세포의 탐식능에 근거한 영상을 추가로 얻을 수 있어 영상 유지 시간이 획기적으로 연장되었다. 주변 조직의 쿠퍼세포에는 마이크로버블이 탐식 되지만, 간세포암에는 쿠퍼세포가 없어 마이크로버블이 탐식 되지 않는 원리를 이용한 것이다 (그림 3).

combination therapy)라고 한다(그림 5). 마지막으로, 고주파 열치료술만으로는 완치가 어려운 3-5cm 크기의 간세포암을 가진 환자의 경우, 경동맥화학색전술 시행 3-5일 후에 투시 장비를 이용한 고주파 열치료를 시행하며. 이를 이중 세션 복합치료(dual session combination therapy)라고 한다(그림 6).

이미 상당히 안전하고 효과적인 간세포암의 근치적인 치료법으로 자리 잡은 고주파 열치료술은 위에서 소개한 다양한 기법을 통해 그 영역을 점차 넓혀 가리라 기대된다.

4. 투시 장비를 이용한 고주파 열치료술

경동맥화학색전술 시행 후 리피오돌이 침착된 종양은 투시 장비(fluoroscopy)에서 식별이 용이하다. 일단 초음파 유도 하에 종양이 있으리라고 예상되는 위치에 전극을 삽입한 후, 투시 장비로 리피오돌이 침착된 종양의 위치를 최종 확인하여 시술을 시행한다. 다음과 같은 세 가지 경우에 투시 장비를 이용한 고주파 열치료술이 시행된다.

첫째, 이전에 경동맥화학색전술을 시행한 환자에서 리피오돌이 불충분하게 침착된 경우, 투시 장비를 이용한 고주파 열치료술로 남아 있는 잔여 종양을 치료할 수 있다(그림 4). 둘째, 계획 초음파에서 종양이 보이지 않고 결합 영상을 이용한 용적 내비게이션이나 조영 증강 초음파로도 결절을 확인할 수 없는 경우, 경동맥화학색전술을 시행하고 바로 투시 장비를 이용한 고주파 열치료술을 시행하며, 이를 단일 세션 복합치료(single session

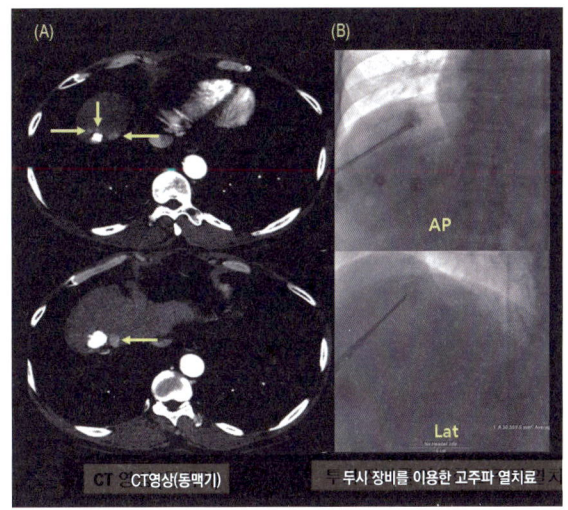

그림 4. 이전에 경동맥화학색전술을 시행하였던 환자에서 투시 장비를 이용한 고주파 열치료술.
(A) 이전 색전술 후 리피오돌이 침착된 부근에 동맥기에서 조영증강되는 간세포암이 관찰됨.
(B) 리피오돌을 landmark로 이용하여 투시 장비를 이용한 고주파 열치료를 시행함.

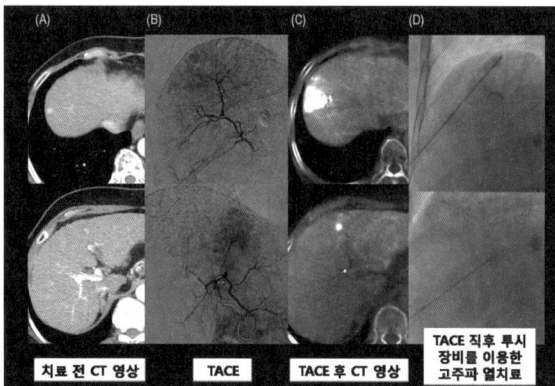

그림 5. 단일 세션 복합 치료(A). CT에서 두 개의 작은 간세포암 결절이 관찰되나 단순 초음파에서 보이지 않음(B). 색전술을 시행한 후,(C) 리피오돌 침착을 확인하고, (D) 이를 landmark로 삼아 투시 장비를 이용한 고주파 열치료를 바로 시행함.

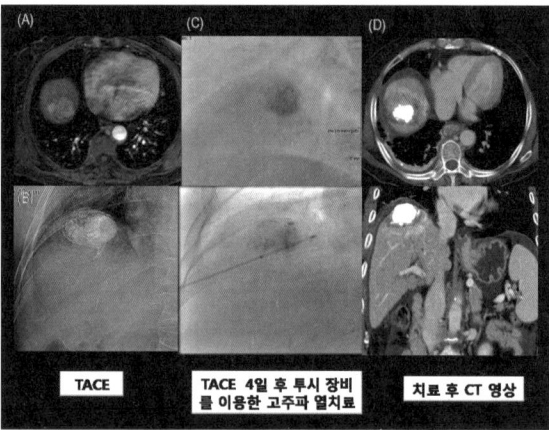

그림 6. 이중 세션 복합 치료(A) CT에서 관찰된 다소 큰 크기의 결절에 대하여,(B) 색전술을 시행하고,(C) 4일 후 종양에 침착된 리피오돌을 landmark로 하여 투시 장비를 이용한 고주파 열치료를 시행함(D). CT 영상에서 성공적으로 치료된 모습.

참고문헌

1. 대한간암연구회-국립암센터. *2009 간세포암종 진료 가이드라인.*

2. 최동일, 임현철, 이민우. 간세포암의 고주파열치료의 최신 기술적 발전들. 대한간암연구학회지 *2012;12:14-15.*

3. Rhim H, Lim HK, Choi D. Current status of radiofrequency ablation of hepatocellular carcinoma. World J Gastrointest Surg 2010;2:128-136.

4. Solbiati L, Ierace T, Tonolini M, et al. Guidance and monitoring of radiofrequency liver tumor ablation with contrast-enhanced ultrasound. Eur J Radiol 2004;51:S19-23.

5. Rhim H, Lim HK, Kim YS, et al. Percutaneous radiofrequency ablation with artificial ascites for hepatoculluar carcinoma in the hepatic dome: initial experience. AJR 2008;190:1324-1330.

간세포암종 치료의 최신 지견

가톨릭의대 서울성모병원 소화기내과 **배 시 현**

간세포암종 치료의 목표는 환자 생존율 향상으로 이를 위해 여러 전문과들로 구성된 다학제적 치료 계획수립이 필요하다. 간세포암종의 치료법 선택은 대부분은 간경변증을 동반하고 있어 간세포암종 병기뿐만이 아니라 간기능 상태, 간경변증 합병증 유무, 수행능력 등에 따라 치료법을 신중히 선택하여야 한다.

간세포암종의 가장 좋은 치료법은 수술적 절제술과 간이식이다. 간이식은 현재까지 생존율이 가장 좋지만 공여자를 구하기 힘들고, 수술적 간절제는 긴 생존기간을 보이지만, 수술 대상이 되는 환자는 20% 이내로 제한되어있다. 한편, 간이식이나 간절제술을 시행할 수 없는 경우, 직경 3cm 이하의 단일 간세포암종에서는 국소치료술(고주파 열치료술 및 에탄올주입술)을 시행할 수 있다. 간절제술, 간이식, 국소치료술 등을 적용하기 어려운 간세포암종에서 주혈관침범이나 간외전이가 없을 때는 경동맥화학색전술이 추천된다. 진행성 간세포암종(주문맥 침습 암종, 국소 림프절, 폐 등의 간외 전이)에 대해서는 전신 항암요법으로 소라페닙, 세포독성 화학요법이나 간동맥주입 화학요법과 체외 방사선치료(3차원 입체 조형 방사선 치료, 세기 조절 방사선 치료, 사이버나이프, 양성자 치료) 등을 시행할 수 있다.

간세포암종의 완치법에는 간절제술, 간이식, 국소 치료법인 고주파 열치료술, 에탄올주입술 등이 있으며, 완화요법에는 다발성 간세포암종을 보이는 중간병기에 경동맥화학색전술과 문맥침습이나 간외 전이를 보이는 진행성 병기에 소라페닙, 전신항암요법, 간동맥주입 화학요법 및 체외 방사선치료 등의 치료법을 소개함으로써 간세포암종 환자 진료에 있어 좋은 치료법의 선택에 도움이 되고자 한다.

본 연제에서는 2014년도에 발표된 대한간암학회-국립암센터가 제정한 간세포암종 진료 가이드라인을 참조 하였다[1].

1. 간절제술

간절제술은 간세포암종을 제거하여 무종양 상태로 만들 수 있어서, 간경변을 동반하고 있지 않는 간세포암종에서 간경변증이 없는 간에 국한된 단일 간세포암종 환자에서 1차 치료법이다. 간세포암종 환자의 70-80%에서 간경변을 동반하고 있어서 수술 후 간기능 저하에 따라 유발되는 심각한 휴유증과 높은 수술 후 사망률로 인하여 간절제술의 역할이 상당히 제한되었지만(그림 1), 최근 진단 장비 및 잔류 간예비능을 측정할 수 있는 수술 전 검사 및 수술 술기의 발전, 수술 후 환자 관리의 경험 축적으로 간절제술의 성적은 크게 향상되었다. 또한, 복강경 간절제술이 기술적으로 빠르게 발전하고 그 적응증이 확대되고 있다. 좌엽 외측 구역과 전하방(좌외분절) 절제술이나 우간 표면에 위치하고 있는 작은 간세포암종의 복강경 간절제술은 전통적인 간절제술과 비교하여 효과 및 안전성에서 차이가 없다는 보고가 많다.

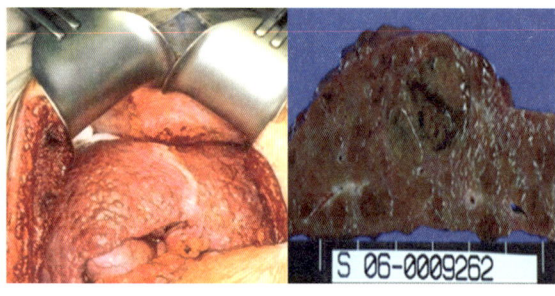

그림 1. 간세포암종의 외과적 절제술

최근의 보고들에 따르면, 간세포암종 절제술 후 사망률은 1-3% 이하이며, 5년 생존율은 46-56%, 5년 무병 생존율은 23-32% 정도이다. 조기 간세포 암종(early HCC)의 경우 간절제술 후 5년 생존율이 93%로 매우 높게 보고되어, 정기적 검진에 의한 조기 간세포암종 진단이 중요할 것이다.

간세포암종의 간절제술 후 재발은 3년에 약 50%, 5년에 58-81% 정도이며 이들 중 80-95%가 간 내에서 재발된다. 간내 재발은 간내전이와 다발성 암성변화에 의한 새로운 간세포암종으로 구분할 수 있다. 그러나 실제 임상에서 두 경우를 감별할 수 있는 기준은 없고, 일반적으로 2년을 경계로 2년 이후에 나타나는 후기 재발을 새로운 간세포암종으로 보는 경우가 많다. 수술 후 재발에 관련된 위험인자는 종양관련 위험인자와 기저 간질환 관련 위험인자로 나눌 수 있다. 종양관련 위험인자로는 크기와 개수 이외에도, 미세혈관 침습, 좋지 않은 암분화도, 높은 혈청 알파태아단백(AFP) 또는 PIVKA-II 값, ^{18}F-FDG PET 양성 등이 있으며, 기저 간질환 위험인자로는 간경변증, 높은 혈청 HBV DNA값, 활동성 간염 상태 등이 있다. 종양관련 위험인자는 주로 조기 재발과 연관되고, 기저 간질환 위험인자는 후기 재발과 관련성이 높지만, 각 위험인자와 재발 시기의 상관관계가 뚜렷하지 않은 경우도 많다.

수술 후 추적관찰에서는 주로 CT, MRI 등의 영상의학적 검사와 종양표지자 검사가 추천된다. 혈청 AFP 는 전통적인 간세포암종의 대표적 종양표지자로서, 수술 전 상승되어 있었던 경우에는 수술 후 추적에서도 재발 여부를 판단할 수 있는 유용한 지표로 활용된다.

PIVKA-II도 최근 진단 및 추적, 예후에 대해 그 효용성이 점차 높아지고 있는 종양표지자로서 AFP와 함께 임상에서 점차 활용 빈도가 높아지고 있다.

2. 간이식

간세포암종에 있어 간이식은 간세포암종 및 간세포암종 전구병병인 이형성 결절을 완전히 제거할 수 있고, 간을 모두 절제하기 때문에 다른 부위의 재발이 없으며, 동시에 기존의 간경변을 제거함으로써 정상 간기능을 찾을 수 있어, 간외 전이가 없는 간세포암종의 치료로서 활발하게 진행되고 있다. 그러나 이식간 부전 등의 수술적 위험, 면역억제제를 평생 복용함에 따른 합병증 및 간세포암종이 재발할 경우 예후가 나쁘고, 뇌사자 간 이식의 경우 공여자 부족으로 이식 대기 시간이 길고 고가의 수술 비용 등의 문제점이 있다.

1980년대 간이식 초기에는 진행된 간세포암종에서 간이식을 실시하였던 결과 32-45%의 높은 재발률로 5년 생존율이 40% 이하로 낮았다. 이후 1990년대 초반 작은 간암이나 무증상의 종양이 간이식시 발견된 경우에는 예후가 간종양이 없는 간이식의 결과와 같다는 분석으로 간이식의 적절한 대상자를 선정하여 즉 5cm 이하의 단일 종양, 3cm 이하의 결절이 3개 이하인 경우를 시행하여 70%대의 5년 생존율을 보고하게 되었다[2]. 이를 밀란척도(Milan cirteria)라 명명하게 되었고, 전 세계적으로 이 기준을 사용하여 간세포암종 치료에 대한 우수한 결과들을 보고하고 있다.

간세포암종의 간이식후 재발은 종양의 혈관 침범과 분화 정도 즉, 미분화 종양이 주요한 인자로 작용한다. 치료하지 않은 간세포암종에서 1년 후에 종양의 성장은 71%, 혈관 침범 21%, 전이는 6%이었다. 따라서 간이식 대기 기간이 길어지는 경우에 다른 치료 방법, 즉 국소치료법이 시도되고 있으나 효과에 대한 증거는 부족하여 향후 무작위 대조연구가 필요하다.

병기감소(downstaging) 효과에 대한 연구에서 밀란 또는 UCSF 척도에서 벗어나는 경우 이식 전 국소치료를 통해 밀란 또는 UCSF 척도 내로 병기감소(downstaging)가 된 경우 5년 생존율은 밀란척도 이내 또는 UCSF 척도 이내의 환자들과 비슷한 생존율을 보인다. 경동맥화학색전술로 치료한 경우 간세포암종의 병기감소는 24-63%에서 가능하며, 고주파 절제술 또는 간절제술을 이용한 병기감소를 할 수 있으나 효과는 아직 결론지을 수 없다[3].

(1) 뇌사자 간이식

뇌사자 간이식에서는 항상 공여 장기가 모자라기 때문에 많은 환자가 이식을 대기하고 있는데, 특히 간세포 암종 환자에서는 대기 등록 후 간이식까지의 기간이 장애가 된다. 미국의 UNOS(United Network for Organ Sharing)에서는 간이식 대기 우선순위를 결정하기 위해 MELD 점수를 도입하여, 간세포암종 환자에서는 단일 결절로 2-5cm 이하이거나 다발성인 경우 결절이 3개 이하 각 결절이 3cm 이하인 경우 MELD 점수 22점을 주고, 이식 대기 후 3개월마다 10%의 가산점을 주어, 간세포암종 환자와 비간세포암종 환자의 대기 중 탈락 위험을 비슷하게 하려는 노력을 하고 있다. 그러나 우리나라는 국립장기이식관리센터에서 KONOS(Korean Network for Organ Sharing) 등급제를 운영하고 있고, 뇌사기증자 수가 적기에 간세포암종 환자에 대한 가산점이 없다. 최근 국내 다기관 연구에 의하면, 간세포암종을 동반한 간이식 대기자의 23.5%가 대기 중 중도 탈락하였는데, 원인은 간기능 저하와 간세포 암종의 진행이었다[4].

공여자의 부족과 간세포암종 없이 간이식할 때 5년 생존율이 70%라는 점에서 간세포암종 환자의 간이식 후 5년 생존율이 적어도 70% 이상이 되야 한다고 주장하고 있다. UCSF(University of California, San Francisco) 그룹은 단일 종양인 경우 6.5cm 이하, 다발성인 경우 3개 이하에서 최장 직경이 4.5cm 미만이면서 각 직경의 합이 8cm 미만인 환자군에서 5년 생존율이 75%에 이른다고 보고하였으며 최근 가장 큰 종양 크기와 종양의 수를 합쳐서 7 이하(up-to-sevencritiera)가 제시하면서 5년 생존율이 71.2%로 보고 하였다[5].

(2) 생체간이식

뇌사자 장기기증이 절대적으로 부족한 우리나라에서는 생체간이식이 주로 시행되고 있다. 2012년 한 해 동안 1,244건의 간이식이 시행되었는데, 그중 881건(71%)이 생체간이식이었다(그림 2).

실제로 뇌사 장기이식이 상대적으로 드문 아시아권에서는 각 기관별로 적절한 생체간이식 선정기준을 정하

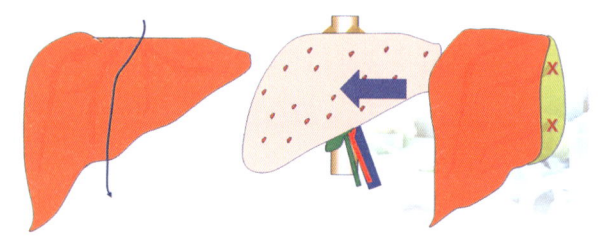

그림 2. 생체 공여간을 이용한 부분 간이식

여 이식을 수행하여 왔는데, 국내에서는 기관마다 기준을 정하였는데, 1) 영상 검사에서 혈관침윤이 없고, 혈중 AFP 수치가 400ng/ml 미만일 때, 2) 종양의 개수에 관계없이 종양의 크기가 5cm 미만이고 혈중 AFP 수치가 400ng/ml 미만일 때, 3) 혈중 AFP 수치가 100ng/ml 미만이고, 종양의 크기가 5cm 미만일 때, 4) 단일 결절로 5cm 미만, 6개 이하의 종양과 육안적으로 혈관 침윤이 없는 경우 각각 3년 생존율 86.2%, 5년 생존율 79.9%, 76.4%, 81.6%임을 보고하였다. 이처럼 뇌사자간이식의 척도인 밀란척도를 넘는 경우에도 생체간이식은 수혜자와 기증자 간의 특수한 상황을 고려하여 뚜렷한 혈관침윤이 없고 간외 전이가 없는 경우에는 종양의 크기와 수에 국한하지 않고 종양의 병태생리를 고려하여 간이식을 고려할 수도 있을 것이다.

생체간이식에서는 간 기증자의 안전성이 무엇보다 중요한데, 국내 생체간이식 기증자에 관한 보고에 의하면 생체간이식 기증자 수술은 안전한 수술이다.

3. 국소 치료술

대표적인 국소 치료법에는 완치법으로 고주파 열치료술과 에탄올주입술이 있으며, 완화요법으로 경동맥화학색전술이 있다.

국소 치료술의 적응증은 5cm 이하의 단일 결절, 3cm 이하의 결절이 3개 이하인 경우에 일반적으로 적용 되고 있다. 국소 치료술의 비적응증은 조절되지 않는 복수가 있는 경우, 심한 혈액응고 장애, 혈소판 수가 50,000/mm^{3}이하, 프로트로빈 활성이 50% 이하, 심한 간기능장애, 종양 혈전, 간외 전이가 있는 경우, 영상유도가 불가능하거나 협조가 안 되는 경우 등이다.

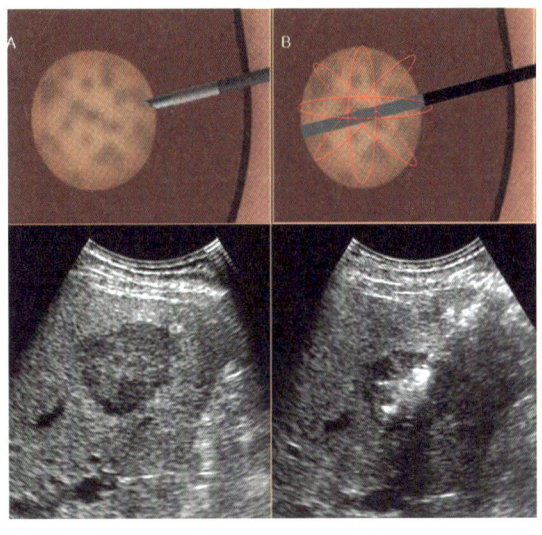

그림 3. 고주파 열치료술
(A) 치료 전 간우엽에 저에코 종괴 소견 (B) 고주파열치료술로 발생한 미세기포로 고에코 종괴 소견

(1) 고주파 열치료술

고주파 열치료술은 종양 내에 삽입한 전극 주위로 매우 빠른 고주파 교류(460 to 500kHz)를 흘려서 분자들간의 마찰을 유도함으로써 60℃ 이상의 고열이 발생하여 종양과 그 주위 조직을 파괴하여 응고성 괴사가 일어난다(그림 3).

장점은 종양의 괴사는 한 번의 시술로 직경이 3-5cm 종양의 완전 괴사를 유발할 수 있고, 3cm 이하의 간세포암종에서 88-98%, 3-5cm에서는 80-90%의 완전괴사를 보고하였다. 합병증으로는 복강 내 출혈, 간농양, 장천공, 기흉, 담도 폐색(stenosis) 등이 있으며, 심한 합병증의 발생은 0-12%이다. 바늘 경로를 통한 암의 전파는 0.5%였으며, 0.1-0.5%의 사망률이 보고되었다. 대장의 근접부, 간의 피막하 주변부 및 간문맥부의 종양의 치료 시 합병증 발생이 높으며, 담낭과 횡경막 근처의 종양의 치료 시에도 세심한 주의가 필요하다. 종양의 위치가 접근하기 어려운 위치에 있어서 고주파 열치료법을 시술하지 못하는 경우가 10-15%이다. 에탄올주 입술에 비해 치료 시술의 횟수를 감소시켰지만, 합병증은 더 많다.

고주파 열치료술과 에탄올주입술의 5년 장기 생존율의 성적들을 비교하면 큰 차이가 없었다. 그러나 2년 재발률은 고주파열치료술에서 4%로 에탄올 주입술의 38%보다 의미 있게 적었다[6]. 다른 두 연구에서도 고주파 열치료술에서 에탄올주입술보다 3년 생존율이 높았으며 국소 재발률은 낮았다.

고주파 열치료술과 간절제술을 비교한 무작위 대조 연구들에서 5cm 이하의 단일 종괴 환자를 대상으로 한 연구와 4cm 이하이면서 하나 또는 두 개의 종괴가 있는 환자들을 대상으로 한 연구 모두에서 두 치료법간에 뚜렷한 생존율 차이가 없다고 보고하였다. 특히 3cm 이하의 소간세포암종에 대해서도 마찬가지의 결과를 보였다. 반면 밀란척도를 만족하는 간세포암종 환자를 대상으로 한 또 다른 무작위 배정 비교연구에서는 수술적 절제술과 고주파 열치료술 시행 후 3년 및 5년 생존율이 수술적 절제술 군에서 유의하게 높았다($p<0.001$)[7]. 생존율 이외에 두 치료법 간의 차이를 살펴보면, 간절제술은 고주파 열치료술에 비해 합병증의 빈도가 좀 더 흔하고, 재원 기간도 평균 8-9일 이상 더 길었다. 반면, 고주파 열치료술은 종양의 위치에 따라 치료가 곤란할 수 있으며 이러한 경우 간절제술이 더 유용할 수 있다.

한편, 간세포암종이 직경 3cm를 초과하게 되면 국소 재발률을 낮추고 생존율을 향상시키기 위해 경동맥화학색전술과의 병행치료가 시도되고 있다. 종양의 크기가 3-5cm인 경우에는 병행치료가 국소재발률과 생존율 향상에 좀 더 우수한 것으로 보고되었다[8].

(2) 에탄올주입술

에탄올주입술은 간편히 시술할 수 있고 부작용이 적다는 장점으로 가장 오래된 치료법으로 최근에는 고주파 열치료술로 상당 부분 대치되었다.

간세포암종에 주입된 에탄올은 단백 변성과 소혈관의 혈전 형성으로 종양을 괴사시킨다(그림 4). 하지만, 평균 시술 횟수가 3-4회로 여러 번 시술해야하고, 직경 3cm를 초과하는 종양은 완전 괴사가 어려워 재발률이 높다. 시술 관련 사망률은 거의 없으며, 합병증은 1.3-2% 정도 아주 낮다. 합병증으로 간농양, 간부전, 복강내 출혈, 담도염 등이 있으며, 바늘 경로를 통한 종양의 전이는 0-1%로 보고되었다.

종양의 완전 괴사는 종양의 크기와 관련되는데, 2cm 이하는 90-100%, 3-5cm는 70%, 5cm 이상은 50%의 괴사를 나타낸다. 에탄올주입술 후 기대되는 장기 생존율은 Child-Pugh 등급 A이면서 장경 2cm 이하의 단일 종양은 3년 생존율이 70-80% 이상, 5년 생존율이 50% 이상, 장경 2-3cm의 종양은 3년 생존율이 47-64%로 보고되었다. 재발률은 1, 3, 5년에 각각 26-32%, 51-81%, 60-83%이었다.

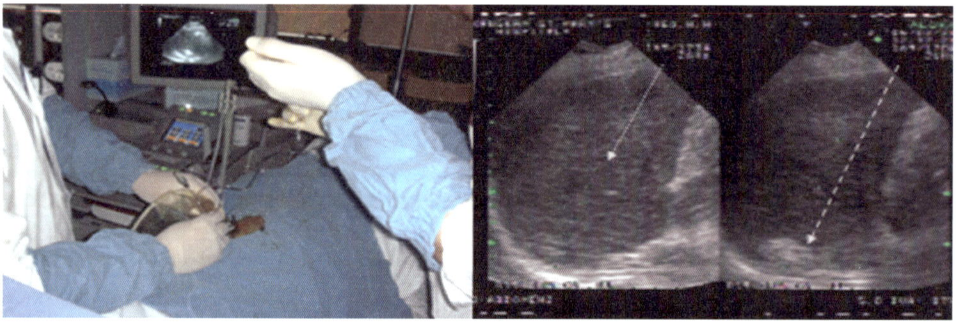

그림 4. 에탄올주입술로 고에코 종괴 소견

(3) 경동맥화학색전술

정상 간은 간동맥과 문맥으로부터 이중의 혈류공급을 받지만, 간세포암종은 모든 혈류를 간동맥으로부터 공급 받는다. 따라서 간동맥 혈류를 효과적으로 차단하면 정상 간조직의 손상은 최소화하면서 비교적 선택적으로 간세포암종의 허혈괴사를 유발할 수 있다 (그림 5). 경동맥화학색전술은 간세포암종에 대한 화학요법과 선택적 허혈의 효과를 동시에 얻는 치료법으로서 비수술적 국소치료법으로 가장 많이 이용되고 있다. 방법은 항암제로 독소루비신, 시스플라틴 또는 마이토마이신을 리피오돌에 혼합하여 암 공급 영양공급 동맥에 주입하고 나서, 젤라틴 스폰지 입자로 동맥색전술을 하는 것이다. 경동맥화학색전술 후에는 발열, 통증, 구토를 보이는 색전술후 증후군이 발생하는데, 치료 환자의 50% 이상에서 나타나므로, 반복적인 치료 때문에 정상 간조직이 손상받지 않도록 주의해야 한다.

장기간 생존율 조사에서 경동맥화학색전술은 뚜렷한 암억제반응이 17-61.9%로, 생존을 향상시키는 것으로 보고되었다. 그러나 완전한 암 소실은 0-4.8%에 불과하여 치료 후에 생존 암세포가 남아 있는 완화 치료법으로 활용된다. 최근, 경동맥화학색전술의 효과를 향상시키기 위해 일차 치료 후 잔존 간세포암종에 대해 다른 국소치료법(고주파 열치료술 또는 에탄올주입술)을 병합하여 치료하고 있다.

경동맥화학색전술은 수술적으로 간절제술을 할 수 없는 간세포암종 환자들 중 엄격하게 선택된 환자군에서 생존율을 증가시켜주는 좋은 치료법이며, 치료받은 환자가 보존적 치료를 받은 환자에 비해 뚜렷한 생존율 향상을 보였음을 입증하였다. 또한, 소간세포암종에 대한 수술적 절제술후 3년 내 50%가 재발하므로, 수술대신에 경동맥화학색전술을 더 선호해서 치료하는 경우도 많다.

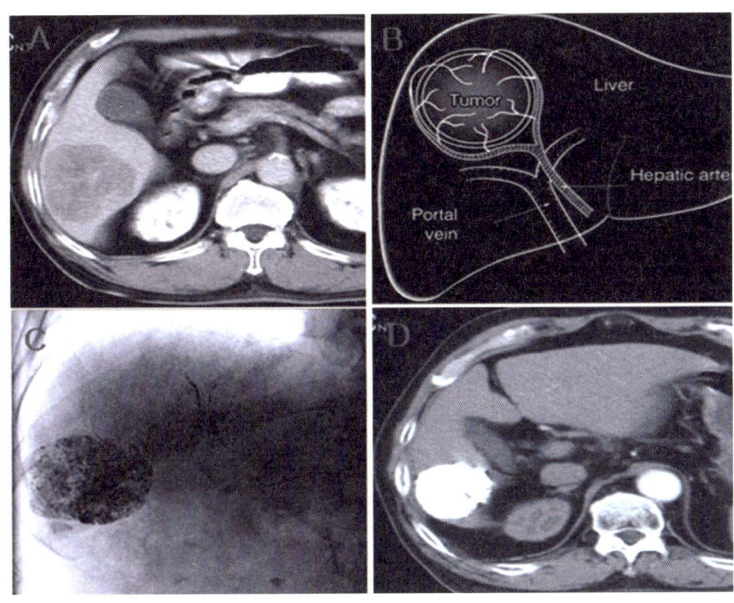

그림 5. 경동맥화학색전술
(A) 간우엽 6번 분절에 5cm 크기의 저음영 간세포암종
(B) 간세포암종 혈액공급의 도식적 그림
(C) 동맥조영상에 간동맥우지 영양동맥에서 혈액 공급받는 간세포암종 소견
(D) 경동맥화학색전술 후 종괴내 성공적으로 리피오돌 침착된 CT 소견

최근 기존의 고식적 경동맥화학색전술의 치료 효과를 높이고자 시도되는 새로운 색전물질이 있어 두 가지 경동맥색전술을 소개하고자 한다.

• 약물방출미세구를 이용한 경동맥화학색전술

종양 혈관의 색전을 유발하는 미세구에 독소루비신 항암제를 안정적으로 담은 약물방출미세구를 종양의 영양동맥으로 투여하면 종양 혈관의 색전이 유발되어 혈류 공급이 차단되고, 종양 혈관에 걸린 미세구에서 고농도의 항암제가 서서히 방출되어 종양 내 항암제 농도는 높아지고 전신 혈장에서의 항암제 농도는 오르지 않는 장점이 있다. 치료 반응과 질환진행까지의 시간(time to progression, TTP)도 연장에서는 고식전 색전술보다 더 좋았지만, 뚜렷한 생존율의 호전은 없었다.

• Yttrium-90(^{90}Y)미세구를 이용한 경동맥방사선색전술

경동맥방사선색전술은 방사성동위원소를 포함하고 있는 미세구(microsphere)를 간동맥으로 주입하여 체내 방사선 조사를 통해 종양을 치료하는 방사선요법의 일종이다. 방사성동위원소로는 이트리움-90(^{90}Y)가 가장 흔히 사용되는데, ^{90}Y는 순수한 고에너지의 베타선을 방출하고 반감기는 2.67일이며 투과력은 평균 2.5mm(최대 11mm)이다. ^{90}Y를 운반하는 미세구는 직경 35μm 정도 크기의 유리 미세구를 사용한다. 주입된 미세구는 동맥의 색전 효과는 최소화하면서 과혈관성 간세포암종에 높은 농도로 분포되어 방사선 조사에 의한 종양 치료 효과를 높이고, 생존기간을 향상시킨다.

^{90}Y 미세구를 이용한 경동맥방사선색전술 후 가장 흔히 나타나는 부작용은 일시적인 피로감으로, 색전술후증후군도 적고 문맥침범 경우에도 비교적 안전하게 사용할 수 있는 것으로 보고되었다. 그러나 간 이외의 장기로 주입되었을 때 기존의 경동맥화학색전술보다 방사성 폐렴이나 위장관 궤양 등 심한 합병증이 발생할 수 있으므로 이에 대한 각별한 주의와 경험을 요한다.

결론적으로 ^{90}Y 경동맥방사선색전술은 장기 생존율과 부작용 등에 관하여 연구가 많지 않지만, 색전술후증후군과 전신 부작용을 최소화하면서 경동맥방사선색전술과 유사한 치료 효과가 기대되므로 앞으로 비용-효과 측면을 고려한 역할을 찾을 수 있을 것으로 생각된다.

4. 체외 방사선치료

간세포암종에 대한 체외 방사선치료는 수술적 절제가 불가능하거나 국소치료술 등으로 근치적 치료가 되지 않는 간기능이 Child 등급 A 또는 상위 등급 B인 환자에서 시행하고 있다. 체외 방사선치료는 기본적으로 전산단층촬영을 이용한 3차원 입체조형 전산화방사선 치료(3-dimensional conformal radiation threapy: 3DCRT) 계획이 필요하며 방사선 조사는 부작용을 최소화하기 위해서 전체 간부피의 60% 이하로 제한한다[9].

체외 방사선치료는 간절제술, 간이식, 고주파열치료술, 에탄올주입술 및 경동맥화학색전술이 어려운 간세포암종에서 치료를 시행할 수 있다. 종양으로 인한 동정맥 단락이 심하여 경동맥방사선색전술이 어려웠던 경우 방사선치료 후 약 20% 환자에서 혈관폐색이 유도되어 경동맥방사선색전술이 가능하여 간문맥 종양 침범의 경우에도 안전하게 시행할 수 있는 장점이 있다. 체외 방사선치료는 경동맥방사선색전술 등 여러 비수술적 국소치료 후 재발한 간세포암종에 대하여 2차 치료로 시행할 수 있다. 또한 담도 폐색, 폐전이, 복부 림프절전이, 뼈전이, 뇌전이, 척수신경압박을 동반한 척추 전이암성 통증 등 종양에 의한 증상 완화에도 효과적이다. 아래는 최근 소개되고 있는 최신 방사선 치료법에 대해 소개이다.

(1) 세기소설 방사선 치료
intensity modulated radiotherapy: IMRT

방사선 치료의 최대 관심사는 종양조직에만 균일하게 고선량을 조사하는 반면, 정상조직은 최소한의 방사선에 노출되게 하는 것이다. 이중 가장 발달된 방법이 세기조절 방사선 치료(IMRT)이다. 컴퓨터를 이용한 치료기술로 3차원적으로 조절되어 동일한 방사선 조사면에서 다양한 세기의 방사선이 조사되는 것이 가능하다. 이는 현재의 방사선 치료기술 중 가장 정밀한 선량계획을 구현한다고 볼 수 있다. 그러나 단점으로는 장비 가격이 고가이며, 치료 계획을 수립하는데 전통 방사선 치료법의 10배 이상의 시간이 소요되며, 호흡상태에서 치료할 경우 치료부위에 오차가 발생한다는 점이다.

(2) 영상 유도성 방사선 치료
image guided adaptive radiotherapy, IGRT

영상 유도성 방사선 치료(IGRT)는 IMRT의 약점을 더욱 보완한 치료법으로 CT 촬영장치가 방사선 치료기에 부착되어 CT 영상결과로 종양부위에 방사선을 집중조사하고 종양 이외의 부위에는 방사선 조사량을 최소화 하는 최첨단 방사선 암 치료기기이다. 장점은 첫째, 방사선 치료기에 붙어있는 CT의 기능을 이용하여 매번 방사선 치료 전에 환자의 자세와 위치 그리고 종양의 위치와 형태의 변화 등은 없는지 바로 확인할 수 있다. 둘째, 종양부위에는 고선량의 방사선이 조사되고, 주변의 정상조직에는 방사선 조사량이 최소화 되도록 하는 방사선의 세기를 조절하고, 셋째, 나선형으로 방사선 치료를 하기때문에 여러 부위에서 여러 개의 종양을 한꺼번에 방사선으로 치료가 가능하기에 효율적인 치료를 시행할 수 있다. 마지막으로, 치료전후에 매번 촬영하게 되는 CT 영상으로 치료과정 중에 방사선 종양 크기와 형태의 변화를 알 수가 있다. 대표적 치료기술로서 회전식 단층치료법(helical tomotherapy)은 실시간 관찰되는 CT 영상을 토대로 치료하는 최신 맞춤형 방사선 치료법이라 할 수 있다.

(3) 정위적 방사선 수술
stereotactic radiosurgery, cyberknife

고용량의 방사선을 정교하게 투여하여 수술과 같은 효과를 내는 방사선 치료 방식으로 이를 방사선 수술이라고 한다. 사이버나이프 치료는 방사선 수술 치료장치로서 간세포암종 세포에 고선량의 방사선을 조사할 수 있고, 주변 간경변 조직에 방사선 조사를 최소화할 수 있다. 구조는 방사선을 방출하는 선형 가속기와 여섯 부위의 관절로 연결된 로봇 축으로 구성되어 5cm 이내의 공모양에 효과적이며, 특히 3cm 크기가 최적 치료 대상이 된다. 3일에 걸쳐 5,000cGy 정도가 집중적으로 조사되므로, 간세포암종 부위에 치료 효과가 뚜렷하다. 또한 CT 영상을 통해 치료부위를 설정하므로 반복적 경동맥화학색전술로 치료가 안 되는 부위 및 고주파 소작술 접근이 어려운 병소에 대한 국소치료 효과와 문맥침습 간세포암종, 임프절 전이 및 부신전이 등 기존 치료법으로 치료가 어려운 경우에도 효과적이다. 단점은 3차원적으로 치료부위 추적을 위한 간내 금침 삽입이 필요하며, 한번 치료에 한 개의 결절만 치료할 수 있다는 문제점이 있다. 또한, 간세포암종이 식도, 십이지장, 위 등에 연접해있는 경우 방사선 유발 장염, 궤양 또는 천공을 일으킬 수 있으며, 간경변증이 심한 경우 간기능 저하가 유발되기도 한다(그림 4).

(4) 고선량 양성자 치료
Proton beam therapy

양성자 가속기는 양성자(proton)를 광속의 3분의 2 정도의 속도로 가속한 뒤, 다량의 전하를 가진 부전자 입자(massive charged subatomic particle)로서 암부위의 일정한 깊이까지 최대 방사선을 방출하고 나서 급격하게 방출량이 줄어들어 간세포암종 주변 간조직의 손상을 최소화하여 부작용을 획기적으로 줄일 수 암치료 장비이다. 그러나 고가의 장비와 설치를 위한 큰 공간에 대한 시설 투자에 따른 엄청난 진료비 부담이 단점이다. 제2상 임상연구 결과에서, 76명을 환자 대상으로 치료에 따른 간기능 악화는 없었고, 밀란척도내 간세포암종의 질환진행까지의 시간은 평균 36개월, 이식받은 18명의 환자에서 6명(33%)이 병리학적 완치소견을 보였다[10]. 다른 새로운 치료법처럼 무작위 대조연구가 없는 실정에서 양성자 치료법이 생존율을 향상시킬 수 있는지에 대해서는 향후 임상연구가 필요하다.

5. 전신 항암요법
(1) 소라페닙

소라페닙(Sorafenib)은 vascular endothelial growth factor receptor 2(VEGFR-2)와 platelet-derived growth factor receptor(PDGFR), 그밖에도 RAF/MEK/ERK, c-kit 수용체를 표적으로 하는 multi-tyrosine kinase inhibitor로서 간세포암종에서 가장 처음 검증된 분자표적치료제(molecularly targeted agent, MTA)이다. 서양의 다기관 3상 무작위 대조연구를 통해, 간문맥침범이 있거나 간외전이가 있는 진행성 간세포암종에서 소라페닙으로 치료받은 환자들의 중앙생존기간은 10.7개월로 보존적 치료만 받은 대조군 환자들의 7.9개월보다 유의하게 높았다. 우리나라 환자를 포함한 아시아태평양 지역의 진행성 간세포암종 환자들을 대상으로 한 3상 무작위 대조연구에서도 소라페닙 치료를 받은 환자들의 중앙생존기간은 6.5개월로 보존적 치료군의 4.2개월보다 유의하게 길었다.

현재까지 무작위 대조연구를 통해 진행된 간세포암종 환자에서 생존율 증가가 확인된 분자표적치료제는 소라페닙이 유일하다. 소라페닙은 간문맥, 간정맥, 하대정맥 등의 간혈관침범이 있거나 간외전이가 있는 진행성 간세포암종에서 일차적으로 사용할 수 있고 국소 치료들에 실패하거나 국소 치료술 적용이 불가능한 환자에게도 사용할 수 있다.

소라페닙의 가장 흔한 부작용은 설사와 수족증후군 (hand foot skin reaction, HFSR)이며 이밖에도 피로감, 피부 발진, 식용감퇴, 체중감소, 고혈압, 탈모 등의 부작용이 생길 수 있다. 수족증후군은 소라페닙 복용 3개월이 지나면 더 이상 악화되지 않는 경향이 있기에 치료 초기에 환자 교육과 관리를 통해 투약이 중단되지 않도록 하는 것이 중요하다.

(2) 세포독성 화학요법

세포독성 화학요법은 소라페닙 치료 실패, 소라페닙 부작용으로 치료를 지속하기 어려운 경우나 내성 발생 이후의 2차 치료법으로 고려할 수 있다. 세포독성 항암제들은 대부분 치료반응이 20% 이내로 낮고, 아직까지 무작위 대조군 연구를 통해 생존연장효과가 증명된 적은 없다. 또한 보조화학요법으로 간세포암종 절제술 후 재발방지를 위한 전신화학요법이 전체 생존율, 무병생존율을 증가시킬 수 없으며, 간경변 환자에서 항암제에 의한 부작용의 위험성이 높다. 따라서 간세포암종에서 세포독성 화학요법은 전신 상태와 간기능이 양호한 환자들에게 제한적으로 사용되어야 할 것이며, 무의미하게 환자의 삶의 질을 저하시키지 않도록 경우에 따라 독성이 적은 약제를 사용하거나 독성이 강한 약제는 용량 감량을 고려하는 등의 주의가 필요하다.

6. 간동맥주입 화학요법
hepatic arterial infusion chemotherapy, HAIC

간동맥주입 화학요법은 피하 정착이 가능한 항암제 주입기 chemoport를 통하여 간동맥으로 항암제를 직접 주입함으로써, 주변 정상 간조직에 비해 간세포암종에 5-20배 정도의 고농도 항암제를 전달하면서도 전신적 독성을 최소화하고, 간기능 부전의 위험도 최소화할 수 있는 장점이 있다. 단점은 항암제 주입장치 삽입에 따른 문제(감염, 폐쇄 등)가 발생할 수 있다.

간동맥주입 화학요법은 주로 간문맥침범을 동반한 간세포암종에서 시행되고 있으며, 경동맥화학색전술에 반응이 없는 경우에도 고려해볼 수 있다. 소라페닙 치료 후 진행하였거나, 소라페닙 치료를 하기 어려운 환자에서 간동맥주입 화학요법을 시행해볼 수 있다. 가장 많이 사용되는 약제는 5-fluorouracil로, 단독 혹은 cisplatin 등과 병합으로 쓰이며, 진행성 간세포암종에서 3.8-38.5%의 반응률 및 5-19.5개월의 생존기간을 보였다. 최근 간문맥침범을 동반한 간세포암종을 대상으로 간동맥주입 화학요법과 소라페닙의 치료반응과 생존율을 후향적으로 비교한 연구에서 간동맥주입 화학요법의 치료반응(24.0%와 13.3%) 호전과 생존기간(7.1개월과 5.5개월) 연장 효과가 있었으며, 종양진행기간도 소라페닙보다 3.3개월로 더 늦게 진행한다고 보고하였다[11].

하지만, 간동맥주입 화학요법은 아직까지 보고자에 따라 효능의 차이를 보여, 전신항암요법이나 보존적 치료에 비하여 생존율을 향상시킨다는 추가적인 연구 결과가 필요하다.

현재까지 간세포암종의 치료 방법 중에서 생존율을 향상시키는 것으로 밝혀져 있는 치료법은 간절제술, 간이식, 국소치료법, 경동맥화학색전술이다. 최근 새롭게 시도되는 치료법인 체외 방사선 치료로 영상 유도성 방사선 치료, 정위적 방사선 수술, 고선량 양성자 치료 등과 표적 항암제 등이 생존율을 증가시킨다는 소규모 후향적 결과는 아직은 실험적 치료법으로만 받아들여지고 있다. 그러나 간세포암의 상당수 환자들이 진단 당시 진행성 간세포암으로 발견되어, 효과가 증명된 치료법만을 받을 수 없는 경우가 많기 때문에 위에 열거한 실험적 치료를 증명된 치료법들과 병용치료가 필요하다.

향후 간세포암종의 효과적인 치료를 위해 여러 전문과들로 구성된 다학제적 치료 계획수립으로, 다각적인 치료를 동원함으로써 치료반응과 생존율 향상을 위해 노력하여야 할 것이다.

참고문헌

1. 2014 간세포암종 진료 가이드라인. 대한간암학회. 국립암센터.

2. Llovet JM, Schwartz M, Mazzaferro V. Resection and liver transplantation for hepatocellular carcinoma. Semin Liver Dis. 2005;25(2):181-200.

3. Mazzaferro V, Battiston C, Perrone S, et al. Radiofrequency ablation of small hepatocellular carcinoma in cirrhotic patients awaiting liver transplantation: a prospective study. Ann Surg 2004;240:900-909.

4. Kim MS. Comparison between Status with CTP score and MELD score in allocation of deceased donor liver; Korean National-based survey. Congress of Asian Society of Transplantation 2013; Kyoto International Convention Center, Kyoto, Japan2013.

5. Mazzaferro V, Llovet JM, Miceli R, et al. Predicting survival after liver transplantation in patients with hepatocellular carcinoma beyond the Milan criteria: a retrospective, exploratory analysis. Lancet Oncol 2009;10:35-43.

6. Lencioni RA, Allgaier HP, Cioni D, Olschewski M, Deibert P, Crocetti L, et al. Small hepatocellular carcinoma in cirrhosis: randomized comparison of radio-frequency thermal ablation versus percutaneous ethanol injection. Radiology. 2003;228(1):235-40.

7. Huang J, Yan L, Cheng Z, et al. A randomized trial comparing radiofrequency ablation and surgical resection for HCC conforming to the Milan criteria. Ann Surg 2010;252:903-912.

8. Morimoto M, Numata K, Kondou M, Nozaki A, Morita S, Tanaka K. Midterm outcomes in patients with intermediate-sized hepatocellular carcinoma: a randomized controlled trial for determining the efficacy of radiofrequency ablation combined with transcatheter arterial chemoembolization. Cancer 2010;116:5452-5460.

9. Kim TH, Kim DY, Park JW, et al. Dose-volumetric parameters predicting radiation-induced hepatic toxicity in unresectable hepatocellular carcinoma patients treated with three-dimensional conformal radiotherapy. Int J Radiat Oncol Biol Phys 2007;67:225-231.

10. Bush DA, Kayali Z, Grove R, Slater JD. The safety and efficacy of high-dose proton beam radiotherapy for hepatocellular carcinoma: a phase 2 prospective trial. Cancer. 2011;117(13):3053-9.

11. Song DS, Song MJ, Bae SH, Chung WJ, Jang JY, Kim YS et al. A comparative study between sorafenib and hepatic arterial infusion chemotherapy for advanced hepatocellular carcinoma with portal vein tumor thrombosis. J Gastroenterol. 2015;50(4):445-54.

급성 간질환

Chapter 8

A형 간염의 역학과 예방

연세의대 강남세브란스병원 소화기내과 **이 관 식**

A형 간염 바이러스(hepatitis A virus; HAV)는 Picornaviridae과(family)의 Hepatovirus종(genus)에 속해있는 7.5kb의 single stranded RNA 바이러스이다. A형 간염은 바이러스에 의한 급성 간염 중 대표적인 질환이고, HAV는 경구감염에 의해 전파되므로 주로 경제력이 낮고 위생환경이 좋지 않은 저개발국에 만연되어 있다. 일반적으로 소아에서 감염되면 특별한 증상이 없이 회복되어 항체가 생기는 불현성 감염인 경우가 많으므로, 실제로는 개발도상국같이 위생환경이 개선된 상태에서 성장하여 항체가 없는 성인이 HAV에 노출되었을 때 급성 A형 간염이 발생하는 경우가 많다. 현재 국내에서 소아와 30대까지는 위생환경이 좋은 상태에서 성장을 했기 때문에 HAV에 대한 항체가 거의 없고, 일부 보고에 의하면 10-20% 정도만 항체를 보유하고 있다. 따라서 급성 A형 간염이 발생하는 환자의 대부분은 이 연령대의 젊은 사람들인데, 드물게는 40대 이후에 발생하는 경우도 있다. 2000-2009년에는 국내에서 급성 A형 간염이 폭발적으로 발생하여 전국적으로 1년에 약 10여 명 정도가 전격성간염으로 진행하여 간이식이 필요할 정도의 시기도 있었지만, 현재는 예방접종 등을 통하여 발생빈도가 많이 감소한 상태이다.

1. 역학

A형 간염이 발생하는 유형은 국가의 경제상태와 위생환경에 따라 3가지 형태로 분류된다. HAV가 오염된 물과 음식을 통해 전염되므로 위생상태가 좋지 않은 저개발국에서는 HAV가 만연되어 있고 주로 소아에서 감염되는데, 이 경우 특별한 증상이 없이 회복되어 항체가 생기는 불현성 간염인 경우가 대부분이다. 따라서 임상적으로는 급성 A형 간염이 별

문제가 되지 않을 수 있다. 선진국에서는 HAV에 대한 항체 양성률이 낮지만, HAV 감염률 자체가 낮으므로 급성 A형 간염 발생 빈도도 낮다. 문제는 개발도상국인데 과거에는 HAV 만연지역이었으나 근래 위생환경이 개선되었고, 이러한 환경에서 성장한 30대 미만에서는 HAV에 대한 항체가 거의 없다. 그러나 HAV 감염이 존재하는 상태이므로 감염원이 발생하면 급성 A형 간염이 급증할 수 있다(그림 1).

국내에서 HAV에 대한 항체 양성률은 1980년대는 10대 약 50%, 10-19세 86.7%, 20세 이후는 96% 이상으로 HAV의 만연지역이었고 특별한 증상이 없이 회복된 경우가 대부분이었다. 이후 1990년대 중반의 항체 양성률은 20세 이하에서 9-15%로 낮아졌고, 2007년에 수도권과 경북지역 대상으로 한 항체 양성률은 9세 미만에서는 예방접종에 의해 평균 50%, 9-29세 10-30%, 30대 70-80%, 40대 이후는 95-100% 였다는 보고가 있었다. 2009년에 수도권지역 대상으로 한 항체 양성률은 1-10세 40-50%, 11-20세 10-20%, 21-30세 약 25%, 36세 이상은 85-100% 였다는 보고가 있었다. 급성 A형 간염의 발생이 1995년 이전까지는 미미하였지만, 2000년 이후부터 발생이 증가하였고 특히 2008-2009년 20-30대에서 폭발적으로 발생한 이유는 항체 양성률이 낮았기 때문으로 생각한다(그림 2).

HAV의 유전자형은 I, II, III, IV의 네 가지가 있고, 2000년 초반까지 분리된 바이러스는 모두 IA형이었다. 이후 2010년에 발표된 바에 의하면 2007-2009년 급성 A형 간염이 폭발적으로 발생한 시기의 HAV

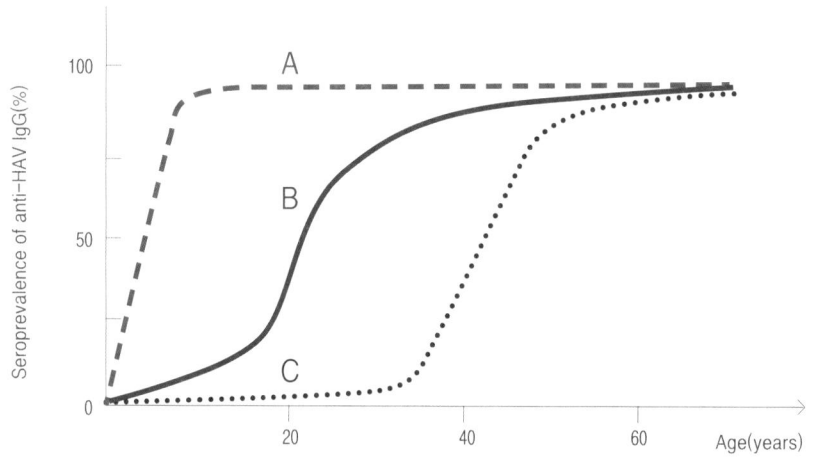

그림 1.
The patterns of seroprevalence of anti-HAV IgG according to age(A–C). Seroprevalence patterns in underdeveloped countries(A), developing countries(B), and developed countries(C)[1].

의 유전자형은 IA 58%, IIIA 42%로 유전자형이 다른 바이러스가 혼재되어 있었다는 보고가 있다. 이는 HAV가 다른 지역에서 유입되었을 가능성을 보여주고 있다. 유전자 IIIA의 지역적 분포는 서울 69%, 경인 36%, 강원 25%, 충청 21%, 경북 23%, 제주 27%로 차이가 있었다. 유전자 IA 형과 비교하여 유전자 IIIA 형은 신부전과 간부전 발생에는 차이가 없었으나, 유의하게 높은 AST와 ALT 치, 낮은 혈소판 치를 보여 간염의 상태는 더 심했다는 보고가 있다.

2. 예방

HAV는 주로 오염된 음식물과 물을 통해서 전염되므로 위생환경이 좋지 않은 저개발 국가에서 많이 발생하는데, 우리나라에서도 위생환경이 열악한 환경에서 조리된 음식은 삼가는 것이 좋겠다. 또한 가족 내에 환자가 있다면 환자의 혈액, 분비물 및 배설물이나 신체접촉을 통해서 전염될 수 있으므로 손과 발을 청결히 하고, 음식과 용기를 따로 사용하는 것이 예방에 도움이 된다. HAV는 산과 열처리에 비교적 안정적이므로 섭씨 85도 이상으로 끓여야 불활성화된다. 그러나 잠복기를 지나 A형 간염의 증상이 나타나는 시기에서 대변으로 배설되는 HAV의 양은 적으므로 격리할 필요는 없다. HAV에 노출된 후 예방이 필요하다고 판단되는 경우는 접촉 후 2주 이내에 면역글로불린을 사용할 수 있다.

예방접종은 6개월 간격으로 2회 시행하는데, 1회 접종으로 90% 이상에서 항체가 생기고, 2회 접종으로

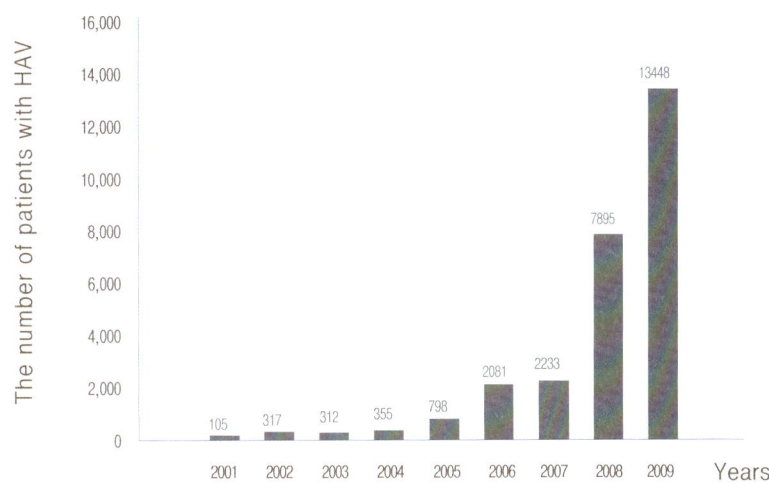

그림 2.
Change in the prevalence of symptomatic acute hepatitis A in Korea over time. These data are obtained from the Korea Center for Disease Control[1].

거의 100% 항체가 생긴다. 특히 10-30대 연령이나 만성 간질환이 있는 경우는 이미 A형 간염 바이러스 항체를 보유하고 있는지를 확인하고, 만약 항체가 없으면 예방접종을 하는 것이 좋겠다. A형 간염을 앓고 지나간 경우는 평생 면역성이 있고 예방접종으로는 약 20년 이상 항체가 유지된다.

미국질병관리센터의 권고에 의하면 12-24개월의 유아는 모두 예방접종을 권장하고, 성인에서는 HAV 만연지역으로 여행하는 경우, 동성연애자, 마약중독자, 혈우병 환자, 혈액을 취급하는 의료인, 간이식을 기다리거나 간이식을 받은 환자 등에서 예방접종을 권장하고 있다.

A형 간염은 대표적인 급성 바이러스성 간염이고, 특별한 항바이러스제는 없지만 대부분의 경우 대증요법만으로도 완치가 가능한 질환이다. 간혹 전격성 간염으로 진행하여 간이식이 필요한 경우도 있지만 드물다. 개발도상국에서의 특징같이 10-30대의 젊은 연령층에서 항체 양성률이 낮으므로 HAV에 노출될 경우 A형 간염이 발생할 가능성이 높다. 그러나 국내에서는 2008-2009년의 폭발적인 발생 이후 예방접종과 대국민 교육 등으로 현재는 발생률이 상당히 낮아졌다.

참고문헌

1. 정영걸, 김주현. 급성 A형 간염의 역학변화 및 임상양상: 국내보고를 중심으로. 대한간학회지 2009;15:438-445.

2. 김지훈, 권소영, 권영오 등. 국내 급성 A형 간염의 유전형과 임상양상에 관한 연구: 전국적 다기관 연구. 대한간학회지 2010; S139.

3. 김태엽, 손주현, 박혜선 등. 2000년대 전반과 후반에서 서울과 경기지역에서의 A형 간염 항체 양성률의 변화. 대한간학회지 2009; S242.

4. 김종현, 강진한, 이수영 등. 국내 A형 간염 항체 양성률에 대한 연구. 대한간학회지 2007; S27.

5. 문영명, 한기준. 급성 A형 간염. 소화기학. 군자출판사 2008.

국내 A형 간염의 임상적 특징과 임상경과

고려의대 구로병원 소화기내과 **변 관 수**

국내 A형 간염의 발생이 2009년을 정점으로 점차 감소하여 최근 2-3년 사이에는 현저하게 줄고 있는 것은 매우 다행스러운 일이라 생각된다. 근래 많은 A형 간염 환자를 진료하면서 느끼는 것은 과거에 비해 임상양상이 매우 심한 중증 환자의 빈도가 증가되었다는 것이다. 이러한 이유로 우리나라에서 A형 간염의 발생 연령층이 상향되면서 이에 따라 실제 중증 환자의 비율이 높아졌을 가능성을 생각해 볼 수 있다. 또한, 근래 국내에 유병률이 증가하고 있는 새로운 유전자형(IIIA)의 A형 간염 바이러스에 의한 현상으로 추정할 수도 있다. 또 다른 가능성은 실제 중증 환자의 비율은 과거와 차이가 없는데 전체적인 A형 간염의 발생 건수가 많아지면서 이에 비례하여 단순히 중증 환자의 수가 증가된 것으로 필자가 근무하는 3차 의료기관에 그만큼 중증 환자의 방문이 많아서 생기는 현상일 수도 있으리라 생각된다. 이 글에서는 A형 간염의 일반적 진단, 경과 그리고 치료에 대하여 간략히 언급하고 국내에서 A형 간염의 발생이 빈번하였던 2007년에서 2009년 사이에 전국적으로 21개 기관의 3차 병원을 중심으로 조사한 다기관연구 결과(총 대상 환자: 4,218명)를 토대로 국내 A형 간염의 임상적 특징과 임상경과에 대해서 소개하고자 한다. 이 연구결과는 3차 병원을 중심으로 이루어졌기 때문에 1, 2차 의원이나 병원을 방문한 환자에 비해 보다 중증 환자가 대상에 다수 포함되어 있을 가능성이 있으므로 이러한 점을 감안하여 해석해야 할 것으로 생각된다.

1. A형 간염의 일반적 진단, 경과 및 치료

A형 간염의 평균 잠복기간은 28일(15-50일) 정도이다. A형 간염의 임상 증상은 다른 원인의 간염과 유사하므로 진단에는 IgM anti-HAV의 검출이 가장 중요하다. IgM 항체의 검출은 감염 후 대략 3-6개월까지 지속된다

(그림 1). 일부 초기 감염 환자에서는 IgM 항체가 음성으로 나오는 예가 5-10% 가량 있으므로 임상양상으로 A형 간염이 의심스러울 경우 1-2주 후에 IgM 항체를 재검사할 필요가 있다.

A형 간염은 대부분 특별한 치료 없이 자연 치유되는 질환이며 일단 회복된 후에는 영구면역을 가진다. 만성화되지는 않지만 호전된 후에 다시 혈청 AST, ALT가 재상승하는 재발성 간염이나 황달을 주 증상으로 하는 담즙정체성 간염이 일부 환자에서 발생할 수 있다. 매우 드물게 전격성간염도 발생할 수 있으며 이 때문에 간이식이 필요한 경우도 있다.

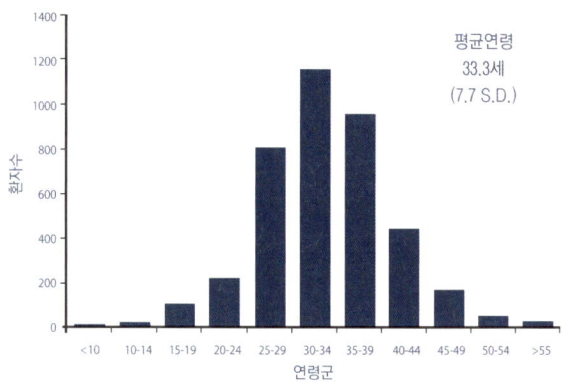

그림 2. 국내 A형 간염 환자의 연령 분포: 2007-2009년[2]

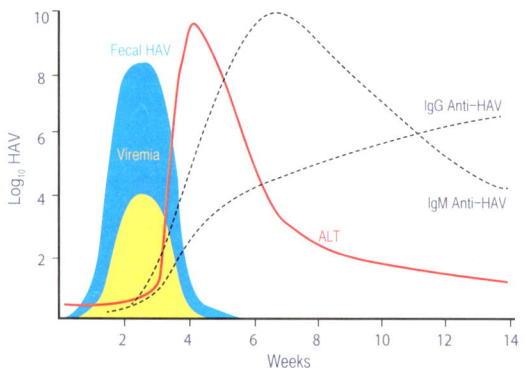

그림 1. A형 간염의 자연경과와 진단[1]

표 1. 국내 A형 간염 환자의 검사 소견: 2007-2009년 (n=4,218)[2]

AST(IU/L)	2,676±3,347
ALT(IU/L)	2,963±2,412
ALP(IU/L)	272±179
Albumin(g/dL)	3.6±0.5
T.Bilirubin(mg/dL)	7.3±5.3
Proth. Time(INR)	1.3±0.4
Creatinine(mg/dL)	1.1±1.5
HBsAg(+)	3.7%
Anti-HCV(+)	0.7%

2. 국내 A형 간염의 임상적 특징과 임상경과

(1) 발생연령과 임상양상

앞서 언급한 대규모 다기관연구에서 발생연령은 평

균 33.3세였으며 가장 호발한 연령층은 30-34세, 35-39세, 25-29세, 40-44세 순이었다(그림 2). 과거 국내에서 보고되었던 A형 간염의 호발 연령층인 20대보다 좀 더 발생연령층이 상향되고 있다는 것을 알 수 있다. 이 연구가 이미 5-7년 전에 발생한 환자를 대상으로 하였기 때문에 아마 현 시점에서는 호발 연령층이 더욱 상향되었을 가능성도 염두에 두어야 하겠다. 남녀 비는 남자가 62.4%로 여자에서보다 발생 빈도가 높았다.

임상증상은 오심과 구토, 피로감, 발열, 식욕감퇴, 황달 순이었다. 검사실 소견으로는 평균 혈청 AST 2,676 IU/L, ALT 2,963 IU/L, 총빌리루빈 7.3mg/dL, prothrombin time(INR) 1.3 등이었다(표 1).

표 2. 국내 A형 간염 환자의 임상경과: 2007-2009년[2]

사망/간이식	0.47%(19/4,024)
급성간부전증	0.91%(36/3,949)
급성신손상	2.73%(108/3,949)
담즙정체성 간염	1.92%(74/3,855)
재발성 간염	0.65%(25/3,860)

하였으며 일부 환자에서는 혈액투석 등의 치료가 필요한 경우도 있었다. 그러나 간부전증이 동반되지 않은 경우 신손상의 예후는 비교적 양호하였다. 그 밖에 담즙정체성 간염은 1.92%에서, 재발성 간염은 0.65%에서 발생하였다.

(2) 임상경과

이 기간 중에 조사한 대상에서 사망하거나 간이식 수술을 받은 환자는 19예로 0.47%이었으며 급성간부전증으로 진단된 경우는 36예로 0.91%이었다(표 2). A형 간염은 대부분 자연치유 되는 질환으로 알려져 있지만 국내에서도 비록 일부 환자이지만 치명적 경과를 보이고 있다는 것을 알 수 있다. A형 간염에 의한 사망률은 일반적으로 고령층의 환자에서 간염이 발생한 경우 더욱 높은 것으로 보고되고 있는바 앞으로 우리나라에서도 면역이 없는 고령층이 증가할 경우 이 연령층에서 치명적 간손상이 발생할 수도 있으리라 짐작된다. 급성신손상은 대상 환자 중에 2.73%에서 발생하였는데 급성간부전증이 없는 환자에서도 다수 발생

(3) 연령에 따른 임상양상과 경과

과거에 비해 A형 간염의 호발연령층이 30-40대로 상향되고 있다는 관점에서 30세를 기준으로 30세 미만과 30세 이상의 연령층으로 나누어 임상양상과 경과를 비교하였더니 30세 이상 연령층의 환자에서 혈청 ALT, 총빌리루빈, 크레아티닌 등 생화학적 검사 결과의 이상이 더 심하였으며 급성신손상, 담즙정체성 간염의 발생도 더 빈번하였다(표 3). 그러나 전반적인 사망률, 간이식 시행빈도와 간부전증의 발생 빈도에서는 차이가 없었다. 남녀 비에서는 30세 이상의 연령층에서 남자의 비율이 매우 높게 나타난 점이 흥미로운 결과라 생각된다.

표 3. 국내 A형 간염 환자에서 연령에 따른 검사소견과 임상경과의 비교 : 2007-2009년[2]

	Age < 30 (n =1,183)	Age ≥ 30 (n =2,824)	P-value
Male/Female	667/516	1838/986	<.0001
Death or LT	0.61%(7/1147)	0.44%(12/2748)	0.644
Renal failure	1.33%(15/1132)	3.15%(85/2614)	0.001
Hepatic failure	0.88%(10/1132)	0.96%(26/2699)	0.815
Cholestatic hepatitis	0.9%(10/1107)	2.35%(62/2636)	0.007
Relapsing hepatitis	0.18%(2/1107)	0.83%(22/2647)	0.025
ALT(IU/L)	2,815±2,869	3,023±2,203	0.029
Total bilirubin(mg/dL)	6.5±4.3	7.7±5.6	<.0001
Albumin(g/dL)	3.7±0.4	3.6±0.4	<.0001
Creatinine(mg/dL)	0.9±0.9	1.2±1.6	<.0001
Prothrombin time(INR)	1.3±0.46	1.34±0.64	<.0001
WBC(/mm^3)	4,900±2,364	5,166±2,566	0.003
Platelet(x1,000/mm^3)	177±81	177±858	0.691

(4) 국내 A형 간염 바이러스 유전자형의 변화와 임상양상

과거 1990년 후반 국내에서 발생한 A형 간염 환자의 혈청에서 분리한 바이러스의 유전자형은 모두 IA형으로 보고된 바 있다. 그러나 2000년 중반 이후 시행한 연구에서는 IA형과 함께 IIIA형이 공존하고 있음이 보고되고 있다. 앞서 언급한 전국다기관 연구의 일환으로 전국적으로 351명의 환자를 대상으로 유전자형을 분석한 결과 IIIA형이 51%, IA형이 49%으로 두 유전자형의 분포가 비슷하였다. 아마 이러한 유전자형의 변화는 근래 외국과의 인적, 물적 교류가 활발해지면서 IIIA형이 해외로부터 국내로 유입된 결과로 추측해 볼 수 있다. 이러한 유전자형의 변화가 임상양상과 경과에도 영향을 미치는가를 알아보기 위하여 두 유전자형 사이에 임상적 차이가 있는지를 비교해 본 결과는 다음과 같다. IIIA형에서 기저치와 최고치 평균 혈청 AST와 ALT가 유의하게 높았으며 혈소판 수도 유의하게 낮았다. 그러나 입원기간, 급성신손상, 급성간부전, 담즙정체성 간염의 발생, 사망률 등에서는 두 유전자형 사이에 유의한 차이가 없었다. 결론적으로 검사실 소견은 IIIA형이 다소 심했으나 전반적인 임상경과에는 차이가 없었다.

이상과 같이 2000년대 말에 국내에서 시행된 전국적인 A형 간염 대규모 조사의 결과를 요약하면 다음과 같다. 첫째, 전반적으로 사망이나 간이식 시행빈도는 0.47%, 급성간부전증의 발생빈도는 0.91%, 급성신손상의 발생빈도는 2.73%이었다. 둘째, 발생연령층이 점차 상향되고 있고 30세 미만에 비해 30세 이상의 연령층에서 검사실 소견의 이상이 더 심하였고 급성신손상, 담즙정체성 간염, 재발성 간염 등의 발생이 더 빈번하였다.

그러나 급성간부전증이나 사망 또는 간이식의 시행빈도에는 차이가 없었는바 이는 비록 발생 연령층이 상향되고는 있지만, 고령층에서의 발생은 거의 없기 때문에 아직 치명적 임상경과로의 진행 빈도는 높지 않은 것으로 추정된다. 물론 앞으로 호발 연령층의 상향 추세가 장기간 지속되어 구미 선진국에서와 같이 고령층에서의 발병이 증가하는 시기가 온다면 치사율도 증가하리라 예측된다. 셋째, 근래 우리나라에서 증가되고 있는 IIIA 유전자형은 전체 A형 간염 환자의 약 반수에서 관찰되고 있지만 이러한 유전자형의 변화가 A형 간염의 합병증이나 사망률 등 임상경과에는 큰 영향을 미치지 않는 것으로 추정된다.

참고문헌

1. Martin A, Lemon SM. Hepatitis A virus: from discovery to vaccines. Hepatology 2006;43:S164-172.

2. Kwon SY, Park SH, Yeon JE, et al. Clinical characteristics and outcomes of acute hepatitis A in Korea: a nationwide multicenter study. J Korean Med Sci 2014;29:248-253.

3. Kim JH, Yeon JE, Baik SK, et al. Genotypic shift of the hepatitis A virus and its clinical impact on acute hepatitis A in Korea: a nationwide multicenter study. Scand J Infect Dis 2013;45:811-818.

4. Byun KS, Kim JH, Song KJ, et al. Molecular epidemiology of hepatitis A virus in Korea. J Gastroenterol Hepatol 2001;16:519-524.

급성 간염 증례

가천의대 길병원 소화기내과 **김 연 수**

? 25세 남자 환자입니다. 3일 전부터 구역, 구토 증세와 발열을 동반하여 내원하였습니다. 어제부터는 소변 색깔도 붉게 변했습니다. 과거 간질환의 기왕력은 없었고 음주나 약물 복용도 하지 않았다고 합니다. 간기능 검사상 AST/ALT: 1,560/2,350U/L, 총빌리루빈 3.5mg/dL이었습니다. 그런데 IgM anti-HAV, HBsAg, anti-HBs, anti-HCV가 모두 음성이어서 간염의 원인이 궁금합니다. 이 환자에서 급성 간염의 원인을 확인하기 위하여 어떠한 검사를 하여야 하나요?

! 급성 간염 환자에서 상기 환자처럼 바이러스 표지자 검사가 모두 음성이어서 진단이 어려운 경우가 드물지 않습니다. 이 경우 바이러스 표지자 검사의 특성을 잘 이해하고 있으면 진단에 도움이 됩니다. IgM anti-HAV는 잘 아시는 바와 같이 급성 A형 간염의 진단 표지자 검사입니다. 그러나 급성 A형 간염 환자의 약 6% 정도에서 항체가 음성입니다. 즉 감염 초기에는 아직 혈중에 IgM anti-HAV가 형성되지 않아 검사상 음성반응을 보이는 것입니다. 이 경우 1주 정도의 간격을 두고 IgM anti-HAV를 추적 검사하시면 혈청 전환된 항체를 확인하실수 있습니다.

급성 B형 간염의 경우 일부의 환자는 HBsAg이 조기에 소실되어 HBsAg이 음성인 환자가 있습니다. 즉 window period에 있는 급성 B형 간염 환자에서는 HBsAg이 음성 반응을 보이므로 HBsAg만으로 급성 B형 간염을 진단할 수 없다는 의미입니다. 이 경우 IgM anti-HBc를 검사하지 않으면 진단을 할 수 없으므로 급성 간염 환자에서는 HBsAg 뿐만 아니라 IgM anti-HBc를 반드시 검사하여야 합니다.

급성 C형 간염의 경우도 anti-HCV 만으로는 진단에 한계가 있습니다. 즉 anti-HCV는 만성 C형 간염에서는 대부분 양성반응을 보이지만 급성 C형 간염 환자는 약 30%에서 음성반응을 보이므로 진단에 주의를 요합니다. 바이러스가 체내에 들어온 기간이 짧아 아직 항체 형성이 안된 경우이지요. 이 경우 anti-HCV를 추적 검사하여도 되겠지만, HCV RNA를 검사하면 쉽게 진단할 수 있습니다.

정리하면 이 환자에서는 IgM anti-HAV의 추적 검사, IgM anti-HBc 그리고 HCV RNA 추가 검사가 필요하다고 생각됩니다. 이러한 검사로도 모두 음성인 경우 IgM EBV 등 급성 간염의 드문 원인에 대한 검사가 필요하다고 생각됩니다.

이상과 같이 각각의 바이러스 표지자 검사를 잘 이해하고 있어야 진단에 오류를 줄일 수 있습니다.

? **35** 세 만성 C형 간염 환자입니다. 평소 소주 1병 이상 매일 마시는 음주력이 있으며 AST/ALT: 45/67U/L, GGT: 257U/L, 알부민: 3.4g/dL, PT: 16sec(INR: 1.48)입니다. 초음파 검사상 간실질 에코는 거칠고 비장종대가 관찰되었습니다. HBsAg 음성, anti-HBs 양성이었습니다. 이 환자에서 A형 간염 예방 접종이 필요한가요?

! 환자의 검사 결과는 간경변증의 가능성을 시사합니다. 간경변증 등의 만성 간질환 환자에서는 정상 기능을 하는 간세포의 수가 정상인에 비하여 현저히 감소된 상태입니다. 이러한 상태에서 급성 A형 간염의 중복감염은 중증도가 심한 간염이 올 수 있으며 특히 전격성 간염의 위험성이 증가한다고 보고되고 있습니다. 이는 모든 형태의 만성 간질환에서 나타날 수 있다고 예상되는데 특히 만성 C형 간염 환자에서 A형 간염에 의한 전격성 간염의 사망률이 만성 간질환이 없는 A형 간염에 비하여 높다고 알려져 있습니다. 만성 간질환 환자 이외에도 고연령자, HIV 감염자, 임신 중 감염 등도 A형 간염의 중증도에 관계된다고 보고되고 있습니다.

최근 국내 거주자 중 30대에서 IgG anti-HAV 양성율은 약 50%로 보고되고 있습니다. 따라서 이 환자에서는 IgG anti-HAV를 검사하시고 음성일 경우 예방접종을 하시기 바랍니다.

? **25** 세 inactive HBsAg carrier입니다. 1개월 전 ALT: 20U/L, HBeAg 음성, anti-HBe 양성 그리고 HBV DNA는 325copies/mL이었습니다. 최근 무력감, 오심, 구토 등의 증상이 나타나 시행한 검사상 ALT: 2,450U/L, 총빌리루빈 3.1mg/dL로 상승하였는데 HBeAg 음성, HBV DNA 농도 256copies/mL로 나타났습니다. 이 환자의 결과는 B형 간염의 급성 악화로 해석하여야 할까요?

! 만성 HBV 보유자에서 간염의 악화는 B형 간염의 자발적 악화에 기인하는 경우가 가장 흔합니다. 그러나 다른 원인에 의한 급성간염의 중복 감염, 약제 그리고 알코올 간질환 등을 반드시 감별하여야 합니다.

만성 B형 간염의 자발적인 급성 악화시에는 악화되기 전에 혈중 HBV DNA 상승이 나타납니다. 이 환자에서처럼 HBV DNA가 낮은 환자에서 1개월 내에 B형 간염이 악화될 가능성은 낮다고 생각되며 현 시점의 낮은 HBV DNA 농도 다른 원인에 의한 악화 가능성을 시사합니다. 약물 복용 기왕력을 물어보시고 다른 간염의 중복감염을 고려하여 IgM anti-HAV와 anti-HCV를 검사하시기 바랍니다.

약제 유인성 간염의 국내 현황

고려의대 안산병원 소화기내과 **정 영 걸, 임 형 준**

간은 약제대사에 중요한 역할을 하는 기관이므로, 약제에 의한 간염 혹은 간 손상은 언제든 발생할 수 있기 마련이다. 특히 하루가 다르게 다양한 약제가 개발되고 출시가 되면서, 임상연구에는 미처 발견할 수 없었던 약제 유인성 간염을 경험하기도 한다. 하지만 같은 약제에 노출되더라도 개개인의 감수성이 다르고, 다른 동반 약제와의 상호작용 등으로 인하여 임상적으로 매우 다양하게 발현될 수 있으며, 약제에 의한 간 손상의 기전 또한 복잡하고 아직 규명되지 않은 부분도 많아 인과 관계를 밝히거나 임상경과를 예측하는데 한계가 있다. 더욱이 최근에 병의원 처방약품 외에도 처방약품의 편의점 판매, 다양한 건강 보조식품의 증가 및 민간요법의 활성화 등으로 약제 유인성 간염의 빈도가 증가하고, 원인도 매우 다양해질 것이 예상된다. 따라서 약제 유인성 간염의 현재 국내와 상황과 실태를 알아보는 것은 임상적으로도 매우 중요하다고 생각된다.

1. 세계적인 약제 유인성 간염의 현황

약제 유인성 간염 및 간 손상은 객관적 진단이 쉽지 않다. 특히 바이러스성 간염에 의한 간염은 약제 유인성 간염과 매우 유사하며, 한가지 약제에 의해서도 다양한 간 손상이 초래되고, 개개인의 감수성 차이 및 약제 특이반응 등이 진단을 더욱 어렵게 만든다. 따라서, 널리 알려진 지표를 통해서 진단하고 이를 토대로 역학연구를 시행하게 되는데, 발표된 대규모의 전향적 연구 결과 들은 다음과 같다(표 1). 대개 인구 10만 명 당 13.9-19.1명 정도의 발생을 보고하고 있는데, 서양에는 주로 항생제 처방이 주된 원인이었고, 동양에서는 역시 한약이 가장 흔한 것으로 보고되

표 1. 국내외 약제 유인성 간염의 보고 현황

보고지역(yr)*	증례수	남성(%)	평균연령(세)	보고된 약제			사망률 / 간이식률
				No. 1	No. 2	No. 3	
프랑스(2002)	34	35	56	Amox/Clavul 12%	NSAIDs 12%	HIV 9%	6% / 0%
스페인(2005)	461	51	53	Amox/Clavul 13%	TB 10%	NSAIDs 4%	5% / 2%
싱가폴(2007)	31	55	51	Herbs 71%	TB 6%	–	7% / 3%
미국(2008)	300	40	48	Antibiotics 12%	Herbs 9%	TB 8%	8% / 2%
한국(2012)	371	37	49	Herbs 40%	Meds 27%	Diet suppl 14%	2% / 1%
중국(2013)	24,112	44	–	TB 31%	Herbs 19%	Antibiotics 10%	3% / 0%
아이슬란드(2013)	96	34	55	Amox/Clavul 22%	Herbs 16%	NSAIDs 6%	1% / 0%

*보고 연도
Amox/Clavul, amoxicillin/clavulanate; NSAID, nonsteroidal anti-inflammatory drug; HIV, human immunodeficiency virus; LT, liver transplantation; TB, tuberculosis; Herbs, herbal medication; Meds, medications; Diet suppl, dietary supplements.

었고, 그 다음이 결핵약이었다. 대개 사망률은 1-9%까지 다양하게 보고되고 있었다.

2. 국내의 약제 유인성 간염의 현황

우리나라에서는 2005년부터 2007년까지 전국의 17개 대학병원에서 독성 간염 혹은 간손상에 대한 전향적인 증례수집이 이루어졌고, 이에 기초한 371명 환자에 대한 연구가 보고되었다. 독성 간염의 원인 물질로는 한약이 40.2%로 가장 많았고, 다음으로 상용약 27.2%, 건강보조식품 13.7%, 민간요법 10.8% 순이었다(표 2). 평균 연령은 49세로 남자가 136명(36.7%)였고, 연령에 따른 원인의 빈도 차이는 없었다(그림 1). 이는 병원 입원환자 기준으로 산출한 자료이기는 하나 일반 인구에서의 발생 빈도로 추정할 때는 연간 10만명 당 약 12명이 될 것으로 보인다. 이는 서양의 연구와 비교하여서도 낮지 않은 수치이다. 또 다른 두 연구에서는 급성 간염 환자들에서 약제 유인성 간염환자의 비율이 32%로 비이리스성 간염 42% 다음

표 2. 약제 유인성 간염 유발 약제 (석기태 등의 보고에서 발췌)

Etiology		N(%)
"Medications"	"Prescription medications"	77(20.8)
	"Non-prescription medications"	24(6.5)
"Herbs"	"Herbal medications"	102(27.5)
	"Herbal preparations"	12(3.2)
	"Mediainal herbs or plants"	35(9.4)
"Health foods or dietary supplements"		51(13.7)
"Folk remedies"		32(8.6)
"Combined"		30(8.1)
Others		8(2.2)
N, number		

그림 1. 연령에 따른 약제 유인성 간염 유발 약제
(석기태 등의 보고에서 발췌)

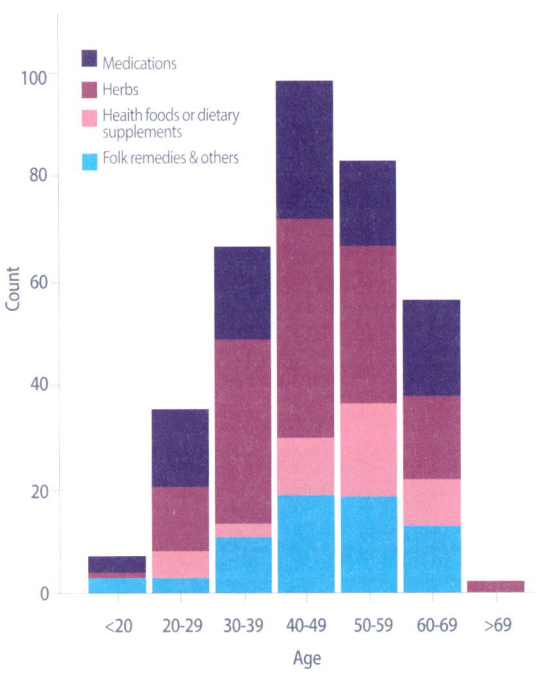

으로 높은 빈도를 보여주었다. 약제 유인성 간염의 유발 약제는 대다수의 경우에서 의사의 처방에 의한 약제가 아니며 한약이나 자가 구입에 의한 것이라는 점이 흥미로운 국내 상황이다. 문제는 건강 보조 식품이나 민간 요법의 경우 동일한 피해가 반복되어도 이를 효과적으로 막을 수 있는 제도적인 장치가 부족하다는 것이다. 한약의 경우에도 한의사에 의한 처방 조제되었다 하더라도 여러 한약재가 혼합된 형태로 제공되거나 추출액을 복용하게 되어 어느 특정 한약재 성분에 의한 것인지 알기가 어려워 동일한 피해가 재연될 소지가 높다.

3. 국내의 약제 유인성 간염의 원인 약제

약제 유인성 간염의 원인에 대한 국내 보고는 대다수가 단일기관의 증례 보고 형태이며 전향적 연구나 비교분석 연구는 많지 않은 실정이다. 또한, 한약에 의한 경우는 약제 확보가 어렵거나 민간 요법 약제인 경우 성분을 추정하기가 쉽지 않은 측면도 있다. 따라서 약제 유인성 간염을 유발하는 성분과 그 빈도를 체계적으로 분류하기는 어려우나 몇몇 보고들을 종합하여 보면, 의사 처방 약제 중에서 흔히 보고되는 약들은 항결핵약제(isoniazid, rifampicin, pyrazinamide, ethambutol, protionamide), 세팔로스포린계 항생제, 페니실린계 항생제(amoxicillin/clavulonate, piperacillin/sulbactam), 퀴놀론계 항생제, 비마약성 진통제, 항전간제(valproic acid, Topiramide), 항바이러스제제(protease inhibitor, atazanavir), 그리고 스타딘계열(HMG-CoA inhibitor) 약제가 많았다. 민간약제 중에는 봉삼, 인진쑥, 인삼, 칡즙, 상황버섯, 개소주, 가시오가피, 하수오 등을 많이 보고되었다. 또한, 전반적으로 고령의 여성이 많아서 성별이나 연령 등 개개인의 감수성도 영향을 미친다고 생각된다. 그러나 유의해야 할 것은 병원에 진료를 받으러 다니는 환자들도 많은 경우에서 복합적인 원인에 의한 약제 유인성 간염의 위험에 노출되어 있다는 점이다. 실제로 병원에 내원한 환자를 대상으로 하였던 한 연구에서, 주질환으로 치료를 받고 있으면서 따로 드시는 약이나, 건강식품, 한약 등이 있는가 하는 질문에 26.6%가 있다고 답하였고, 빈도순으로는 민간요법(151명, 39.6%), 건강기능식품(114명, 29.9%), 2가지 이상 복합(50명, 13.1%), 한약재(22명, 5.8%), 한

약(한의사 처방, 22명, 5.8%), 의약품(약사 판매, 16명, 4.2%)의 순으로 민간요법과 건강기능식품이 매우 자주 사용되고 있었다. 같은 연구에서 환자들의 건강 비용행태도 같이 조사하였는데, 의료비용을 연간 89만 5천원을 사용하는 환자들이, 건강보조식품으로 연간 95만원 및 민간요법으로 연간 32만 4천원을 각각 지출하여, 의료 비용 지출이 비교적 높은 환자들이 오히려 처방 의약품 이외에 다른 약제에 사용빈도가 높고, 추후 이로 인한 부작용과 추가적 의료비용의 발생할 가능성이 높음을 알 수 있었다. 따라서 병원에 내원하는 환자에서도 처방 의약품뿐만 아니라 건강보조식품 및 민간약제, 또는 복합 요인으로 인한 약제 유인성 간염 발생에 대해서 주의 깊게 살펴볼 필요가 있겠다.

약제 유인성 간염은 바이러스성 간염과 더불어 급성 간염 및 간손상에 중요한 원인이다. 바이러스싱 간염은 예방접종 및 치료제의 개발로 유병률이 감소하고 있는 반면, 새로운 건강 보조식품, 한약, 그리고 신약들이 증가하고, 한약 및 민간요법 등에 관대한 우리나라 여건을 고려할 때 약제 유인성 간염의 빈도는 늘어날 것으로 생각된다. 따라서 우리나라의 약제 유인성 간염에 대한 깊은 관심과 주의가 요구되며, 나아가서 전국적인 약제 유인성 간염의 보고 및 등록체계가 필요하다고 생각된다.

참고문헌

1. Suk KT, Kim DJ, Kim CH, et al. A prospective nationwide study of drug-induced liver injury in Korea. Am J Gastroenterol. 2012;107(9):1380-1387.

2. Lee SS, Byoun YS, Jeong SH, Kim YM, Gil H, Min BY, et al. Type and cause of liver disease in Korea: single-center experience, 2005-2010. Clin Mol Hepatol. 2012;18(3):309-15.

3. Kwon H, Lee SH, Kim SE, et al. Spontaneously reported hepatic adverse drug events in Korea: multicenter study. J Korean Med Sci. 2012;27(3):268-73.

4. Kang SH, Kim JI, Jeong KH, et al. Clinical characteristics of 159 cases of acute toxic hepatitis. Korean J Hepatol. 2008;14(4):483-92.

5. Yoo TW, Kim BI, Kim JB, et al. The survey for the actual condition of drug medication and development of health care cost associated with toxic liver injury in Korean: a multicenter study for the detection and the development of nationwide reporting system of toxic liver injury. Korean J Hepatol. 2007;13(1):34-43.

약제 유인성 간염의 진단과 치료

서울의대 분당서울대학교병원 소화기내과 **정 숙 향**

간은 약제를 포함하는 화학물질의 대사가 일어나는 주된 장기이다. 즉, 신체 내 외부에서 생성된 물질들이 장을 통해 흡수되고 문맥계를 통해 간으로 유입 대사되어 대부분은 비독성 물질로 변환되어 체외로 배설하게 된다. 따라서 많은 약제들의 대사과정에서 간이 1차적으로 손상을 받는 장기가 된다.

약제에 의한 모든 부작용 중에 간염으로 나타나는 경우는 6% 정도이며, 간염은 흔히 심한 약물 유인성 부작용으로 발현하고, 시판 후에 부작용으로 약제가 시장에서 퇴출되는 주요 원인이기도 하다. 현재 사용되는 약제 중에 300가지 이상의 약제들이 대략 1만명당 1명 미만의 빈도로 약물 유인성 간염을 일으킬 수 있다. 최근의 역학자료에 의하면 연간 인구 10만명당 약 20명의 새로운 약제 유인성 간염의 증례가 발생하고 점차 그 발생보고가 증가하고 있다. 한편 황달이나 급성간염 환자의 약 5%가 약제 유인성 간염이 원인이며, 미국의 약제 유인성 간염 network(drug induced liver injury network, DILIN)의 자료에 의하면 약제 유인성 간염 환자 중에 8%가 사망하고 2%가 간이식을 받으며 14%의 환자들은 6개월 이상 지속적인 간기능 이상을 보인다.

약제 유인성 간염은 일찍 발견하여 관련 약물을 중단하면 심한 간손상을 막을 수 있다. 그러나 약의 종류가 점점 많아지고 약제 유인성 간염은 거의 모든 간질환으로 나타날 수 있으므로 이를 쉽게 진단할 방법이 없다. 한편 치료적인 목적에서 약을 처방하면서 발생하는 부작용인 경우 의료진의 윤리적 또는 법적인 책임이 커질 수 있는 분야이다. 이 글에서는 약제 유인성 간염의 진단과 치료에 대한 최근의 연구결과를 요약하여 서술하고자 한다.

1. 약제 유인성 간염의 흔한 원인 - 한국의 실정을 중심으로

2005년-2007년까지 전국 17개 대학병원에서 약제 유인성 간염으로 입원한 환자 371명을 대상으로(평균 나이 49세, 여성 비율 63%) 원인과 임상결과를 알아본 석 등의 연구결과에 원인 약제로 병원에서 처방한 약이 20.8%, 한의사가 처방한 약제가 27.5%, 건강보조식품이 13.7%, 처방되지 않은 한약재나 민간처방에 의한 것이 21.2%에 달하였다. 병원에서 처방한 약제 중에는 항진균제, 항생제, acetaminophen, 항결핵제, 진통소염제 등이 흔한 약제였다. 이들 중 5명이 (1.8%) 사망하거나 간이식을 받았는데 그 원인 약제로는 propylthiouracil(1례), 한의사 처방 한약재(2례), 건강보조식품 및 개인적으로 구한 한약재(2례) 였다. 이 결과는 우리나라에서 서구보다 한약재나 민간처방 등에 의한 약제 유인성 간염의 빈도가 더 높은 경향을 보여주었다. 실제 최근까지 봉삼, 하수오, 칡즙 등에 의한 약제 유인성 간염이 꾸준히 보고되었는데 간독성이 알려진 일부 한약재 및 건강보조식품은 표 1에 요약하였다.

한편 미국, 프랑스, 아일랜드, 스페인의 보고에서 가장 흔한 약제 유인성 간염의 원인은 단일 약제로 amoxicillin/clavulanate이며(8-22%) 그 다음으로 진통소염제, 항결핵제 등이 흔한 원인으로 보고되었다.

2. 약제 유인성 간염의 진단

(1) 위험인자

일반적으로 약제 유인성 간염은 여성, 고령, 만성 과음주자, 기저 만성 간질환이 있거나 비만, HIV 감염자 등에서 호발한다. 그 외에 약물의 용량, 약 자체의 간독성 그리고 유전적인 요인이 위험인자로 작용하는데 이러한 위험인자들은 약제마다 매우 다양한 양상을 보인다.

표 1. 간독성이 알려진 한약재 및 건강보조식품[2]

Aloe vera	Ma huang(Ephedra sinica)	Mistletos(Viscus album)
Astractylis gummifera	Dai-saiko-to	Noni juice(Morinda citrifolia)
Black cohosh	Geniposide(Gardenia jasminoides)	Pennyroyal(squawmint oil)
Callilepsis laureola(Impila)	Germander(Teucrium chamaedrys)	Pyrrolizidine alkaloids(Crotalaria, Senecio, Comfrey)
Cascara	Greater Celendine(Chelidomium majus)	Saw Palmetto(Serrenoa repens)
Camphor oil	Green tea(Camellia sinensis)	Senna
Centella asciatica	Herbalife	Skull cap(Scutellaria)
Chaparral(Larrea tridentate)	Hydroxycut	Valerian(Valeriana officinalis)
Jin Bu Huan(Lypocodium serratum)	Kava(Piper methysticum)	OxyElite Pro

(2) 약제 유인성 간염의 분류

약제 유인성 간염은 그 병리학적 기전에 따라 용량 의존적이며 예측 가능한 독성과 특이체질에 의한 약제독성(idiosyncratic drug toxicity)으로 구분된다. 용량 의존적인 독성을 나타내는 약제에는 acetaminophen, 항암제(cyclophosphamide, busulphan), carbon tetrachloride, plant/ fungal toxins, 금속류 등이 포함되며 짧은 잠복기(latency)와 용량 의존적으로 예측 가능한 간독성을 나타낸다. 한편 idiosyncratic toxicity를 보이는 약제들은 그 외 대부분의 약제들로 긴 잠복기, 용량 비의존적이며 예측하기 어려운 간독성을 보이는데 면역학적 기전과 대사적 기전으로 구분되며, 면역학적 기전에 의한 약제들은 발열, 피부발진, 관절염 등 전신적인 과민반응을 일으키는 경우가 많으며 약제 유인성 자가면역간염을 일으키기도 한다.

약제 유인성 간염은 간기능검사 소견에 따라 간세포성, 담즙정체성, 혼합형으로 구분하는데 그 기준을 표 2에 나타내었다.

(3) 약제 유인성 간염의 진단

약제 유인성 간염은 매우 다양한 임상양상으로 나타나는데 비교적 잘 알려진 약제들의 임상양상을 표 3에 요약하였다.

약제 유인성 간염의 진단을 위해서는 의심되는 약제의 종류, 약물을 복용하기 시작한 시간, 복용기간, 약물의 용량, 함께 복용하는 약물 등에 대해 상세한 병력을 얻어야 한다. 그리고 간기능 검사의 양상이 간세포성, 담즙정체성 또는 혼합형 손상인지 구분해보고, 의심되는 약제가 알려진 간독성이 있는지 또 어떤 양상으로 간 손상을 나타내는지 확인하여야 하는데 약제 라벨뿐 아니라 좀 더 체계적인 참고자료로 무료인터넷 사이트인 LiverTox(http://www.livertox.nih.gov)를 이용할 수 있다. 의심되는 약을 중단한 후 간기능이 호전되는지를 확인해야 하며, 약제 이외에 다른 간질환을 초래할 원인질환을 배제해야 한다. 진단이 불확실하거나 전향적 연구를 위해서는 진단점수체계를 사용하는데 가장 잘 알려져 있는 것이 Roussel Uclaf causality assessment

표 2. 간기능 검사 결과에 따른 약물 유인성 간염의 분류

Liver injury		
Hepatocellular	Cholestatic	Mixed
ALT > 2-3 × UNL and normal SAP	SAP > 2 × UNL	ALT > 2-3 × UNL and SAP > 2 × UNL
or	or	or
ALT/SAP ratio ≥5	ALT/SAP ratio ≤2	ALT/SAP ratio 2-5

* ALT, alanine aminotransferase; SAP, serum alkaline phosphatase; UNL, upper normal limit

표 3. 약물 유인성 간염의 임상양상, 병리소견 및 관련 약제

분류	임상, 병리소견	관련약제
Dose-dependent hepatotoxicity	Very short interval to onset, hepatitis with severity	Acetaminophen, nicotinic acid
Acute hepatitis	Onset 1-20 wk	Isoniazid, halothane, sulfonamide, phenytoin, ketoconazole
Chronic hepatitis	Duration>3 mo Fibrosis, cirrhosis, autoimmune hepatitis	Nitrofurantoin, diclofenac, minocycline, mesalamine
Acute steatosis	Microvesicular steatosis, mitochondrial toxicity(lactic acidosis, pancreatitis)	Valproic acid, L-asparaginase, ecstasy
Steatohepatitis	Delayed onset, Mallory hyaline, fibrosis, chronic hepatitis, cirrhosis	Amiodarone, tamoxifen, toremifene
Granulomatous hepatitis	Hepatic granulomas	Allopurinol, carbamazepine
Cholestasis	No inflammation	Oral contraceptive, androgen, cyclosporin A
Cholestatic hepatitis	Cholestasis with inflammation	Chloropromazine, amoxicillin-clavulanate, tricyclic antidepressants
Cholestasis with bile duct damage	Ductopenia, chronic cholestasis, bile duct stricture	Chlorpromazine, flucloxacillin, trimethoprim-sulfamethoxazole, intra-arterial floxuridine
Vascular disorder	Sinusoidal dilatation, nodular regenerative hyperplasia, sinusoidal obstruction syndrome	Anabolic steroid, oral contraceptive, vinyl chloride, Thorotrast®
Liver tumor	Focal nodular hyperplasia, hepatic adenoma, hepatocellular carcinoma, angiosarcoma	Anabolic steroid, oral contraceptive, vinyl chloride, Thorotrast®

model(RUCAM) 또는 Council for International Organizations of Medical Sciences(CIOMS) scale이다. 그러나 이 점수체계는 매우 복잡하고 조사자간에 일치노가 낮아 실제 임상에서는 잘 사용하지 않는다. 과거 진단기준에는 의심되는 약제를 다시 복용하여 간염이 유발되는지 확인하는 내용도 있었으나 현재는 예외적인 경우를 제외하고 재투여하지 않는다.

약제 이외의 간질환을 배제하기 위해 검사를 시행해야 하는데 급성 바이러스 간염, 알코올 간질환이나 비알코올 지방간질환, 자가면역간질환, 유전적 간질환(윌슨병 등), 허혈성 간염, 담도폐색을 초래하는 다양한 담도질환, 혈관성 간질환 등이 배제진단에 포함된다. 이 같은 질환들을 검사로서 모두 배제할 필요는 없고 개별 환자의 임상적 소견에 따라 적절한 검사를 시행하여 진단을 빨리 내리고 치료를 시작하며 불필요한 검사를 최소화하도록 한다. 1차적으로는 HBsAg, HBsAb, anti-HCV, anti-HAV와 간담도 영상을 얻고 이를 토대로 임상적 판단에 의거하여 추가적인 검사를 진행한다. 최근 서구의 연구결과 약제 유인성 간염의 13-16%가 사실은 E형 간염에 의한 것이라는 보고가 있고 우리나라 인구의 E형 간염 항체 유병률도 약 20%에 달하므로 30세 이상의 성인에서 특히 제대로 익히지 않은 돼지나 멧돼지의 고기나 간, 담즙 등을 섭취한 병력이 있거나 유행지역으로의 여행 등의 병력이 있으면 E형 간염에 대한 항체검사도 진행해야 한다.

진단을 위해 간생검이 필요한 경우는 많지 않으나 자가면역간염과 구별이 어렵거나 의심약제를 중단하여도 1-2개월 이상 지속적인 간기능 이상이 있을 경우 간생검을 고려해야 한다.

(4) 약제 유인성 간염의 생물지표(biomarkers)

최근 연구에 의하면 간에 풍부하게 존재하는 micro RNA(miR)가 약제 유인성 간염의 표지자로 가능성을 보여주고 있는데 예를 들어 mir-122는 acetaminophen 유발 간염에서 유의하게 상승되어 있으며 예후를 예측하는 인자가 된다. 그 외에 Apoprotein E, gelsolin, complement component C7 등도 약제 유인성 간염의 표지자로서 탐색되고 있다.

3. 약제 유인성 간염의 치료

약제 유인성 간염의 치료는 원인 약제의 중단과 지지요법 및 6개월 이상의 모니터링으로 요약할 수 있다. 원인 약제를 의심하고 가능한 빨리 중단하는 것이 무엇보다 중요하다. 과민반응을 동반한 간염의 경우에 스테로이드를 사용해볼 수 있는데 약제 유인성 자가면역간염은 스테로이드에 매우 잘 반응하고 재발이 거의 없다고 알려져 있다. 한편 담즙정체성 간염의 경우 ursodeoxycholic acid를 사용해볼 수 있다. 약제에 특이한 치료제는 일부 약제에서만 존재하는데 예를 들어 acetaminophen의 경우 N-acetylcysteine를 사용하고, 독버섯에 의한 경우 silibin이나 고용량 penicillin G를, valproate의 경우 L-carnitine을 사용한다. 지지적 치료로 호전되지 않고 간부전으로 진행하면 간이식을 준비해야 한다.

약제 유인성 간염은 점차 증가하는 추세이며 간부전과 간이식 및 사망의 질병부담을 초래한다. 진단을 위해서는 상세한 병력청취를 통해 약제와 간기능 이상의 시간적 관련성을 확인하고 간염의 임상양상이나 위험인자, 약제의 간독성 정도를 파악해야 하며 약을 중단 후 간염이 호전되는지 여부를 확인하고 다른 간질환을 배제해야 한다. 약제 유인성 간염의 치료는 의심되는 약물을 조기에 중단하고 지지요법을 시행하며 약물에 따라 효과가 알려진 해독제를 사용할 수 있다. 인구의 고령화와 약물의 증가로 인해 점차 증가하는 약제 유인성 간염에 대한 인식을 새롭게 하여 진료하고, 한편 치료약제에 의한 부작용으로 약제 유인성 간염이 발생할 때 의료진의 윤리적 법적 책임을 최선을 다해 감당하여야 한다.

참고문헌

1. Suk KT, Kim DJ, Kim CH, et al. A prospective nationwide study of drug-induced liver injury in Korea. Am J Gastroenterol 2012;107:1380-1387.

2. Leise MD, Poterucha JJ, Talwalkar JA. Drug-induced liver injury. Mayo Clin Proc 2014;l89:95-106.

3. Giordano CM, Xervos XB. Clinical manifestations and treatment of drug-induced hepatotoxicity. Clin Liver Dis 2013;17:565-573.

4. Teschke R, Wolff A, Fenzel C, et al. Drug and herb induced liver injury: Council for International Organizations of Medical sciences scale for causality assessment. World J Hepatol 2014;27:17-32.

5. Drug-induced liver disease. Chitturi S, Farrell GC. In Schiff's Disease of the Liver, Eleventh Edition, Edited by Schiff ER, Maddrey WC, Sorrell MF. 2012 John Wiley & Sons, Ltd.

희귀 간질환

Chapter 9

자가면역간염

서울의대 분당서울대학교병원 소화기내과 **정 숙 향**

간에서 발생하는 자가면역질환은 전체 간질환에서 5% 미만을 차지하는 드문 간질환으로 자가면역간염(autoimmune hepatitis, AIH), 원발성 담관성 간경변증(primary biliary cirrhosis), 원발성 경화성 담관염(primary sclerosing cholangitis)을 포함한다. 이 3개 질환은 우리나라에서 희귀난치성 질환으로 산정특례 적용 대상으로 환자의 진료비 중 본인부담금 10%의 혜택을 받는다. 우리나라에서 희귀질환은 환자 수 2만명 이하로 정의되며, 난치성질환은 현재 의학수준으로 치료 불가능하며 환자의 정신적, 경제적 부담이 많은 질환으로 정의된다.

AIH는 자가면역양상을 동반하는 만성 간질환으로 여성에서 호발하고, 진단에 도움이 되는 자가항체가 혈중에서 검출되며, 면역억제치료에 빠른 반응을 보이는 경우가 대부분이다. 희귀질환이기는 하나 대부분 환자에서 치료가 잘 되므로 난치성 질환은 아니다. 이 글에서는 AIH의 진단과 치료에 대한 최근의 연구결과를 요약하여 서술하고자 한다.

1. 자가면역간염의 역학 및 임상양상

AIH는 1950년 Waldenstrom에 의해 면역억제치료에 잘 반응하는 간질환으로 처음 기술되었다. 실제 B형 간염 바이러스(hepatitis B virus, HBV)가 처음 밝혀진 것이 1965년이고 C형 간염 바이러스(hepatitis C virus, HCV)의 첫 검출이 1989년이므로 그 두 간염 바이러스 발견 이전부터 알려진 병이다. 그러므로 초기 AIH 환자군에는 HBV 또는 HCV 감염환자군이 혼재해있어 정확한 진단에 기초한 역학정보가 최근까지 부족하였다.

북유럽 및 뉴질랜드, 스페인에서 국가별 인구 기준으로 보고된 AIH의 유병률은 인구 10만명당 10-25명이며, 발생률은 연간 10만명 인구에서 1-2명 정도이다. 영국에서 36년간 AIH를 관찰한 연구에 의하면 환자군의 평균나이는 56세, 남녀 비는 1:5로 여성에서 호발하며, 10년 생존률이 82%, 20년 생존율은 48%로 일반 인구대비 표준사망비가 1.63이었다. 최근 보고된 덴마크 AIH환자의 장기 임상경과는 10년 누적 사망률이 26.4%, 10년 누적 간암발생률은 0.7%였고 간암 및 사망과 관련된 인자는 남자 및 간경변증의 존재였는데, 진단 당시 간경변증이 동반된 경우가 28%였다.

AIH는 무증상에서부터 급성간염 또는 급성간부전, 만성 간염 및 간경변증, 그리고 간암까지 다양한 스펙트럼의 임상양상을 보일 수 있다. 30-50%의 환자에서 갑상선염이나 당뇨, 건선, 전신홍반성 루푸스 등과 같은 간외 자가면역질환을 동반하고 5-15%의 환자에서 원발성 담관성 간경변증이나 원발성 경화성 담관염 같은 자가면역간질환과 중복증후군(overlap syndrome)으로 발현하기도 한다.

우리나라의 연구결과를 요약하면 2004년 172명의 AIH환자들을 대상으로 다기관 후향연구 결과 평균나이는 48세, 남녀 비는 1:9, 간경변증으로 발현한 경우가 22%, 치료반응은 69%에서 관찰되었다. 2010년 단일기관 후향연구 결과 86명의 AIH환자들의 84%에서 치료반응을 보였고, 면역억제제 중단한 24명의 환자 중 1년 이내 재발률 42%를 보였으며 전체 환자들의 5년 무병 생존률은 91%였다. 2013년 23개 기관 후향연구 결과 343명의 환자에서 평균나이는 53세, 남녀 비는 1:7, 진단 시 간경변증은 23%, 치료반응은 86%에서 관찰되었다.

2. 자가면역간염의 진단

AIH의 진단은 간기능검사, 자가항체검사 및 간생검소견 등을 종합하여 내릴 수 있으며 바이러스 간염, 약제 유발성 간염, 알코올이나 기타 독성 간염 및 유전적, 대사성 질환을 배제하는 것이 중요하다. 즉 혈청 아미노전이효소와 감마글로불린의 증가, 항핵항체(antinuclear antibodies, ANA), 평활근항체(anti-smooth muscle antibodies, ASM) 또는 anti-LKM1(anti-liver kidney microsomal-1)의 존재여부 및 간생검소견으로 진단한다. AIH가 의심될 때 간생검은 금기증이 없으면 대부분 시행하는 것이 진단과 예후 예측에 도움이 된다. 드물게 자가항체가 전혀 검출되지 않는 경우도 있는데 이 경우 AIH가 의심되면 간생검을 시행하여 합당한 소견이면 면역억제 치료를 시도한다. 급성기에 치료가 너무 늦게 시작될 경우 간부전으로 진행을 막을 수 없게 되므로 주의해야 한다.

AIH 진단이 불확실하거나 또는 관련 연구를 시행할 경우 점수제 진단법을 이용한다. 1999년 International autoimmune hepatitis group(IAIHG)에서 제시한 점수제가 현재 검증받은 진단기준으로 사용되는데(표 1) 너무 복잡해서 진료에 이용하기 불편하여 2008년 단순화된 점수제가 도입되었는데 기준점수 7점 이상일 경우 진단예민도 80%, 특이도 95% 정도로 보고되었

표 1. 자가면역간염 진단기준(revised original scoring system by IAHG [The International Autoimmune Hepatitis Group], 1999)

Component	Result	Points	Component	Result	Points
Sex	Female	2	Alcohol	<25g/day	2
ALP:AST(or ALT) ratio	>3	-2		>60g/day	-2
	<1.5	2	Concurrent immune disease	Any nonhepatic disease of an immune nature	2
g-globulin or IgG level	>2.0	3	Other autoantibodies	Anti-SLA/LP, -actin, -LC1, pANCA	2
	1.5-2.0	2	Histological features	Interface hepatitis	3
	1.0-1.5	1		Plasma cells	1
	<1.0	0		Rosettes	1
ANA, ASM or anti-LKM1 titers	>1:80	3		None of above	-5
	1:80	2		Biliary changes	-3
	1:40	1		Other features	-3
	<1:40	0	HLA	DR3 or DR4	1
AMA	Positive	-4	Treatment response	Remission alone	2
Viral markers of active infection	Positive	-3		Remission with relapse	3
	Negative	3	Pretreatment score	Definite diagnosis	>15
Hepatotoxic drugs	Yes	-4		Probable diagnosis	10-15
	No	1	Posttreatment score	Definite diagnosis	>17
				Probable diagnosis	12-17

*ALP, alkaline phosphatase; ALT, alanine aminotransferase; AST, aspartate aminotransferase; IgG, immunoglobulin G; ANA, antinuclear antibody;. ASM. anti-smooth muscle antibody; anti-LKM1, anti-liver kidney microsomal-1; AMA, anti-mitochondrial antibody; anti-SLA, anti-soluble liver antigen/ liver pancreas antigen; anti-LC1, anti-liver cytosolic-1; pANCA, atypical peripheral anti-neutrophilic cytoplasm; HLA, human leukocyte antigen

표 2. Simplified Diagnostic Criteria for Autoimmune Hepatitis

Variable	Cutoff	Points
ANA or ASM	1:40	1
ANA or ASM	1:80	
or LKM	1:40	2
or SLA	Positive	
IgG	Upper normal limit	1
	>1.10 times normal limit	2
Liver histology*	Compatible with AIH	1
	Typical AIH	2
Absence of viral hepatitis	Yes	2
Definite autoimmune hepatitis(AIH)		≥7
Probable AIH		≥6

*ANA, anti-nuclear antibody;, ASM, anti-smooth muscle antibody; anti-LKM1, anti-liver kidney microsomal antibody type 1; anti-SLA, anti-soluble liver antigen; IgG, immunoglobulin G

다(표 2). 우리나라 환자들을 대상으로 비교해본 연구에서 단순화된 점수제는 1999년 점수제에 비해 진단 예민도 70%, 특이도 86%로 낮게 보고되었다. 그러나 단순화된 점수체계는 중복증후군 등 비전형적인 증례를 배제할 가능성이 높아 향후 전향적인 검증이 필요하다.

3. 자가면역간염의 치료

일단 AIH로 확진이 되면 진단 당시 간기능이 정상이라 하더라도 지속적으로 환자 상태를 모니터링 해야 한다. 그러나 AIH로 진단되었다고 하여 모든 환자를 치료하지는 않는데 그 이유는 면역억제치료가 가지는 부작용 대비 이득이 크지 않은 경우가 있기 때문이다. 예를 들어 증상없는 고령의 환자에서 경미한 간염 소견을 보일 경우 면역억제 치료의 유익이 밝혀지지 않았다. 일반적인 치료의 적응증은 심한 염증이 있는 경우, 즉 ALT치가 정상상한치의 10 이상이거나, 최소 ALT치가 5배 이상 상승해있으면서 IgG 치가 정상의 2배 이상인 경우 및 간생검 결과 심한 염증이나 세포괴사 또는 간경변증이 동반된 경우이다. 따라서 치료 여부는 개별환자의 상태에 따라 판단해야 하며 치료의 목표는 ALT치가 정상범위로 회복되고 간생검상 염증이 소실되는 것이다. AIH가 진행하여 비대상성 간경변증이 심해지거나 급성간부전에 빠질 경우 간이식을 고려하여야 한다.

치료약제는 prednisolone 30mg/day 와 azathioprine

표 3. Treatment regimen of autoimmune hepatitis

	단독치료	병합치료		대체약제
	Prednisolone, mg/day	Prednisolone, mg/day	Azathioprine, mg/day	치료불응 또는 부작용 발생시
Week 1	60	30	50 (1-2 mg/kg)	budesonide
Week 2	40	20	50 (1-2 mg/kg)	deflazacort
Week 3	30	15	50 (1-2 mg/kg)	cyclosporine
Week 4	30	15	50 (1-2 mg/kg)	mycophenolate
maintenance	20	10	50 (1-2 mg/kg)	

50mg/day 병합치료를 하거나 임신 등과 같이 azathioprine의 금기가 있는 경우 prednisolone 60mg/day로 시작하며 매주 prednisolone 용량을 감량하여 5주부터는 유지용량으로 지속치료를 한다. 치료 시작 후 6개월 이내 약 80%의 환자에서 간기능 검사소견이 호전되는데 간조직 소견은 혈액검사 소견보다 뒤늦게 호전된다. 간경변증이 없는 환자에서는 budesonide 9mg/d와 azathioprine 병합치료를 할 경우 상기 치료와 동등한 효과를 보이는 반면 스테로이드에 따른 부작용이 감소하였다. 치료약제 및 감량방법을 표 3에 요약하였다. Prednisolone의 부작용으로는 비만이나 얼굴 모양이 둥글게 붓는 것, 당뇨나 고혈압의 악화, 위장 장애 및 출혈 위험, 감정적 변화, 감염의 위험 증가 및 골다공증의 위험 증가 등이다. 한편 azathioprine의 부작용으로는 백혈구 감소증, 소화장애, 피부발진, 발열, 2차 발암 위험 및 임신부에서 태아의 기형 위험성 등이 있으며 드물게 간독성을 보일 수 있고 300명 중 한 명 빈도로 azathioprine약제 대사 효소의 발현이 감소될 경우 심한 백혈구 감소증을 나타낸다. 치료기간은 일반적으로 2-3년 정도로 ALT치가 정상이 된 후 최소 12개월 이상 유지하는 것이 좋다. 치료 전 A형 간염 및 B형 간염 백신 대상자는 접종을 하고, 골밀도검사, 백내장 검사를 시행하여 그 결과에 따라 적절한 치료를 시행한다.

상기 약제로 치료 시 3년 이내 80% 이상에서 완전 치료반응을 보이지만 약 20%의 환자에서는 치료 실패 또는 불완전 치료반응을 보이며, 약 15% 환자에서는 약제부작용으로 치료를 중단하게 된다. 치료 약제 중단 후 AIH의 재발률이 40% 이상 보고되고 있으므로 약제 중단 후에도 지속적인 추적이 필요하고 재발 시에는 초치료와 동일한 약제로 다시 치료하되 기간을 길게 유지한다.

AIH는 현재 희귀간질환의 일종으로 여성에서 호발하고 무증상에서부터 급성간부전, 만성 간염, 간경변증 및 간암에 이르기까지 매우 다양한 임상양상을 보인다. 급성기에 적절한 면역억제치료를 받지 않으면 심한 경우 간이식을 필요로 하거나 사망을 초래하는 간부전으로 진행할 수 있고, 만성 간염도 적절한 시기에 치료받지 않으면 간경변증으로 진행하게 된다. 그러나 아직 의사들에게 인지도가 낮은 병이라 진단이나 치료가 적절히 이루어지지 않는 경우가 종종 있어 그 진단기준과 치료에 대한 이해가 요구된다. 면역억제제를 장기간 투여해야 하므로 부작용 대처를 주의깊게 하면서 환자들에게 치료의 필요성 및 부작용에 대한 충분한 설명과 이해를 얻어 성공적으로 치료하도록 노력해야 한다.

참고문헌

1. Gleeson D, Heneghan MA. British Society of GHastroenterology guidelines for management of autoimmune hepatitis. Gut 2011;60:1611-1629.

2. Manns MP, Czaja AJ, Gorham JD, et al. Diagnosis and Management of autoimmune hepatitis. AASLD practice guidelines. Hepatology 2010;51:2193-2213.

3. Kim BH, Kim YJ, Jeong SH, et al. Clinical features of autoimmune hepatitis and comparison of two diagnostic criteria in Korea: a nationwide, multicenter study. J Gastroenterol Hepatol 2013;28:128-345.

4. Kil JS, Lee JH, Han AR, Kang JY, Won HJ, Jung HY, et al. Longtern treatment outcomes for autoimmune hepatitis in Korea. J Korean Med Sci 2010;25:54-60.

5. Lee JH. Current status of autoimmune hepatitis in Korea: Research report on rare liver disease in Korea. Korean J Hepatol 2003;10; supp 6:21-30.

원발성 담즙성 간경변증

인제의대 일산백병원 소화기내과 **김 경 아**

역학

원발성 담즙성 간경변증(primary biliary cirrhosis, PBC)는 만성 담즙정체를 특징으로 하는 자가면역 간질환이다. 중년 여성에 호발하며 유병률은 나라, 지역별로 편차가 커서 백만명당 20-400명으로 다양하다. 국내 유병률은 2013년 건강심사평가원 자료에 따르면 백만명 당 46명(여성 80명, 남성 11명)이다.

1. 임상 양상 및 자연경과

PBC는 간경변증이라는 명칭과 달리, 무증상에서 비대상 간경변까지 임상 양상이 다양하다. 최근에는 증상 없이 간기능검사 이상으로 발견되는 예가 흔하며, 국내에서도 약 70%의 환자가 무증상기에 발견된다. 이 시기에 적절히 치료하지 않으면 수년 내에 가려움증, 피로감 등의 증상이 발생하고 이후 정맥류, 부종, 복수 등도 병발할 수 있다. 간부전기로 진행하면 예후가 매우 불량하며, 혈청 빌리루빈이 2.0mg/dL이면 중앙생존기간이 4년, 6.0mg/dL 이면 2년이다. 그러나 초기에 발견하여 적절히 치료하면 정상인과 비슷한 생존율을 기대할 수 있다.

2. 진단

원인불명의 담즙정체가 있을 때에는 PBC를 감별진단으로 고려하여야 한다. PBC는 다음 세 가지 중 두 가지 이상을 만족할 때 진단할 수 있으며, 약제에 의한 담즙정체, 침윤성 질환, 간외담관폐쇄 등을 배제하여야 한다(그림 1).

- 담즙정체형 간기능검사이상
  (주로 알칼리인산효소화 감마글루타밀 전이효소 상승)
- 항미토콘드리아 항체 양성
- 조직 소견 – 비화농성 담관염 및 소엽사이 담관 파괴

그림 1. Diagnostic algorithm for PBC

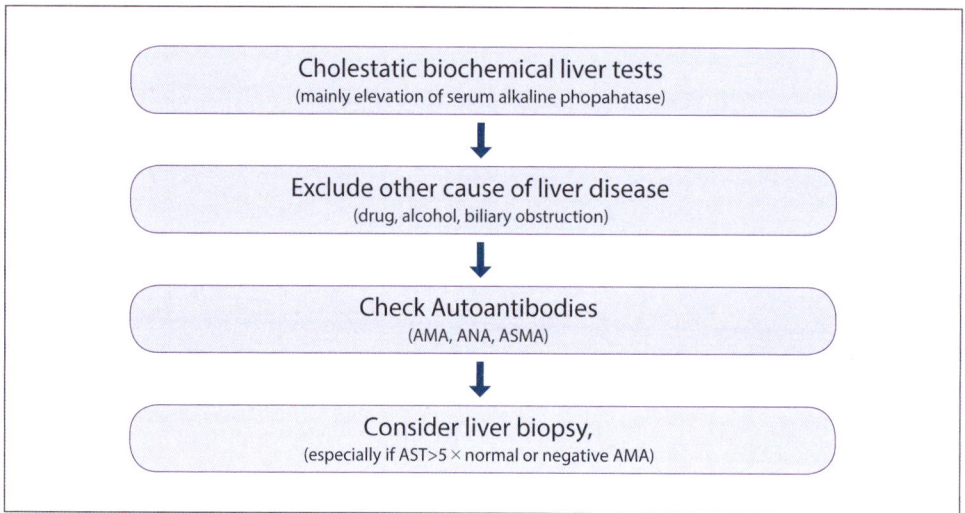

AMA, antimitochondrial antibody; ANA, antinuclear antibody; ASMA, anti-smooth muscle antibody

(1) 생화학검사 이상

PBC에서 가장 흔한 생화학검사 이상 소견은 알칼리인산분해효소와 감마글루타밀 전이효소의 상승이다. 아미노전이효소의 가벼운 상승이 동반될 수 있으며 면역글로불린 M(IgM)이 상승한다. 간경변증이 없는 환자에서는 알카리인산효소 상승 정도와 조직학적 염증 및 담관 손상의 정도가 비례한다. 질병이 진행함에 따라 빌리루빈 상승, 알부민 저하, 혈소판감소 등이 동반된다. 담즙정체의 결과로 혈중 콜레스테롤이 상승할 수 있으며 특히 HDL 상승이 현저하다.

(2) 자가항체

항미토콘드리아 항체는 PBC 진단에 매우 특이적이다. PBC의 95%에서 항미토콘드리아 항체가 양성인 반면, 정상인에서 양성률은 1% 미만이다. 생화학검사가 정상인 경우에도 항미토콘드리아 항체가 양성이면 약 40%에서 이미 PBC를 동반하며 나머지에서도 수년 내 PBC가 병발한다. PBC의 약 5%에서는 항미토콘드리아 항체가 음성이므로 의심되는 예에서는 조직검사가 필요하다. 항미토콘드리아 항체 유무에 따라 질환의 특성이나 예후가 다르지 않다. 환자의 약 절반에서 항핵항체가 양성이다.

(3) 조직소견

PBC의 간조직소견은 소엽사이(interlobular) 담관을 침범하는 만성비화농성 담관염이 특징이다. 조직학적 진행에 따라 4단계로 구분된다. 병변이 문맥내에 국한된 경우를 1기, 문맥주위로 파급되어 interface hepatitis를 보이면 2기, 격막섬유화 소견은 3기, 간경변증으로 발전하면 4기로 판정한다.

특징적인 생화학 검사 소견 및 항미토콘드리아 양성으로 진단이 가능하기 때문에 조직검사의 역할이 줄어들고 있다. 그러나 조직 검사를 통하여 병기에 대한 정보를 얻음으로써 예후를 예측할 수 있고 자가면역간염과의 중복증후군 등을 배제할 수 있다.

3. 치료

(1) Ursodeoxycholic acid(UDCA)

UDCA는 현재까지 PBC 치료제로 FDA 공인을 받은 유일한 약제이다. UDCA는 인체담즙산의 약 2%를 차지하며 담즙 분비를 촉진하고 염증 및 세포자살(apoptosis)를 억제한다. 적정 치료 용량은 13-15mg/kg/day이다. 이보다 낮은 용량에서는 치료 효과가 나쁘고, 더 높은 용량을 사용하여도 치료 효과의 추가 개선은 없다. 간이나 신기능 저하에 따른 용량 조절이 필요하지 않다. 치료 효과는 대부분 6-9개월 내에 나타난다. 투약 6개월에서 1년째 생화학검사의 호전(알칼라인산효소, 빌리루빈, Mayo risk score 등)으로 치료 효과를 판정하여, 치료 효과가 있는 예에서는 장기 예후가 우수하다. UDCA는 생존율을 향상시키고, 간이식의 필요성을 감소시키며, 정맥류 등의 합병증 발생을 억제한다.

(2) 기타 치료약제

UDCA 투여 후 생화학검사 소견이 호전되지 않은 예에서 합의된 치료 지침은 아직 없다. 단독 치료로 UDCA보다 치료 효과가 우수한 약제는 없다. UDCA와 budesonide 병합 치료가 도움이 된다는 주장도 있으나 논란이 있다. Fibrate 제제를 추가하면 생화학검사 소견이 호전된다는 소규모 연구들이 있다. 최근 obeticholic acid를 추가하여 생화학검사 소견 호전을 보인 연구 결과도 발표되었다.

(3) 동반 증상의 치료

PBC 환자의 20-70%에서 가려움증을 호소한다. UDCA 투여만으로 가려움증을 완화시키지 못하는 경우가 흔하다. Cholestyramine 등의 담즙산제거제를 일차 약제로 사용한다. Cholestyramine은 UDCA 흡수를 저하시킬 수 있으므로 2-4시간의 복용 간격을 두도록 한다. 담즙산제거제 사용에도 불구하고 가려움증이 지속되면, rifampicin이나 opiate 길항제인 naltrexone을 사용해볼 수 있다. 이상의 치료에도 가려움증이 심하면 sertraline 등의 항우울제를 사용한다. PBC 환자의 다수에서 안구구강건조증(sicca syndrome)이 동반되므로 이에 대한 평가 및 대증적 치료가 필요하다.

(4) 추적 관찰 및 합병증 치료

UDCA는 평생 투여해야 하며 3-6개월 간격으로 생화학 검사를 추적한다. 자가면역갑상선염의 병발이 흔하므로 매년 갑상선기능 검사 시행을 권고한다. 간경변증이 의심되는 예에서는 정맥류 선별을 위하여 상부위장관내시경을 1-3년 주기로 시행하고, 다른 원인의 간경변증과 동일하게 복부 초음파와 알파태아단백으로 간암 선별검사를 시행한다. 골감소증 또는 골다공증 동반이 흔하므로 매 2-4년마다 골밀도를 측정한다. 빌리루빈이 2mg/dl 이상인 경우 지용성 비타민 A, D, K를 매년 측정한다. 폐경 전후 여성에게 비타민 D와 칼슘을 공급하고 골다공증이 있는 경우에는 bisphosphonate제를 투여를 고려한다.

알칼리인산분해효소 상승을 특징으로 하는 만성담즙정체를 보이는 예에서는 PBC를 배제하여야 한다. 대부분의 환자에서 항미토콘드리아 항체 양성으로 확진할 수 있으며, 항미토콘드리아 항체 음성이거나 중복증후군이 의심되면 간생검을 통한 조직 진단이 필요하다. UDCA(13-15mg/kg/day)가 현재의 표준 치료이다.

참고문헌

1. Kaplan MM, Gershwin ME. Primary biliary cirrhosis. N Engl J Med 2005;353:1261-1273.

2. Lindor KD, Gershwin ME, Poupon R, et al. Primary biliary cirrhosis. Hepatology 2009;50:291-308.

3. European Association for the study of the Liver. EASL clinical practice guidelines: management of cholestatic liver diseases. J hepatol. 2009;51:237-67.

4. Kim KA, Jeong SH, Lee JI, et al. Clinical features and prognosis of primary biliary cirrhosis in Korea. Korean J Hepatol 2010;16:139-146.

5. Kim KA, Ki M, Choi HY, et al. Population-based epidemiology of primary biliary cirrhosis in South Korea. Aliment Pharmacol Ther 2016;43:154-162.

원발성 경화성 담관염

성균관의대 삼성서울병원 소화기내과 이 종 균

1. 증례

45세 여자 환자가 간기능 이상과 혈변을 주소로 외래에 내원하였다. 환자는 간질환의 병력이 없었고 술도 자주 하지 않는 분으로, 3년 전부터 건강검진 때마다 간기능 이상 소견을 들었으나 특별한 원인은 찾지 못해왔다. 최근 몇 달 전부터는 묽은 변에 간헐적으로 혈액이 섞여 나온다고 하였다. 내원 시 가려움증도 호소하였다. 계통 문진과 신체 진찰에서는 특이 소견이 없었다. 검사실 소견은 WBC 10,390/mm³, Hb 13.3g/dl, platelet 285,000/mm³, albumin 3.8g/dl, bilirubin 0.4mg/dl, AST/ALT/ALP 64/55/532U/L, CA19-9 55.7U/ml, HBsAg(-), anti-HBs(+), anti-HCV(-) 이었다. 복부 초음파 검사에서도 특이 소견은 없었다. 장내시경검사에서 직장 점막에 다발성 충혈과 작은 미란이 보이고 점막하 혈관이 소실

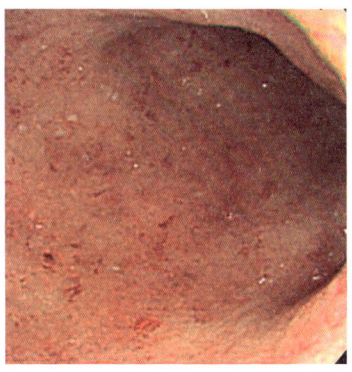 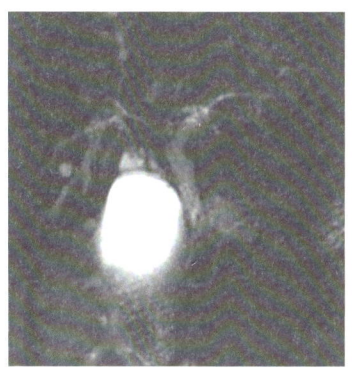

그림 1. 대장내시경 소견. 직장 점막에 다발성 충혈과 작은 미란이 보이고 점막하 혈관이 소실되어 있다.

그림 2. MRCP 소견. 간내 담관에 다발성 협착과 확장이 보이며 원위부 총담관에도 협착이 보인다.

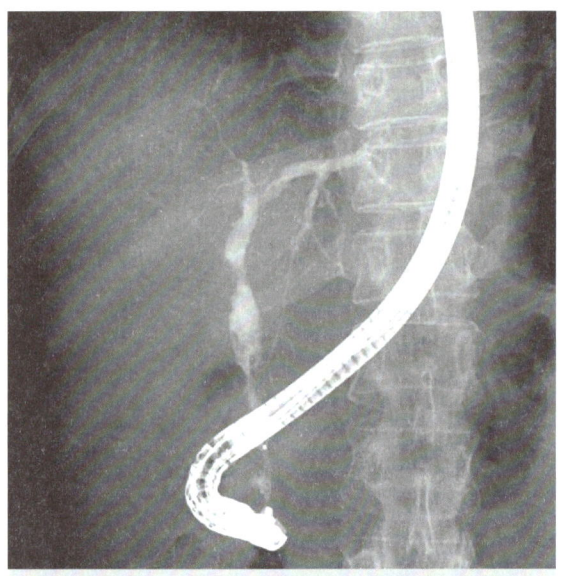

그림 3. ERCP 소견. 간내외 담관의 다발성 협착이 보이며 근위부 총담관에는 전에 없던 협착이 새롭게 보인다.

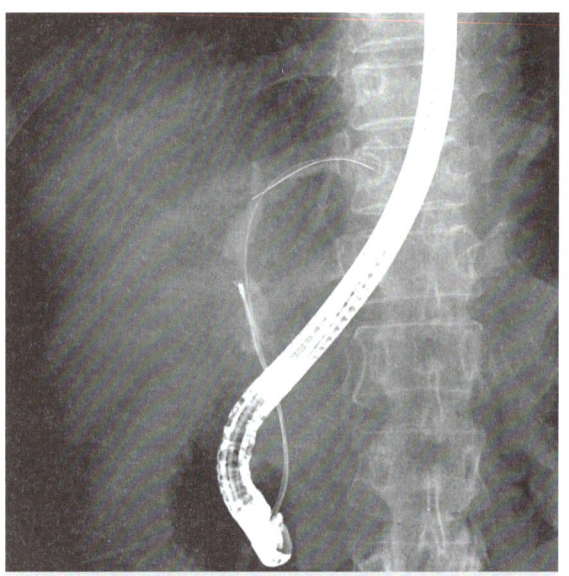

그림 5. 담관내에 생검 겸자를 삽입하여 근위부 총담관 협착부위에서 생검을 시행하고 있다.

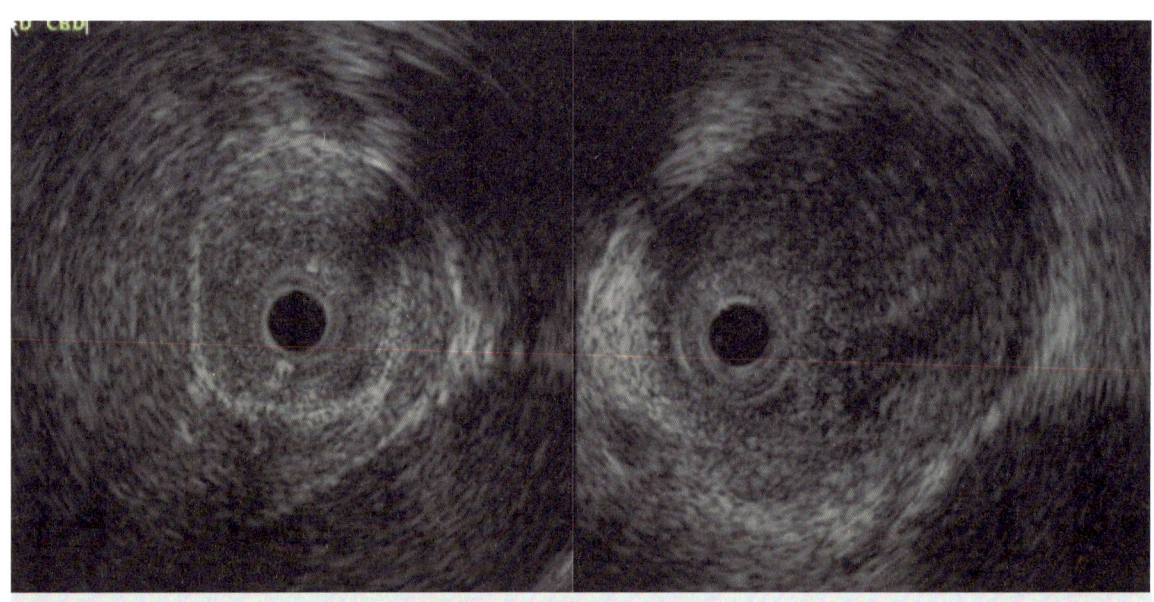

그림 4. IDUS 소견. 원위부 총담관은(A) 협착의 두께가 균일하지만 근위부 총담관은(B) 협착이 비대칭적이다.

되어 궤양성 대장염이 의심되었고(그림 1) 조직 생검에서 활동성 염증과 crypt abscess 소견이 보였다. 원발성 경화성 담관염(primary sclerosing cholangitis, PSC)이 의심되어 시행한 MRCP에서 간내외 담관에 다발성 협착과 확장이 보여 PSC에 합당한 소견이었다(그림 2).

환자는 ursodeoxycholic acid(UDCA)를 복용하면서 경과 관찰하였고 궤양성 대장염은 mesalazine 복용하면서 호전되었다. 1년 후 소변색이 진해지고 bilirubin 4.3mg/dl, CA19-9 76.3U/ml 으로 상승하여 ERCP를 시행하였다. ERCP 소견은 그 전의 MRCP와 비교하여 원위부 총담관 협착이 불규칙해지고 근위부 총담관에는 새로운 협착 부위가 보였다(그림 3). 담관암의 병발 가능성과 어느 부위에서 더 의심되는지를 확인하기 위해 동시에 시행한 intraductal ultrasonography(IDUS)에서 원위부 총담관은 협착의 두께가 균일하였지만 근위부 총담관 협착은 비대칭적이어서(그림 4) 이 부위에서 생검을 주로 시행하였다(그림 5). 생검 결과 선암이 진단되어 우간절제술 및 상부 총담관절제술, 간-공장 문합술을 시행하였다. 절제된 조직의 병리 결과 T2N0M0 담관암이 판명되었다. 이 후 환자는 5년간 재발 없이 경과 관찰 중이다.

2. 고찰

(1) 정의 및 역학

PSC는 간과 담도에 발생하는 만성적인 담 정체성 질환으로 점차 진행 경과를 보여 말기 간 질환에 이르게 된다. 이 질환은 진행성 염증에 의한 섬유화와 간 내외 담관의 협착으로 담즙 정체를 유발한다. 원발성이라는 단어에서 볼 수 있듯이 진단은 담즙 정체를 일으킬 수 있는 이차적 원인들을 배제한 상태에서 담관조영에 의해 이루어진다.

일반 인구에서의 PSC 발병률은 아직 알려지지는 않았으나, 북미와 유럽에서 시행된 연구들을 참고하면, 전체 발생률은 10만명당 0.77명이고 여성보다 남성에서 호발(1:2)하며 진단 시 중간 나이는 41세였다. PSC는 염증성 장질환과 매우 밀접한 연관성을 가진다고 알려져 있으며 특히 궤양성 대장염은 PSC 환자의 25-80%에서 동반된다고 보고된다. 그러나 이런 결과들은 대부분 북미와 유럽국가들에서 시행된 연구들이고, 아시아에서는 싱가폴에서 시행된 소규모 연구 이외에는 보고된 결과가 없지만, 서구에 비해 발병률이 낮다.

(2) 발병 기전

PSC의 원인은 아직 밝혀지지는 않았으나, 질병 발생에 여러 기전이 관여할 것으로 추측되고 있다. PSC와 궤양성 대장염의 밀접한 연관성을 고려할 때 면역매개기전이 주 역할을 할 것으로 보이며, 실제로 PSC 환자의 50%에서 IgM 상승을 보이고, 간 내 CD4+ T-cell 상승 및 antinuclear Ab(ANA), anti-smooth muscle Ab(SMA), perinuclear anti-neutrophilic cytoplasmic Ab(P-ANCA) 와 같은 자가면역 항체를 동반한다. 이 밖에도 유전적 인자, 장내 세균전위에 의한 간 및 담도의 염증, 담즙 독성의 증가, 허혈에 의한 담도 상피세포의 손상이 PSC 발생과 관계 있는 것으로 여겨진다.

(3) 임상 양상 및 합병증

대부분의 PSC 환자들은 진단 당시 특별한 증상이 없고, 일부에서는 상당히 진행될 때 까지도 생화학적 이상 외에 다른 이상 소견이 발견되지 않는 경우도 있다. PSC 의 흔한 임상증상으로는 피로와 소양감이 있으며, 이외에도 발열, 오한, 야간 발한 그리고 우상복부 통증과 같은 증상들이 나타날 수 있다.

담즙 정체 양상의 간 생화학 검사 이상을 보인다. 주로 alkaline phosphatase(ALP)의 뚜렷한 상승을 보이며, aminotransferases, bilirubin, gamma glutamyl transpeptidase(GGT) 상승은 상대적으로 경미하다. 이 밖에도 IgM 상승(40-50%), hypergammaglobulinemia(30%), P-ANCA 양성(30-80%)과 같은 소견을 보일 수 있다.

담즙 정체에 의한 지방변, 지용성 비타민 결핍과 골다공증과 같은 대상성 골질환이 발생할 수 있다. 또한, 담도 협착에 의한 담도염과 담석증이 발생하기도 하며 담도암, 담낭암의 위험도를 증가시키고, 궤양성 대장염이 병발한 환자에서는 대장암의 위험도를 더 증가시킨다. 그리고 진행된 PSC 환자에서는 간경화에 의한 간암 위험도도 증가하게 된다.

(4) 진단

간 내외 담도의 다발성 협착과 확장이 주 특징이며, 담관 조영을 통한 확인이 진단의 표준 방법이다. 복부 CT나 초음파에서도 담도 이상이 관찰될 수 있으나, 비특이적이거나 PSC 환자에서도 정상 소견으로 보일 수 있어 진단에 사용되지는 않는다. 담관 협착은 정상 담도 사이로 국소적으로 발생하거나, 긴 분절을 광범위하게 침범하기도 한다. 간 내외 담도 협착이 가장 흔하며(87%), 간내 담관 단독 협착(11%), 간외 담관 협착(2%) 순으로 보고된다. PSC의 아형으로 "small-duct PSC"는 임상 양상, 생화학 및 조직 소견은 PSC와 같으나 정상 담관 조영 소견을 보이는 질환으로, small duct PSC 진단을 위해서는 간 조직검사가 필요하다. 또한 담도 협착 및 확장을 보일 수 있는 만성 세균성 담도염, 감염성 또는 허혈성 담도 질환, 악성종양과 드물지만 steroid 치료에 반응이 좋은 IgG4-associated cholangitis 등을 감별하여야 한다.

(5) 치료 및 예후

PSC 치료 목적은 크게 두 가지로 나뉜다. 첫째는 병의 진행을 늦추거나 역전시키는 것이고, 둘째는 진행된 질환에 의한 합병증을 치료하는 것에 있다. PSC 치료를 위해 많은 immunosuppressive drug와 anti-inflammatory agent들이 연구되었지만, 결론적으로 병의 자연 경과를 바꾼 것은 없었다. 단지 UDCA만이 10-15mg/kg/day 용량으로 투약하였을 때 간의 생화학적 이상을 호전시킨다는 보고는 있었지만 여러 무작위비교연구와 meta-analyses에서 사망률과 간이식을 줄이지 못하는 것으로 판명되었다. 또한 20mg/kg/day 이상의 고 용량의 UDCA를 투약하였을 때 오히려 사망률, 간이식 및 치명적 합병증이 증가한다는 것이 확인되어 2010년 AASLD(American Association for the Study of Liver Diseases)에서는 PSC 환자에서 UDCA 사용을 권하지 않으며, 개별적인 상황에 의해 투약할 시에는 표준 용량으로 사용할 것을 권고하고 있다. Dominant stricture가 있는 PSC 환자에서 내시경적 치료를(balloon dilatation and/or stenting) 시행하였을 때 생화학적 이상뿐 아니라, 임상적 호전과 생존율 증가를 증명한 연구들이 있어, 이를 근거로, 2010 AASLD 에서는 dominant stricture 가 있을 때 내시경적 치료를 권고하고 있다. 진행된 PSC 환자들에서 현재 유일한 치료는 간이식이다. 비록 이식을 받은 환자 중 20–25%에서 재발이 보고되지만, 간이식은 5년 생존율이 85%로 다른 원인에 의한 간이식보다 성공률이 높고 예후가 좋다.

PSC는 만성 진행성 질환으로 결국엔 담즙 정체에 의한 합병증과 간부전이 발생하게 된다. 간이식을 하지 않는다면 중앙 생존율은 진단 후 10–12년 정도이나, 진단 당시 증상이 있던 환자에서는 생존율은 급격히 낮아진다. PSC 예후 측정을 위해 여러 연구들이 행해졌고, 현재 가장 널리 쓰여지는 모델은 "Mayo risk score" 로 예후 예측과 간이식 시기결정에 사용되고 있다(Appendix 1).

참고문헌

1. Ponsioen CY. Recent insights in primary sclerosing cholangitis. Journal of digestive diseases 2012; 13:337-41.

2. Pollheimer MJ, Halilbasic E, Fickert P, Trauner M. Pathogenesis of primary sclerosing cholangitis. Best practice & research Clinical gastroenterology. 2011;25:727-39.

3. Wiencke K, Boberg KM. Current consensus on the management of primary sclerosing cholangitis. Clinics and research in hepatology and gastroenterology. 2011;35:786-91.

4. Weismuller TJ, Lankisch TO. Medical and endoscopic therapy of primary sclerosing cholangitis. Best practice & research Clinical gastroenterology. 2011;25:741-52.

5. Kim WR, Therneau TM, Wiesner RH, Poterucha JJ, Benson JT, Malinchoc M, et al. A revised natural history model for primary sclerosing cholangitis. Mayo Clinic proceedings Mayo Clinic. 2000;75:688-94.

Appendix 1. Mayo model for predicted survival in primary sclerosing cholangitis
Probability of survival at time t years is calculated as $S(t)=S_0(t)\exp^{(R-1.00)}$
Survival function coefficient [$S_0(t)$] : 1year=0.963, 2 year=0.919, 3 year=0.873, 4 year=0.833
$R=0.03(\text{age [yrs]})+0.54_e(\text{bilirubin[mg/dL]})+0.54\log_e(\text{AST [IU/L]})+1.24(\text{variceal bleeding [0=no/1=yes]})-0.84 (\text{albumin[g/dL]})$.]
cf) URL: http://www.mayoclinic.org/gi-rst/mayomodel3.html

중복 증후군: 증례와 단평

한양의대 구리병원 소화기내과　손 주 현, 김 선 민

1. 증례

49세 남자 환자가 피로와 혈청 AST/ALT 상승을 주소로 내원하였다. 8개월 전 타 대학 병원에서 자가면역 간염(autoimmune hepatitis)과 원발성 담즙성 간경변증(primary biliary cirrhosis)의 중복 증후군(overlap syndrome)으로 진단을 받고 스테로이드 치료를 받았으나 치료 반응은 저명하지 않고 고혈당의 약제부작용이 발생하여 6개월 전부터는 약물 치료 및 외래 추적 진료를 중단한 채 지내고 있었다. 이전에 다니던 병원에서 간염바이러스 검사 음성이었고, 약제성 간손상(drug induced liver injury)의 가능성을 배제한 상태였으며 본원에 입원해서 시행한 검사에서도 HBsAg 음성, HCV Ab 음성임을 확인하였다. 그 외에 시행한

표 1. 환자의 주요 검사 결과

검사 항목	처음 내원 일	약제 투약 전	약제 투약 후 (3일 후)	약제 투약 후 (3주 후)
Platelet [150-400(*10^6/mm³)]	154	177	150	145
Serum AST [15-45(U/L)]	123	93	104	87
ALT [10-45(U/L)]	135	109	71	33
Total bilirubin [0.4-1.5(mg/dl)]	4.3	3.0	2.5	2.4
ALP [35-95(U/L)]	610	665	578	328
GGT [10-80(U/L)]	1477	1450	1272	962
PT(INR) [0.8-1.2]	0.99	0.99	0.97	
Albumin [4.2-5.0(g/dl)]	3.6	3.3	3.3	3.6
ANA positive (1:2560)	ASMA negative	AMA positive	pANCA negative	IgG 1740 IgM 361

검사실 소견은 표 1과 같았다.

그리고 혈청 ANA(anti-nuclear antibody), AMA (anti-mitochondrial antibody), ASMA(anti-smooth muscle antibody), Ig G(immunoglobulin G), p-ANCA(perinuclear anti-neutrophil cytoplasmic antibody) 검사에서 ANA가 1:2560 이상으로 높게 검출되었으며 AMA가 양성, IgG[751-1,560(mg/dl)] 1740으로 증가되어 있었다. 이상의 검사 소견을 고려할 때 이 환자는 기존 진단된 것처럼 자가면역 간염과 원발성 담즙성 간경변증이 동반되어 있을 가능성이 매우 높았다. 그래서 우선 타 대학 병원에서 8개월 전에 시행한 조직검사 슬라이드를 구해 본원에서 다시 의뢰하여 판독하였다. 이전 조직검사에서는 interface hepatitis와 lobular, portal&periportal activity가 동반되어 있었고 lymphocyte와 plasma cell의 침윤과 국소적인 bile duct destruction이 확인되었다. 이는 자가면역 간염과 원발성 담즙성 간경변증의 중복 증후군에 합당한 소견이었다. 그러나 이 조직검사는 8개월 전의 검사였고 현재의 임상 양상을 고려하면 이전 검사에 비해 좀더 진행, 악화되었을 가능성이 있어서 본원에서 다시 간 조직 검사를 시행했다.

조직검사에서 lymphocyte, plasma cell의 침윤이 있는 interface hepatitis가 재확인되었으며 이전 검사보다 심한 severe lobular, periportal & portal activity와 ductal destruction 및 septal fibrosis를 동반하고 있는 등 이전 조직 검사에 비해 상당히 악화된 소견이었다(그림 1 A, B, C). 따라서 환자는 자가면역 간염과 원발성 담즙성 간경변증의 중복 증후군에 준해서 prednisolone 30mg, azathioprine 50mg, 그리고 UDCA(ursodeoxycholic acid) 900mg/day 로 약제 처방을 받은 후 퇴원했다. 퇴원 후 3주 뒤에 외래에서 시행한 혈액 검사에서 입원 시에 비해 AST/ALT, bilirubin, ALP, GGT 등이 호전 추세를 보였다 (표 1).

위 증례는 생화학적 검사, 면역혈청학적 검사와 조직학적 소견 등 3가지 측면에서 모두 자가면역 간염과 원발성 담즙성 간경변증의 특징을 동시에 보이는 중복

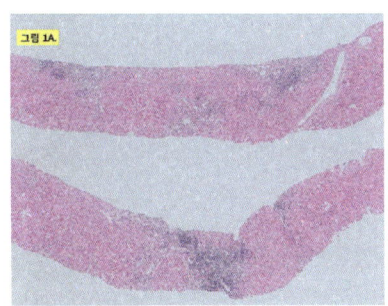 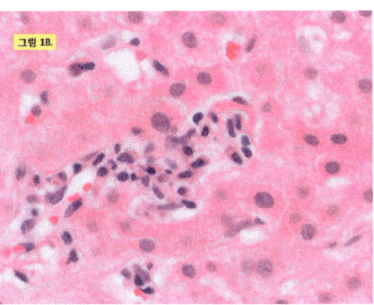 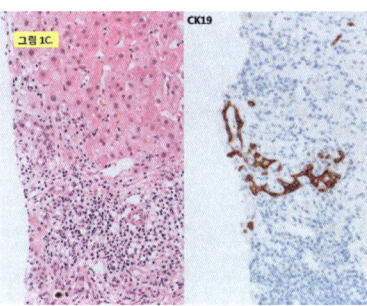

그림 1. 환자의 조직 소견

그림 1A. AIH의 특징인 간 소엽과 문맥 주위 염증이 저명하며 일부 septal fibrosis 가 보임.

그림 1B. AIH의 특징인 plasma cell infiltration이 보임.

그림 1C. PBC의 특징인 작은 담관의 파괴와 주위 염증이 보이며 특히 CK19염색에서 담관 손상이 저명하게 관찰됨.

증후군으로 진단할 수 있었다. 또한 아직 추적 기간이 짧지만 면역억제치료와 UDCA의 병합 치료로 호전을 보이고 있었다. 이에 원인 미상의 간염과 담즙 정체 간 질환이 동시 또는 순차적으로 보이는 경우 중복 증후군의 가능성을 염두에 두어야 할 것이다.

2. 단평

자가면역 간질환의 종류는 크게 세가지로 대별된다. 즉, 자가면역 간염(autoimmune hepatitis, AIH), 원발성 담즙성 간경변증(primary biliary cirrhosis, PBC)과 원발성 경화성 담관염(primary sclerosing cholangitis, PSC)이다. 첫째, 자가면역 간염은 특징적으로 주로 혈청 ALT 상승과 면역 글로불린(IgG)의 증가, ANA, ASMA 등의 자가항체 양성이고, 간 조직검사에서 면역 반응에 의한 문맥 주위 염증(plasma cell infiltration+interface hepatitis or piecemeal necrosis)을 보이며, steroid를 포함한 면역 억제 요법에 대체로 좋은 반응을 보이는 만성 간질환이다. 일부 환자는 임상적으로 급성 간염 혹은 전격성 간염의 양상으로 전개될 수 있으며, 대부분은 치료하지 않을 경우에 서서히 만성화 또는 호전과 악화를 반복하며 간경변으로 진행할 수 있다. 둘째, 원발성 담즙성 간경변증은 주로 혈청 alkaline phosphatase(ALP)의 상승, AMA 양성, 만성 담즙 정체를 특징으로 하며, 간 조직검사에서 문맥 주위 염증 보다는 주로 작은 담관의 손상과 파괴, 염증을 일으키는 자가면역 간질환으로 중년 여성에 흔하다. 대부분 서서히 진행하여 조기 진단이 어렵고 따라서 간경변까지 진행되고서야 진단

되는 경우가 많다. 셋째, 원발성 경화성 담관염은 역시 담즙 정체를 특징으로 하지만 자가항체 검사 중 p-ANCA 양성이며 조직검사에서 중간 크기 이상의 담관의 손상과 만성 염증을 일으키는 자가면역 간질환이다. 특히 궤양성대장염과 같은 염증성 장질환과 연관되어 나타날 수 있다.

이러한 질환들에 대한 전형적인 임상 양상이 밝혀지고 진단 기준이 만들어지면서 이 질환들 중에 두 질환 이상의 특성을 함께 갖는 경우들도 있음이 밝혀졌다. 즉, 자가면역 간질환들의 생화학적 특성, 면역 진단검사의 혈청학적 특성, 그리고 조직학적인 특성 등에서 두 가지 이상의 질환이 혼재되어 있는 경우가

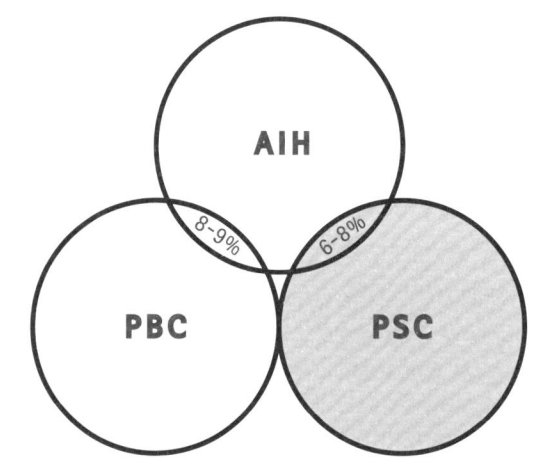

AIH, autoimmune hepatitis
PBC, primary biliary cirrhosis
PSC, primary sclerosing cholangitis   J Hepatology 42 (2005) S93-S99

그림 2. Overlap syndromes of the classical autoimmune liver diseases, AIH on one hand and PBC or PSC on the other hand

있으며 이를 주로 중복 증후군(overlap syndrome)이라고 칭한다(그림 2). 이 중에 자가면역 간염과 원발성 담즙성 간경변증의 특성을 동시에 보이는 경우가 중복 증후군의 가장 흔한 형태이다. 자가면역 간염과 원발성 담즙성 간경변증의 중복 증후군(AIH-PBC overlap syndrome)은 자가면역 간염과 원발성 담즙성 간경변증 환자들 중 각각 8-13% 정도로 보고되고 있다. 진단 기준은 증례들이 워낙 적어서 확실히 정립되어 있지 않다. 다만 엄격한 기준으로는 자가면역 간염과 원발성 담즙성 간경변증 각각의 진단 기준 3가지 중에서 2가지 이상을 만족하는 경우로 한다(표 2). 중복 증후군 중에서도 원발성 담즙성 간경변증과 원발성 경화성 담관염의 중복은 매우 드문 것으로 알려져 있다.

진단 기준뿐만 아니라 중복 증후군의 치료 방법도 역시 매우 드문 질환이라서 연구 자료들이 부족하고 지침이 없다. AIH-PBC 중복 증후군에서는 PBC에 대한 UDCA를 기본적으로 사용하면서 추가적으로 steroid 등의 면역 억제제를 사용할 수 있겠다. 이러한 병합 치료가 이득이 있는지에 대해서 몇몇 연구결과에 따라 아직 논란의 여지가 있어 증거가 부족하지만 유럽 간학회 가이드라인 등에서는 UDCA와 steroid 병합 치료를 추천하고 있다. 또한, steroid 치료에도 반응이 없거나 저용량의 steroid를 사용하기 위해 azathioprine과 같은 면억억제제 투여를 고려할 수 있다. 약제의 구체적인 용량은 UDCA를 기존의 원발성 담즙성 간경변증에서와 같이 13-15mg/kg/day로 사용하며 동시에 0.5mg/kg/day

표 2. 중복 증후군의 진단 기준

Modified from Digestive and Liver Disease 42 (2010) 757-764

Diagnostic criteria of AIH-PBC overlap syndrome

Autoimmune hepatitis (2 out of 3 criteria)

1. Alanine aminotransferase (ALT) levels > 5 x ULN*
2. Serum immunoglobulin G (Ig G) levels > 2 x ULN or a positive test for smooth muscle antibodies (ASMA)
3. Liver biopsy showing moderate or severe periportal or periseptal lymphocytic piecemeal necrosis (interface hepatitis)

Primary biliary cirrhosis (2 out of 3 criteria)

1. Alkaline phosphatase (ALP) levels > 2 x ULN or gamma-glutamyltranspeptidase (GGT) levels > 5 x ULN
2. Positive test for antimitochondrial antibodies (AMA)
3. Liver biopsy specimen showing florid bile duct lesions

* ULN: Upper limit of normal value

의 prednisone을 사용한다. 약제 투여 후 혈청 ALT가 호전 추세를 보이기 시작하면 prednisone을 감량할 수 있다. 또한 중복 증후군 관해 유지를 위한 장기간의 azathioprine 사용 효과는 아직 불분명하지만 자가면역 간염에서 유지약제로서 azathioprine의 효과를 고려할 때 도움이 될 것으로 생각된다. 자료는 부족하지만 치료 반응도 AIH 혹은 PBC 단독 질환 보다 나쁜 것으로 알려져 있다.

중복 증후군의 예후에 관해서도 역시 자료가 부족한 상태이다. 다만 몇몇 연구에 따르면 각각의 단독 자가면역 간질환 보다 예후가 불량한 것으로 생각된다. 과거 후향적 연구에서 AIH-PBC 중복 증후군이 PBC 단독질환에 비해 임상적인 경과가 좋지 못하다고 보고된 바가 있고 비교적 최근 2007년 발표 논문에서도 AIH-PBC overlap syndrome은 PBC 단독질환에 비해 문맥압 항진에 의한 합병증인 복수, 정맥류, 위장관 출혈 및 간부전의 위험이 의미 있게 높아진다고 보고된 바 있다.

참고문헌

1. Boberg KM, Chapman RW, Hirschfield GM, Lohse AW, Manns MP, Schrumpf E. International Autoimmune Hepatitis Group. Overlap syndromes: the International Autoimmune Hepatitis Group (IAIHG) position statement on a controversial issue. J Hepatol. 2011;54:374-85.

2. European Association for the Study of the Liver. EASL Clinical Practice Guidelines: management of cholestatic liver diseases. J Hepatol. 2009;51:237-67.

3. Beuers U. Hepatic overlap syndromes. J Hepatol. 2005;42:S93-9.

4. Lohse AW, Mieli-Vergani G. Autoimmune hepatitis. J Hepatol 2011;55:171-182.

5. Rust C, Beuers U. Overlap syndrome among autoimmune liver diseases. World J Gastroenterol 2008;21:3368-3373.

윌슨병

울산의대 서울아산어린이병원 소아청소년과 **김 경 모**

윌슨병(Wilson disease)은 간의 구리 대사 이상에 의해서 발생하는 상염색체 열성 유전 질환이지만 병의 진행을 막을 수 있는 치료법이 있으므로 자가면역성간염과 마찬가지로 조기진단이 매우 중요하다. 병의 악화 이전에 치료가 되지 않으면 치명적으로 간경화, 전격간염 및 심각한 신경학적 장애로 진행할 수 있다. 구리대사와 관련된 유전성 질환이기 때문에 첫 증상이 소아에서만 발현되는 것으로 생각할 수 있으나, 첫 증상이 55세에 나타난 경우도 있으며 서울아산병원에서 17년간 윌슨병으로 간이식을 받은 44명 중 50%가 성인에서 간이식을 받았으며 이들이 조기에 진단을 받았다면 이식을 피할 수 있었을 것으로 판단된다. 따라서 소아에서뿐만 아니라 성인 연령에서도 간질환 환자를 볼 때 윌슨병을 반드시 감별에 넣어야 하기 때문에 임상적으로 중요한 질환이라고 하겠다. 국내의 자료들을 바탕으로 윌슨병에 대하여 간략히 기술하고자 한다.

1. 병태생리

간에서 구리가 배설되기 위해서는 수송체인 P-type copper-transporting ATPase를 통하여 담소관으로 배설된다. 배설에 관여하는 이 수송체의 결핍은 이를 코딩하는 ATP7B 유전자의 돌연변이에 의해서 발생한다. 구리는 많은 효소들의 보조 인자로 작용하는 꼭 필요한 미량 원소이지만, 간에서 구리가 배설되지 못하여 과도하게 축적되면 이는 free radical 형성으로 인해 심한 간세포 손상을 야기하고 결국 간 외 다른 조직에까지 침착을 일으켜 손상을 초래한다.

1993년 13번 염색체의 장완에 위치하는 ATP7B 유전자가 밝혀진 이후 병태생리학적, 유전학적, 임상적 치료에 대해 많은 진보가 있었으며 윌슨병 진단 방법, 유전자형과 임상 표현형간의 연관성과 윌슨병의 예후 인자에 대하여 많은 연구들이 전 세계적으로 보고되었다. 2015년 까지 약 780 여가지의 변이가 보고되고 있다(http://www.hgmd.cf.ac.uk/ac/gene.

php?gene=ATP7B). 국내에서는 아산병원의 자료에 의하면 약 50가지의 돌연변이가 관찰되며 그 중에서 p.Arg778Leu의 변이가 가장 흔하며 약 1/3이상의 환자에서 보고되며 5가지의 유전자형이 전체 환자의 2/3에서 관찰된다. 전 세계적으로 1:30000의 빈도로 발생하고 보인자율이 약 1:90정도 되는 비교적 흔한 상염색체 열성 유전 질환이다. 국내에는 약 7-800명의 환자가 있을 것으로 추산된다.

2. 임상상

구리의 과다에 의한 증상은 간과 간외 증상으로 나눌 수 있다. 간은 일반적인 B형 간염과 같이 무증상의 간 효소치 증가에서부터, 전격, 급성, 만성 및 간경변으로 다양하게 발현된다. 전격 혹은 급성 간염의 경우 용혈이 동반된 경우 혹은 신경학적 증상이 있는 경우 윌슨병의 가능성이 높다. 간 증상은 일반적으로 5세 이후에 만성 간염으로 나타나지만 이미 5세에 전격간염으로 나타나기도 한다. 주로 5-35세에 첫 증상이 발현이 보고 되며, 3-55세에서 간질환 환자에서 반드시 감별하여야 한다. 전격 간염은 윌슨병의 드라마틱한 양상이 된다.

주로 청소년기와 젊은 성인에서 나타나며 황달을 동반한 급성 간염이 발생해서 급속히 간부전으로 진행하며 간이식을 시행하지 않으면 대개 사망하게 되므로 발생하면 치료 초기부터 간이식을 대비하여야 한다.

간의 축적 한계를 지나게 되어 혈류로 흘러나온 구리는 각막, 뇌 기저핵, 적혈구, 신장 등에 침착되어 다양한 표현형을 나타낸다. 특징적인 K-F ring(Kayser-Fleischer)이 나타나며(그림 1), 백내장이 나타날 수 있다. 신경학적 증상은 뒤늦게 약 15세 이후 청소년기에 주로 나타난다. 초기에는 손 떨림, 연하 곤란, 구음 장애, 진행하면 보행 장애, 근 긴장 이상이 나타난다. 신경학적 이상 없이 정신 이상, 정서 장애 등 정신과적인 문제로 나타나기도 한다. 신장은 단백뇨, 당뇨, 혈뇨, 신석이 나타날 수 있다. 용혈이 나타날 수 있으며, 심장에 이상이 나타날 수 있다. 골격 증상이 발생할 수 있고, 피부에 발진이 나타나며, 내분비 이상도 보고되어 있다.

3. 진단

혈청 세룰로프라즈민과 소변의 구리 양 측정으로 진

그림 1. K-F ring in Wilson disease patient. K-F ring은 각막 가장자리에 구리가 침착되어 발생하며 황갈색의 띠로 나타난다. K-F ring이 관찰되면 윌슨병의 가능성이 높아진다. A는 국내 환자에서 드물게 육안적으로 관찰된 경우이다(화살표). 한국인의 홍채가 대개 검거나 진한 고동색이어서 B와 같이 육안으로는 식별이 어려운 경우가 대부분이다. 이 환자에서는 세극등 검사를 시행해야 C와 같은 황갈색의 침착을 정확히 진단할 수 있다(화살표).

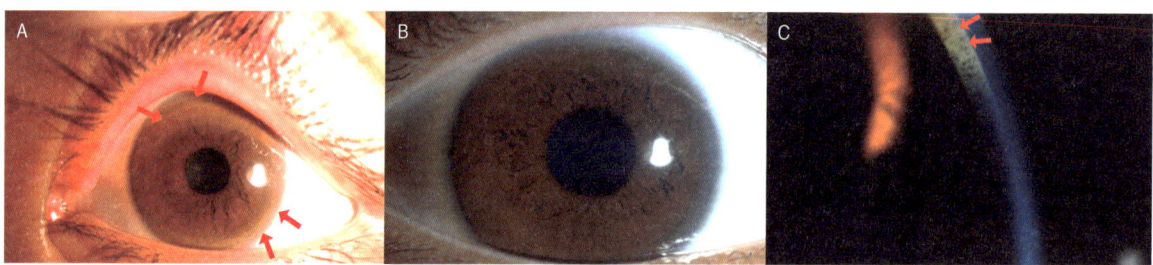

단을 하고 있지만 건강 보인자와의 중복으로 진단이 모호한 경우가 발생한다. 간생검 조직에서 구리의 농도가 증가되 있는 것을 확인하는 것이 진단의 표준이지만 비교적 많은 양의 생검 조직이 필요하여 검사가 침습적이고 측정이 어렵다. 최근에 시행하고 있는 유전자 진단법은 검사가 특이적이지만 국내 환자의 약 13%에서 변이를 규명하지 못하고 있다.

환자가 진단되면 형제들에 대한 진단적 검사가 반드시 이루어져야 한다. 일반인에서의 적절한 선별 검사법이 확립되어 있지 않다.

4. 치료

윌슨병은 적절한 치료가 없으면 치명적인 경과를 초래하는 병이다. 치료의 기본 원칙은 조기 진단을 통하여 병의 진행 전에 치료를 시작하고, 기존에 축적된 구리를 킬레이트화하여 배출하고 제한 식이를 통하여 새로운 축적을 방지하는 것에 있다. 우선적으로 식이 제한을 실시하고, 킬레이트약을 복용한다. 간이식은 전격성 간염과 2–3개월의 치료에도 반응하지 않는 대상부전 간경화에서 반드시 고려한다.

표 1. Summary of diagnostic tests

Diagnostic test	Diagnostic values
Serum ceruloplasmin	<20 mg/dL
Hepatic copper concentration	>250 mg/g dry weight
24-Hour urine copper excretion	>100 mg/24 h
Presence of Kayser–Fleischer rings	Present
Genetic testing: *ATP7B* mutation	Present

참고문헌

1. Moon JS, Ko JS, Seo JK. Long-term clinical follow-up of Korean children with Wilson disease; Twenty years' experience. J Korean Pediatr Soc. 2001;44(2):127-38.

2. Lee BH, Kim JH, Lee SY, Jin HY, Kim KJ, Lee JJ, Park JY, Kim GH, Choi JH, Kim KM, Yoo HW. Distinct clinical courses according to presenting phenotypes and their correlations to ATP7B mutations in a large Wilson's disease cohort. Liver Int. 2011;31(6):831-9. Epub 2011/06/08. doi: 10.1111/j.1478-3231.2011.02503.x. PubMed PMID: 21645214.

3. Son SK, Oh SH, Kim KM, Lee YJ, Jhang WK, Park SJ, Shin HJ, Park JJ, Kim TH, Kim DY, Hwang S, Park KM, Lee YJ, Lee SG. Successful liver transplantation following veno-arterial extracorporeal membrane oxygenation in a child with fulminant Wilson disease and severe pulmonary hemorrhage: a case report. Pediatr Transplant. 2012;16(7):E281-5. doi: 10.1111/j.1399-3046.2011.01604.x. PubMed PMID: 22093921.

4. Kim JS, Kim KM, Oh SH, Kim HJ, Cho JM, Yoo HW, Namgoong JM, Kim DY, Kim KH, Hwang S, Lee SG. Liver transplantation for metabolic liver disease: Experience at a living donor dominant liver transplantation center. Pediatr Gastroenterol Hepatol Nutr. 2015;18:8-14.A.

5. Kim JA, Kim HJ, Cho JM, Oh SH, Lee BH, Kim GH, Choi JH, Kim KM, Yoo HW. Diagnostic value of ceruloplasmin in diagnosis of pediatric Wilson's disease. Pediatr Gastroenterol Hepatol Nutr. 2015;18:187-192.

Board Member

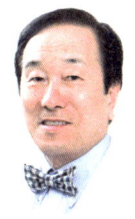

한국간재단
서동진 이사장

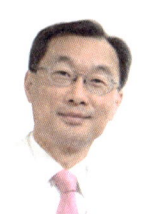 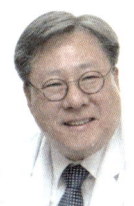 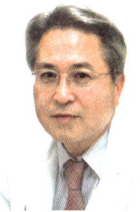 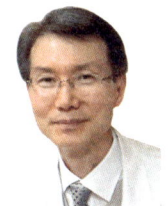

이관식 교수 변관수 교수 이명석 교수 김연수 교수
연세의대   고려의대   한림의대   가천의대

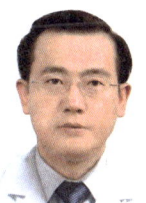 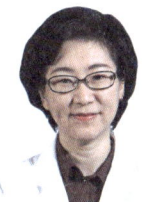 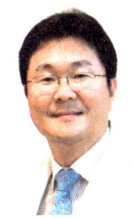 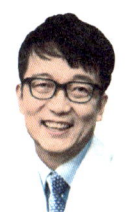

손주현 교수 정숙향 교수 배시현 교수 최문석 교수
한양의대   서울의대   가톨릭의대   성균관의대

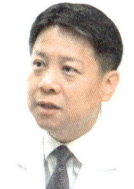 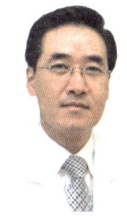 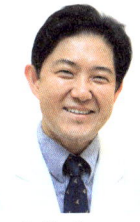

임영석 교수 임형준 교수 안상훈 교수
울산의대   고려의대   연세의대

Liver Update® 2016 간질환의 모든것

제1판 1쇄 발행 | 2016년 2월 1일

지은이 | 서동진, 이관식, 변관수, 이명석, 김연수, 손주현,
　　　　정숙향, 배시현, 최문석, 임영석, 임형준, 안상훈 외
발행인 | 신남철
발행처 | 움트(UMT)
등록 | 제25100-2013-000044호(2013년 7월 30일)
주소 | 서울시 구로구 디지털로 31길 19 에이스테크노타워2차 704호
전화 | 070-4818-8500
팩스 | 02-6442-8528
홈페이지 | http://www.e-umt.com

ISBN | 979-11-956060-0-9　93510

본서의 내용을 무단 복제하는 것은 저작권법에 의해 금지되어 있습니다.